R. Rost
**Sport- und Bewegungstherapie bei
Inneren Krankheiten**

Richard Rost

# Sport- und Bewegungstherapie bei Inneren Krankheiten

Lehrbuch für Sportlehrer, Übungsleiter, Krankengymnasten und Sportärzte

Unter Mitarbeit von
D. Lagerstrøm, E. Müller, H. Rösch und K. Völker

2. erweiterte Auflage

Deutscher Ärzte-Verlag Köln

1. Auflage 1991
2. Auflage 1995

Mit 99 Abbildungen in 168 Einzeldarstellungen
und 31 Tabellen

ISBN 3-7691-0319-X

Die Deutsche Bibliothek — CIP Einheitsaufnahme

Rost, Richard:
Sport- und Bewegungstherapie bei inneren Krankhei-
ten: Lehrbuch für Sportlehrer, Übungsleiter, Kranken-
gymnasten und Sportärzte/R. Rost. Unter Mitarb. von
D. Lagerstrøm... – 2., erw. Aufl. –
Köln: Dt. Ärzte-Verl., 1995
ISBN 3-7691-0319-X

Die Dosierungsangaben sind Empfehlungen. Sie müssen dem einzelnen Patienten und seinem Zustand
angepaßt werden. Die angegebenen Dosierungen
wurden sorgfältig überprüft. Da wir jedoch für die
Richtigkeit dieser Angaben keine Gewähr übernehmen können, bitten wir Sie dringend, insbesondere
bei seltener verordneten Arzneimitteln, die
Dosierungsempfehlungen des Herstellers zu beachten.

Gesamtherstellung:
Deutscher Ärzte-Verlag GmbH, Köln

# Inhaltsverzeichnis

# Geleitwort

Ein Lehrbuch für Sport- und Bewegungstherapie würde schon und gerade meinem klinischen Lehrer, Prof. Dr. Dr. h.c. H. B. Knipping, einstmals Direktor der Medizinischen Universitätsklinik Köln, viel Freude bereitet haben. Er vertrat schon in der ersten Hälfte der 50er Jahre in seinen Publikationen, speziell in seinem Lehrbuch „Untersuchung und Beurteilung des Herzkranken", die überragende Bedeutung der präventiven und rehabilitativen Medizin sowie der Bewegungstherapie unter besonderer Berücksichtigung von Sport und Training. Um so mehr freue ich mich, daß dieses Werk unter der Leitung meines ehemaligen Mitarbeiters und späteren Nachfolgers als Leiter des Instituts für Kreislaufforschung und Sportmedizin der Deutschen Sporthochschule Köln, Herrn Prof. Dr. R. Rost, entstanden ist.

Die im Titel des Buches vorgenommene Zusammenführung der Begriffe „Sporttherapie" und „Innere Erkrankungen" mag Außenstehenden als Herausforderung oder gar Widerspruch erscheinen, wenn er dabei an den Leistungssport denkt. Der bunte Strauß des Sports hat sich jedoch in den vergangenen Jahrzehnten in vielfältiger Weise entwickelt. Wir machen heute gut definierbare Unterschiede zwischen Breitensport, Gesundheitssport, Leistungssport, Hochleistungs- und Show-Sport. Hier ist natürlich speziell der Breiten- und Gesundheitssport angesprochen. Seine Auswirkungen auf den gesunden und kranken Menschen vom Kindes- bis zum Greisenalter sind besonders von der Sportmedizin untersucht und in praktische Anwendungsmöglichkeiten gemünzt worden. Nicht umsonst definierten wir schon 1958 anläßlich der Gründung des Instituts für Kreislaufforschung und Sportmedizin in Köln **Sportmedizin** als diejenige **Medizin, welche den Einfluß von Bewegung, Training und Sport sowie den von Bewegungsmangel auf den gesunden und kranken Menschen jeder Altersstufe untersucht, um die Befunde der Prävention, Therapie und Rehabilitation sowie dem Sportler dienlich zu machen.** Besonders die deutsche Sportmedizin hat sich auf diesem Gebiet von Forschung und Praxis hervorgetan.

Knipping war es auch, der 1949 veranlaßte, daß die erste nach dem 2. Weltkrieg gebaute Spiroergometrieanlage in der Sporthochschule Köln aufgestellt wurde, um zunächst Normalwerte für das Verhalten von Atmung und Stoffwechsel bei gesunden männlichen und weiblichen Personen unterschiedlicher Altersstufen zu ermitteln. Diese Untersuchungen boten so viele zusätzliche forscherische Aspekte, daß wir die Gründung eines eigenen Forschungsinstituts auf diesem Gebiet beschlossen. Neben Knipping war es vor allem der damalige Rektor der Sporthochschule Köln, Prof. Dr. Carl Diem, der unsere Bemühungen um Forschung auf dem Gebiet der präventiven und rehabilitativen Medizin intensiv förderte.

In den vergangenen Jahrzehnten sind Sport und Training zu anerkannten wichtigen Faktoren für die Gesunderhaltung wie auch zur Wiedergewinnung von Gesundheit u. a. bei inneren Erkrankungen geworden. Dieses Faktum begründet heute auch die berufliche Existenz von zahlreichen Sportlehrern. Trotz des bisher fast schon unüberschaubar gewordenen internationalen wissenschaftlichen Schrifttums in Form von Kongreßberichten, Monografien und Einzelpublikationen fehlte bisher eine für den Lernenden leicht verständliche, umfassende Darstellung. Sie wird in diesem Werk gegeben.

Dank gilt meinen ehemaligen Mitarbeitern, Herrn Prof. Dr. Rost, Herrn Prof. Dr. Völker, Herrn Dr. Lagerstrøm und Herrn Rösch sowie Herrn Prof. Müller vom Sportinstitut der Universität Bonn. Die Autoren machen deutlich, wie vielfältig und differenziert Sport- und Bewegungstherapie bei unterschiedlichen Erkrankungen eingesetzt werden kann und welches Wissen für den Sport- bzw. Bewegungstherapeuten als Voraussetzung hierzu notwendig ist. Dem Studenten wie dem Arzt werden diese Kenntnisse hier aus der Sicht der inneren Krankheiten vermittelt.

Köln, den 1. 1. 1991

Univ.-Prof. Dr. med. Dr. h. c.
Wildor Hollmann
em. Leiter des Instituts für Kreislaufforschung und Sportmedizin (Lehrstuhl
für Kardiologie und Sportmedizin)
Deutsche Sporthochschule Köln

# Vorwort zur zweiten Auflage

Wenn nach nur vier Jahren die Erstauflage dieses Werkes schon vergriffen ist, so bestätigt dies die Überlegungen, die zur Erstellung des Buches geführt haben. Die zwischenzeitliche Entwicklung, die Verschärfung der gesundheitspolitischen Situation durch zunehmende Kosten und abnehmende Resourcen, hat die Bedeutung von Prävention und Rehabilitation und damit auch die Bedeutung, die Bewegung und Sport in diesem Bereich erfahren, akzentuiert.

Gerade der Gedanke der Primärprävention, auch durch Sport, ist in den letzten Jahren noch stärker in den Vordergrund getreten und findet in der Neuauflage verstärkt Berücksichtigung. Der Gedanke, nicht nur dem Zweitinfarkt in einer ambulanten Herzgruppe, sondern bei Risikopatienten schon dem Erstinfarkt in einer Präventionsgruppe vorzubeugen, liegt auf der Hand.

Auch inhaltlich hat es in diesen wenigen Jahren neue Entwicklungen gegeben. Diesen wird in der Neuauflage durch die Einbeziehung des Konzeptes des metabolischen Syndroms sowie der Möglichkeit der Bewegungstherapie selbst bei Herzinsuffizienz Rechnung getragen.

Darüber hinaus wurden selbstverständlich redaktionelle Fehler der Erstauflage ausgemerzt. Ich danke dabei insbesondere den Studentinnen und Studenten meiner Seminare, die mir unglaublich lange Fehlerlisten präsentiert haben, was nicht zuletzt für ihre sorgfältige Beschäftigung mit dem Buch spricht.

Ganz besonders erfreulich war, daß auch aus dem ärztlichen Leserkreis sehr positive Echos kamen, obwohl der primäre Adressatenkreis nach wie vor Sportstudenten und Bewegungstherapeuten bleiben. Ich darf auch den Lesern dieser zweiten Auflage viel Gewinn bei der Benutzung des Buches wünschen.

Köln, den 1.1.1995

Prof. Dr. med. Richard Rost

# Autorenverzeichnis

Prof. Dr. med. Richard Rost
Institut für Kreislaufforschung und Sportmedizin
der Deutschen Sporthochschule Köln
Carl-Diem-Weg 6
50933 Köln

Dr. sportwiss. Dieter Lagerstrøm
Institut für Kreislaufforschung und Sportmedizin
der Deutschen Sporthochschule Köln
Carl-Diem-Weg 6
50933 Köln

Prof. Eberhard Müller
Institut für Sportwissenschaften der Universität Bonn
Nachtigallenweg
53127 Bonn

Dipl. Sportlehrer Harald Rösch
Sport- und Bäderamt der Stadt Köln
Müngersdorfer Stadion
50933 Köln

Prof. Dr. med. Klaus Völker
Universität Dortmund
Institut für Sportwissenschaft
Otto-Hahn-Straße
44227 Dortmund

# A
# Allgemeine
# Grundlagen

# 1
# Einleitung

Zusammen mit den anderen modernen Naturwissenschaften hat gerade die Medizin im letzten Jahrhundert zu der stärksten Umgestaltung menschlichen Lebens geführt, die je in der Entwicklungsgeschichte des Menschen zu beobachten war. Während die Lebenserwartung zu Beginn unserer Zeitrechnung noch bei 20 Jahren lag und bis zum vergangenen Jahrhundert auf etwa 40 Jahre anstieg, hat sich diese zu erwartende Lebensspanne vom vergangenen Jahrhundert bis heute nochmals auf 70–80 Jahre verdoppelt. Mit diesem Phänomen gehen tiefgreifende soziale Strukturwandlungen einher. Mehr und mehr überwiegt in den Industrieländern der ältere Bevölkerungsanteil.

## 1.1
## Bedeutung der Zivilisations-
## krankheiten

Die zunehmende Lebenserwartung ist im wesentlichen nicht auf die Behandlung von Krankheiten zurückzuführen, sondern auf ihre Verhinderung. Die Lebenserwartung bei den Völkern der Antike war vor allem durch eine hohe Kindersterblichkeit eingeschränkt. Im Mittelalter waren für die hohe vorzeitige Sterblichkeit große Seuchen verantwortlich, die wir heute in dieser Form nur noch aus Geschichtsbüchern kennen. Im vergangenen Jahrhundert hinderten Krankheiten wie die Tuberkulose den Menschen daran, die volle ihm zustehende Lebenserwartung zu verwirklichen. Nachdem diese Erkrankungen durch Impfungen und die Schaffung gesunder sozialer und sanitärer Verhältnisse weitgehend verschwunden waren, traten andere Erkrankungen in den Vordergrund des medizinischen Interesses.

Der Begriff „Zivilisationskrankheiten" besagt, daß die Erkrankungen eines Gesellschaftssystems von seinen jeweiligen zivilisatorischen Bedingungen abhängig sind. Er ist also nicht immer nur so negativ geprägt, wie er häufig verstanden wird. Die hohe Sterblichkeit an Herz-Kreislauf-Erkrankungen heute ist keineswegs nur, aber zum Teil auch Folge der Ausrottung von Seuchen und der Senkung der Kindersterblichkeit. Tatsache ist, daß sich Ärzte und Gesundheitspolitiker des 20. Jahrhunderts mit ganz anderen Erkrankungen auseinandersetzen müssen als ihre Kollegen 100 Jahre früher.

Die Sterblichkeitsstatistik weist für die Industrieländer zwei große Krankheitsgruppen als hauptsächliche Todesursachen aus, die zusammen für 75% aller Sterbefälle verantwortlich sind. Hierbei handelt es sich zum einen um die **Herz-Kreislauf-Erkrankungen**, die in der Bundesrepublik Deutschland in ca 50% aller Todesbescheinigungen ursächlich zu Buche schlagen. Innerhalb dieser Gruppe dominieren die Folgen einer primären Gefäßerkrankung, der **Arteriosklerose**, also einer Einengung der die Organe versorgenden Schlagadern. Bei der anderen großen Gruppe handelt es sich um die **Krebserkrankungen**, die insgesamt ca. 23% ausmachen. Beiden Gruppen ist gemeinsam, daß die moderne Medizin zwar viele Risikofaktoren kennt, die zu ihrer Entstehung beitragen, daß jedoch die Ursachen letztlich bisher nicht bekannt sind. Die Medizingeschichte hat gezeigt, daß es bei bekannter Ursache einer Erkrankung meist auch verhältnismäßig schnell möglich wird, sie erfolgreich zu behandeln oder zu verhindern.

Steht also zu erwarten, daß wir uns in weiteren 100 Jahren, wenn Krebs und Arteriosklerose möglicherweise völlig erforscht und damit verschwunden sein werden, mit der nächsten Generation von Krankheiten auseinandersetzen müssen? Wohl kaum! Die Grenze zwischen biologischem und krankheitsbedingtem Ende eines Organismus ist nur sehr schwer zu ziehen. Gesundheit im medizinischen Sinn bedeutet, daß die Abwehrkräfte des Körpers in der Lage sind, die vielfältigen Schädigungsmöglichkeiten, denen der Mensch im Laufe seines Lebens ausgesetzt ist, zu überwinden. Mit zunehmendem Lebensalter läßt diese Abwehrkraft nach. Niemand stirbt „am Alter", wie dies der Arzt häufig von Angehörigen hört, ursächlich für das Ende eines Lebens ist jeweils ein Krankheitsprozeß.

Der Tod am „Herzschlag" oder „Schlaganfall" oder auch am „Alterskrebs" kann für einen Menschen am Ende eines langen Lebens durchaus einen biologisch sinnvollen Abschluß bedeuten. Es trifft aber nicht zu, daß die Zivilisationskrankheiten gewissermaßen der Preis sind, den wir notwendigerweise für die Senkung der Kindersterblichkeit zahlen müssen. Der Tod oder die langjährige Erkrankung des 45jährigen, der einen Herzinfarkt durchmacht, hat mit biologischem Sinn nichts zu tun. Gerade das Beispiel der Vereinigten Staaten zeigt, daß die Argumentation: „An irgendwas müssen wir ja sterben, dann eben am Herzinfarkt" nicht notwendigerweise zutrifft. Dort hat in den letzten beiden Jahrzehnten die Herzinfarktsterblichkeit drastisch abgenommen, im wesentlichen als Folge einer veränderten Lebensführung.

Die Diskussion um die modernen **Zivilisationskrankheiten** beinhaltet nicht nur ein wichtiges medizinisches und individuelles, sondern auch ein kaum zu überschätzendes gesellschaftliches Problem: Die moderne Medizin ist „so gut" geworden, daß sie heute kaum mehr bezahlbar ist. Das Gesundheitssystem ist an einer finanziellen Grenze angekommen.

Dies sei am Beispiel einer der wichtigsten Erkrankungen aus der Gruppe der Zivilisationskrankheiten aufgezeigt, der sogenannten koronaren Herzkrankheit, also der Einengung der Herzkranzarterien, die letztlich zum Herzinfarkt führt. An dieser Erkrankung sterben im Gebiet der Bundesrepublik jährlich ca. 175 000 Menschen, sie ist somit ursächlich für jeden sechsten Todesfall. Als die Welle des Herzinfarktes, einer vorher weitgehend unbekannten Erkrankung, nach dem Zweiten Weltkrieg über die Industrieländer hereinbrach, waren effektive Behandlungsmöglichkeiten so gut wie nicht gegeben. Auch heute ist eine ursächliche Therapie noch nicht möglich. Trotzdem hat die moderne Medizin eine Fülle von Behandlungsmöglichkeiten im medikamentösen und operativen Bereich entwickelt. Aus dieser Fülle sei als Beispiel die sogenannte Bypass-Operation erwähnt, d.h. die Umgehung eingeengter Herzkranzarterien. Diese sehr kostspielige Operation wird heute in der Bundesrepublik jährlich bereits ca. 30 000mal durchgeführt. Zusammen mit anderen Behandlungsmethoden hat dies zu der **Kostenexplosion im Gesundheitswesen** beigetragen.

Bei dem Versuch, mit dieser finanziellen Entwicklung als Folge steigenden Lebensalters und eines zunehmend besseren und damit auch teureren medizinischen Behandlungssystems fertig zu werden, kann es nicht darum gehen, dem Patienten diese modernen Behandlungsmöglichkeiten vorzuenthalten. Die Lösung dieses Problems kann letztlich nur in der Verhinderung solcher Erkrankungen bestehen, in der *Prävention*. In der gesundheitspolitischen Diskussion wird hier häufig das Argument angeführt, daß Vorbeugung letztlich nur zu einer Verlagerung gesundheitlicher Probleme und ihrer Kosten in ein immer höheres Lebensalter führen müsse, nicht aber zu ihrer Beseitigung, und damit immer höhere Folgekosten verursache. Zynisch, aber konsequent zu Ende gedacht, würde dies bedeuten, daß der beste Weg zur Sanierung unseres Gesundheits- und Rentenwesens darin bestünde, an 50jährige vor Ende ihres Berufslebens durch die Krankenkassen Zigaretten verteilen zu lassen.

Der Ausweg aus diesem Dilemma kann nur darin bestehen, es dem einzelnen nahezulegen und zu ermöglichen, durch eine vernünftige Lebensführung „gesünder alt zu werden", Krankheiten also in ein Lebensalter zu verschieben, in dem sie biologisch unausweichlich werden. Hier wird die Brücke zum **Stellenwert des Sports** geschlagen. Nach einem bekannten Bonmot „leben Sportler zwar nicht länger, sie sterben aber gesünder". Dieses meist negativ gemeinte Zitat soll belegen, daß das Leben durch Sport angeblich nicht verlängert werden kann, ein Gesichtspunkt, der später zu diskutieren sein wird. Umgekehrt bedeutet es aber auch, daß Gesundheit sich keineswegs nur in Form von Lebensdauer messen läßt, sondern auch in Form von **Lebensqualität**. Aus der Sicht nicht nur des einzelnen, sondern auch aus der Sicht des Gesundheitspolitikers, muß die Aussicht, „gesünder" zu sterben, also weniger unter Krankheit zu leiden, attraktiv erscheinen. Wer gesünder stirbt, verursacht auch weniger Kosten!

# 1.2
# Stellenwert der Bewegungstherapie

Gerade am Beispiel der Wertung köperlicher Aktivität im Rahmen der Herzinfarktbehandlung zeigt sich der grundlegende Prozeß des Umdenkens in der Medizin gegenüber den Zivilisationskrankheiten.

Die erste Antwort der klinischen Medizin auf die steigende Zahl der Herzinfarktfälle nach dem Zweiten Weltkrieg bestand zunächst in weitgehender Ruhigstellung und Schonung des Patienten. Man ging gewissermaßen von der Vorstellung aus, daß ein Herzinfarkt so etwas sei wie ein gebrochenes Bein und daß diesem „gebrochenen Herzen" mindestens die gleiche Zeit zugebilligt werden müsse, um zu vernarben, die bei einem Beinbruch erforderlich ist. Der Herzinfarktpatient wurde für mindestens 6 Wochen absolut ruhiggestellt. Auch im weiteren Verlauf lautete der Ratschlag: Weitgehende körperliche und

seelische Schonung, am besten Rückzug aus dem Berufsleben, um eine möglichst lange Lebenserwartung zu garantieren.

In einer solchen Haltung drückt sich das Mißverständnis einer im Technologiezeitalter von technischem Denken beherrschten Medizin aus, das den Menschen an einer Maschine mißt. Im Gegensatz zu einer Maschine bestehen im biologischen Bereich eigene Reparations- und Anpassungsmechanismen, die gefördert werden müssen. Nach dem **biologischen Grundgesetz** von Roux, Ende des vergangenen Jahrhunderts formuliert, hängt die Qualität der Struktur und Funktion eines Organs neben seiner genetischen Determinierung entscheidend von seiner funktionellen Belastung ab.

Ein Skelettmuskel, der beispielsweise nach einem Beinbruch ruhiggestellt ist, wird sich zurückbilden. Jede biologische Struktur benötigt für ihren Erhalt einen adäquaten funktionellen Reiz. Dies gilt für den Herzmuskel ebenso wie für den Skelettmuskel, dies gilt auch für den erkrankten Herzmuskel.

Auch in der Medizin gilt es, ein vernünftiges Maß zwischen den beiden Grundprinzipien „Spannung und Entspannung" bzw. „Belastung und Schonung" zu finden. Je schwerer und akuter eine Erkrankung, um so mehr muß das **Prinzip der Ruhigstellung** im Vordergrund stehen, um dem Organismus Gelegenheit zu geben, mit der Schädigung fertig zu werden. Je länger der Krankheitsverlauf, um so mehr müssen jedoch durch eine vernünftige Belastung auch die reparativen und ausgleichenden Kräfte des Körpers gestärkt werden, die die Krankheitsfolgen überwinden. Beim akuten Gelenkrheumatismus mit hochgradig angeschwollenen Gelenken wird die Ruhigstellung im Vordergrund stehen. Beim chronischen Gelenkrheumatismus ist dagegen eine **dosierte Bewegungsbehandlung** angezeigt, um der Gelenkversteifung und dem inaktivitätsbedingten Muskelschwund entgegenzuwirken.

## 1.3
## Bewegungstherapie bei koronarer Herzkrankheit

Die in Abschnitt 1.2 erläuterte Denkweise hat sich zunehmend auch im Bereich der inneren Erkrankungen durchgesetzt. Als Vorreiter und besonders gutes Beispiel präsentiert sich der Sport bei koronarer Herzkrankheit. Anfang der 60er Jahre versuchte man erstmals, vom strengen Schema der sechswöchigen Bettruhe abzuweichen und den Patienten, falls sein Krankheitsbild dies zuließ, eher „aus dem Bett zu holen" und gezielt krankengymnastisch zu betreuen. Damit sollte den unangenehmen Folgen einer langen Bettruhe wie Muskelschwund (Muskelatrophie), Knochenentkalkung (Osteoporose) und der Bildung von Gerinnseln im Blutgefäßsystem mit der Folge von Lungenembolien (thromboembolische Komplikationen) entgegengewirkt werden. Die von vielen gefürchteten Folgen einer unzureichenden Abheilung des Herzinfarkts, einer erhöhten Rate von Herzversagen (Herzinsuffizienz) sowie einer unzureichenden Narbenbildung (Aneurysmabildung) blieben aus. Diese Phase, früher auch als Frühmobilisation bezeichnet, wird heute in Übereinstimmung mit dem internationalen Schrifttum als **Phase I** nach der WHO benannt.

Auf der Grundlage dieser Erfolge versuchte man, den Patienten im Anschluß an die Entlassung aus dem Akutkrankenhaus gezielt in Rehabilitationskliniken weiter einer dosierten und gesteuerten Belastung zu unterziehen, um ihn nach schwerer Krankheit unter Berücksichtigung des Schadensbildes optimal an die Bedingungen des täglichen Lebens anzupassen **(Phase II, Frührehabilitation)**. Der Gedanke lag nahe, diese Behandlungsmaßnahmen anschließend am Wohnort fortzuführen. Es bildeten sich in einer zunehmenden Zahl von Orten Gruppen, in denen Patienten nach Herzinfarkt regelmäßig unter ärztlicher Überwachung Sport betreiben, unter Bezeichnungen wie „Koronargruppen", „Koronarsportgruppen" oder „Infarktsportgruppen". In diesen Gruppen erfolgt ein fließender Über-

gang von der Rehabilitation in die Vorbeugung gegen den nächsten Herzinfarkt **(Phase III, Spätrehabilitation bzw. Zweitprävention)**.

Die erste dieser Gruppen wurde 1965 von HARTMANN, einem niedergelassenen Arzt in Schorndorf, einem kleinen Ort in der Nähe von Stuttgart, im Rahmen eines Behindertensportvereins etabliert. Natürlich hatte dieser Anfang seine wissenschaftlichen Väter, auf die später eingegangen wird, ohne die er nicht möglich gewesen wäre. Der eher zufällige Anfang in einer ärztlichen Praxis zeigt aber, daß diese Entwicklung weniger von den großen wissenschaftlichen Zentren als vor allem aus der Praxis heraus begann und den praktischen Bedürfnissen des Patienten in besonderem Maße entgegenkommt. Die explosionsartige Entwicklung dieser „Bewegung der Bewegung" hat ihren Enthusiasmus und Impuls weniger aus wissenschaftlicher und ärztlicher Sicht erfahren als aus der hohen Akzeptanz durch den Patienten selbst.

CAROLA HALHUBER hat dies als eine „Abstimmung mit den Füßen" bezeichnet. Gerade der chronisch kranke Patient möchte nicht nur Objekt ärztlichen Handelns sein, er möchte nicht nur passiv gewissermaßen „chemisch gereinigt" oder „chirurgisch repariert" werden, er möchte selbst aktiv etwas gegen seine Krankheit tun. In der körperlichen Aktivität drückt sich dieser Wunsch nach aktivem Handeln augenfällig aus.

Einen großen Vorwärtsschub erhielt diese Entwicklung durch die Gründung des **Hamburger Modells** Anfang der 70er Jahre. Verbunden mit Namen wie ILKER, DONAT, KRASEMANN, BOCK und anderen wurde ein Modell geschaffen, bei dem der Patient gewissermaßen nahtlos auf einer **Rehabilitationsstraße** vom Akutkrankenhaus über das Rehabilitationszentrum direkt an den heimischen Sportverein weitergereicht wurde.

Die von TRAENCKER akribisch geführte Statistik der Herzgruppenentwicklung zeigt, daß sich bis Ende der 70er Jahre etwa 100 Gruppen etabliert hatten. Diese Zahl ist in der letzten Dekade nach dem neuesten Stand bei der Zweiten Auflage dieses Buches auf 3500 hochgeschnellt (Abb. 1—1). Inzwischen sind solche Gruppen im gesamten Bundesgebiet vertreten (Abb. 1—2).

Der Gedanke, durch körperliches Training nicht nur dem ersten Herzinfarkt vorzubeugen (**Primärprävention**[1]), sondern auch einem zweiten (**Sekundärprävention**[1]), ist inzwischen Allgemeingut geworden. Aktive Bewegungstherapie hat in den Rehabilitationszentren die „passive Badekur" völlig verdrängt. Die Fortführung der Bewegungsbehandlung am Wohnort gehört heute zur ärztlichen Standardtherapie der koronaren Herzkrankheit.

Die positiven Erfahrungen bei der koronaren Herzkrankheit werden inzwischen weitgehend auf andere Herzpatienten übertragen. Bereits die Umbenennung von „Koronarsportgruppe" in **„Herzgruppe"** signalisiert die **Ausweitung des Indikationskatalogs** für die Bewegungstherapie. Diese Namensänderung wurde notwendig, da immer mehr auch Patienten mit anderen Herz-Kreislauf-Erkrankungen, z. B. Schrittmacherträger oder Patienten

nach Herzklappenersatz, in solche Gruppen aufgenommen wurden. Inzwischen finden sich sogar Ansätze für die Möglichkeit von Bewegungstherapie bei Patienten mit versagendem Herzen (Herzinsuffizienz); eine Mög-

---

[1] Die Begriffe Primär- und Sekundärprävention werden in der Literatur unterschiedlich benutzt. **Primärprävention** soll im folgenden die Verhinderung der Ausprägung einer koronaren Herzkrankheit bedeuten, speziell die Verhinderung eines sogenannten **koronaren Ereignisses**, etwa eines Herzinfarktes oder einer Bypass-Operation. **Sekundärprävention** ist die Vorbeugung gegen ein solches weiteres Ereignis.

Nach der Definition der WHO bedeutet dagegen **Primärprävention** die Krankheitsvorbeugung bei völlig Gesunden, also meist bei Kindern und Jugendlichen. Der Hochdruckpatient, der noch keine wesentlichen Zeichen einer koronaren Herzkrankheit aufweist, würde also nicht mehr unter diese Gruppe fallen. **Sekundärprävention** bedeutet danach die Vorbeugung eines koronaren Ereignisses bei Risikoträgern; **Tertiärprävention** ist nach dieser Definition mit dem obigen Inhalt für Sekundärprävention identisch. Diese Begriffsbestimmung hat sich aber in Deutschland weniger durchgesetzt.

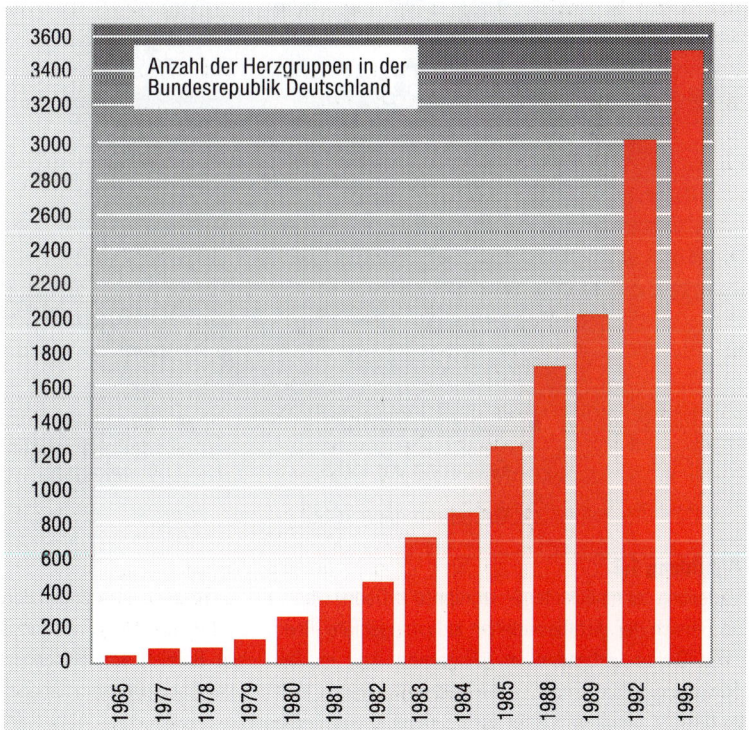

**Abbildung 1-1:**

Entwicklung der Zahl der ambulanten Herzgruppen in der Bundesrepublik Deutschland. Die erste dieser Gruppen wurde 1965 in Schorndorf gegründet. Bis zum Jahre 1977 hatten sich ca. 70 Gruppen gebildet. Seit Beginn der 80er Jahre erfolgt eine explosionsartige Zunahme. Die 2000. Gruppe wurde 1989 gegründet, die 3000. Gruppe 1992.

Anzahl der Herzgruppen in der Bundesrepublik Deutschland

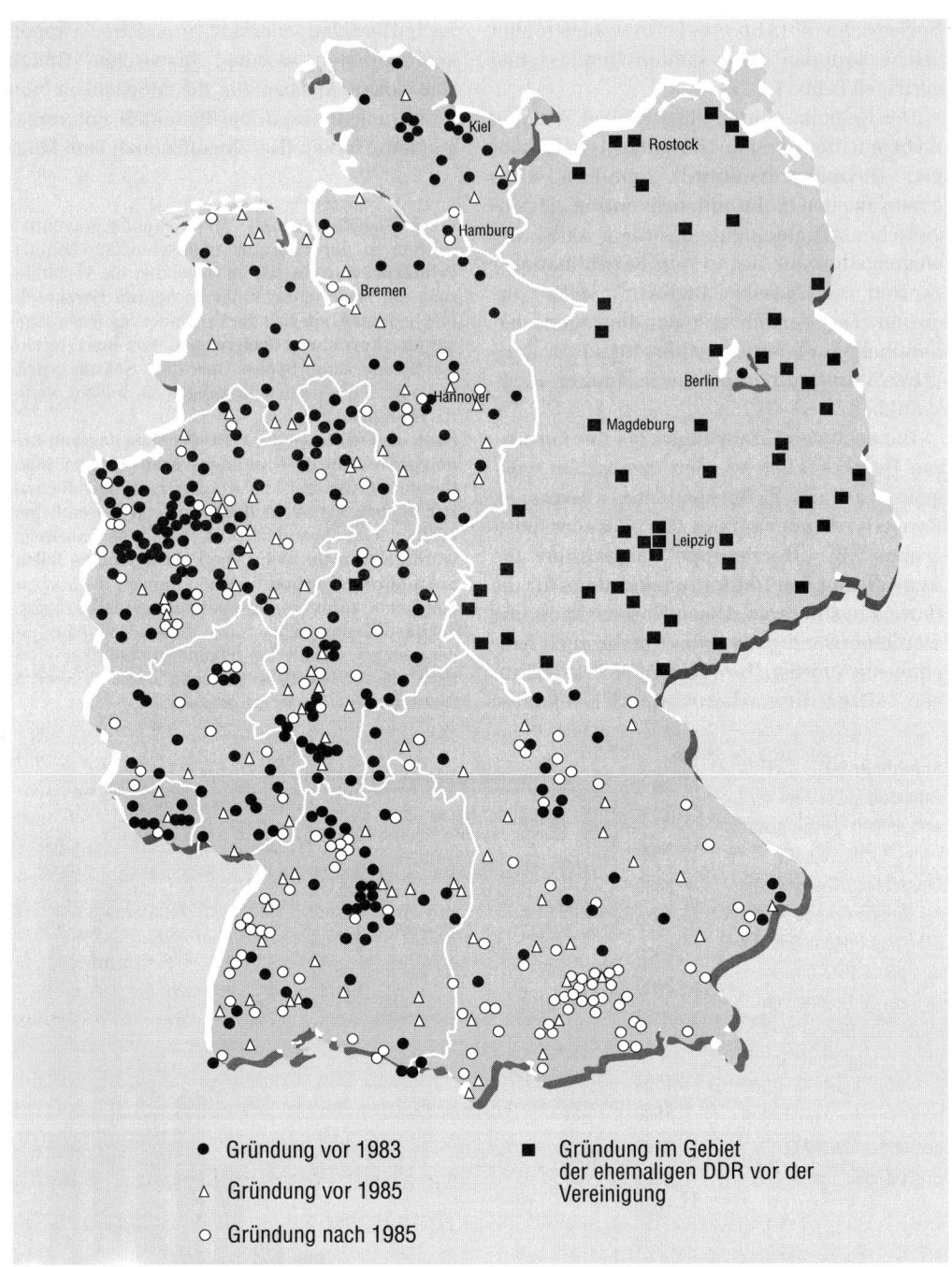

- ● Gründung vor 1983
- △ Gründung vor 1985
- ○ Gründung nach 1985
- ■ Gründung im Gebiet der ehemaligen DDR vor der Vereinigung

**Abbildung 1-2:**
Verteilung der ambulanten Herzgruppen in Deutschland. Die räumliche Einordnung in den alten Bundesländern zeigt, daß im Bereich der dichtbesiedelten Industriegebiete (Rhein-Ruhr-Gebiet, Raum Frankfurt, Saarland, Raum Stuttgart) eine hohe Dichte vorhanden ist. Umgekehrt sind im ländlichen Bereich von Flächenstaaten (Niedersachsen, Bayern, Schleswig-Holstein) noch „leere Flecken" zu finden. In den neuen Bundesländern haben sich gleichfalls Gruppen gebildet, es besteht allerdings immer noch ein großer Nachholbedarf.

lichkeit, die früher undenkbar erschien. Aber auch im Bereich zahlreicher anderer chronischer Erkrankungen beginnt sich diese Entwicklung nachzuvollziehen. Der klassische Behindertensport, in dem Menschen trotz oder wegen einer fixierten **Körperbehinderung** Sport betreiben, wird damit zunehmend durch Therapiegruppen ergänzt, in denen Patienten mit einer **chronischen Erkrankung** körperlich belastet werden. Dies gilt für eine Reihe medizinischer Disziplinen, beispielsweise bei Erkrankungen des Bewegungsapparates (Rheumatikergruppen, Wirbelsäulengruppen etc.), bei neurologischen Krankheitsbildern (Zerebralparesen, Multiple Sklerose etc.), besonders aber auch bei inneren Erkrankungen, auf die sich das vorliegende Buch konzentriert.

Neben der koronaren Herzkrankheit sind dies besonders andere Erkrankungen aus dem arteriosklerotischen Formenkreis wie Durchblutungsstörungen der Beine (arterielle Verschlußkrankheit — „Raucherbein") oder die zweite große Gruppe der arteriosklerotischen Erkrankungen in der Sterbestatistik, die Hirndurchblutungsstörung (Zerebralsklerose mit Schlaganfall als Folge), ferner Kreislauf- und Stoffwechselkrankheiten wie Hochdruck, Zuckerkrankheit, Fettstoffwechselstörungen, Übergewicht u. a., denen bei der Entstehung der Arteriosklerose im Sinne von Risikofaktoren Bedeutung zukommen kann.

Bei Zuckerkrankheit (Diabetes mellitus) und bei arterieller Verschlußkrankheit gehört körperliche Aktivität seit jeher zu den Standardbehandlungsverfahren. Mehr und mehr bilden sich neben den ambulanten Herzgruppen u. a. Gefäß-, Diabetiker- und Adipositas(Fettsucht)-Gruppen.

Für Erkrankungen anderer Organsysteme findet eine ähnliche Entwicklung statt, besonders bei Atemwegserkrankungen mit der Bildung von Asthma- oder Mukoviszidosegruppen. Inzwischen finden sich auch Gruppen für Dialyse-Patienten sowie Sportgruppen im Rahmen der Krebsnachsorge.

Medizinisch besonders bemerkenswert ist die Übertragung des Gedankens der Zweitprävention in den Bereich der Primärprävention, die Bildung sogenannter **„Präventions-"** oder **„Risikogruppen",** in denen Patienten mit Risikofaktoren wie Hochdruck, Übergewicht, leichteren Formen der Zuckerkrankheit oder Fettstoffwechselstörungen, die noch nicht erkrankt sind, gezielt betreut werden. Wie aus den anfänglichen Ausführungen hervorgeht, ist gerade das Verhindern von Erkrankungen besonders effektiv.

Diese im Vorangegangenen beschriebene Entwicklung hat bei der Abfassung des vorliegenden Buches, speziell bei der Festlegung der Inhalte Pate gestanden. Bei dem derzeitigen Stand der Entwicklung ist die Gefahr nicht von der Hand zu weisen, daß demnächst für jede Einzelerkrankung eine eigene Therapiegruppe mit entsprechendem Qualifikationsnachweis des Therapeuten gefordert wird. Tatsächlich ist dies weder organisatorisch durchzuhalten noch medizinisch sinnvoll. Die Probleme des Sports bei Patienten im Zustand nach Herzinfarkt, mit Hypertonie oder Typ-II-Diabetes sind sehr ähnlich. Das gemeinschaftliche Auftreten der Risikofaktoren wird inzwischen in dem sogenannten **metabolischen Syndrom** deutlich (s. Abschn. 6.3.3). Aus diesem Grund ist eine Zusammenfassung der Ausbildung in „Sporttherapie bei inneren Erkrankungen" sinnvoll. Obwohl die Probleme in der Asthmatikergruppe, der Typ-I-Diabetikergruppe, der Dialysegruppe erheblich von denen bei Herzpatienten abweichen können, sind viele Grundprinzipien austauschbar, und häufig liegen bei einem Patienten Erkrankungen mehrerer Organsysteme vor.

# 1.4
# Geschichte der Bewegungstherapie

Soweit die bisher gegebene Schilderung den Eindruck einer vollständigen Abkehr der Medizin von der reinen Ruhigstellung hin zur kontrollierten Belastung erweckt, ist dies nur für die jüngste Medizingeschichte richtig. Es handelt sich letztlich nur um die Wiederentdeckung altbekannter Tatsachen. Den Vorvätern der Medizin, deren Denkweisen noch nicht von technischen Analogien beherrscht waren, war seit jeher geläufig, daß auch der erkrankte Mensch, das erkrankte Organ, einer vernünftigen Belastung bedürfen. Entsprechende Hinweise lassen sich im antiken Denken sowie im Mittelalter in großer Fülle finden. So gibt bereits Plato den Hinweis: *„Der sicherste Weg zur Gesundheit ist es, jedem Menschen möglichst genau die erforderliche Dosis an Nahrung und Belastung zu verordnen, nicht zu viel und nicht zu wenig."* Aus diesen Worten geht im übrigen hervor, daß Sport allein keineswegs schon Gesundheit bedeutet. Er ist nur dann sinnvoll, wenn er als Teil einer vernünftigen Lebensführung betrachtet wird. Bei einer Verabsolutierung der Bewegungstherapie aus dem bei vielen Patienten vorherrschenden Irrtum heraus, „ich lebe gesund, weil ich Sport treibe", ohne daß andere Risikofaktoren konsequent angegangen werden, kann Bewegung leicht als Alibi gefährlich werden. MAX HALHUBER definiert in diesem Zusammenhang Rehabilitation als **„comprehensive care"**, als „umfassende Nachsorge", die versucht, den Patienten in allen Aspekten seiner Lebensführung möglichst optimal einzustellen.

Als zweiter „Kronzeuge" sei RICHARD LOWER zitiert, Schüler von HARVEY, des Entdeckers des Kreislaufs, der als Begründer der modernen klinischen Kardiologie gelten kann. Von ihm stammt folgende Aussage: *„Wenn die Kranken bettlägerig sind und das Blut bei horizontaler Lage des Körpers nur langsam fließt, sammelt es sich an und gerinnt allmählich, da die Herzbewegungen sich verlangsamen. Es ist leicht einzusehen, wie nützlich Übungen und Bewegungen für den Körper sind."* (Tractatus de corde item de motu et colore sanguinis.)

Bemerkenswert an dieser Aussage ist die Selbstverständlichkeit, die hier für Bewegungsübungen auch des schwer erkrankten Herzens angenommen wird, eine Selbstverständlichkeit, die für den modernen Kardiologen nicht immer nachvollziehbar ist. Für ihn ist es häufig viel natürlicher, das geschädigte

Herz durch Schonung zu entlasten. Hier gilt es für viele Ärzte, wieder ein vernünftigeres Verhältnis zum Mittelweg zwischen einem notwendigen funktionellen Anreiz und gefährlicher Überbelastung zu finden.

Als letzter in der Reihe der Zitate sei HEBERDEN erwähnt, der in der modernen Medizin als Erstbeschreiber der koronaren Herzkrankheit gilt. Er stellte bereits vor mehr als 200 Jahren fest: *„Ich kannte einen Patienten, der täglich eine halbe Stunde Holz sägte und der fast völlig geheilt wurde."* Wenn man so will, ist dies ein völlig modernes Konzept der Bewegungstherapie. Auch das Optimum der körperlichen Aktivität wird heute mit einer halben Stunde dosierter dynamischer Belastung täglich angegeben.

Bewegungstherapie ist also keineswegs ein neues, sensationelles Verfahren. Bereits im vergangenen Jahrhundert wurde von OERTEL die **Terrain-Kur** eingeführt. OERTEL empfahl seinen Patienten statt Ruhigstellung die Absolvierung dosierter und markierter Wanderstrecken im Gelände.

Die wissenschaftlichen Belege für die praktische Erfahrung, daß vernünftige körperliche Aktivität auch dem Herzpatienten eher nützt als schadet, wurden durch die Sportmedizin erbracht. Schon 1954/55 ließ KNIPPING im Bereich der Kölner Medizinischen Universitätsklinik Herzinfarktpatienten ein dosiertes Drehkurbelergometertraining durchführen. Diese Bemühungen wurden später von seinem Schüler HOLLMANN an der Sporthochschule weitergeführt. MELLEROWICZ habilitierte sich 1956 mit einem Thema über Training, präventive und kurative Medizin. Als eines der ersten klinischen Grundlagenwerke der Bewegungstherapie kann die 1960 von dem Freiburger Arbeitskreis unter Leitung von REINDELL veröffentlichte Monographie „Herz-, Kreislaufkrankheiten und Sport" gelten.

Die hier erarbeiteten Gedanken wurden von Rehabilitationskliniken im stationären Bereich in die Praxis umgesetzt. Genannt seien die *„Ohlstätter Kur"* nach BECKMANN, HALHUBER (Höhenried), KLEPZIG (Königsfeld), DREWS (Radolfzell), KÖNIG (Waldkirch), MATZDORF (Bad Nauheim), BLÜMCHEN (Leichlingen),

JUNGMANN und STEIN (Timmendorfer Strand), GRÜNEWALD (Bad Pyrmont), ROSKAMM und SAMEK (Bad Krozingen) sowie WEIDEMANN (ebenfalls Bad Krozingen). Im universitären Bereich wurde darüber hinaus eine Reihe von Modellen entwickelt, die später in die Praxis umgesetzt wurden. Besonders erwähnt sei das Heidelberger Modell von HÜLLEMANN, das unter dem Namen „Ludensclub" eingerichtet wurde. Im nachhinein erscheint gerade diese Namensgebung wichtig. Die Forschungsergebnisse der modernen Sportmedizin, die die Ausdauerbelastung als besonders nützlich für Herz, Kreislauf und Stoffwechsel herausgestellt haben, führen häufig zu dem Mißverständnis des Sports für Kreislaufpatienten als eine reine Ausdauerveranstaltung. Im Sinne der „umfassenden Nachsorge" nach HALHUBER sollte der Sport den Patienten als Ganzes ansprechen und nicht ausschließlich als „Herz-Kreislauf-Stoffwechsel-Präparat". Die Verwirklichung der Primärmotorik, die in unserer bewegungsarmen Gesellschaft nicht ausgelebt werden kann, ist daher im Heidelberger Modell ein wichtiges Ziel zur Verhinderung des Zweitinfarkts. In diesem Sinn spielt auch die psychosoziale Beeinflussung des Patienten eine zentrale Rolle. Der Mensch ist kein „Lauftier", wie dies überideologisierte Langläufer gelegentlich sehen, sondern eher ein „Homo ludens", ein spielender Mensch.

Auch im **Ausland** gab es ähnliche Entwicklungen. In den USA wurde bereits von 1913 bis 1916 von SHEPPARD ein entsprechendes Modellvorhaben durchgeführt. In neuerer Zeit setzte sich besonders HELLERSTEIN mit den klinischen Aspekten der Bewegungstherapie auseinander. Die physiologischen Grundlagen des Trainings wurden vor allem in Skandinavien erarbeitet, verbunden mit Namen wie VARNAUSKAS, CLAUSEN und FRICK.

Die Umsetzung dieser Grundlagen geschah besonders früh in den 50er und 60er Jahren in Israel, wobei dort vor allem die Namen KELLERMANN, BRUNNER und GOTTHEINER zu nennen sind.

## 1.5 Kritik an der Bewegungstherapie

Dieser kurze Abriß der Geschichte der Bewegungstherapie zeigt, daß sich vom heutigen Stand der Entwicklung aus auf eine Fülle von Vorläufern zurückblicken läßt. Das Umdenken in diesem Bereich war zwar zwangsläufig, aber keineswegs selbstverständlich. Gerade von klinischer Seite aus wurde diese Entwicklung keineswegs immer mit Enthusiasmus begrüßt, häufig sogar abgelehnt. Nur von wenigen Klinikern wurde der Gedanke der Bewegungstherapie von Anfang an aus Überzeugung mitgetragen, stellvertretend sei die Frankfurter Arbeitsgruppe mit KALTENBACH und HOPF genannt.

Diese klinische Skepsis kommt nicht von ungefähr. Die Gefahr, daß die Begeisterung über das neu gewonnene Behandlungsverfahren mit dem Sporttherapeuten ebenso wie mit dem Patienten durchgehen kann, liegt auf der Hand, zumal beiden die medizinische Vorbildung meist abgeht. Die möglicherweise unter Belastung bedrohliche Einengung einer Herzkranzarterie auf 10% ihrer Ausgangsweite, die der Arzt aus seinen Untersuchungen kennt, ist häufig dem Patienten äußerlich in keiner Weise anzusehen und wird von ihm oft nicht bemerkt. Sportlehrer und Patient, die um die krankhaften Zusammenhänge zu wenig wissen, lassen sich nicht selten von dem Gedanken „viel hilft viel" verleiten: Ein wenig Sport ist ein wenig gesund, mehr Sport ist noch gesünder, und wer Marathon läuft, stirbt überhaupt nicht mehr.

Dieser Gedanke ist keineswegs so offensichtlich absurd wie er klingt. In den USA, in denen die Sportmedizin weniger von der klinischen Medizin geprägt ist, sondern sich vor allem von der Leistungsphysiologie (exercise physiology) ableitet und häufig unkritisch Prinzipien vom Gesunden auf den Kranken überträgt, ist der Gedanke weit verbreitet, daß „Marathonlauf Immunität gegenüber der Arteriosklerose" verleihe, wie dies der Titel einer bekannten Veröffentlichung (BASSLER) wiedergibt. So existieren in den USA Publikationen, in denen auch der extreme Langlauf bis hin zum Marathonlauf für den Herzpatienten propagiert wird. Eine Reihe spektakulärer Zwischenfälle, besonders der 1984 erfolgte Herztod des bekanntesten Vertreters des Langlaufgedankens, JIM FIXX, während des Laufens, haben allerdings solche Vorstellungen auch in Amerika in Mißkredit gebracht, gleichzeitig damit aber oft auch ein vernünftig betriebenes Training diskreditiert.

Jedes Behandlungsverfahren ist während seiner Anwendung mit einem gewissen Risiko verbunden. Dies gilt auch für die Bewegungstherapie. Wenn ein vorgeschädigtes Herz-Kreislauf-System belastet wird, geht dies mit einem erhöhten Maß an Gefährdung einher. Neunzig Prozent aller plötzlichen, nicht unfallbedingten Todesfälle beim Sport sind auf vorbestehende Herz-Kreislauf-Schäden zurückzuführen, davon zwei Drittel auf die koronare Herzkrankheit. Der Kliniker, der die Bewegungstherapie ablehnt, tut dies häufig aus der Sicht solcher Zwischenfälle und vergißt dabei, daß auch „seine" Behandlungsverfahren stets mit Risiko verbunden sind, insgesamt aber das Leben seines Patienten verlängern.

Bewegungstherapie bedeutet, daß Sport nicht um jeden Preis unkritisch angewendet wird, sondern im gleichen Sinn wie auch sonst ärztliche Behandlungsverfahren, nämlich in einem individuell den Möglichkeiten des Patienten angepaßtem und überwachtem Rahmen, also in Form einer *individuell dosierten und kontrollierten Belastung.*

# 1.6
# Ausblick auf die weitere Entwicklung

Die bisherigen Ausführungen sollten zeigen, daß die neuere Entwicklung des Krankheitsspektrums, die geänderte Altersverteilung in unserer Bevölkerung und das Umdenken in Medizin und Gesundheitspolitik für Sport- und Bewegungstherapie völlig neue Aufgaben

und ein weites Einsatzfeld geschaffen haben, das allerdings nur mit großem Verantwortungsbewußtsein wahrgenommen werden kann. Die ambulanten Herzgruppen können für viele andere Bereiche der Zivilisationskrankheiten als Beispiel dienen. Hier lernt der Patient, seine Gesundheit aktiv selbst in die Hand zu nehmen, symbolisiert durch die körperliche Aktivität. Die „passive Verbrauchermentalität", die Verordnung von Gesundheit auf Rezept und Bezahlung durch die Krankenkasse, ist heute angesichts der Zunahme der Zivilisationskrankheiten nicht mehr zu vertreten. Die **Gruppenmedizin** stellt ein hervorragendes Modell eines Verstärkereffektes dar. In der Gruppe wird der gleiche Ratschlag, der für viele gemeinsam zutrifft, wesentlich effektiver als in der Einzelberatung weitergegeben. Die Gruppe kontrolliert und verstärkt sich gegenseitig im Erfolg. Zusätzlich schafft das gemeinsame Sporttreiben von Patient und Therapeut ein neues **Arzt-Patienten-Verhältnis**.

Mit dem Begriff des „Therapeuten" ist hierbei jedoch keineswegs nur der Arzt gemeint. Die Zivilisationskrankheiten haben viele gesellschaftliche Ursachen, eine sinnvolle Therapie kann daher nur im **interdisziplinären Raum** gegeben sein. In der Gruppe wirken neben dem Bewegungstherapeuten Psychologe, Soziologe, Ernährungsberater, Arzt und andere zusammen.

Die Grenzen dieses neuen Aufgabenfeldes sind bisher kaum absehbar. Bei den ambulanten Herzgruppen wurde ursprünglich aufgrund der Erfahrungen im Hamburger Modell die zu erwartende Sättigungszahl mit einer Gruppe auf 25 000 bis 50 000 Einwohner geschätzt. Bei 80 Millionen Einwohnern würde dies einer Gruppenzahl von ca. 2 500 entsprechen. Diese Zahl ist inzwischen weit überschritten, ohne daß der Bedarf damit auch nur annähernd gedeckt wäre. Hinzu kommen die zahlreichen anderen Aktivitäten, die sich zu formieren beginnen und deren Bedarf möglicherweise noch wesentlich größer sein dürfte.

Die Überlegungen zeigen, daß es sich beim Sport für chronisch Kranke keineswegs nur um eine Randerscheinung handelt (in Nordrhein-Westfalen wurde im Anfang der Entwicklung ein entsprechendes Programm unter dem Namen „Sport für Randgruppen" initiiert), sondern um ein säkulares Ereignis entsprechend der Umstrukturierung unserer Bevölkerungspyramide. Angesichts der Tatsache, daß ein immer größerer Prozentsatz unserer Bevölkerung der Gruppe der über 40jährigen zuzurechnen ist, kann der Sport nicht mehr wie früher vorwiegend eine Tätigkeit des jungen, des gesunden Menschen sein.

# 1.7
# Sport/Bewegungstherapie

Gerade der Begriff **„Sport"** muß hier neu verstanden werden. Einer der Widerstände gegenüber den ambulanten Herzgruppen ist das häufige Mißverständnis von Sport als Leistungs- bzw. Wettkampfsport. Dieser Schwierigkeit wird nicht selten ausgewichen durch die Benutzung weniger attraktiver Formeln wie körperliche Aktivität und **Bewegungstherapie**, eine Schwierigkeit, die auch in der Wahl des Titels für das vorliegende Buch zum Ausdruck kommt.

Sport ist mehr als nur körperliche Aktivität oder Bewegungstherapie. Unter körperlicher Aktivität kann auch körperliche Arbeit verstanden werden. Unter Bewegungstherapie wird im wesentlichen nur der gezielte Versuch einer Beeinflussung der Erkrankung verstanden. Der Herzpatient, der 3 Jahre nach dem überstandenen Infarkt in seiner Sportgruppe Volleyball spielt, betreibt Sport keineswegs nur im Sinne von Bewegungstherapie zur Überwindung der Krankheitsfolgen, sondern zum Teil auch trotz seiner schweren Schädigung. Der Begriff des Sports leitet sich ab vom lateinischen Verb „disportare", wegtragen, im Sinne von unterhalten, zerstreuen. Der Sport soll den Patienten von den Problemen, die zu seiner Krankheit geführt haben und die durch sie entstanden sind, ablenken, helfen, sie zu überwinden. Der Übergang von Bewegungstherapie zum Sport ist fließend. Je

schwerer und akuter die Erkrankung, um so mehr steht die Bewegungstherapie im Vordergrund, je weiter die Krankheitsfolgen überwunden sind, je mehr es um Zweitprävention als um Rehabilitation geht, um so mehr wird die Bewegungstherapie zum Sport, ohne damit Leistungssport sein zu dürfen.

Der organisierte Sport in der Bundesrepublik Deutschland hat sich dieses neuen Aufgabenfeldes in dankenswerter Art und Weise angenommen. Etwa 55% aller ambulanten Herzgruppen sind in Sportvereinen organisiert (siehe Abschn. 14.1). Andererseits zeigt dies aber auch, daß fast die Hälfte aller Gruppen außerhalb der klassischen Sportvereine tätig ist. Der Sport in seinen traditionellen Strukturen tut sich mit diesen neuen Aufgaben nicht immer leicht. Der Sportverein ist von Hause aus keine medizinische Behandlungseinrichtung. Hier besteht leicht die Gefahr, daß der Sport in der „Herzabteilung" nach den gleichen Regeln erfolgt wie in der Fußball- oder Volleyballabteilung.

# 1.8
# Ziele eines Lehrbuches der Bewegungstherapie

Als eine Nahtstelle zwischen Medizin und Sport hat es die Deutsche Sporthochschule in Köln, speziell das dortige Institut für Kreislaufforschung und Sportmedizin unter der Leitung von HOLLMANN seit 1974 als eine wichtige Aufgabe angesehen, die bereits früher erarbeiteten Grundsätze des körperlichen Trainings aus rehabilitativer Sicht in praktische Modelle umzusetzen, die eine vertretbare Sportgestaltung für den Patienten auch aus medizinischer Sicht erlauben. Die Ergebnisse dieser Bemühungen wurden als **Kölner Modell** bekannt, in dem Vorschläge zur Optimierung der Bewegungstherapie aus medizinischer, sportpädagogischer und organisatorischer Sicht erarbeitet und realisiert wurden. Inzwischen gibt es allein in Köln fast 70 ambulante Herzgruppen, weiterhin Diabetikergruppen, Asthmagruppen, Dialysegruppen etc.

Die hier gewonnenen Erfahrungen sollten speziell auch der Ausbildung von **Übungsleitern** und **Sportlehrern** zugute kommen. Die erste, 1974 in Köln erstellte ambulante Herzgruppe hatte das erklärte Ziel, den Sportstudenten, die in diesem Bereich tätig sein wollten, als Modell und Übungsfeld zu dienen. Inzwischen wurde hier eine reichhaltige Lehrerfahrung gewonnen. Durch die Entwicklung eines **Modells der ambulanten Rehabilitation der Phase II** an der Sporthochschule wurde diese Ausbildungsmöglichkeit inzwischen weiter verbessert. Die Ausbildung entsprechender Übungsleiter und Sportlehrer erscheint als eines der wichtigsten Probleme in der Umsetzung von Sport und Bewegungstherapie für den chronisch Kranken.

Übungsleitern und Sportlehrern kommt hierbei eine besonders hohe Verantwortung zu. Der Arzt, der sich mit diesem Bereich beschäftigt, arbeitet in seinem engeren beruflichen Feld. Der Sportlehrer muß sich in einen völlig neuen Bereich einarbeiten. Wer Bewegungs- oder Sporttherapie betreiben will, muß wissen, welche Krankheiten er behandeln will. Im Sinne einer interdisziplinären Zusammenarbeit muß er medizinische Denkweisen kennen und beherrschen lernen, um sich mit seinen Kollegen im Team, besonders mit dem Arzt, verständigen zu können. Aber auch der chronisch kranke Patient ist inzwischen häufig zum Fachmann in seiner Krankheit geworden und soll dies auch sein. Der Sporttherapeut, der von der Erkrankung weniger weiß als sein Patient, wird für diesen leicht unglaubhaft.

Bisher ist es für denjenigen, der sich in diesem Bereich fortbilden will, häufig schwierig, sich das erforderliche Wissen an verschiedenen Stellen zusammenzusuchen. Um diese Lücke zu schließen, wurde das vorliegende Lehrbuch geschrieben. Es wendet sich ausdrücklich an den Nichtarzt. Unter dem **Bewegungstherapeuten** wird dabei allerdings nicht nur der Sportlehrer und Übungsleiter verstanden. Es gibt durchaus auch andere Zugangsmöglichkeiten, besonders von der Krankengymnastik und anderen physiotherapeutischen Berufen aus, wobei hier leicht ein unnötiges Konkurrenzdenken entsteht. Der **Krankengymnast** kommt von seiner Ausbildung her mehr von der Einzeltherapie. Er hat gegenüber vielen Sportlehrern den Vorteil, daß er gewohnt ist, mit Patienten, also mit Kranken, umzugehen. Häufig fehlt ihm andererseits eine entsprechende Ausbildung und Erfahrung im pädagogischen und gruppendynamischen Bereich. Der Sportlehrer und Übungsleiter hat dagegen häufig Schwierigkeiten, sich von den Bedingungen beim Gesunden auf die des Kranken umzustellen. Wir hoffen, daß beide Gruppen in diesem Buch gleichermaßen wichtige Informationen in verständlicher Form finden.

Schließlich ist auch der Arzt als Ansprechpartner genannt. Dies gilt natürlich nur mit Einschränkungen. Im vorliegenden Buch müssen zahlreiche Grundlagen dargestellt werden, die dem Arzt selbstverständlich sind. Wie sich der Sportlehrer jedoch in medizinische Inhalte und Terminologie einarbeiten muß, so ist auch vom Arzt gefordert, sich mit sportpädagogischen Inhalten vertraut zu machen. Auch im Bereich spezieller sportmedizinischer Aspekte der Belastungsphysiologie und der Trainingslehre ist der Arzt im allgemeinen zu wenig informiert, da Sportmedizin in Deutschland bisher keinen Inhalt der medizinischen Ausbildung darstellt. So hoffen wir, daß auch dem in der Bewegungstherapie tätigen Arzt der vorliegende Band von Nutzen sein kann, unter anderem auch als Lehrmaterial, soweit er in der Ausbildung von Übungsleitern, Sportlehrern, Krankengymnasten und Bewegungstherapeuten anderer Zugangsrichtungen tätig ist. Das Buch versteht sich als „Lehrbuch", bewußt also nicht als wissenschaftliches Grundlagenwerk. Die erforderlichen physiologischen, pathophysiologischen und sportpädagogischen Zusammenhänge sollen auf das notwendige Minimum reduziert dargestellt und erläutert werden, soweit sie für den nichtmedizinischen Partner in dem interdisziplinären Team von Bedeutung sein können. Wer an weiterführenden Informationen interessiert ist, wird auf die wissenschaftlichen Grundlagenwerke im Literaturverzeichnis verwiesen.

Primärprävention, Sekundärprävention, Therapie und Rehabilitation bei einer Reihe unterschiedlicher, aber doch ineinandergreifender innerer Erkrankungen ist stets ein interdisziplinäres Problem und fordert die Abhandlung verschiedenartiger epidemiologischer, medizinischer und pädagogischer Einzelaspekte. Häufig wird dieses Problem durch die Delegierung der Einzelbeiträge an kompetente Fachleute gelöst, nicht selten allerdings auf Kosten der Einheitlichkeit. Im vorliegenden Lehrbuch wurde versucht, diese Spannung zwischen Genauigkeit in der Detaildarstellung und dem gleichzeitig angestrebten Ziel der Einheitlichkeit in der Gesamtdarstellung durch die Bearbeitung innerhalb einer Arbeitsgruppe zu überbrücken.

Die große Ausstrahlungskraft des Kölner Modells für die ambulanten Herzgruppen resultierte ganz besonders aus den optimalen Möglichkeiten einer interdisziplinären Zusammenarbeit an einer Einrichtung wie der Deutschen Sporthochschule als Nahtstelle zwischen Sportmedizin und Sportpädagogik. Für die praktisch wichtige Umsetzung wissenschaftlicher Erkenntnisse ist aber auch die organisatorische Infrastruktur von ganz besonderer Wichtigkeit. Diese ergab sich durch die gleichfalls optimale Zusammenarbeit mit der Sportverwaltung der Stadt Köln. Der organisatorische Aspekt ist daher gleichfalls in diesem Band vertreten, wenngleich er natürlich nicht allen, lokal sehr unterschiedlichen Möglichkeiten gerecht werden kann.

Eine Darstellung präventiver und rehabilitativer Ansätze aus einer sportwissenschaftlichen Einrichtung heraus läuft leicht Gefahr, gesundheitsbewußte Lebensführung auf körperliche Aktivität zu reduzieren. Dies liegt keinesfalls in der Absicht der Verfasser. Dem Sport kommt zwar auch eine gesundheitliche Eigenbedeutung zu, seine wichtigste Funktion liegt jedoch in seiner Eigenschaft als Träger für eine vernünftige Lebensführung. Aus diesem Grund wurden insbesondere auch Fragen der gesunden Ernährung sowie des Nichtrauchens im Zusammenhang mit der jeweiligen Erörterung entsprechender Risikofaktoren dargestellt.

Zu einem vernünftig betriebenen Sport gehört gleichgewichtig zur Anspannung die Entspannung. Dies gilt auch im übertragenen Sinne. Entspannungsverfahren ergänzen den Sport in idealer Art und Weise zur psychischen Bewältigung von risikoträchtigen Verhaltensweisen. Aus diesem Grund haben wir E. MÜLLER aus dem sportwissenschaftlichen Institut der Universität Bonn als einzigen Mitautor, der nicht der Deutschen Sporthochschule angehört, der unserer Arbeitsgruppe aber durch zahlreiche gemeinsame Vorhaben eng verbunden ist, gebeten, diesen wichtigen Teilbereich zu bearbeiten.

# 2
# Physiologische Grundlagen

Bewegungstherapie basiert, wie der Name aussagt, auf der Durchführung von Bewegung, also von Muskelkontraktionen. Muskelarbeit entsteht aus der Umwandlung chemischer in mechanische Energie. Die inneren Erkrankungen, die durch Bewegungstherapie beeinflußt werden sollen, bestehen im wesentlichen in krankhaften Veränderungen der großen energiebereitstellenden Systeme, nämlich Atmung, Kreislauf und Stoffwechsel. Sinnvoll betriebene Bewegungstherapie beruht daher unabdingbar auf einem hinreichenden Verständnis der physiologischen Grundlagen der Energiebereitstellung sowie ihrer Veränderungen durch körperliches Training.

## 2.1
## Grundlagen der Energiebereitstellung

### 2.1.1
### Formen der Energiefreisetzung

Dem Muskel stehen drei verschiedene Formen der Energiebereitstellung zur Verfügung, die allerdings nur schematisch voneinander getrennt werden, in Wirklichkeit greifen sie wie Zahnräder ineinander.

Die wichtigste Form der Energiebereitstellung, die die meiste Energie liefert und auch die beiden anderen Energieformen nach Benutzung wieder nachspeist, ist die Verbrennung, die **aerobe Energiefreisetzung.** Verbrannt werden Kohlenhydrate und Fette, wobei die wichtigste Energiequelle die Kohlenhydrate, hier ganz besonders der Traubenzucker (Glukose), darstellen.

Unter energetisch ungünstigen Bedingungen, wenn der Muskel nicht verbrennen kann,

kann er auch ohne Sauerstoff Energie aus Glukose freisetzen, und zwar durch Aufspaltung eines Glukosemoleküls in zwei Milchsäuremoleküle. Diese Form der **anaeroben Energiefreisetzung** wird, abgeleitet von Milchsäure (Acidum lacticum), als **anaerobe laktazide Energiefreisetzung** bezeichnet.

Eine solche nähere Charakterisierung ist erforderlich, da dem Muskel auch ohne Milchsäurebildung und Verbrennung ein gewisses Maß an Energie in Form von in ihm gespeicherter energiereicher Substanzen zur Verfügung steht **(alaktazide anaerobe Energiefreisetzung).** Dabei handelt es sich um die „energiereichen Phosphate" Adenosintriphosphat (ATP) und Kreatinphosphat.

Die Abbildungen 2-1 und 2-2 zeigen die unterschiedlichen Formen der Energiefreisetzung in ihrem Ineinandergreifen. Die wichtigsten chemischen Formeln sind in Tabelle 2-1 wiedergegeben. Im folgenden soll versucht werden, diese Zusammenhänge so einfach wie möglich auch für denjenigen darzustellen, der über kein biochemisches Grundwissen verfügt.

Die Schlüsselsubstanz in der Energiefreisetzung ist das **Adenosintriphosphat (ATP),** bestehend aus Adenosin, an das drei Phosphatgruppen angehängt sind. Nur diese Phosphatbindungen sind energiereich. Eine Muskelkontraktion kann nur mit der Energie durchgeführt werden, die bei der Abspaltung eines dieser Phosphatreste frei wird. Es bleibt dann ein Adenosin mit zwei Phosphatresten (Adenosindiphosphat, ADP) übrig. Von dieser energiereichen Verbindung verfügt die Muskelzelle über eine sehr geringe Reserve, die nur für wenige Muskelkontraktionen ausreicht. Man hat das ATP daher auch als das „Kleingeld des Stoffwechsels" bezeichnet,

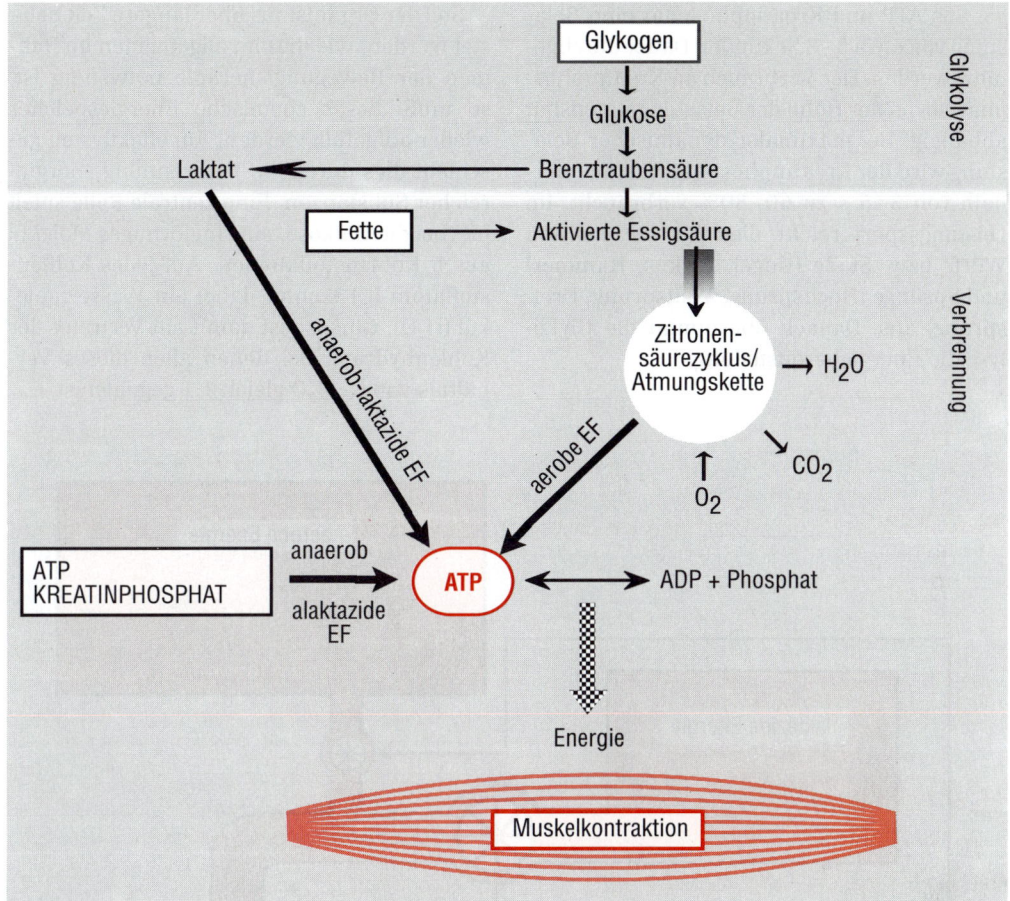

**Abbildung 2-1:**

Biochemische Grundprozesse bei den verschiedenen Formen der Energiefreisetzung (EF) zur Muskelkontraktion. Sämtliche Energie entstammt der Aufspaltung von ATP zu ADP und Phosphat. Ist das vorhandene ATP erschöpft, so kann es anaerob-alaktazid durch die Aufspaltung von Kreatinphosphat resynthetisiert werden. Die hieraus gewonnene Energie reicht nur für 5−8 Sekunden. Ist eine Belastung über längere Zeit erforderlich, so wird aerob durch Verbrennung von Fetten und Kohlenhydraten (Glykogen, Glukose) sehr viel Energie gewonnen, die zu einer Resynthese des ATPs benutzt wird. Unter besonderen Bedingungen (sehr hohe Belastungen, bei statischer Arbeit) ist eine Verbrennung nicht möglich. In diesem Fall kann anaerob-laktazid Energie zur Resynthese des ATPs gewonnen werden durch die Aufspaltung des Glykogens bzw. der Glukose (Glykolyse). Das Endprodukt dieser Aufspaltung stellt das Laktat dar.

also gewissermaßen das Geld, mit dem die Muskelkontraktion bezahlt wird und das nach dem Ausgeben aus dem Bankkonto (den Speichern) wieder nachgefüllt werden muß.

Bei längerer Arbeit steht dem Muskel noch ein weiteres energiereiches Phosphat, das **Kreatinphosphat,** zur Verfügung. Wird dieses aufgespalten, kann mit Hilfe der freiwer-

denden Energie wieder ADP und Phosphat zu ATP umgewandelt werden, der Muskel kann sich weiter kontrahieren.

Diese gewissermaßen chemisch gespeicherte Energiemenge im Muskel ist etwa vergleichbar mit der in einer Autobatterie verfügbaren Energie. Sie reicht, um Muskelarbeit zu starten. Insgesamt kann mit der Gesamtenergie aus ATP und Kreatinphosphat eine Belastung von etwa 5–8 Sekunden Dauer durchgeführt werden. Der Verbrauch an Kreatinphosphat ist von der Höhe der Belastungsintensität abhängig. Bei maximaler dynamischer Belastung wird der Kreatinphosphat-Vorrat innerhalb von 3–5 s zu 60–80% verbraucht. Im Leistungssport reicht dies für die meisten Würfe bzw. Stöße (Kugel, Diskus, Hammer) und Sprünge (Hochsprung, Weitsprung, Dreisprung) aus. Danach übernimmt die Glykolyse die Energiebereitstellung.

Soll der Organismus über längere Zeit belastet werden, wie dies im allgemeinen im Rahmen der Bewegungstherapie notwendig ist, so muß dieser chemische Energiespeicher wieder aufgefüllt werden. Am effektivsten geschieht dies durch die Verbrennung energiereicher Substanzen. Eine zentrale Rolle spielt hierbei die Glukose, ein ringförmiges Molekül aus 6 Kohlenstoffatomen. Auf jedes Kohlenstoffatom (C) kommt dabei ein Wassermolekül ($H_2O$). Glukose ist damit ein Vertreter der Kohlenhydrate, bei denen allen dieses Verhältnis von $C : H_2O$ gleich 1:1 gegeben ist.

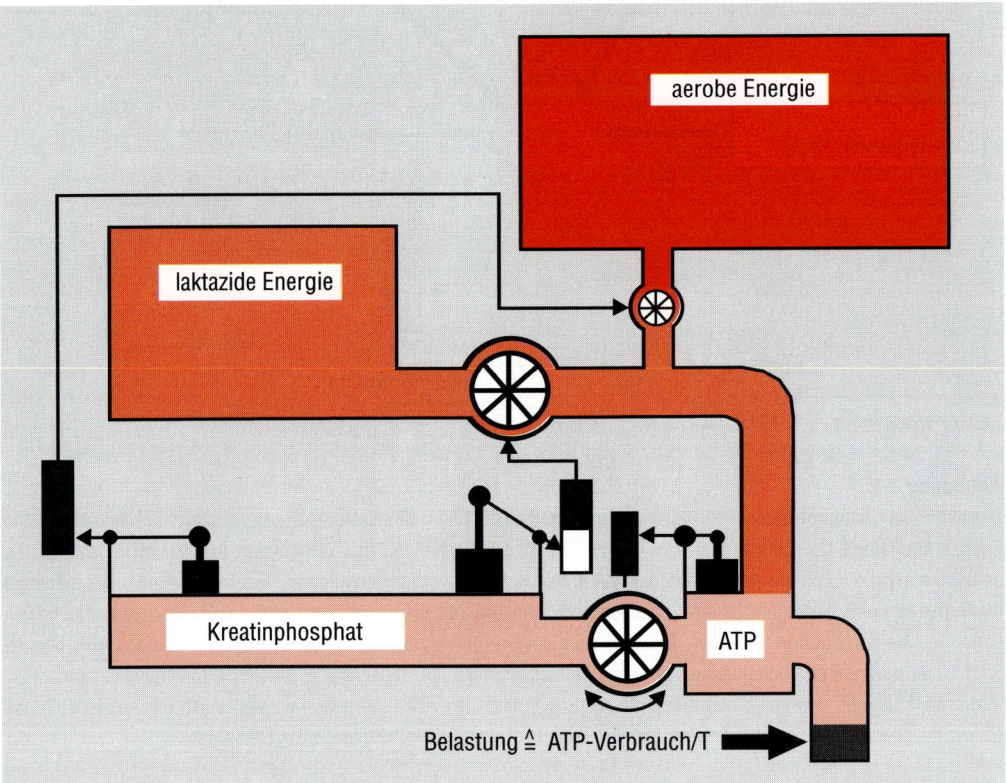

**Abbildung 2-2:**
Schematische Darstellung des Ineinandergreifens verschiedener Formen der Energiefreisetzung. Chemische Fühler erfassen den Abstrom an Energie und regeln je nach Bedarf den Nachstrom. Kommt es zu einem Verbrauch der geringen ATP-Menge in der Muskulatur, so wird dadurch der Nachstrom an Energie aus Kreatinphosphat geöffnet. Sinkt auch dieser verhältnismäßig geringe Energiepool ab, so wird über weitere Fühler der Nachstrom an Energie aus der Verbrennung bzw. der Milchsäurebildung geregelt. Die Milchsäurebildung (laktazide Energie) wird so lange nicht in Anspruch genommen, wie genügend aerobe Energie bereitgestellt wird. Dieses sehr große Reservoir fließt allerdings durch ein verhältnismäßig kleines „Zuleitungsrohr" ab. Falls die Energie nicht ausreichend ist, wird zusätzlich vermehrt Milchsäure gebildet.

**Tabelle 2-1: Wichtige Substanzen des Energiestoffwechsels**

| Substanz | Summenformel | Strukturformel |
|---|---|---|
| **Glukose** (Dextrose, Blutzucker, Traubenzucker) | $C_6H_{12}O_6$ | |

Glukose stellt chemisch einen Sechsring dar, wobei eine Ecke von einem Sauerstoffatom gebildet wird. Die räumliche Anordnung der H- bzw. OH-Gruppe ober- oder unterhalb der Ringebene entscheidet über die Art des Zuckers. Die gleiche Summenformel ergibt bei anderer Anordnung andere Zucker.

**Glykogen**

Glykogen entsteht aus zahlreichen, in sich verzweigenden Ketten angeordneten Glukoseringen. Hieraus entstehen sehr weitverzweigte Riesenmoleküle.

**Milchsäure** (Laktat)  $C_3H_6O_3$

**Brenztraubensäure** (Pyruvat)  $C_3H_4O_3$

Milchsäure und Brenztraubensäure sind jeweils schwache Säuren. Sie zerfallen zu einem kleinen Teil in positiv geladene Wasserstoffionen ($H^+$) und einen negativen Rest. Die Stelle der $H^+$-Abgabe ist markiert.

**Tabelle 2-1:** Fortsetzung

| Substanz | Strukturformel |
| --- | --- |

**Adenosintriphosphat** 🔊
(ATP)

ATP bestehte aus Adenin, einem stickstoffhaltigen Ringsystem, Ribose, einem Kohlenhydrat mit 5 C-Atomen sowie 3 Phosphatgruppen. Die beiden letzten Phosphatgruppen sind jeweils durch eine sehr energiereiche Bindung angefügt, kenntlich gemacht als ∼. Bei Abspaltung von einem bzw. zwei der Phosphatreste entsteht Adenosindiphosphat (ADP) bzw. Adenosinmonophosphat (AMP).

**Kreatinphosphat**
(CP)

Kreatin ist eine Aminosäure, die vom Körper hergestellt wird. Die energiereiche Bindung des Phosphats ist mit ∼ markiert.

Die **Verbrennung** beruht darauf, daß sich Glukose mit Sauerstoff ($O_2$) verbindet. Hierdurch entstehen Energie und als Endprodukt der Verbrennung Kohlendioxid ($CO_2$) und Wasser. Die Summenformel sieht wie folgt aus:

$$C_6H_{12}O_6 \rightarrow 6\ CO_2 + 6\ H_2O + Energie.$$

Die bei diesem Prozeß freiwerdende Energiemenge reicht aus, um 38 Moleküle ADP in die gleiche Anzahl ATP-Moleküle überzuführen und damit dem Muskel eine erhebliche Energiemenge zur Verfügung zu stellen.

Dieser hier als Summe wiedergegebene Prozeß findet in Wirklichkeit über zahlreiche Einzelschritte statt, die nur in ihren wichtigsten Stufen wiedergegeben werden sollen (Abb. 2-1). Jeder dieser Schritte wird durch einen eigenen Katalysator beschleunigt und geregelt.

Unter Katalysatoren versteht man in der Technik Stoffe, die Reaktionen, die auch von alleine ablaufen würden, beschleunigen. In der Biologie bestehen solche „Biokatalysatoren" aus Eiweißen und werden als **Enzyme** bezeichnet. Dabei finden sich diejenigen Enzyme und Stoffwechselschritte, die ohne Sauerstoff (anaerob) ablaufen, in der Zellgrundsubstanz (Plasma). Die eigentliche Verbrennung und die dafür vorgesehenen Enzyme sind in den **Mitochondrien** lokalisiert, kleinen zelleigenen „Kraftwerken".

Die Glukose wird zum Teil direkt abgebaut, der größte Anteil ist jedoch in der Muskelzelle in Form einer Speichersubstanz, des Glykogens, vorhanden, das auch als „tierische Stärke" bezeichnet wird. Hierbei sind Tausende von Glukosemolekülen zu einem Riesenmolekül vereinigt. Aus diesem Speicher werden bei Bedarf einzelne Glukosemoleküle herausgebrochen. Über zahlreiche Einzelschritte wird dann das Glukosemolekül gewissermaßen halbiert, es entstehen zwei aus je drei Kohlenstoffatomen bestehende Moleküle **Brenztraubensäure,** auch als **Pyruvat** bezeichnet.

Die Brenztraubensäure liegt an einem wichtigen Kreuzpunkt des Stoffwechsels. Zum einen kann sie durch Verbindung mit Sauerstoff verbrannt werden, die andere Möglichkeit besteht in der Umwandlung in Milchsäure. Dieser Abbauweg ohne Benutzung von Sauerstoff wird als **Glykolyse** bezeichnet.

Bei der Brenztraubensäure und besonders bei der in wesentlich größeren Mengen anfallenden Milchsäure handelt es sich, wie dies der Name sagt, um Säuren. Unter **Säuren** versteht man Stoffe, die bei Auflösung in Wasser Wasserstoffionen ($H^+$) abgeben. Sehr große Mengen an $H^+$-Ionen führen zu einer Übersäuerung der Muskelzelle. Dies ist einer der entscheidenden Nachteile der Milchsäurebildung. An die Stelle des $H^+$-Ions bindet sich häufig auch ein Natriumion bzw. ein anderes Elektrolyt. Es entsteht dann ein **Salz.**

Bei der Abspaltung der Glukose vom Glykogen wird Energie im Wert von einem ATP frei, bei ihrer Aufspaltung bis zum Pyruvat sind es weitere zwei ATP. Der größte Teil der Energie wird in der nachfolgenden Verbrennung der Brenztraubensäure verfügbar. Sie wird zu diesem Zweck in einen Kreislauf eingeschleust, der als **Zitronensäurezyklus** bezeichnet wird (s. Abb. 2-4). Hierzu wird zunächst ein Kohlenstoffatom aus der Brenztraubensäure herausgebrochen, es entsteht ein Restmolekül aus zwei Kohlenstoffatomen, die **aktivierte Essigsäure.** Diese verbindet sich jetzt mit einem Molekül aus vier Kohlenstoffatomen (Oxalessigsäure) zu einer $C_6$-Einheit, eben der Zitronensäure, die diesem Kreislauf ihren Namen gibt. Die eigentliche Verbindung von Wasserstoff und Sauerstoff geschieht in der nachgeschalteten **Atmungskette.** Beim Durchlauf des Kreislaufs, der in den Mitochondrien stattfindet, verbindet sich

die Zitronensäure schrittweise mit Sauerstoff. Es werden zwei weitere Kohlenstoffatome herausgebrochen unter Bildung von $CO_2$ und $H_2O$. Schließlich bleibt ein $C_4$-Restmolekül, eben die Oxalessigsäure, das sich mit dem nächsten Molekül Essigsäure verbindet und erneut in den Kreislauf eintritt. Pro Molekül Brenztraubensäure werden in diesem Zyklus 18 ATP gebildet. Für ein Glukosemolekül, d. h. 2 Pyruvatbruchstücke, sind es somit 36 ATP.

Als weitere Brennstoffquelle stehen die **Fette** zur Verfügung. Ein Gramm Fett liefert mehr als doppelt soviel Energie (9,3 kcal) wie ein Gramm Kohlenhydrate (4,1 kcal).

Die Einheit für den Energieinhalt ist neuerdings nicht mehr die Kalorie, sondern das Joule (J). Eine Kalorie entspricht 4,18 Joule (s. auch Abschn. 10.6). Da sich im Alltagsgebrauch allerdings die Kalorie noch weitgehend gehalten hat, wird sie hier auch weiter benutzt. Die meisten Patienten im Bereich der Rehabilitation besitzen zu viel und nicht zu wenig Fettreserven. Aus diesem Grund ist es wichtig zu verstehen, warum die nur in geringer Menge verfügbaren Kohlenhydrate die wichtigere Energiequelle darstellen. Dies ist bei Kenntnis der Stoffwechselwege einfach. Die Fette (s. Abschn. 6.4.2) bestehen aus sehr langen Kohlenstoffketten, den Fettsäuren. Die Fettsäuren werden gewissermaßen auf einem Nebenweg in den Kohlenhydratstoffwechsel eingeschleust. Dies geschieht am Eingang des Zitronensäurezyklus. Hierzu werden aus diesen langen Fettsäureketten jeweils einzelne Zweiereinheiten (aktivierte Essigsäure) abgespalten, die dann in den Zitronensäurezyklus eintreten. Hieraus wird klar, daß dann, wenn keine Kohlenhydratverbrennung abläuft, auch keine Fettverbrennung mehr stattfinden kann. Man kann sich dies so vorstellen, daß gewissermaßen die Fette ein zwar sehr energiereicher Brennstoff sind, der aber verhältnismäßig schlecht brennt und zu seiner Verbrennung die leichter brennbaren Kohlenhydrate benötigt. Ein einfacher Merksatz lautet:

Die Fette verbrennen im Feuer der Kohlenhydrate.

Die Gesamtmenge der dem Menschen verfügbaren Kohlenhydrate beträgt 400–500 Gramm, sie ist als Glykogen in der Muskulatur und in der Leber gespeichert. Eine Belastung wird um so länger durchgehalten werden können, je sorgfältiger der Organismus mit diesen Kohlenhydratreserven umgeht. Dies kann er, indem er statt Kohlenhydraten Fett verbrennt. Beim Untrainierten werden während Ausdauerbelastungen nur ca. 40% der Energie durch Fettverbrennung bereitgestellt, 60% entstammen den Kohlenhydraten. Durch ein Ausdauertraining „lernt" der Stoffwechsel gewissermaßen, mit den Kohlenhydraten besser hauszuhalten. Dieser Lernvorgang besteht in der Verstärkung derjenigen Enzymsysteme, die die Fette in die Verbrennung einschleusen. Beim Trainierten kehrt sich das Verhältnis von Fett- zu Kohlenhydratverbrennung um. Der trainierte Marathonläufer kann also auch deshalb länger laufen, weil er zum einen durch Training in der Muskelzelle mehr Kohlenhydrate und Fette anhäuft und zum anderen mit diesen Kohlenhydratvorräten sparsamer umgeht.

**Anaerob laktazide Energiebereitstellung.**
Die Milchsäurebildung kommt immer dann zum Tragen, wenn die Verbrennung nicht ausreichend stattfinden kann. Dies ist vor allem unter drei Bedingungen der Fall:
**a)** Zu Beginn jeder Belastung braucht der Verbrennungsprozeß eine gewisse Zeit, bis er voll anläuft, bis also die energiebereitstellenden Systeme Atmung und Kreislauf „in Schwung" gekommen sind. Diese Phase wird zunächst durch Laktatbildung überbrückt, man spricht vom **Anlauflaktat.** Die angefallene Milchsäure wird nach der Belastung wieder verbrannt, es ist eine **Sauerstoffschuld** eingegangen worden. Diese Sauerstoffschuld darf allerdings nicht zu hoch werden. Läufer, die zu schnell anlaufen, bilden zuviel Laktat, sie übersäuern und müssen daher die Belastung vorzeitig zurücknehmen oder völlig abbrechen.

**b)** Eine wichtige Bedingung, bei der immer Laktat gebildet werden muß, sind **hochintensive dynamische Belastungen.** Als Paradebeispiel gilt der 400-m-Lauf. Der Verbrennungsprozeß kann aufgrund der erforderlichen komplizierten Enzymsysteme nur beschränkt ablaufen. Wird sehr viel Energie in sehr kurzer Zeit benötigt, so kann dies nur durch Milchsäurebildung erfolgen. Die Aufspaltung von Glukose zu Milchsäure ist praktisch in unbeschränkter Menge möglich. Sie hat allerdings den Nachteil, daß hierdurch eine Säure entsteht. Die Zelle wird übersäuert, und die Enzyme, die als Eiweiße gegenüber Säure empfindlich sind, stellen ihre Tätigkeit ein. Es besteht also nicht die Gefahr, daß die Übersäuerung zu einer Zellschädigung führt, da der säurebildende Vorgang sich mit der Zeit selbst blockiert. Aus diesem Grund können jedoch Belastungen, die vor allem auf Milchsäurebildung beruhen, nur kurzfristig durchgehalten werden. Die erforderliche Belastungsdauer, die notwendig ist, um Trainingseffekte für das Herz-Kreislauf-System zu erzielen, wird nicht erreicht.

**c)** Die letzte typische Form der Belastung, die ganz überwiegend ihre Energiefreisetzung aus der Milchsäurebildung bezieht, ist die **Kraftbelastung,** also Haltearbeit, auch als **statische Arbeit** bezeichnet. Zugrunde liegen **isometrische Muskelkontraktionen,** also Kontraktionen, bei denen der Muskel nur Spannung entwickelt, ohne sich zu verkürzen. Durch die Kraftentwicklung steigt der Druck im Muskel an, damit auch der Druck auf die in ihm enthaltenen Blutgefäße. Der Energie benötigende Vorgang der Muskelkontraktion blockiert hierdurch gewissermaßen die Energiezufuhr in Form von Sauerstoff. Der Muskel ist auf die Milchsäurebildung angewiesen. Dies ist um so ausgeprägter der Fall, je stärker der Krafteinsatz ist. Bereits Muskelkontraktionen, die mehr als 15% der Maximalkraft erfordern, können nicht mehr voll aerob durchgeführt werden. Ab 70% der Maximalkraft kommt die Muskeldurchblutung völlig zum Erliegen. Aus diesem Grund können Kraftbelastungen nennenswerten Ausmaßes nur jeweils kurz durchgehalten werden und führen zu keinem Trainingseffekt auf das Herz-Kreislauf-System.

Bei der Aufspaltung eines Glukosemoleküls in zwei Milchsäureeinheiten entstehen mit zwei Molekülen ATP nur etwa 5 % der Energie von 38 ATP, die bei seiner vollständigen Verbrennung frei würden. Energetisch gesehen ist diese Form der Energiefreisetzung somit wesentlich ungünstiger und darüber hinaus mit dem Nachteil der Säurebildung behaftet. Sie stellt gewissermaßen für den Muskel nur eine Ersatzmöglichkeit dar, auf die er zurückgreift, wenn die Verbrennung nicht hinreichend möglich ist.

Es erscheint zunächst paradox, daß gerade dieser energetisch ungünstige Stoffwechselweg dann eingesetzt wird, wenn sehr viel Energie in sehr kurzer Zeit benötigt wird. Dieser Widerspruch erklärt sich daraus, daß die Zahl der Glukosemoleküle, die pro Zeiteinheit verbrannt werden können, verhältnismäßig gering ist, während sie in großer Zahl zu Laktat aufgespalten werden können.

## 2.1.2
## Bedeutung der Energiefreisetzung für die Bewegungstherapie

Aus dem Zusammenspiel der unterschiedlichen Formen der Energiefreisetzung ergeben sich wichtige Konsequenzen für die optimale Durchführung der Bewegungstherapie bei inneren Erkrankungen. Dabei sollen die Energie bereitstellenden Systeme, vor allem Kreislauf und Stoffwechsel, in ihrer Leistungsfähigkeit bzw. in ihrer Funktion verbessert werden.

Der anaerob alaktaziden Form der Energiebereitstellung kommt wegen der Geringfügigkeit des Energiebetrags in diesem Zusammenhang keine große Bedeutung zu. Die entscheidende Form der Energiefreisetzung stellt die Verbrennung dar. Die Belastung sollte andererseits nicht so intensiv sein, daß anaerobe Mechanismen in Form der Milchsäurebildung wesentlich in Anspruch genommen werden müssen.

Das Verhalten dieser beiden Energiefor-

men zueinander zeigt Abbildung 2-3. Der mit zunehmender Belastungsintensität ansteigende Energiebedarf wird zunächst rein aerob, d. h. nur über eine Zunahme der Verbrennung, abgedeckt. Beim Untrainierten reicht ab etwa zwei Dritteln der maximalen Leistungsfähigkeit die Enzymkapazität nicht mehr aus, um alle anfallenden Brenztraubensäuremoleküle in den Zitronensäurezyklus einzuschleusen. Bildlich wird dies mit dem einprägsamen Ausdruck vom „zu engen Flaschenhals" am Eintritt in den Zitronensäurezyklus gekennzeichnet (Abb. 2-4). Mehr und mehr Brenztraubensäuremoleküle werden in Milchsäure überführt, mehr und mehr wird jetzt die Energie nicht nur aerob, sondern teilweise auch anaerob gebildet. Die **aerobanaerobe Schwelle** ist erreicht.

> Die aerob-anaerobe Schwelle ist als diejenige Belastungsintensität definiert, ab der eine Belastung nicht mehr rein aerob, sondern mit einem zunehmenden Anteil an Milchsäurebildung bewältigt wird.

Bei weiter zunehmender Belastungsintensität steigt die Milchsäurebildung immer stärker an, bis die wachsende Übersäuerung die Enzymsysteme blockiert und einen Abbruch der Belastung erzwingt.

Das vermehrt in der Muskulatur anfallende Laktat tritt in die Blutbahn aus. Die aerobanaerobe Schwelle (ÄAS) kann daher durch die Konzentration des Laktats in der Blutbahn bestimmt werden. Diese Konzentration wird im allgemeinen in Millimol pro Liter angegeben. Unter einem Mol versteht man die Menge Milchsäure in Gramm, die der Zahl des Molekulargewichtes entspricht. Die normalerweise in Körperruhe im Blut vorkommende Konzentration an Milchsäure liegt im Bereich von 1 mmol/l, also bei einem Tausendstel dieses Molekulargewichts pro Liter. Das Überschreiten der Schwelle wird in einem Bereich zwischen 2 und 4 mmol/l angenommen, in Abhängigkeit von Alter, Trainingszustand und bevorzugter Sportart. Da es sich bei den Patienten im Rahmen der Bewegungstherapie

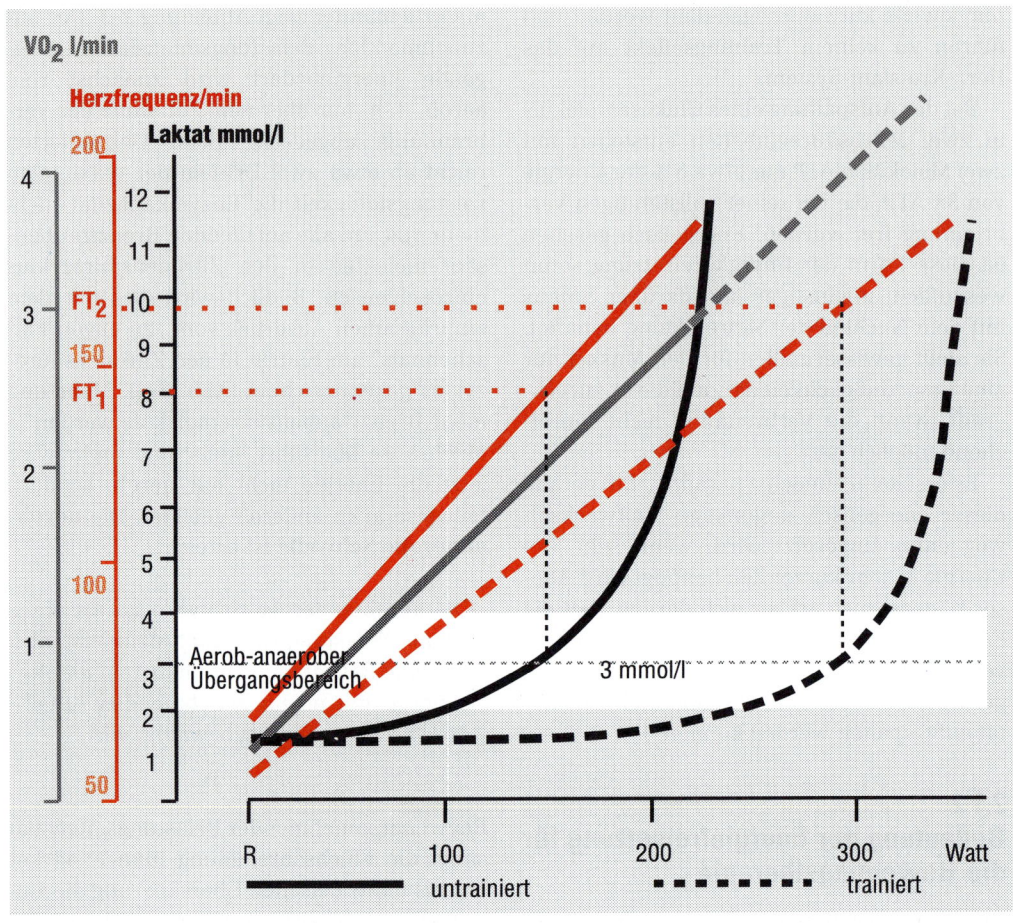

**Abbildung 2-3:**
Verhalten von Herzfrequenz, Sauerstoffaufnahme und Laktat bei Trainierten und Untrainierten unter Belastung mit ansteigender Intensität. Zur Erläuterung dieser Parameter siehe auch Abbildung 2-4 und 2-25. Die Trainingsherzfrequenz (FT) entsprechend einem Laktatwert von 3 mmol ist eingezeichnet. Sie liegt durch die Rechtsverschiebung der Laktatkurve beim Trainierten ($FT_2$) höher als beim Untrainierten ($FT_1$).

überwiegend um ältere Menschen handelt, bei denen die maximal erreichten Laktatwerte niedriger liegen als beim Jüngeren, wird für diese Gruppe die Schwelle am besten in der Mitte des angegebenen Grenzbereiches mit 3 mmol/l festgelegt.

Das Schwellenkonzept ist notwendig zum Verständnis der **Optimierung der Bewegungstherapie.** Die Schwelle liegt beim Untrainierten bei ca. 60–70% der maximalen Leistungsfähigkeit, entsprechend etwa einer **Pulsschlagzahl von 180 minus Lebensalter** in Jahren, beim 40jährigen somit ca. bei einem Puls von 140, beim 50jährigen bei einem Puls von 130. Belastungen, die in ihrer Intensität wesentlich darunter liegen, führen zu keiner Verbesserung der aeroben Leistungsfähigkeit. Als untere Grenze der Trainingswirksamkeit wird ein Bereich von 50% der maximalen Leistungsfähigkeit angegeben. Patienten, deren Belastbarkeit so gering ist, daß sie diesen Bereich nicht ungefährdet erreichen können, sind somit „nicht trainierbar", d. h., bei ihnen kann eine Steigerung der Leistungsfähigkeit nicht erzielt werden.

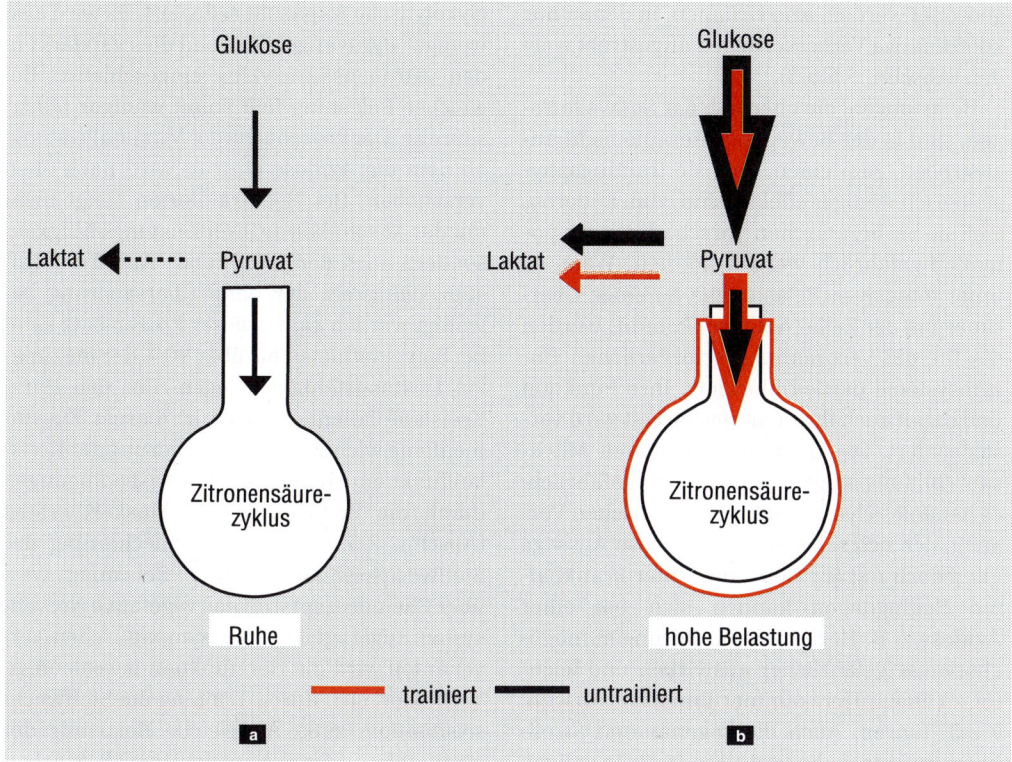

**Abbildung 2-4:**

Enzymatische Leistungsfähigkeit des Zitronensäurezyklus

**a)** In Ruhe reicht die Verbrennungskapazität des Zitronensäurezyklus aus, um praktisch alles in der Glykolyse anfallende Pyruvat zu verbrennen. Es wird kaum Laktat gebildet.

**b)** Bei hoher Belastung fällt sehr viel Pyruvat an. Die verfügbaren aeroben Enzyme reichen nicht aus, um alles anfallende Pyruvat zu verbrennen. Dieses wird in zunehmendem Maße in Laktat umgewandelt. Nach Training sind mehr Enzyme vorhanden, das anfallende Pyruvat wird bei gleicher absoluter Belastung, aber auch bei gleicher prozentualer Belastung, bezogen auf die beim Trainierten höhere maximale Leistungsfähigkeit, in geringerem Maße in Laktat umgewandelt. Gleichzeitig kommt es beim Ausdauertrainierten zu einer Verschiebung der energetischen Kapazitäten; während das oxidative System in seiner Funktion verbessert wird, sinkt die glykolytische Kapazität ab, es fällt weniger Pyruvat an. Die Laktatkurve wird nach rechts verschoben, die aerob-anaerobe Schwelle liegt bei einem prozentual höheren Anteil der maximalen Leistungsfähigkeit (siehe Abb. 2-3).

Hierbei ist die Unterscheidung zwischen **Leistungsfähigkeit** und **Belastbarkeit** wichtig. Unter Leistungsfähigkeit wird die globale Leistungsfähigkeit des Gesunden verstanden, unter Belastbarkeit diejenige Leistung, die unter krankhaften Bedingungen ohne Gefährdung realisiert werden kann. Ein praktisches Beispiel soll die Bedeutung dieses Unterschieds aufzeigen. Ein Koronarpatient könnte von seinen körperlichen Voraussetzungen beispielsweise 150 Watt bewältigen. Aufgrund der Einengung der Herzkranzgefäße treten bei ihm jedoch bereits bei 100 Watt deutliche Durchblutungsstörungen auf. In diesem Fall liegt die Belastbarkeit unter 100 Watt. Für die Praxis hat es sich bewährt, den unteren Grenzbereich der Trainierbarkeit mit 1 Watt/kg Körpergewicht anzugeben. Patienten, die geringer belastbar sind, können daher nur sogenannten „Übungsgruppen" zugeordnet werden, also Gruppen, in denen nur koordinative Verbesserungen angestrebt werden (Abschn. 5.5.6.3).

Belastungen, die oberhalb der Schwelle liegen, sind in der Bewegungstherapie nicht anzustreben, zum einen, weil sie trainingsphysiologisch weniger effektiv sind, zum anderen, weil sie bei organischen Vorschädigungen potentiell gefährlich werden können. Wenn es unter intensiven Belastungen zu einer Übersäuerung der Zelle (**Azidose**) kommt, werden die für die Verbrennung erforderlichen Enzymsysteme partiell blockiert. Ihre Funktion und damit auch ihre Trainierbarkeit wird verschlechtert. Die Übersäuerung durch Milchsäurebildung ist zwar nicht an sich gefährlich; es handelt sich um einen physiologischen Vorgang, der sich selbst blockiert. Diese Aussage gilt jedoch nur für Gesunde. Unter krankhaften Bedingungen können sich bei einer Azidose z. B. Herzrhythmusstörungen möglicherweise gefährlicher auswirken und leichter zu einem Herzkammerflimmern (Abschn. 7.2.5) führen. Auch die sogenannten Streßhormone Adrenalin und Noradrenalin steigen in ihrer Konzentration im Serum nach der gleichen Kurve an wie die Milchsäure. Mit Überschreiten der Schwelle kommt es somit auch zu einer erheblichen Zunahme dieser Hormone im Blut und damit zu einer verstärkten Reizbarkeit des Herzens mit der Gefahr von Rhythmusstörungen.

Belastungen oberhalb der Schwelle sind bei inneren Erkrankungen potentiell gefährlich und trainingsphysiologisch unerwünscht.

Die Kenntnis der Stoffwechselvorgänge bei der Energiebereitstellung ist ferner erforderlich zum Verständnis eines der wichtigsten Ziele der Bewegungstherapie beim Herz-Kreislauf-Patienten, nämlich der **Ökonomisierung der Herz-Kreislauf-Funktion.** Durch Training wird gewissermaßen der oben erwähnte „Flaschenhals" aufgeweitet. Es werden verstärkt Enzyme gebildet, d. h., es kommt zu einer Vermehrung und Vergrößerung der Mitochondrien, in denen die Verbrennung stattfindet. Während das aerobe System durch Ausdauertraining verbessert wird, wird gleichzeitig die glykolytische Kapazität reduziert. Es wird also weniger Pyruvat gebildet und dies verstärkt in den Zitronensäurezyklus eingeschleust. Bei gleicher Belastung fällt somit weniger Milchsäure an. Der Prozentsatz der Maximalleistung, ab dem die Azidose eintritt, wird nach oben verschoben. Bei Hochtrainierten steigt nicht nur der Absolutbetrag ihrer Leistungsfähigkeit, sondern auch der prozentuale Anteil der Leistungsfähigkeit, der ohne Übersäuerung bewältigt werden kann. Dieser Prozentsatz kann bei Spitzenathleten bis über 90 % der maximalen Leistungsfähigkeit liegen. Für den Herz-Kreislauf-Patienten ist es in diesem Zusammenhang wichtig, daß die Steuerung der Kreislauffunktion unter Belastungsbedingungen durch die Bedürfnisse des Muskels erfolgt (Abschn. 2.5.2.1). Bei Verschlechterung der Stoffwechselsituation unter Belastung wird über Chemorezeptoren das vegetative Nervensystem angeregt, über den sympathischen Nervenanteil wird die Herzfunktion beschleunigt. Verbessert sich durch Training die Stoffwechselsituation, sinkt für gleiche Belastung der sympathische Antrieb auf das Herz ab, es arbeitet bei gleicher Belastung mit einer niedrigeren Pulsfrequenz und damit ökonomischer.

## 2.2
## Sauerstofftransportsystem

### 2.2.1
### Sauerstoffaufnahme

Nachdem der aeroben Energiebereitstellung aus der Sicht der Bewegungstherapie bei inneren Erkrankungen eine besondere Bedeutung zukommt, gilt dies auch für das Sauerstofftransportsystem. Von den Komponenten der Verbrennung, dem Sauerstoff und den zu verbrennenden Substanzen (Substraten), stehen letztere in der Muskulatur in ausreichender Menge gespeichert zur Verfügung im Gegensatz zum Sauerstoff. Die in der Muskulatur an den Muskelfarbstoff (**Myoglobin**) gebundene Sauerstoffmenge ist nur sehr gering. Unter Belastung kann sich auch beim Untrainierten der Sauerstoffbedarf verzehnfachen. Dies bedeutet eine extreme Belastung und fordert eine entsprechend große Leistungsbreite des Sauerstofftransportsystems.

Die **Sauerstoffaufnahme (VO$_2$)** in Ruhe beträgt 0,25–0,3 l/min. Beim untrainierten Mann im Alter von 20–30 Jahren kann sie unter Belastung auf maximal 3 l/min ansteigen. Diese **maximale Sauerstoffaufnahme (VO$_2$max)** ist eine für die Sportmedizin entscheidende Größe. Von HOLLMANN wird sie als **„Bruttokriterium der kardiorespiratorischen und metabolischen Leistungsfähigkeit"** definiert. Diese Aussage beinhaltet, daß die maximale Sauerstoffaufnahme dann verwirklicht ist, wenn Herz-Kreislauf-System, Atmung und Stoffwechsel gemeinsam an ihrer Leistungsgrenze angekommen sind. Die VO$_2$ max hängt von verschiedenen Faktoren wie Trainingszustand, Geschlecht und Körpermasse ab. Der größere Mensch wird im Durchschnitt eine größere Leistungsfähigkeit erreichen als der kleinere, der umgekehrt für die gleiche Laufgeschwindigkeit weniger Energie benötigt, da er eine geringere Masse bewegt. Um hier eine bessere Vergleichbarkeit zu erreichen, wird die maximale Sauerstoffaufnahme als **relative VO$_2$ max** auf das Körpergewicht bezogen. Bei einem Durchschnittsgewicht von 75 kg beträgt die normale gewichtsbezogene, maximale Sauerstoffaufnahme des 20- bis 30jährigen Mannes somit 40 ml/kg x min.

Die Beziehung zwischen **Lebensalter, Geschlecht und Trainingszustand** einerseits und maximaler Sauerstoffaufnahme andererseits zeigt Abbildung 2-5. Danach wird das Maximum der Sauerstoffaufnahme beim jungen Erwachsenen erreicht.

Nach dem 30. Lebensjahr sinkt die aerobe Leistungsfähigkeit beim Mann um ca. ein Prozent pro Lebensjahr ab. Dies bedeutet, daß der 70- bis 80jährige, der 50 Jahre älter ist als der 20- bis 30jährige, in seiner aeroben Leistungsfähigkeit um 50% niedriger liegt, im Bereich von 1,5 l/min.

**Die aerobe Leistungsfähigkeit der Frau** ist geringer als die des Mannes. Dies ist nicht nur durch ihr niedrigeres Körpergewicht zu erklären, sondern auch durch die Tatsache, daß der Anteil der aktiven Körpergewebe bei der Frau geringer ist. Der Muskelanteil des Mannes liegt nach der Pubertät bei 30–40%, bei der Frau im Bereich von 25%. Die maximale Sauerstoffaufnahme der Frau wird daher mit 2,2 l/min oder 32–35 ml/kg x min angegeben. Nach dem 30. Lebensjahr ist allerdings die Abnahme der Leistungsfähigkeit der Frau prozentual geringer, im Bereich von 0,8 Prozent pro Lebensjahr, so daß sich die geschlechtsbezogenen Unterschiede in der Leistungsfähigkeit im höheren Lebensalter wieder ausgleichen.

## 2.2.2
## Bedeutung der Sauerstoffaufnahme für die Bewegungstherapie

Im Bereich der Bewegungstherapie wird nach den vorausgegangenen Ausführungen die maximale Sauerstoffaufnahme, die definitionsgemäß nur bei einer hohen Übersäuerung erreicht wird, praktisch nicht in Anspruch genommen. Im therapeutischen Bereich ist daher nur die Sauerstoffaufnahme unterhalb des Maximums (submaximal) von Interesse. Auch hier gibt es klare Beziehungen. Die Steigerung des Sauerstofftransports ist von der geforderten Leistung abhängig. Die zu erbringende Leistung wird in Watt gemessen.

Pro Watt Leistung muß die Sauerstoffaufnahme um 12 ml/min ansteigen.

Eine Leistung von 100 Watt bedeutet somit eine Steigerung der Sauerstoffaufnahme um 12 x 100 = 1 200 ml/min. Bei einer Ruhe-Sauerstoffaufnahme von 300 ml/min heißt dies, daß die Sauerstoffaufnahme für 100 Watt bei 1,5 l/min liegt, bei 200 Watt entsprechend bei 2,7 Liter. Die allgemeine Formel lautet:

$$\text{I. } VO_2 = 300 + 12 \text{ x Leistung in Watt}$$
$$[\text{ml/min}]$$

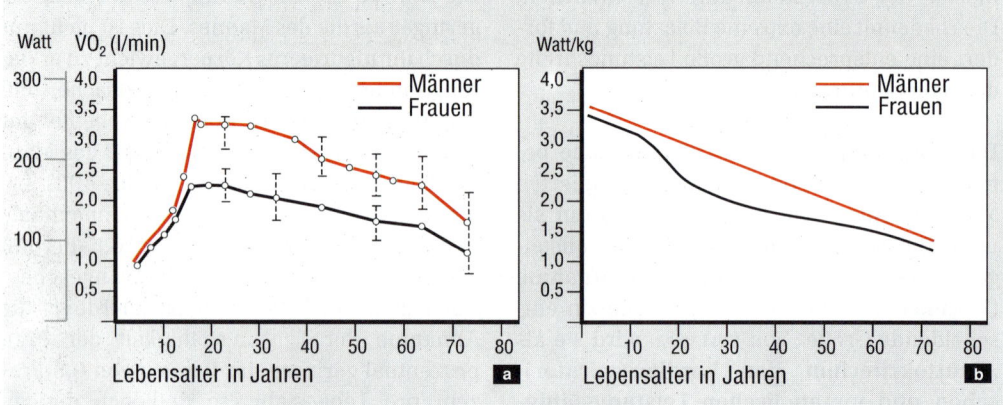

**Abbildung 2-5:**
Entwicklung der Leistungsfähigkeit in Abhängigkeit vom Lebensalter, für untrainierte Personen.
**a)** Absolute maximale Leistungsfähigkeit in Watt bzw. maximale Sauerstoffaufnahme pro Minute (n. Hollmann). Die Maximalleistung steigt bis zum Erreichen des Erwachsenenzustandes an und fällt nach dem 30. Lebensjahr in etwa wieder linear ab. Die maximale Leistungsfähigkeit der Frau liegt niedriger, der altersabhängige Abfall der Leistungsfähigkeit ist geringer.
**b)** Gewichtsbezogene Leistungsfähigkeit. Kinder haben eine Leistungsfähigkeit, die relativ über derjenigen der Erwachsenen liegt (3,3 Watt/kg Körpergewicht). Beim männlichen Geschlecht nimmt diese Leistungsfähigkeit linear ab, sie liegt im Alter von 20–30 Jahren bei 3 Watt/kg und vermindert sich dann weiter um ca. 1 %/Lebensjahr. Mädchen vor der Pubertät weisen eine geringfügig niedrigere gewichtsbezogene Leistungsfähigkeit auf als Jungen, sie vermindert sich mit der Pubertät auf 2,5 Watt/kg. Durch das geringere Körpergewicht der Frau sind die gewichtsbezogenen Leistungsunterschiede zwischen beiden Geschlechtern kleiner als die der Absolutwerte.

Diese Angabe ist vom Trainingszustand unabhängig. Auch der Hochtrainierte benötigt für eine Leistung von 200 Watt eine Sauerstoffaufnahme von 2,7 l/min. Dies bedeutet, daß der **Wirkungsgrad** durch Training nicht verändert wird. Mit dem Begriff des Wirkungsgrades wird die Tatsache angesprochen, daß bezogen auf den Gesamtorganismus nur 25 % der chemischen Energie direkt in mechanische Energie umgewandelt werden, der Rest geht als Wärme verloren. Für den Einzelmuskel liegt der Wirkungsgrad bei 35–40 %. Die Differenz zum schlechteren Wirkungsgrad des Gesamtorganismus ergibt sich durch den Energiebedarf zum Aufrechterhalt der globalen Körperfunktionen.

Diese Beziehungen sind für die Bewegungstherapie insofern von praktischem Interesse, da hierauf die energetische Umrechnung verschiedener Bewegungsformen ineinander beruht. Die bei verschiedenen körperlichen Belastungsformen tatsächlich erbrachte Leistung läßt sich in sehr unterschiedlichem Maße erfassen. Einfach ist dies beispielsweise bei der Fahrradergometrie, bei der die Wattzahl vorgegeben ist. Einfach ist dies auch bei einer Bergbesteigung, bei der man aus Höhe, Körpergewicht und Besteigungsgeschwindigkeit leicht die erbrachte Leistung errechnen kann. Sehr schwierig ist dies beispielsweise schon beim Laufen in der Ebene. Leistung bedeutet Arbeit pro Zeit, Arbeit wiederum ist das Produkt aus der aufgebrachten Kraft und dem zurückgelegten Weg. Solange ein Läufer in der Ebene läuft, überwindet er keine Höhe, er erbringt scheinbar somit keine Leistung. Dies ist natürlich falsch, da er eine große Zahl unterschiedlicher Kräfte aufbringen muß, beispielsweise die Überwindung der Reibung am Boden oder gegen die Luft, das Anheben des

Körpergewichts beim Laufschritt etc., alles Kräfte, die aber nur schwer erfaßbar sind.

Der einfachere Weg ist daher der indirekte Zugang über den Energiebedarf. Es ist möglich, den Sauerstoffverbrauch unter verschiedenen Belastungen durch die **Spiroergometrie** zu messen. Die Beziehung zwischen Laufgeschwindigkeit, Körpergewicht und Sauerstoffbedarf zeigt die folgende Gleichung (n. Pugh):

$$\text{II. } VO_2(\text{ml/min x kg}) = 4{,}25 + 0{,}18 \text{ x}$$
$$\text{Laufgeschwindigkeit in m/min}$$

Möchte man beispielsweise wissen, welche Laufgeschwindigkeit für einen 75 kg schweren Mann einer Belastung von 100 Watt auf dem Fahrradergometer entspricht, so errechnet sich hierfür nach Gleichung I eine Sauerstoffaufnahme von 20 ml/kg x min. Dies entspricht somit bei Einsetzung in die Gleichung II einer Laufgeschwindigkeit von ca. 90 m/min. Auf dieser Basis beruhen die Umrechnungen der ergometrischen Leistung in Laufgeschwindigkeit für die Praxis der Bewegungstherapie (Abschn. 10.6.5 und Tab. 10-2).

Das Sauerstofftransportsystem hat u. a. die Aufgabe, den Sauerstoff zur arbeitenden Muskulatur zu befördern. Hierzu sind zwei aktive Transportmechanismen hintereinander geschaltet, nämlich Atmung und Kreislauf. Man spricht daher auch vom **kardiorespiratorischen System** oder korrekter, wenn auch umständlicher, vom kardio-zirkulatorisch-respiratorischen System (Herz-Kreislauf-Atmungs-System). Diese beiden aktiven Transportmechanismen sind durch zwei Diffusionsvorgänge untereinander bzw. mit der Muskulatur gekoppelt. Unter Diffusion wird die passive Wanderung nach dem Konzentrationsgefälle verstanden. Bei der **äußeren Atmung** wandert der Sauerstoff aus der Luft in das Blut hinein, da dort seine Konzentration niedriger liegt. Dieses aufgesättigte Blut wird über den Kreislauf zur Muskulatur gebracht. Dort wandert wiederum der Sauerstoff nach dem Konzentrationsgefälle in die Muskulatur hinein (**innere Atmung**).

Umgekehrt diffundiert die Kohlensäure aus der Muskulatur ins Blut und wird dann ebenfalls auf dem Wege des Konzentrationsgefälles in der Lunge wieder an die Luft abgegeben. Diese Verhältnisse werden schematisch in Abbildung 2-6 dargestellt. Es gilt im folgenden, diese beiden Transportsysteme zu besprechen.

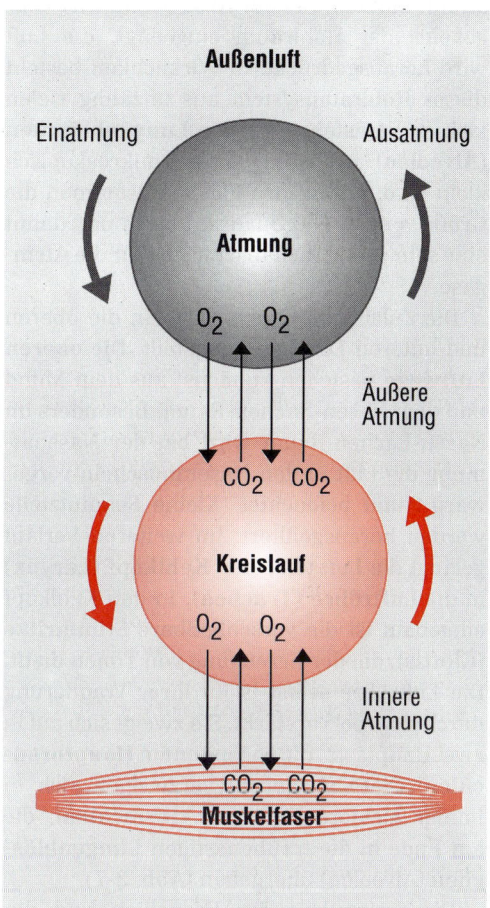

**Abbildung 2-6:**
Schematische Darstellung des Gastransports. Der Sauerstoff wird aus der Luft durch zwei aktive Transportsysteme (Atmung, Kreislauf) zur Muskulatur gebracht. Die jeweiligen Nahtstellen zwischen den beiden Transportsystemem bzw. dem Kreislauf und der Muskulatur sind durch Diffusion miteinander verbunden. Das abgeatmete Kohlendioxid durchläuft den gleichen Weg in umgekehrter Richtung.

## 2.3
## Atmung

### 2.3.1
### Aufbau der Atemwege

Die **Lunge (Pulmo)** stellt vom Prinzip her einen Hohlraum dar, der durch die Einatmung aufgeweitet wird. Hierdurch entsteht in ihr ein Unterdruck, über die Zuleitungsrohre strömt Luft ein. Bei der Ausatmung wird umgekehrt der Hohlraum eingeengt, die Luft wird herausgedrückt. In Wirklichkeit besteht dieses Hohlraumsystem aus unzählig vielen kleinen Verästelungen, den **Lungenbläschen (Alveolen).** Obwohl diese mikroskopisch klein sind, ergibt ihre Fläche zusammen die Größe von ca. 100 Quadratmetern und damit eine sehr große Austauschfläche für die Atemgase.

Die Zuleitungswege werden in die oberen und unteren Luftwege eingeteilt. Die **oberen Luftwege** bestehen zunächst aus dem Mund und dem Nasen-Rachen-Raum. Besonders im Nasen-Rachen-Raum wird bei der Nasenatmung die Luft in den Nasenmuscheln vorgewärmt und befeuchtet. Kleine Schmutzteile werden herausgefiltert. Im weiteren Verlauf gelangt die Luft über den **Kehlkopf (Larynx)** in die **Luftröhre (Trachea).** In den Kehlkopf eingebaut ist die verschließbare **Stimmritze (Glottis),** die der Erzeugung von Tönen dient. Die Luftröhre selbst ist in ihrer Wanderung durch Knorpel verstärkt. Sie zweigt sich auf in zwei Hauptäste, die sogenannten **Hauptbronchien.** Diese wiederum verzweigen sich in immer kleinere Unteräste (**Bronchien**), die am Ende in die traubenartigen **Lungenbläschen** (Alveolen) übergehen (Abb. 2-7).

Die Gesamtheit der Bronchien und der Lungenbläschen bilden die Lunge, genau genommen die Lungen, da sie, gemäß den beiden Hauptbronchien, aus zwei Anteilen, der rechten und der linken Lunge, besteht.

Die Lunge wird eingehüllt von der **Pleura,** die aus zwei Blättern gebildet wird. Der zur Lunge gelegene Teil wird im Deutschen als „Lungenfell", der zu den Rippen hin gelegene als „Rippfell" bezeichnet. Zwischen beiden befindet sich eine feine Flüssigkeitsschicht. Da Flüssigkeit nicht aufgedehnt werden kann, garantiert diese Bauweise, daß die Lunge bei der Erweiterung des **Brustraumes (Thorax)** mit aufgedehnt wird. Durch die Flüssigkeitsschicht kann sie sich jedoch frei verschieben, vergleichbar zwei Glasplatten, zwischen denen ein Flüssigkeitsfilm liegt. Auch diese können gegeneinander verschoben, aber nicht voneinander abgehoben werden. Beide Pleurablätter gehen in der Nähe der Lungenwurzel ineinander über, so daß sie einen mit einer feinen Flüssigkeitsschicht gefüllten Hohlraum, den **Pleuraraum,** bilden.

Zum Verständnis einer Reihe von Lungenerkrankungen sind einige Kenntnisse über den feingeweblichen Aufbau der Atemwege notwendig. Oberflächengewebe werden als **Epithelien** bezeichnet. Die Auskleidung der äußeren Atemwege besteht aus einem **Plattenepithel,** also einer mehrschichtigen Lage platter Zellen. Dieses ist im Gegensatz zu dem **verhornten Plattenepithel** der Außenhaut allerdings nicht verhornt, da es einer geringeren mechanischen Belastung ausgesetzt ist.

Im Bereich der Bronchien findet sich dagegen ein **Zylinderflimmerepithel.** Es besteht aus zylinderförmigen Zellen, die an ihrer Oberfläche eine Art Geißel besitzen. Die rhythmische Bewegung vieler dieser Flimmerhaare führt zu einem Flüssigkeitsstrom, der Fremdkörper aus den Atemwegen ausschwemmt. Die Flüssigkeitsschicht wird durch schleimbildende Drüsen erzeugt, die in dieses Epithel eingelassen sind.

Unterhalb des Epithels finden sich glatte Muskelfasern, die dem Willen nicht unterworfen sind, sondern vom vegetativen Nervensystem gesteuert werden. Sie sorgen dafür, daß bei erhöhtem Sauerstoffbedarf, also verstärkter Atmung, die Bronchien weitgestellt werden und umgekehrt. Die Wände der Lungenbläschen sind sehr dünn, sie sind nur von einer einzelligen Lage pflasterartiger Epithelzellen ausgekleidet. Diese dünne Wand dient einem möglichst ungehinderten Austausch von Sauerstoff zwischen dem Inneren der Al-

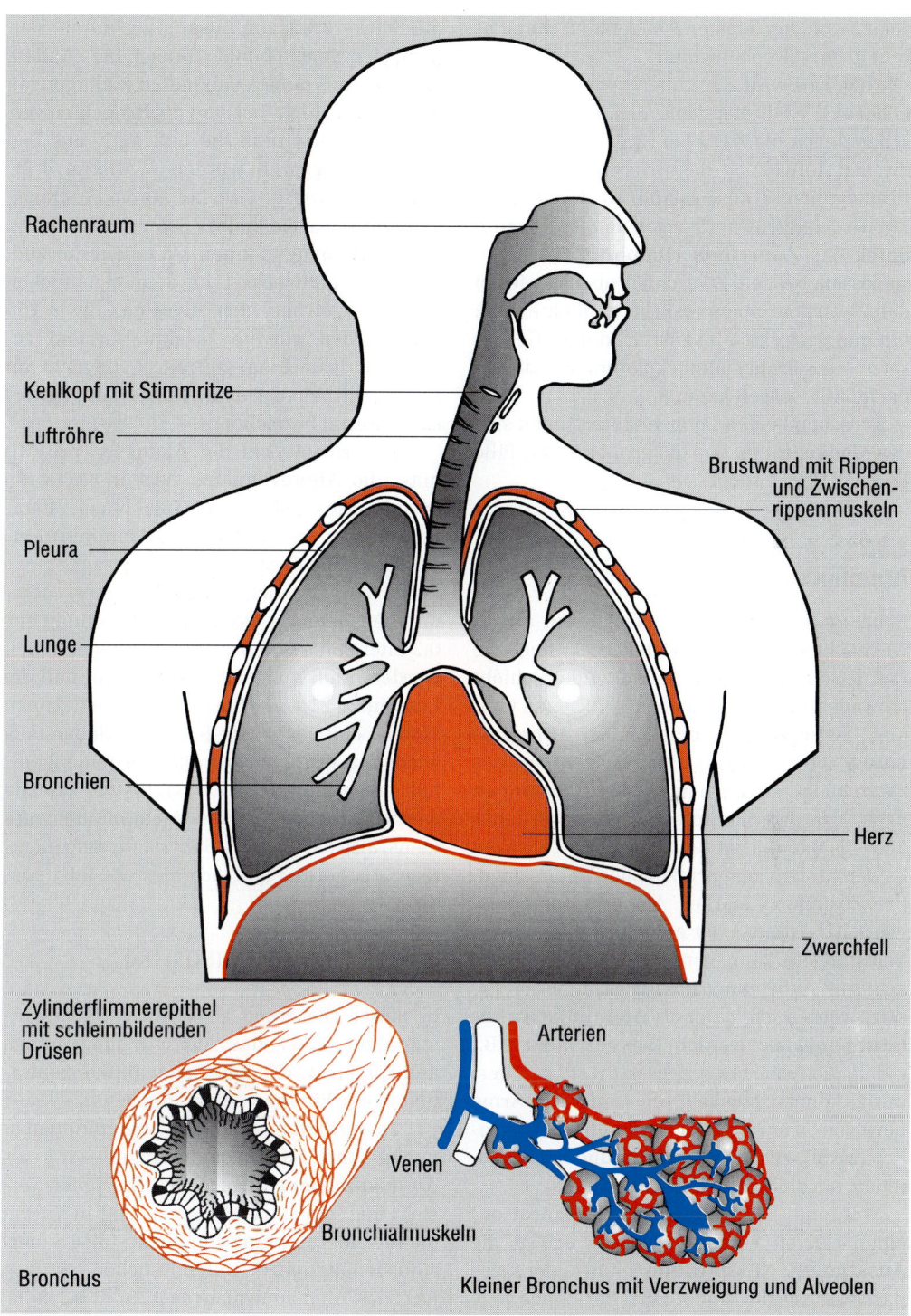

Rachenraum

Kehlkopf mit Stimmritze

Luftröhre

Brustwand mit Rippen und Zwischenrippenmuskeln

Pleura

Lunge

Bronchien

Herz

Zwerchfell

Zylinderflimmerepithel mit schleimbildenden Drüsen

Arterien

Venen

Bronchialmuskeln

Bronchus

Kleiner Bronchus mit Verzweigung und Alveolen

**Abbildung 2-7:**
Schematische Darstellung der äußeren und inneren Atemwege

veolen und den feinsten Blutgefäßen (Kapillaren) in der Alveolenwand.

Umgeben wird die Lunge vom **Brustkorb (Thorax).** Er besteht aus den Rippen, zwischen denen die Zwischenrippenmuskulatur, die der Aufweitung des Brustraums bei der Atmung dienen, ausgespannt ist. Nach unten hin wird der Brustkorb gegen den Bauchraum durch das **Zwerchfell (Diaphragma)** abgeschlossen. Bei dem Zwerchfell, ebenso wie bei den Zwischenrippenmuskeln, handelt es sich um quergestreifte Muskulatur, die im Gegensatz zur Bronchialmuskulatur willkürlich beeinflußt werden kann.

Zwischen beiden Lungenhälften findet sich das **Mediastinum,** das die großen Blutgefäße und das Herz enthält.

## 2.3.2
## Atemfunktion in Ruhe

Beim Einatmen wird der Brustraum aufgeweitet. Es entsteht ein Unterdruck, dem die Luft passiv folgt. Diese Aufweitung geschieht entweder durch ein Anheben der Rippen über die Zwischenrippenmuskulatur (**Brustatmung**) oder durch eine Abflachung des Zwerchfells. Dadurch wird der Bauchinhalt nach vorn gedrückt, diese Form wird daher auch als **Bauchatmung** bezeichnet. Zwischen beiden besteht kein prinzipieller Unterschied. Bei Zuständen starker Atemnot (beispielsweise bei Asthma oder auch nach maximalen Belastungen) können noch zusätzliche Muskeln zur Aufweitung des Brustraums eingesetzt werden, die dann als **Atemhilfsmuskulatur** bezeichnet werden. Dies geschieht z. B., indem die Arme fest aufgesetzt werden. Hierdurch können Muskeln, die sonst die Arme bewegen, wie etwa der Brustmuskel (Pectoralmuskel), zusätzlich zur Atmung beitragen, indem sie die Brustwand anheben.

Während die **Einatmung (Inspiration)** einen aktiven Vorgang darstellt, erfolgt die **Ausatmung (Exspiration)** normalerweise passiv. Durch die Aufdehnung der Lunge werden in ihr elastische Fasern gedehnt, die das Bestreben haben, den Brustraum wieder zu verkleinern. Bei der Brustatmung trägt auch

die Schwerkraft zur Ausatmung durch Senkung der angehobenen Rippen bei. Anders sieht dies aus unter krankhaften Bedingungen wie beim Asthma, bei dem die Bronchien verengt sind. Hier muß die Luft aktiv aus den Atemwegen gepreßt werden (s. Abschn. 4.2).

Normalerweise wird bei einem Atmungsvorgang etwa ein halber Liter Luft bewegt. Dieses **Atemzugvolumen (AV)** dient nur zum Teil dem Luftwechsel in dem eigentlichen Austauschgewebe, den Alveolen. Etwa 150 cm$^3$ werden nur im Zuleitungssystem gewechselt (Bronchien, Luftröhre), die nicht am Austausch beteiligt sind. Dieser Anteil wird als **Totraum** bezeichnet.

Die normale Zahl der Atemzüge pro Minute, die **Atemfrequenz,** liegt in Ruhe bei 15/min. Dies bedeutet, daß bei einem Atemzugvolumen von 0,5 Liter das **Atemminutenvolumen (AMV)** ca. 7 – 8 l/min beträgt.

Um zu verstehen, daß trotz eines Atemminutenvolumens dieser Größenordnung nur 0,3 Liter Sauerstoff pro Minute aufgenommen werden, muß man sich klarmachen, daß die Luft nur zu 21 % aus Sauerstoff besteht. Hinzu kommt, daß der größte Teil dieses Sauerstoffs wieder ausgeatmet wird. Die Ausatemluft enthält immerhin noch 17 % Sauerstoff. Effektiv werden also nur 4 % des Atemminutenvolumens, also ca. 0,3 Liter Sauerstoff, aufgenommen. Als Formel läßt sich dies wie folgt ausdrücken:

$$VO_2 = AMV \times (KO_{2E} - KO_{2A}).$$

In dieser Gleichung ist $VO_2$ die Sauerstoffaufnahme, AMV das Atemminutenvolumen und $KO_{2E}$ bzw. $KO_{2A}$ die Sauerstoffkonzentration in der Ein- bzw. Ausatmungsluft.

Das Verhältnis zwischen Atemminutenvolumen und Sauerstoffaufnahme wird als **Atemäquivalent** angegeben. Hierunter versteht man diejenige Menge an Luft in Litern, die für die Aufnahme von einem Liter Sauerstoff benötigt wird. Unter Ruhebedingungen liegt das Atemäquivalent bei 25, d. h., es ist die Einatmung von 25 Litern Luft notwendig, um einen Liter Sauerstoff aufzunehmen.

Die **Sauerstoffaufnahme (VO$_2$)** wird durch

die Abgabe einer entsprechend großen Menge Kohlendioxid ($VCO_2$) ausgeglichen. Für die Kohlenhydratverbrennung beträgt das Verhältnis von verbranntem Sauerstoff zu freigesetztem $CO_2$ 1:1 (Abschn. 2.1.1). Bei der Fettverbrennung werden pro Sauerstoffmolekül nur 0,7 $CO_2$-Moleküle frei, da Fett verhältnismäßig weniger Sauerstoff enthält als Kohlenhydrate. Da im Stoffwechsel nicht nur Kohlenhydrate, sondern auch Fette verbrannt werden, liegt in Ruhe das Verhältnis von aufgenommenem Sauerstoff zu abgegebenem Kohlendioxid bei 0,85. Dieses Verhältnis wird als **respiratorischer Quotient** bezeichnet.

Die Menge Luft, die maximal mit einem Atemzug eingeatmet bzw. ausgeatmet werden kann, wird **Vitalkapazität** genannt und beträgt 4–5 Liter. Fälschlicherweise wird sie häufig beim Sportler als Maß der aeroben Leistungsfähigkeit angesehen. Für die Verbrennungskapazität ist angesichts der sehr großen Reserven der Lungenfunktion nicht die Menge an Luft entscheidend, die von der Lunge aufgenommen wird, sondern die Sauerstoffmenge, die vom Kreislauf aus der Lunge abtransportiert werden kann (Abschn. 2.3.3). Entsprechend ist die Vitalkapazität stärker vom Körperbau abhängig als von der Ausdauerleistungsfähigkeit. Die meist schlanken Läufer haben im allgemeinen niedrigere, Schwimmer und Ruderer mit einem großen Brustkorb hohe Werte. Anders sieht dies unter krankhaften Bedingungen aus, wenn die Lungenfunktion zur leistungsbeschränkenden Größe wird. Hier kann einer krankhaft eingeschränkten Vitalkapazität eine große Bedeutung zukommen. Auch nach maximaler Ausatmung ist immer noch ein bestimmter Anteil an Luft in der Lunge enthalten (**Residualvolumen**). Die Summe der Vitalkapazität plus Residualvolumen ergibt das **totale Lungenvolumen.**

Eine wichtige Lungenfunktionsgröße ist ferner die Menge an Luft, die pro Sekunde maximal ausgeatmet werden kann, die als **Sekundenkapazität** bezeichnet wird, meist, abgeleitet aus dem englischen „forced expiratory volume", abgekürzt mit $FEV_{1,0}$, früher auch Tiffeneautest genannt. Die Sekunden-

kapazität liegt bei Gesunden bei einem Wert von bis zu 90 % der Vitalkapazität.

## 2.3.3
## Atemfunktion unter Belastung

Die Steigerung des Gastransports durch die Lunge unter Belastung ist eine der Voraussetzungen für die Steigerung der Sauerstoffaufnahme. Die Reserven der Lungen sind allerdings so hoch, daß die Atmung beim Gesunden normalerweise nie leistungsbeschränkend wird. Dies trifft nur für krankhafte Bedingungen zu.

Die hohen Reserven der Atemfunktion zeigen sich bei willkürlicher Maximalatmung (**Atemgrenzwert**). Hier können Luftvolumina von 120–150 l/min hin- und herbewegt werden, eine Größenordnung, die auch unter maximaler Belastung praktisch nie benötigt wird. Mit steigender Belastungsintensität werden sowohl Atemzugvolumen wie Atemfrequenz erhöht. Größenordnungsmäßig werden unter maximaler Belastung Atemzugvolumina von 2 Litern bei Atemfrequenzen von bis zu 50/min bewältigt. Hieraus errechnet sich ein maximales Atemminutenvolumen von 100 l/min.

Berücksichtigt man demgegenüber, daß die maximale Sauerstoffaufnahme 3 l/min beträgt, bedeutet dies, daß unter maximaler Belastung der Konzentrationsunterschied an Sauerstoff in der Ein- und Ausatemluft nur noch 3 % beträgt, also niedriger ist als unter Ruhebedingungen (Abschn. 2.3.2). Hierin drückt sich die Tatsache aus, daß mit zunehmender Belastungsintensität die Atmung unökonomischer wird. Dies geht aus der Darstellung der Atmungsverhältnisse unter Belastungsbedingungen in Abbildung 2-8 hervor. Mit zunehmender Belastungsintensität steigt das Atemminutenvolumen stärker an als die Sauerstoffaufnahme, der Atemäquivalentwert wird größer.

Der Grund dafür liegt in einem überproportionalen **Atemantrieb.** Hierbei ist bisher allerdings noch nicht genau klar, durch welche Vorgänge die Atmung unter Belastungsbedingungen gesteigert wird. Von praktischer

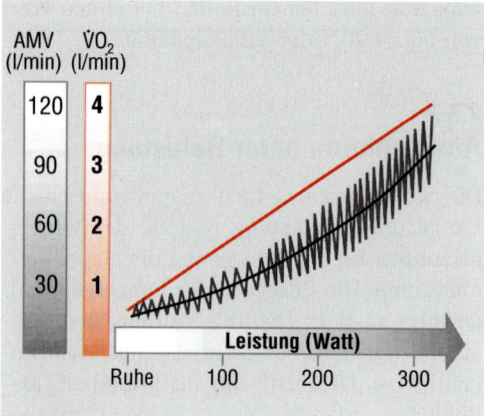

**Abbildung 2-8:**
Darstellung der wichtigsten Atemfunktionen unter körperlicher Belastung. Mit ansteigender Belastungsintensität steigt linear die Sauerstoffaufnahme an. Dies bedarf
einer Steigerung des Atemminutenvolumens. Die untere
Kurve drückt gleichzeitig Atemzugvolumen und Atemfrequenz sowie als Produkt das Atemminutenvolumen aus.
Mit ansteigender Belastung werden alle drei Größen erhöht. Die Atmung wird tiefer und schneller. Im Gegensatz
zur Sauerstoffaufnahme kommt es allerdings nicht zu
einem linearen Anstieg, im Bereich der aerob-anaeroben
Schwelle steigt das Atemminutenvolumen überproportional an.

Bedeutung ist jedoch, daß im Prinzip die At-
mungskurve den gleichen „Knick" wie die
Laktatkurve zeigt (vgl. Abb. 2-3 und 2-8).
Hieraus kann allerdings nicht geschlossen
werden, daß die Übersäuerung der Muskelzelle oder des Blutes für den erhöhten Atemantrieb verantwortlich ist, sondern beiden
Phänomenen scheint ein bisher noch nicht
geklärter, einheitlicher Steuerungsprozeß zugrunde zu liegen.

Für die Praxis bedeutet dies, daß aus dem
Atmungsverhalten auf die Übersäuerung geschlossen werden kann. Dies hat wichtige
Konsequenzen. Eine Steuerung der Belastungsintensität ist nämlich auch über die
Atemfunktion möglich. Hieraus leiten sich
Empfehlungen ab, die Belastungsintensität
nach der Atmung zu kontrollieren, also beispielsweise Empfehlungen wie *„Laufen ohne
zu schnaufen"* bzw. so zu laufen, *„daß man*

*sich mit dem Nachbarn noch unterhalten
kann".*

Auch der respiratorische Quotient ändert
sich. Er steigt bei Maximalbelastungen deutlich über 1 an, d. h., es wird mehr $CO_2$ abgegeben als Sauerstoff aufgenommen. Dies beruht allerdings nicht auf einer Veränderung
im Verhältnis von verbrannten Kohlenhydraten zu verbrannten Fetten, sondern ist Ausdruck der verstärkten Milchsäurebildung.
Durch den Übertritt von Milchsäure ins Blut
wird vermehrt Kohlensäure abgeatmet, um
die Übersäuerung zu kompensieren.

# 2.4
# Herz-Kreislauf-System

## 2.4.1
## Aufgaben des Kreislaufsystems

Das Herz-Kreislauf-System stellt das wichtigste **Transportsystem** im Organismus dar, das
keineswegs wie die Atmung nur dem Gas-
transport dient. Es verbindet die Organsysteme untereinander und ermöglicht damit
erst die Spezialisierung verschiedener Zellsy-
steme in Organe, die hierdurch unterschiedliche Aufgaben übernehmen können. Der
Kreislauf transportiert nicht nur die Blutgase
(Sauerstoff, Kohlendioxid), sondern auch
Nährstoffe (Kohlenhydrate, Fette, Eiweiße)
und Endprodukte des Stoffwechsels wie Kohlensäure und Harnstoff, das Endprodukt des
Eiweißstoffwechsels, das über die Niere ausgeschieden werden muß. Daneben werden
aber auch Informationen übermittelt auf dem
Wege des Transports von Hormonen. Ein
wichtiges „Transportgut" stellt die Wärme
dar. Der Abtransport der „Abwärme" unter
körperlicher Belastung ist eine wesentliche
Aufgabe des Kreislaufs.

Ferner kommen dem Kreislauf wichtige
Abwehrfunktionen zu. Er transportiert Ab-
wehrkörper und weiße Blutkörperchen (Leukozyten) an den Ort der Auseinandersetzung
mit einem Schädigungsmechanismus.

Mit dieser Auflistung sind die vielen Aufgaben des Kreislaufs keineswegs vollständig beschrieben. Seine Funktion wird in der Größenordnung und von der Zuverlässigkeit her von keinem technischen System erreicht. Der Kreislauf pumpt pro Minute 5 Liter Blut durch die Gefäße, auf den Tag umgerechnet sind das ca. 10 000 Liter, und dies pausenlos über 70–80 Jahre und mehr. Setzt dieser Kreislauf nur wenige Minuten aus, so kommt es zu nicht wiedergutzumachenden Schädigungen des Organismus und zum Tod.

Die Technik ist bisher nicht in der Lage, ein Pumpsystem dieser Zuverlässigkeit zu entwickkeln. Trotzdem führt die Fülle der Risikofaktoren des zivilisatorischen Lebens (Abschn. 6) zu Störungen der Herz-Kreislauf-Funktion, die dann für die Hälfte aller Todesfälle in den Industrieländern verantwortlich sind. Dies unterstreicht nochmals die große Bedeutung der Herz-Kreislauf-Funktion.

Bewegungstherapie im Bereich innerer Erkrankungen stellt somit vor allem Bewegungstherapie von Herz-Kreislauf-Erkrankungen und ihrer Risikofaktoren dar. Unter der Bewegungstherapie kommt es andererseits zu einer Belastung des Herz-Kreislauf-Systems und damit zu einer potentiellen Gefährdung. Zur sinnvollen Durchführung von Bewegungstherapie sind daher genaue Kenntnisse von Aufbau und Funktion des Herz-Kreislauf-Systems in Ruhe und unter den unterschiedlichen körperlichen Belastungsformen erforderlich.

## 2.4.2
## Aufbau des Herz-Kreislauf-Systems

Unter „Kreislauf" wird im Sprachgebrauch praktisch immer der Blutkreislauf verstanden, obwohl es durchaus auch andere Kreislaufprozesse im Körper gibt, wie etwa den Kreislauf der Gewebsflüssigkeit. Beim Blutkreislauf handelt es sich um einen **geschlossenen Kreislauf,** d. h., das Blut zirkuliert durch ein Röhrensystem, das es nicht verläßt. Angetrieben wird dieser Kreislauf von einem Motor, einer Pumpe, dem Herzen. Zu besprechen sind im folgenden daher die drei Hauptbestandteile des Kreislaufsystems, nämlich Blut, Herz und Gefäßsystem.

### 2.4.2.1
### Blut

Das Blut ist eine, den unterschiedlichen Aufgaben des Kreislaufs entsprechend, sehr kompliziert zusammengesetzte Flüssigkeit, von der der erwachsene Mensch ca. 5 Liter besitzt. Sie besteht aus zwei Hauptbestandteilen, der eigentlichen **Blutflüssigkeit (Plasma)** sowie den in dieser Flüssigkeit enthaltenen **Blutzellen,** die auch als **Blutkörperchen** bezeichnet werden, da die Mehrheit von ihnen, die roten Blutkörperchen, keinen Zellkern mehr besitzen und damit eigentlich keine echten Zellen sind. Die Blutzellen machen knapp die Hälfte des Blutes aus, ihr Verhältnis am Gesamtblut wird als **Hämatokrit** bezeichnet, der im Normfall 45 % beträgt (Abb. 2–9).

Das **Blutplasma** besteht zum größten Teil aus Wasser, in dem jedoch sehr viele Substanzen gelöst sind. Einer der wichtigsten dieser Bestandteile ist das Gerinnungseiweiß (**Fibrinogen**), das in Zusammenarbeit mit den Blutplättchen (**Thrombozyten**) dazu führt, daß bei Verletzungen der Gefäße das Blut nicht ungehindert ausfließt, sondern gerinnt. Läßt man Blut nach Abnahme in einem Röhrchen stehen, setzt sich ein flüssiger Überstand ab. Dieser wird als **Serum** bezeichnet, das sich vom Plasma durch das Fehlen der Gerinnungseiweiße unterscheidet.

Neben den Gerinnungseiweißen enthält das Plasma noch zahlreiche andere **Eiweiße** als Nährstoffe. Weitere Eiweiße haben wichtige Abwehraufgaben, sie werden als **Immuneiweiße** bezeichnet, denen die Funktion von Antikörpern gegen Schadstoffe zukommt.

Ein weiterer wichtiger Bestandteil des Plasmas sind die **Elektrolyte** (Salze), ganz überwiegend in Form von Kochsalz (Natriumchlorid), aber auch in Form anderer Salze bzw. Ionen wie Magnesium, Kalium, Bikarbonat, um die wichtigsten zu nennen. Hundert Milliliter Blutflüssigkeit enthalten 0,9 Gramm Salze. Eine 0,9%ige Kochsalzlösung, die die

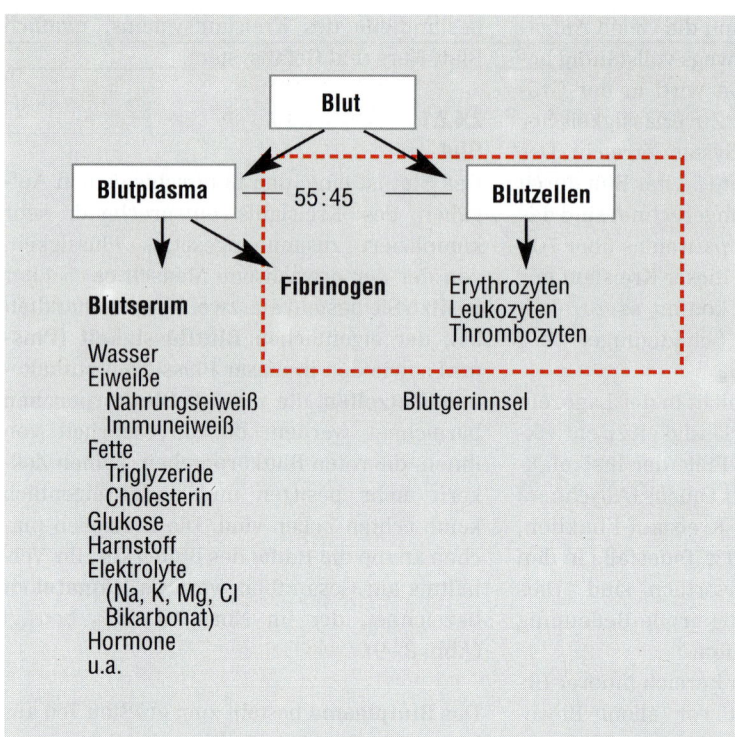

**Abbildung 2-9:**
Schematischer Aufbau
des Blutes.

gleiche Salzkonzentration enthält wie das Blut, wird daher als „physiologisch" bezeichnet. Dies ist wichtig bei der Durchführung von Blutersatz. Würde man beispielsweise in den Blutkreislauf reines Wasser einbringen, so würde das Wasser in die roten Blutkörperchen eindringen, da diese eine höhere Salzkonzentration enthalten, und sie zerstören. Umgekehrt würden höherkonzentrierte Salzlösungen Flüssigkeit aus den Blutkörperchen abziehen. Die Elektrolyte sind wichtig für die Regelung des **Säure-Basen-Gleichgewichtes** des Blutes. Normalerweise liegt der pH-Wert als Maß der Wasserstoffionenkonzentration mit 7,4 im schwach alkalischen Bereich. Bei der Regelung des Säuregrades spielt vor allem auch eines der beiden wichtigen Blutgase, das $CO_2$, eine entscheidende Rolle. Während der Sauerstoff an die roten Blutkörperchen gebunden wird, wird die Kohlensäure im Plasma gelöst, bzw. sie geht dort mit Natriumionen eine Verbindung ein, das Natriumbikarbonat.

Von den im Blut transportierten Nährstoffen sind für die Bewegungstherapie vor allem die **Glukose** bzw. die Fette von Bedeutung. Die Konzentrationsangabe erfolgt in mg%. Die Angabe der normalen Blutzuckerkonzentration von 80–100 mg% bedeutet, daß sich in 100 Milliliter Blut 80–100 Milligramm Traubenzucker finden. Auf 5 Liter Blut umgerechnet ergibt sich, daß die gesamte im Blut direkt verfügbare Traubenzuckermenge mit 5 Gramm nur gering ist.

**Fette** finden sich in unterschiedlichen Formen, die wichtigsten sind das **Cholesterin** und die **Neutralfette.** Da die Fette nicht wasserlöslich sind, werden sie im Plasma an Eiweiße gebunden, sie finden sich in Form von großen Eiweiß-Fett-Komplexen, sogenannten **Lipoproteinen.** Die Cholesterinkonzentration im Plasma beträgt normalerweise ebenso wie die der Neutralfette bis 200 mg% (s. Abschn. 6.4.2.1).

Von den im Plasma transportierten Stoffwechselendprodukten sind besonders der **Harnstoff** sowie die **Harnsäure** von Bedeutung, beides Stoffe, die über die Niere ausgeschieden werden. Der Harnstoff (normale

Konzentration bis 40 mg %) ist das Abbaupro-
dukt der Eiweiße. Kommt es zu einer schweren Störung der Nierenfunktion (Niereninsuffizienz), so ist seine Konzentration im Blut
stark überhöht, es kommt zur Harnvergiftung
(Urämie, s. auch Abschn. 5.5.4). Die Harnsäure (normale Konzentration 5–7 mg %) entsteht aus den sogenannten Kernsäuren, also
Bestandteilen der Zellkerne. Die Erhöhung
der Harnsäurekonzentration im Blut stellt
einen Risikofaktor für Herz-Kreislauf-Erkrankungen dar (s. Abschn. 6.4.4).

**Bei den Blutzellen** werden drei verschiedene
Gruppen unterschieden:
– Rote Blutkörperchen (Erythrozyten)
– Weiße Blutkörperchen (Leukozyten bzw.
  Lymphozyten)
– Blutplättchen (Thrombozyten)
  (s. Abb. 2-10).

Aus der Sicht der Bewegungstherapie sind die
**roten Blutkörperchen (Erythrozyten)** von
besonderer Bedeutung, da sie für den Sauerstofftransport verantwortlich sind. Wie Abbil-

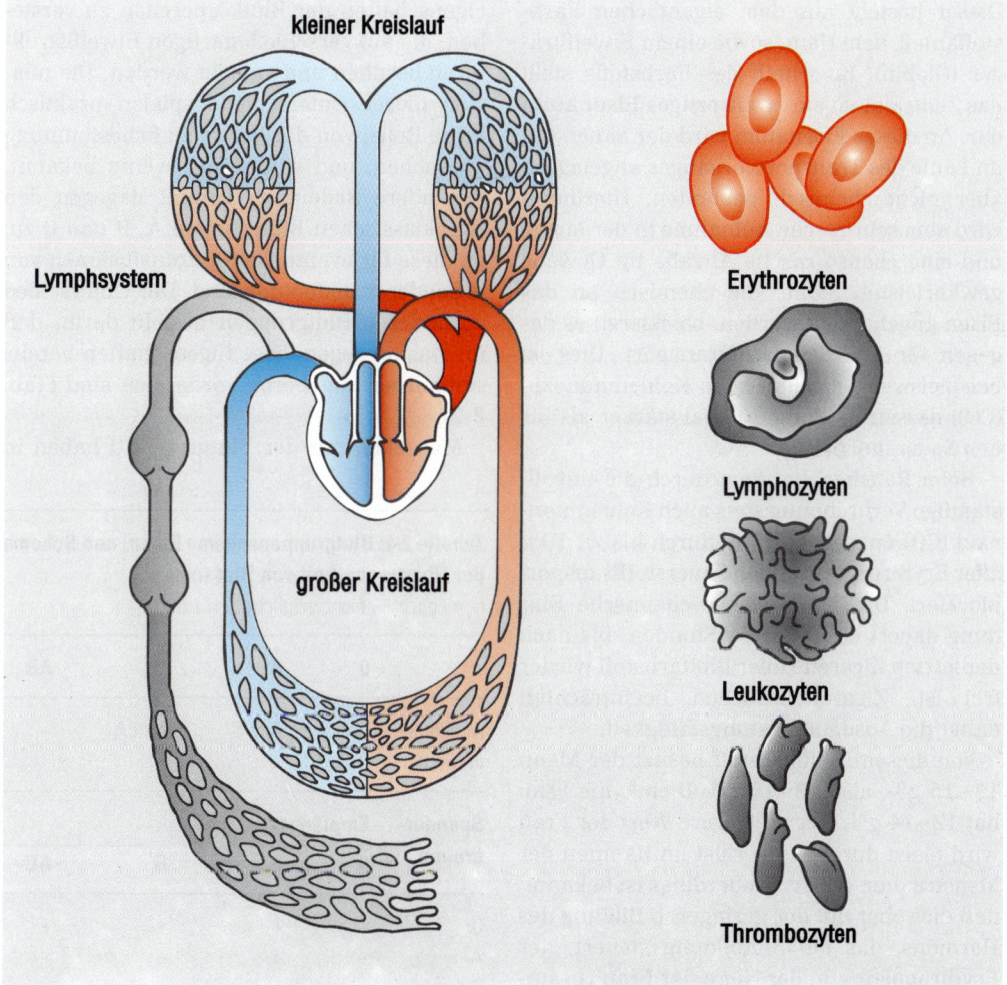

**Abbildung 2-10:**
Schematische Darstellung des Kreislaufs und der Blutzellen.

dung 2-10 zeigt, handelt es sich um flache Scheiben mit einer zentralen Einziehung, die keinen Zellkern mehr enthalten. Ihr Durchmesser beträgt 7 μ. Sie entstehen aus Vorstufen im roten Knochenmark, bei ihrer Bildung wird der Kern ausgestoßen, um eine möglichst große Menge an **Blutfarbstoff (Hämoglobin)** zum Sauerstofftransport fassen zu können. Die durchschnittliche Lebensdauer eines Erythrozyten liegt bei drei Monaten. Überalterte rote Blutkörperchen werden in Leber und Milz aus der Blutbahn entfernt.

Die Zahl der roten Blutkörperchen pro Kubikmillimeter beträgt ca. 5 Millionen. Ihre wichtigste Komponente ist der Blutfarbstoff. Dieser besteht aus dem eigentlichen Farbstoffanteil, dem Häm, sowie einem Eiweißträger (Globin). Innerhalb des Farbstoffs stellt das Zentralatom ein zweiwertiges **Eisenatom** dar. An dieses Eisenatom wird der Sauerstoff im Laufe des Transportvorganges angelagert, aber nicht chemisch gebunden. Hierdurch wird eine sehr rasche Aufnahme in der Lunge und eine ebenso rasche Abgabe im Gewebe gewährleistet. Stoffe, die chemisch an das Eisen angebunden werden, blockieren es dagegen für den Sauerstofftransport. Dies ist beispielsweise der Fall beim Kohlenmonoxid (CO), dessen Bindung 300mal stärker als für den Sauerstoff erfolgt.

Beim Raucher, bei dem durch die unvollständige Verbrennung stets auch Kohlenmonoxid (CO) entsteht, sind dadurch bis zu 10% aller Erythrozyten für den Sauerstofftransport blockiert. Durch die starke chemische Bindung dauert es bis zu 24 Stunden, bis nach der letzten Zigarette aller Blutfarbstoff wieder frei ist. Zigarettenrauchen beeinträchtigt daher die Ausdauerleistungsfähigkeit.

Von diesem Blutfarbstoff besitzt der Mann 13–15 g%, also 13–15 g/100 cm³, die Frau hat 12–14 g%. Der niedrigere Wert der Frau wird meist durch Blutverlust im Rahmen der Menstruation erklärt. Neuerdings ist bekannt, daß dies eher mit der geringeren Bildung des Hormons, das die Blutbildung steuert, des Erythropoetins, in der Niere der Frau zusammenhängt. Ein Gramm Hämoglobin kann 1,34 Milliliter Sauerstoff binden. Hundert Milliliter Blut, die ca. 15 Gramm Hämoglobin enthalten, binden bei voller Aufsättigung somit ca. 20 Milliliter Sauerstoff. Ist die Blutfarbstoffkonzentration vermindert, sei es durch eine Abnahme der Erythrozytenzahl oder der Hämoglobinkonzentration pro Erythrozyt, entsteht eine **Blutarmut (Anämie).** In diesem Fall ist das Sauerstofftransportvermögen des Blutes und damit auch die aerobe Leistungsfähigkeit eingeschränkt.

Die roten Blutkörperchen der Menschen sind nicht absolut identisch, man unterscheidet eine Fülle sehr unterschiedlicher Typen, die als **Blutgruppen** bezeichnet werden. Hierunter sind unterschiedliche Oberflächeneigenschaften der Blutkörperchen zu verstehen, die auf verschiedenartigen Eiweißstrukturen beruhen und vererbt werden. Die meisten dieser Unterschiede spielen praktisch keine Rolle, von der Vaterschaftsbestimmung abgesehen, und sind daher wenig bekannt. Besondere Bedeutung kommt dagegen den sog. klassischen Blutgruppen A, B und 0 zu, da diese für eventuelle Bluttransfusionen von besonderer Bedeutung sind. Der Unterschied zu anderen Blutgruppen besteht darin, daß im Plasma gegen diese Eigenschaften bereits Antikörper angeboren vorhanden sind (Tab. 2-2).

Menschen mit der Blutgruppe 0 haben in

**Tabelle 2-2: Blutgruppenschema (oben) und Schema der Übertragbarkeit von Blut (unten)**
(+ möglich; – nicht möglich)

|  | 0 | A | B | AB |
|---|---|---|---|---|
| Antikörper im Serum | Anti A Anti B | Anti B | Anti A | – |

| Spendergruppe | Empfängergruppe | | | |
|---|---|---|---|---|
|  | 0 | A | B | AB |
| 0 | + | + | + | + |
| A | – | + | – | + |
| B | – | – | + | + |
| AB | – | – | – | + |

ihrem Serum Antikörper gegen die Blutgruppen A und B. Menschen mit der Blutgruppe A besitzen Antikörper gegen Gruppe B und umgekehrt. Besitzer von roten Blutkörperchen, die die Eigenschaften A und B aufweisen (AB), können somit keine Antikörper haben, da sie sonst ihr eigenes Blut zerstören würden.

Entscheidend für die Blutübertragung sind die Eigenschaften der Blutkörperchen. Träger der Blutgruppe 0 können Blut an alle anderen Blutgruppenträger übertragen, da ihre Erythrozyten mit keinerlei Antikörpern kollidieren (Universalspender). Sie können jedoch nur gruppengleiches Blut empfangen, da sie Erythrozyten mit den Eigenschaften A, B oder AB aufgrund ihrer Plasmaantikörper zerstören würden. Ein Mensch mit der Blutgruppe A kann Blut von Spendern mit den Eigenschaften A oder 0 empfangen, ein Mensch mit der Blutgruppe AB kann theoretisch von jedem anderen Menschen Blut empfangen, da er keine diesbezüglichen Antikörper im Serum besitzt. In der Praxis spielt diese Tatsache heute allerdings keine Rolle mehr, da nur noch gruppengleiches Blut übertragen wird.

Die Erwähnung der Blutgruppen geschieht hier über das allgemeine Interesse hinaus im Zusammenhang mit der Bewegungstherapie, weil die Blutgruppen einen Risikoindikator darstellen (s. Abschn. 6.2). Menschen mit der Blutgruppe A (40% der Bevölkerung) erleiden deutlich häufiger Herzinfarkte als Menschen mit der Blutgruppe 0 (ebenfalls 40%). Die Ursache hierfür ist nicht bekannt, möglicherweise liegt es an einer Eigenschaft, die auf dem gleichen Chromosom vererbt wird wie die Blutgruppe.

Der Vollständigkeit halber sei noch der **Rhesusfaktor** (Rh) genannt, ein Faktor, der bei 15% der Bevölkerung vorkommt und gegen den primär keine Antikörper vorhanden sind, aber aufgebaut werden können. Heiratet beispielsweise eine Rh-negative Frau einen Rh-positiven Mann, so ist die erste Schwangerschaft stets problemlos. Ist jedoch das erste Kind Rh-positiv, so kommt die Mutter durch die Geburtsverletzungen mit diesem Faktor in Berührung und kann Antikörper bilden, die dann einem möglichen zweiten Rh-positiven Kind gefährlich werden können.

**Die weißen Blutkörperchen (Leukozyten)** übernehmen Abwehraufgaben. Pro Kubikmillimeter Blut finden sich 5 000–10 000 dieser Zellen. Sie kommen aus zwei verschiedenen Quellen, zum einen als „Granulozyten" aus dem Knochenmark, zum anderen als „Lymphozyten" aus den Lymphknoten. Bei krankhaften Prozessen werden sie zu Abwehr- oder „Reparaturaufgaben" verstärkt ausgeschüttet. So findet sich zum Beispiel auch beim Herzinfarkt, bei dem das zerstörte Herzmuskelgewebe abgebaut werden muß, ein Anstieg der Zahl der Leukozyten im Blut. Sie sind in ihrer Form sehr stark variabel (Abb. 2-10) und besitzen im Gegensatz zu den roten Blutkörperchen noch einen Zellkern.

Der Einfluß von Bewegung und Sport auf die Leukozyten ist ein wichtiger Forschungsbereich, da sich hierin Veränderungen auf die körpereigene Abwehr (das **Immunsystem**) abspielen, neben entsprechenden Veränderungen im Bereich der Immuneiweiße. Eine Verbesserung des Abwehrsystems könnte beispielsweise für die Verhinderung der Krebsentstehung sehr wichtig sein. Entsprechende Hinweise aus der Forschung liegen vor, gesicherte Erkenntnisse allerdings noch nicht.

**Die Blutplättchen (Thrombozyten)** spielen eine wichtige Rolle im Rahmen der Blutgerinnung und sind daher für die Bewegungstherapie gleichfalls von Bedeutung. Sie entstehen aus Vorstufen im Knochenmark und besitzen keinen Zellkern mehr. Ihre Zahl pro Kubikmillimeter Blut beträgt ca. 300 000. Da bei der Entstehung arteriosklerotischer Herz-Kreislauf-Erkrankungen häufig Blutgerinnungsvorgänge im Gefäß eine Rolle spielen und da bei ihrer Behandlung Eingriffe in den Blutgerinnungsvorgang vorgenommen werden, sollen an dieser Stelle die wichtigsten Vorgänge der Blutgerinnung besprochen werden.

## 2.4.2.2
### Blutgerinnung, Physiologie, krankhafte und medikamentöse Veränderungen

Die Blutgerinnung hat den Zweck, das Auslaufen des Blutes bei Verletzungen der Blutgefäße zu verhindern. Sie stellt ein kompliziertes System dar, bei dem Zellen **(Thrombozyten)** ebenso wie plasmastische Faktoren eine Rolle spielen. Der Grundvorgang der Gerinnung besteht in der Ausfällung der Gerinnungseiweiße **(Fibrinogen)** in Form eines Fibrinnetzes.

Dieser Vorgang wird eingeleitet durch ein Enzym, **Thrombin**, das aus einer Vorstufe, **Prothrombin**, entsteht. Die Aktivierung des Prothrombins wiederum geschieht durch ein

weiteres Enzym, die **Thrombokinase**. Für die Aktivierung der Thrombokinase ist eine Fülle von Faktoren verantwortlich, die hier im einzelnen nicht aufgeführt werden sollen. Die Thrombokinase ist einmal in der Gewebsflüssigkeit vorhanden, zum anderen wird sie beim Zerfall der Thrombozyten frei. Den Thrombozyten kommt innerhalb der Blutgerinnung eine doppelte Aufgabe zu. Zum einen liefern sie die Thrombokinase, zum anderen ballen sie sich zusammen (Thrombozytenaggregation) und tragen damit zur Bildung des Blutgerinnsels **(Thrombus)** bei (Abb. 2–11).

Wie fast alle Vorgänge in der Biochemie ist auch die Blutgerinnung umkehrbar. Ein einmal gebildetes Fibrinnetz bzw. ein Thrombus

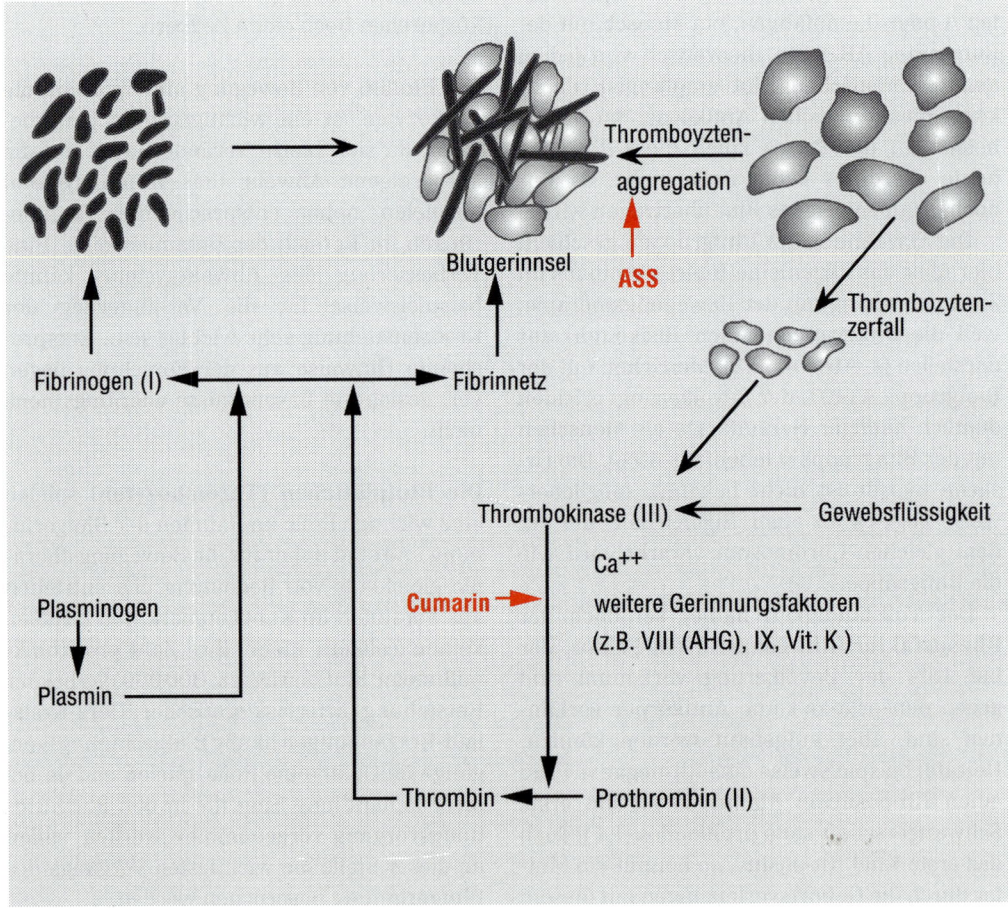

**Abbildung 2-11:**
Schema der Blutgerinnung.

können umgekehrt wieder aufgelöst werden (Fibrinolyse bzw. Thrombolyse). Hierzu gibt es ebenfalls ein eigenes Enzym, das **Plasmin**. Es entsteht aus einer Vorstufe, dem Plasminogen.

**Störungen der Blutgerinnung** kommen in beiden Richtungen vor, sowohl im Sinne eines Zuviel als auch im Sinne eines Zuwenig. Die Blutgerinnung kann übersteigert, besonders aber auch am falschen Ort innerhalb des Blutgefäßes selbst eintreten. Der Zerfall von Thrombozyten an der rauhen Oberfläche arteriosklerotisch veränderter Gefäße ist häufig eine der entscheidenden Ursachen für die Auslösung eines Herzinfarktes. Löst sich ein solches im Gefäß gebildetes Blutgerinnsel ab, so kann es mit dem Blutstrom weitertransportiert werden, der Thrombus wird zum **Embolus**, der irgendein anderes Gefäß verschließt **(Embolie)**. Nicht nur in Schlagadern, sondern auch in Venen können sich solche Thromben bilden, die zu Embolien führen, besonders dann, wenn der Blutfluß in der Vene verzögert wird. Dies kann beispielsweise bei längerer Bettruhe, etwa nach einem Herzinfarkt, der Fall sein. Thromben aus Venen können sich dann loslösen, über das rechte Herz in die Lungengefäße vorwandern und dort zur gefürchteten **Lungenembolie** führen. Begünstigt werden solche Embolien durch bereits bestehende Venenerweiterungen **(Krampfadern = Varizen)**. Die Verhinderung solcher **thromboembolischer Komplikationen** durch die Begünstigung des Blutrückstroms durch die Muskelpumpe (s. Abschn. 2.4.2.6) ist eines der erklärten Ziele der Bewegungstherapie, besonders im Rahmen der Frühmobilisation (s. Abschn. 1.3).

**Hämophilie.** Zu Störungen in der Blutgerinnung kann es kommen, wenn die plasmatischen Reaktionen oder auch die Thrombozyten gestört sind. Eines der bekanntesten Beispiele ist die **„Bluterkrankheit" (Hämophilie)**, bei der das „antihämophile Globulin" fehlt, einer der Plasmafaktoren, der zur Aktivierung der Thrombokinase erforderlich ist. Es handelt sich hierbei um eine rezessiv geschlechtsgebundene Erkrankung, d. h. die Übertragung erfolgt auf dem X-Chromosom. Frauen, die zwei X-Chromosome, davon meist ein gesundes, besitzen, sind im allgemeinen nicht erkrankt, sondern nur Überträger. Wird von einer Überträgerin ein erkranktes X-Chromosom an einen Jungen weitergegeben, so leidet er an einer Blutungsneigung, da die genetische Information männlich durch die Kombination XY weitergegeben wird. Der Junge besitzt also kein gesundes, zusätzliches X-Chromosom.

Die Bluterkrankheit wird nicht nur beispielhaft erwähnt, sondern auch deshalb, weil sie aus der Sicht der **Bewegungstherapie** von Interesse ist. Kinder mit einer solchen Blutungsneigung erleiden beim Sport sehr leicht Blutungen, häufig in die Gelenke hinein. Aus diesem Grunde werden sie oft vom Sport freigestellt. Heute ist es jedoch möglich, den genetischen Defekt durch die regelmäßige Gabe von antihämophilem Globulin zu überbrücken. Gerade für solche Kinder ist dann regelmäßige Bewegungstherapie sinnvoll und notwendig, um der Gefahr von Muskelatrophien und Gelenkversteifungen entgegenzuwirken.

**Störungen im Bereich der Thrombozyten** sind dagegen selten angeboren. Sie sind meist erworben aufgrund von Überempfindlichkeiten gegenüber Medikamenten, die die Bildung der Blutplättchen beeinträchtigen. Auch hierdurch entsteht eine Blutungsneigung.

**Antikoagulanzien.** Im Bereich von Herz-Kreislauf-Erkrankungen ist die Verringerung der Blutgerinnungsfähigkeit häufig sinnvoll, da eine Blutgerinnung am falschen Ort zur falschen Zeit einen wichtigen Auslösemechanismus für viele Krankheitszustände darstellt. So erhalten Patienten nach durchgemachtem Herzinfarkt Medikamente, die die Blutgerinnungsfähigkeit herabsetzen, in der Hoffnung, hierdurch einem erneuten Herzinfarkt vorzubeugen (s. Abschn. 9.2.2). Das gleiche gilt für Patienten mit künstlichen Herzklappen, da sich an diesen leicht Gerinnsel bilden können (s. Abschn. 5.2.6).

Zur Herabsetzung der Gerinnungsfähigkeit des Blutes stehen im Prinzip zwei Möglichkeiten zur Verfügung. Zum einen kann die plasmatische Gerinnung gehemmt werden. Dies geschieht durch **Antikoagulanzien**. Das wichtigste Medikament, das hier zur Verfügung steht, ist das chemisch dem Vitamin K (Phyllochinon) ähnliche Phenprocoumon, Handelsname **Marcumar**. Vitamin K ist einer der Gerinnungsfaktoren, die zur Auslösung der Thrombinaktivierung notwendig ist. Normalerweise besteht hieran praktisch nie Mangel, da dieses Vitamin in zahlreichen Gemüsen vorkommt und auch von den Darmbakterien gebildet wird. Erhält der Patient jedoch das chemisch ähnliche Phenprocoumon, so verdrängt dieses das Phyllochinon aus dem Gerinnungsprozeß, ohne dessen Wirkung zu übernehmen. Die Gerinnung wird verzögert. Dies muß natürlich berücksichtigt werden, wenn Patienten unter dem Einfluß solcher Substanzen Sport betreiben und damit potentiell verletzungsgefährlichen Situationen ausgesetzt sind.

Die zweite Möglichkeit besteht darin, eine Zusammenballung der Thrombozyten zu verhindern. Medikamente, die dies bewirken, werden entsprechend als **Thrombozytenaggregationshemmer** bezeichnet. Das wichtigste Medikament dieser Art ist die vornehmlich als Schmerzmittel bekannte **Azetylsalizylsäure (ASS)**.

Zwischen der Bewegungstherapie und der Blutgerinnung bestehen somit zahlreiche Zusammenhänge. Ein letzter sei noch erwähnt. Auch die Auflösung von Blutgerinnseln **(Fibrinolyse)** wird therapeutisch genutzt (s. Abschn. 9.2.2). In gewisser Weise kann auch der Sport aus dieser Sicht betrachtet werden. Unter körperlicher Belastung kommt es zu einer Aktivierung aller am Gerinnungsvorgang beteiligter Systeme, sowohl derjenigen, die Blutgerinnsel bilden, als solcher, die sie auflösen. Unter extremen Belastungen steht die Bildung von Blutgerinnseln im Vordergrund. So wurden bei einer Reihe von Todesfällen im Sport bei sportungewohnten Personen in den Herzkranzgefäßen reine Thrombozytenthromben gefunden, die den Tod auslösten. Umgekehrt steht bei mäßig dosiertem Sport die Fibrinolyse, also die Auflösung von Gerinnseln, im Vordergrund. Wer Sport treibt, weiß, daß es bei Verletzungen unter Belastung zu einer verstärkten Blutungsneigung kommt. In diesem Effekt kann man eines der Ziele der Bewegungstherapie bei Herz-Kreislauf-Erkrankungen sehen, nämlich die Verhinderung oder Auflösung von sich bildenden Blutgerinnseln in vorgeschädigten Gefäßen.

## 2.4.2.3
### Herz

Das Herz (lat. cor, griech. cardia) (Abb. 2-12) stellt eine aus vier Kammern bestehende Pumpe dar, gewissermaßen also einen „Vierzylindermotor". Es wiegt ca. 300 Gramm, entspricht in seiner Größe etwa der Faust seines Trägers und liegt im Brustraum zwischen beiden Lungen auf dem Zwerchfell so, daß sein etwas größerer Anteil links zu liegen kommt. Der rechte Anteil des Herzens ist leicht nach vorn gedreht. Im wesentlichen entspricht das Herz einem hohlen Muskel. Die Herzmuskulatur wird als **Myokard** bezeichnet. Die **Herzscheidewand (Septum)** unterteilt das Herz in einen rechten und einen linken Anteil. Beide Anteile werden jeweils durch Herzklappen in einen Vorhof und eine Kammer getrennt, so daß die vier Herzhöhlen entstehen, nämlich jeweils der rechte und linke Vorhof sowie die rechte und linke Kammer **(Vorhof = Atrium, Kammer = Ventrikel)**.

Die Herzwand besteht von innen nach außen aus:
- **Herzinnenhaut (Endokard)**,
- **Herzmuskel (Myokard)** und
- **Herzbeutel (Perikard)**.

Das Endokard ist eine glatte Haut, die die Innenwand des Herzens auskleidet. Durch eine doppelte Schicht bildet es auch die Herzklappen. Der Herzmuskel ist unterschiedlich dick. Im Bereich der linken Kammer, die den großen Körperkreislauf versorgen muß, ist er bis zu einem Zentimeter dick, die Wanddicke der rechten Kammer beträgt nur etwa einen

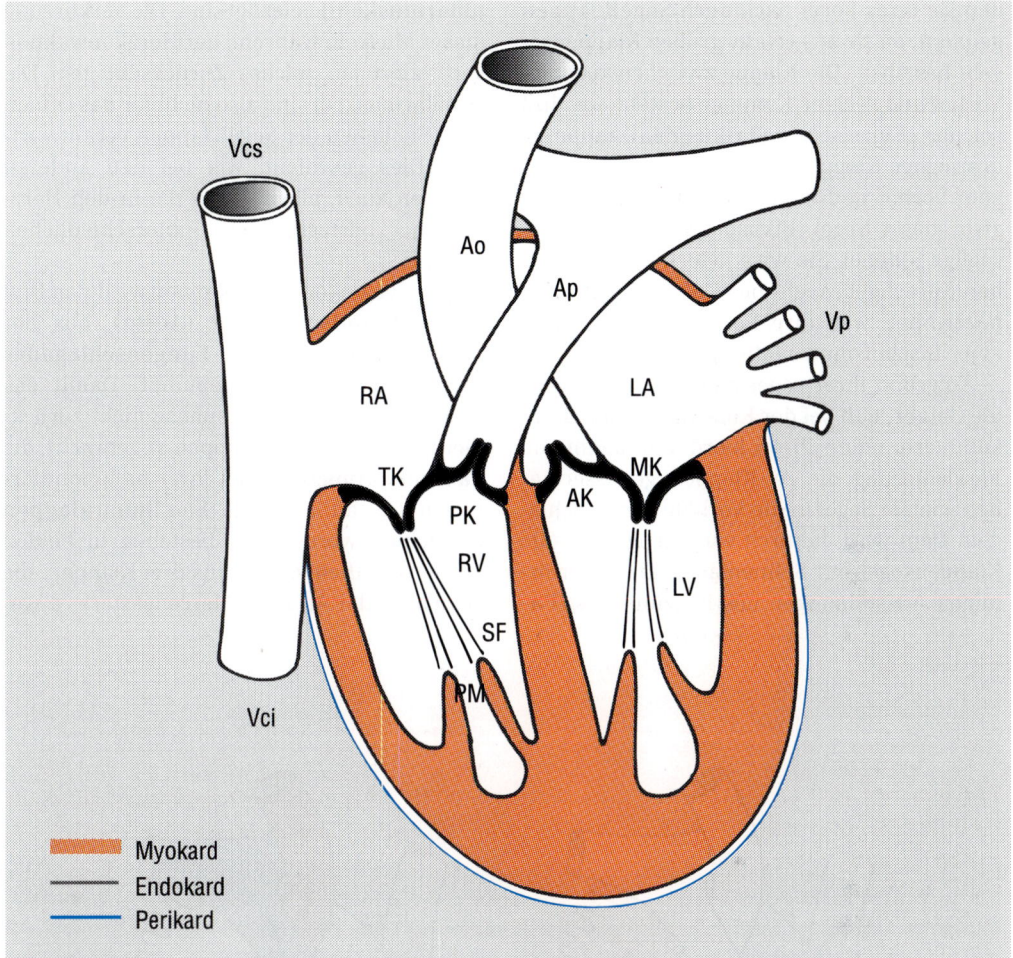

Myokard
Endokard
Perikard

**Abbildung 2-12:**
Schematische Darstellung des Herzens. Ap Arteria pulmonalis (Lungenschlagader); AK Aortenklappe; Ao Aorta (Haupt-schlagader); LA linker Vorhof (Atrium); LV linke Herzkammer (Ventrikel); MK Mitralklappe; PK Pulmonalklappe; PM Papillarmuskeln; RA rechter Vorhof (Atrium); RV rechte Kammer (Ventrikel); SF Sehnenfäden; TK Trikuspidalklappe; Vci untere Hohlvene (Vena cava inferior); Vcs obere Hohlvene (Vena cava superior), Vp Lungenvene (Vena pulmonalis)

halben Zentimeter. Die Vorhofwand ist noch dünner. Nach außen hin ist das Herz genau wie die Lunge in einen Beutel eingelassen, der aus zwei ineinander umgeschlagenen Blättern besteht. Sie bilden zusammen das Perikard, wobei das innere, dem Herzen anliegende Blatt auch als **Epikard** bezeichnet wird. Zwischen beiden Blättern findet sich wie bei der Pleura eine feine Flüssigkeitsschicht, die gewährleistet, daß sich das Herz

frei bewegen kann, ohne daß beide Blätter voneinander abheben.

**Die Herzklappen** stellen Ventile dar, die sich jeweils nur nach einer Richtung öffnen und dadurch gewährleisten, daß das Blut stets nur in einer Richtung strömt. Die Klappen zwischen den Vorhöfen und Kammern werden auch als **AV-Klappen** bezeichnet, abgeleitet von Atrium und Ventrikel. Beschreibend werden sie ihrer Form nach auch **Segelklappen** genannt, da sie aus relativ großen Klappensegeln bestehen. Die Klappe zwischen rechtem Vorhof und rechter Kammer besteht aus drei solcher Einzelsegel **(Trikuspidalklappe** = dreiseglige Klappe). Die Klappe zwischen linkem Vorhof und linker Kammer besteht aus zwei dieser Segel (Bikuspidalklappe = zweiseglige Klappe). Sie wird jedoch im allgemeinen Sprachgebrauch meist als **Mitralklappe** bezeichnet, weil ihre Form Ähnlichkeit mit einer Bischofsmütze (Mitra) haben soll.

Aufgrund ihrer segelartigen Form besteht die Gefahr, daß bei der Kontraktion der Herzkammern unter ihrer hierdurch bedingten Verkleinerung die AV-Klappen gewissermaßen wie ein Segel in die Vorhöfe zurückschlagen. Dem wird dadurch vorgebeugt, daß die Klappensegel mit Sehnenfäden an fingerförmigen Ausstülpungen des Herzmuskels **(Pa-**

**pillarmuskeln)** befestigt sind. Die Verkürzung dieser Muskeln während der Herzkontraktion verhindert ein solches Zurückschlagen. Die Papillarmuskeln sind also nicht für das Öffnen oder Schließen der Segelklappen verantwortlich. Dies geschieht, wie bei den anderen Klappen auch, allein durch die in den Herzhöhlen herrschenden unterschiedlichen Drücke.

Aus der linken Herzkammer wird das Blut in die **Hauptschlagader (Aorta)**, aus der rechten Kammer in die **Lungenschlagader (Arteria pulmonalis)** gepumpt. Damit das Blut in der Erschlaffungsphase nicht zurückfließt, sind auch hier Klappen angebracht, die **Taschenklappen**, wegen ihrer halbmondförmigen Gestalt auch als **Semilunarklappen** bezeichnet werden. Sie bestehen in beiden großen Gefäßen jeweils aus drei Klappen, die etwa nach der Art eines Mercedessterns ange-

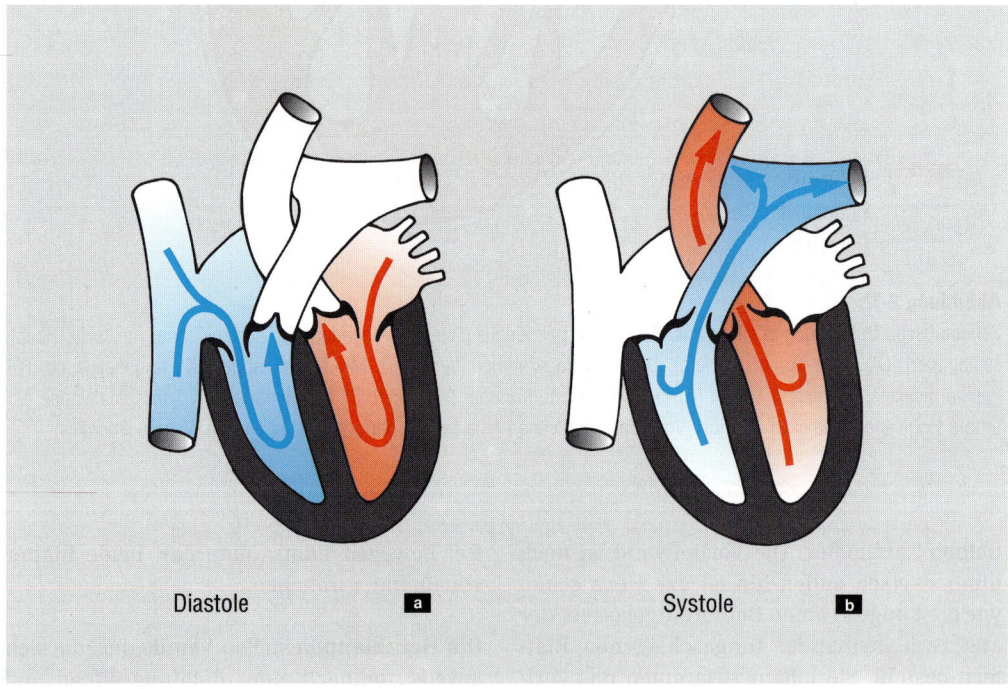

Diastole   **a**          Systole   **b**

**Abbildung 2-13:**
Schema der Klappenfunktion.
**a)** In der Phase der Herzerschlaffung (Diastole) strömt das Blut über die geöffneten Segelklappen (Mitral- und Trikuspidalklappe) ein, die Taschenklappen (Aorten-, Pulmonalklappe) sind geschlossen.
**b)** In der Phase der Herzkontraktion bzw. des Blutauswurfs (Systole) ist die Klappenstellung umgekehrt.

2.4 Herz-Kreislauf-System

bracht sind. Aufgrund ihres starren Randes können sie nicht in die Kammern zurückschlagen, spezielle Papillarmuskeln sind hier nicht notwendig. Nach ihrer Lokalisation werden sie als **Aortenklappe** bzw. **Pulmonalklappe** bezeichnet.

Die **Herzklappenfunktion** zeigt schematisch Abbildung 2-13. Die Klappen werden durch die vor bzw. hinter ihnen herrschenden Drücke geöffnet bzw. geschlossen, wie dies auch bei technischen Ventilen der Fall ist. In der Phase der **Herzerschlaffung (Diastole)** ist der Druck in den Vorhöfen durch das nachströmende Blut relativ hoch, die Segelklappen werden offengehalten, das Blut strömt in die Herzkammern ein. Gleichzeitig sind die Taschenklappen geschlossen, da der in den großen Gefäßen herrschende diastolische Druck (s. Abschn. 2.5.1) diese zudrückt. Mit Beginn der **Herzkontraktion (Systole)** steigt der Druck in den Herzkammern an. Hierdurch werden die Segelklappen geschlossen. Wenn der Druck in den Kammern den Restdruck in den großen Gefäßen (Hauptschlagader, Lun-

genschlagader) übersteigt, werden die Taschenklappen geöffnet, das Blut wird jetzt in die großen Gefäße ausgetrieben. Erschlafft das Herz anschließend, schließt der Druck in den großen Gefäßen die Taschenklappen wieder, das nachströmende Blut aus den Vorhöfen öffnet die Segelklappen etc.

> In der Diastole sind die Segelklappen geöffnet, die Taschenklappen geschlossen, in der Systole sind die Segelklappen geschlossen, die Taschenklappen geöffnet.

**Die Herzmuskulatur** weist einige Besonderheiten auf und ist neben der Skelettmuskulatur, also der Muskulatur unseres Bewegungsapparates, und der Eingeweidemuskulatur (glatte Muskulatur) die dritte Muskelart, die im Körper vorkommt. Sie steht im Aufbau und in der Funktion gewissermaßen zwischen den beiden anderen Muskelarten (s. Abb. 2-14). Die Kenntnis dieser Unterschiede und Gemeinsamkeiten trägt zum Verständnis der Herzfunktion bei.

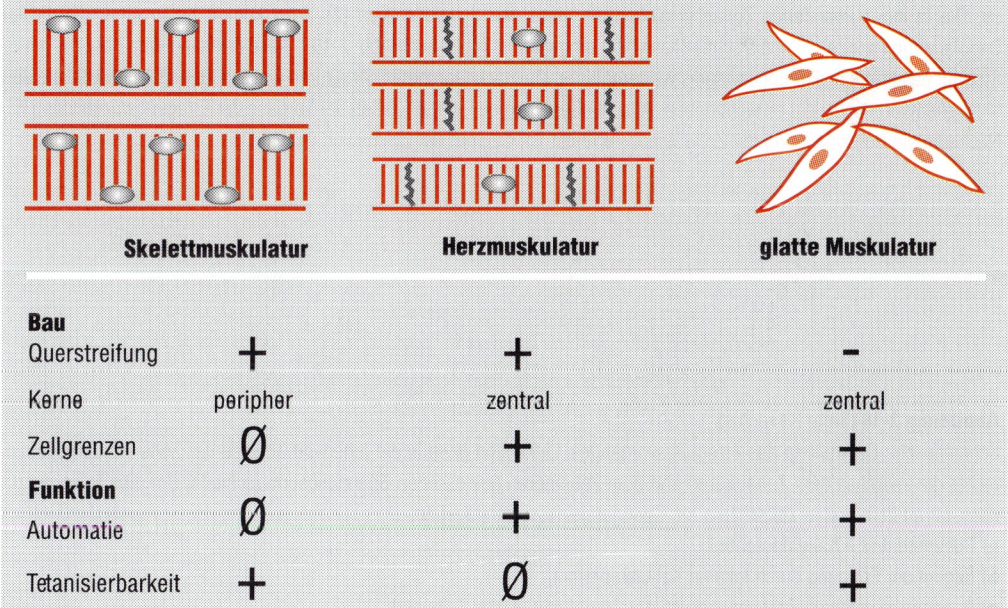

| | Skelettmuskulatur | Herzmuskulatur | glatte Muskulatur |
|---|---|---|---|
| **Bau** | | | |
| Querstreifung | + | + | - |
| Kerne | peripher | zentral | zentral |
| Zellgrenzen | Ø | + | + |
| **Funktion** | | | |
| Automatie | Ø | + | + |
| Tetanisierbarkeit | + | Ø | + |

**Abbildung 2-14:**
Schematische Darstellung einiger wichtiger anatomischer und funktioneller Unterschiede zwischen den drei grundsätzlich vorhandenen Muskeltypen.

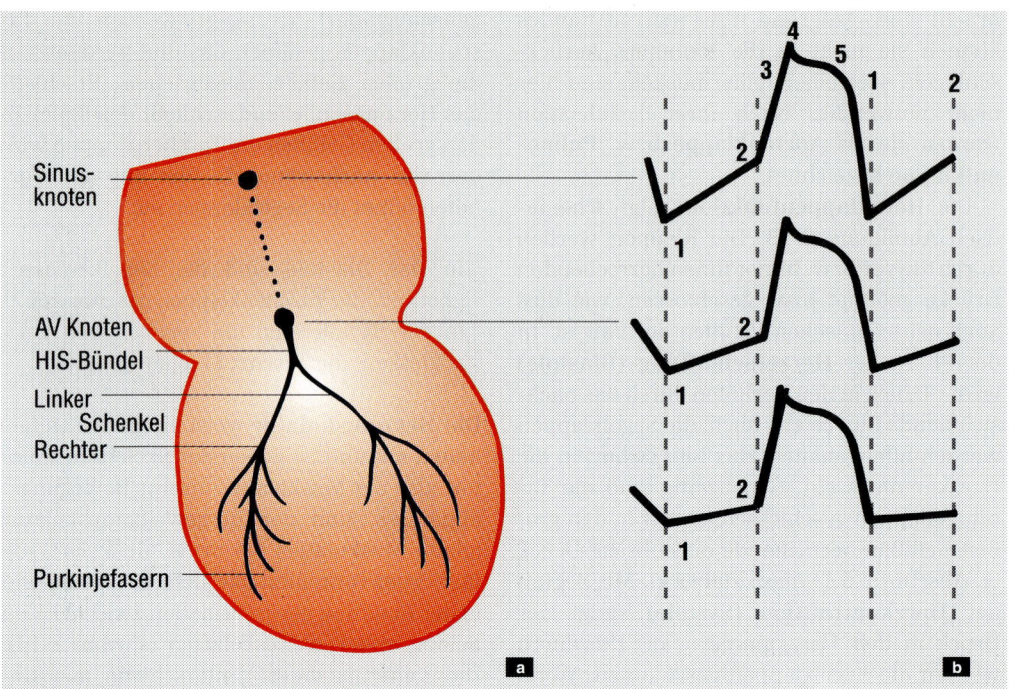

**Abbildung 2-15:**
Schematische Darstellung der anatomischen Struktur des Erregungsbildungs- und -leitungssystems **(a)** sowie synchrone Darstellung des Erregungsablaufs in diesen Strukturen **(b).**
Alle Strukturen beginnen gleichzeitig mit der Umpolung, d. h. der Erregung (1). Diese läuft am schnellsten am Sinusknoten ab. Die in ihm vorhandenen Zellen erreichen als erste den Schwellenwert (2). Jetzt kommt es zu einer plötzlichen Depolarisation der Zelle (3), die schließlich völlig umgepolt ist (4) (s. auch Abb. 2-16). Diese Erregung wird über die ganze Struktur des Erregungsleitungssystems weitergeleitet. Die nachgeordneten Strukturen werden umgepolt, obwohl sie den Schwellenwert noch nicht erreicht haben. Anschließend beginnt in allen Zellen der Vorgang der Erregungsrückbildung (5). Nachdem die Ruhespannung der Zelle wieder erreicht ist, beginnt der Zyklus von neuem (1).

**Abbildung 2-16** (Seite 63 rechts):
Schematische Darstellung des Erregungsvorganges. Links sind jeweils die Ionenverhältnisse der Zelle wiedergegeben, rechts die zwischen dem Zelläußeren und dem Zellinneren gemessenen Spannungsunterschiede. Um dies zu verdeutlichen, ist an dem ersten Zellschema ein Spannungsmesser angegeben.
**a)** Ruhepotential = Kaliumpotential;
**b)** Beginn der Erregung durch lokalen Kaliumeinstrom;
**c)** Depolarisation durch Zusammenbruch der Trennfunktion der Zellwand;
**d)** Umpolarisation durch überschießenden Natriumeinstrom;
**e)** Repolarisation durch Wiederherstellung der Verhältnisse unter a). Dies geschieht in der Herzmuskelzelle langsamer als in der Skelettmuskelfaser (gestrichelte Linie).

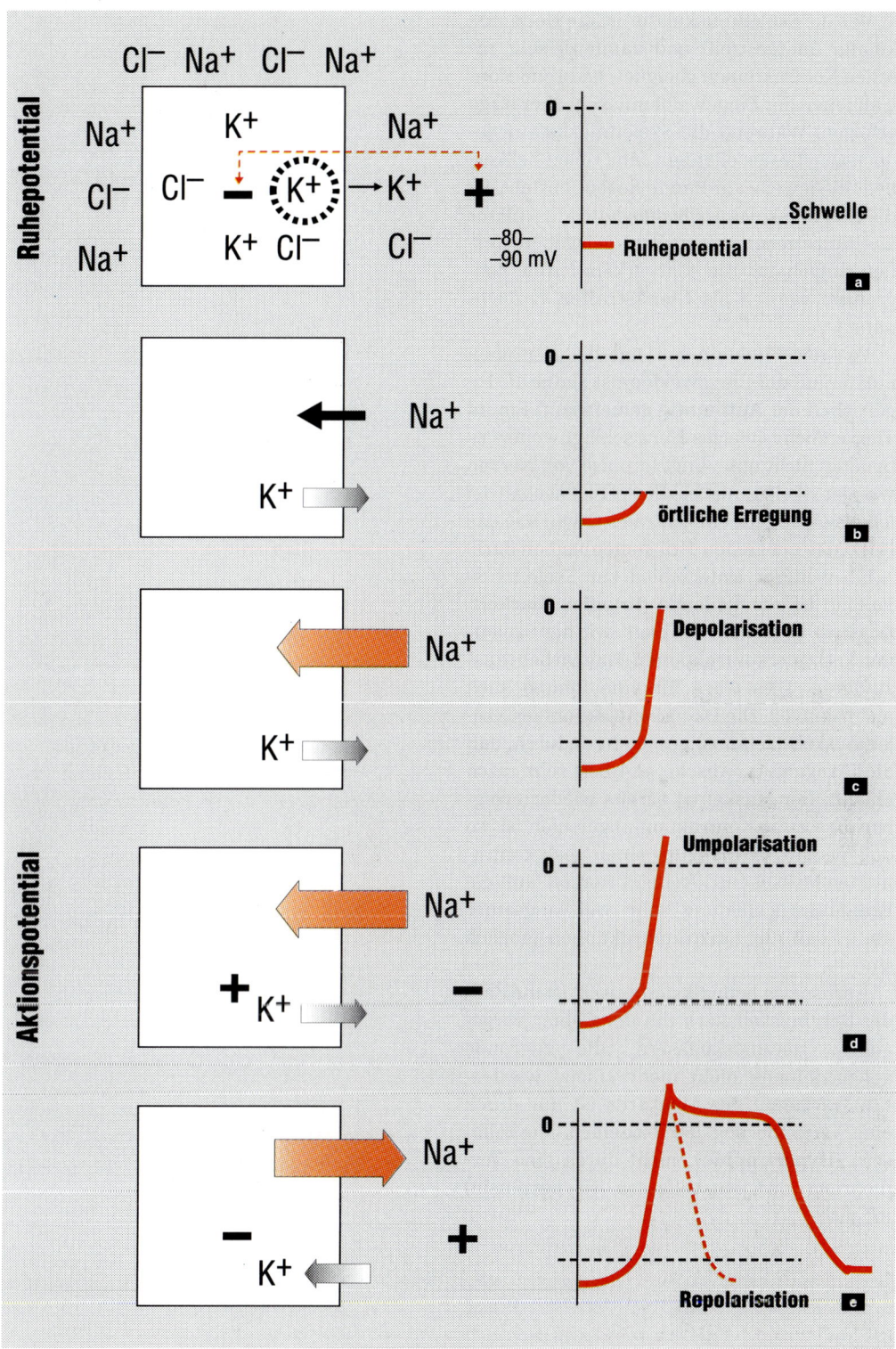

Wie die Skelettmuskulatur ist die Herzmuskulatur quergestreift und damit zu sehr raschen Kontraktionen geeignet, während Kontraktionen der Eingeweidemuskeln eher träge erfolgen. Während die Skelettmuskulatur jedoch aus Riesenzellen mit sehr vielen Zellkernen, die jeweils am Rande liegen, besteht, ist die Herzmuskulatur wie die glatte Muskulatur aus Einzelzellen mit zentral gelegenen Kernen aufgebaut. Die klar erkennbaren Zellgrenzen werden als **Glanzstreifen** bezeichnet.

Von der Funktion her hat die Herzmuskulatur mit der Eingeweidemuskulatur die Eigenschaft der **Automatie** gemeinsam. Ein im Tierversuch isoliertes Herz schlägt weiter, es benötigt nicht unbedingt Impulse von Nerven wie der Skelettmuskel. Diese Eigenschaft ist lebenswichtig für ein zentrales Organ wie das Herz, das auf keinen Fall stehenbleiben darf.

Ein weiterer Unterschied zur Skelettmuskulatur ist die fehlende **Tetanisierbarkeit.** Das Herz ist nicht in der Lage, wie der Skelettmuskel Dauerkontraktionen (Haltearbeit) auszuführen. Dies wäre für eine Pumpe auch nicht sinnvoll. Die Dauerkontraktion des Skelettmuskels (Tetanus) geschieht dadurch, daß die Erregung (s. Abschn. 2.4.2.4) sehr rasch abläuft. Der Muskel ist bereits wieder erregbar, bevor die Kontraktion abgelaufen ist, so daß die nächste Erregung einen noch kontrahierten Muskel antrifft. Beim Herzen läuft die Erregungsrückbildung sehr viel langsamer ab, so daß nur Einzelkontraktionen möglich sind.

Ebenso wie beim Skelettmuskel ist die Zahl der Herzmuskelfasern mit der Geburt vorgegeben. Herzmuskelfasern, die zugrunde gehen, können nicht mehr ersetzt werden. Ein Wachstum des Myokards ist nur durch eine Vergrößerung der einzelnen Muskelfasern **(Hypertrophie),** nicht durch eine Vermehrung der Muskelfasern **(Hyperplasie)** möglich.

## 2.4.2.4
## Erregung des Herzens

Sie erfolgt über ein spezielles **Erregungsbildungs- und -leitungssystem**. Wie bereits hervorgehoben, besitzt das Herz Automatie, d. h. es ist in der Lage, selbst die Erregung zu bilden, die zur Kontraktion führt. Diese Eigenschaft weist prinzipiell jede Herzmuskelzelle auf. Es gibt jedoch ein System von Herzmuskelzellen, die hierzu besonders spezialisiert sind. Während normalerweise im Organismus Erregungen vor allem über Nerven gebildet und geleitet werden, geschieht dies beim Herzen durch spezielle Herzmuskelfasern. Im Mikroskop sind diese Fasern feiner und glykogenreicher als die gröbere Arbeitsmuskulatur und dadurch erkennbar. Abbildung 2-15 zeigt die Verteilung dieses Systems über das Herz.

Es findet sich zunächst im Bereich des rechten Vorhofs eine als **Sinusknoten** bezeichnete Anhäufung dieser Zellen. Von hier wird die Erregung über den Herzvorhof bis zu einer erneuten Anhäufung (Vorhof-Kammer-Knoten-**AV-Knoten**) weitergeleitet. Anschließend geht es über das sogenannte **His-Bündel** weiter bis zu den Herzkammern. Hier verteilen sich die Fasern als **linker bzw. rechter Schenkel** an die linke bzw. rechte Kammer. In der Kammer verzweigen sich diese Schenkel über die **Purkinje-Fasern** an die Arbeitsmuskulatur.

Unter einer **Erregung** ist ein elektrischer Vorgang zu verstehen. Jede Zelle, auch die Herzmuskelzelle, stellt eine kleine Batterie dar, die in Ruhe außen positiv gegen innen geladen ist. Die hierbei zu messende Spannung im Bereich von 80–90 Millivolt wird als **Ruhepotential** bezeichnet. Es entsteht dadurch, daß die Salze ungleichmäßig verteilt sind. (Abb. 2-16). Innerhalb der Zellen findet sich vor allem Kaliumchlorid, außerhalb Natriumchlorid (Kochsalz). Beide Salze sind in elektrische Ladungsträger (Ionen) aufgespalten, nämlich $K^+$, $Cl^-$ bzw. $Na^+$, $Cl^-$.

In der Ruhephase wandert ein Teil der Kaliumionen nach außen und bewirkt damit die positive Ladung außen, während die negativ geladenen Chlorionen innen zurückbleiben.

Mit Beginn der Erregung wird die Zellwand für Natriumionen durchlässiger, ein Teil der positiven Natriumionen dringt nach innen. Hierdurch wird die Spannung geringer. Wenn sie über ein bestimmtes Maß hinaus absinkt, kommt es zu einem völligen Zusammenbruch der Trennfunktion der Zellwand. Noch mehr Kaliumionen strömen aus. Es dringen jetzt andererseits sehr viele Natriumionen ein, bis die Spannung zwischen innen und außen ausgeglichen ist **(Depolarisation)**. Mit dem Eindringen von noch mehr positiven Natriumionen wird die Zelle jetzt sogar innen positiv gegen außen **(Umpolarisation)**. Dieser Zustand wird als **Aktionspotential** bezeichnet. Die Zelle ist jetzt erregt, die Erregung löst die Muskelkontraktion aus. Damit anschließend weitere Erregungsvorgänge möglich sind, muß eine **Repolarisation** erfolgen, d. h. es muß der alte Zustand wiederhergestellt werden. Die Natriumionen müssen aus der Zelle geschafft und die Kaliumionen zurückgeholt werden.

Diese hier beschriebenen Vorgänge laufen blitzschnell in Millisekunden ab. Im Gegensatz zur Skelettmuskulatur erfolgt allerdings die Repolarisation bei der Herzmuskulatur verhältnismäßig langsam (s. o.).

Eine einmal ausgelöste Erregung breitet sich auf andere leitende Elemente aus. Im klinischen Bereich wird hier meist von **Reizbildung** und **Reizleitung** gesprochen, Begriffe, die physiologisch nicht ganz richtig sind, da ein Reiz eigentlich eine physikalische Einwirkung von außen beinhaltet. Das Besondere an der Herzmuskelerregung besteht jedoch in der Automatie, also in dem Entstehen „aus sich heraus". Besser ist daher der Ausdruck Erregung. Die genauen Mechanismen, die das Herz dazu bringen, rhythmisch solche Erregungen zu bilden, sind bisher nicht hinreichend bekannt.

Im Prinzip bilden alle Fasern des Leitungssystems gleichzeitig Erregungen (Abb. 2-15). Am schnellsten läuft dies jedoch im allgemeinen im Sinusknoten ab. Wenn der Sinusknoten mit der Erregungsbildung fertig ist, breitet

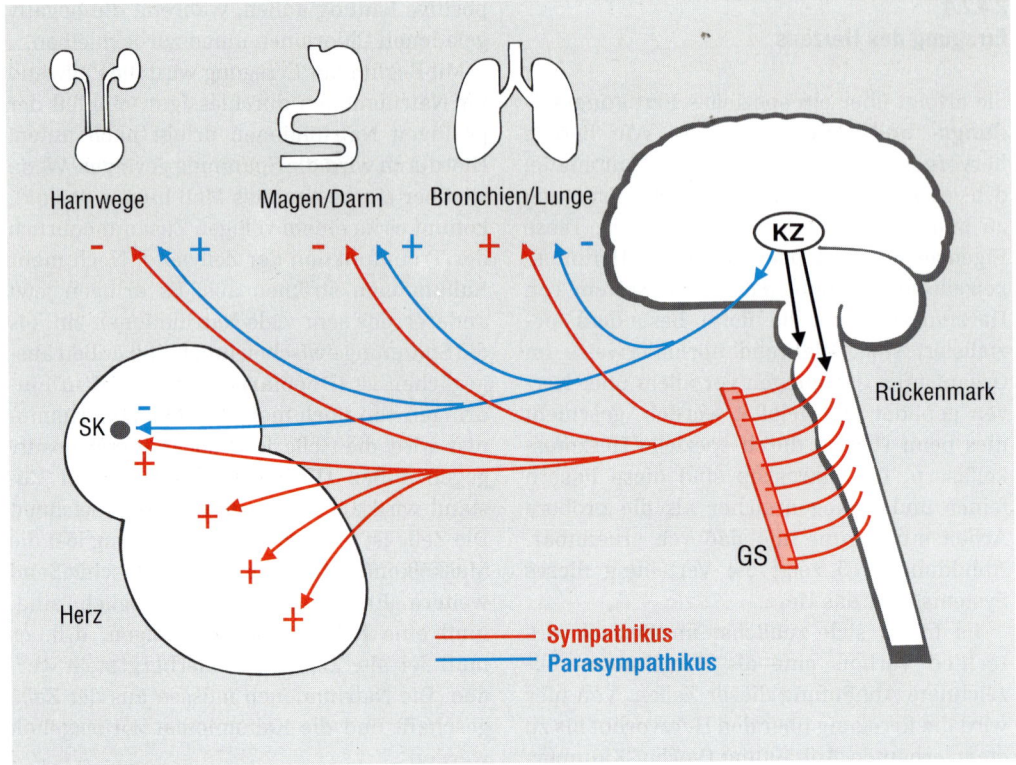

**Abbildung 2-17:**
Schematische Darstellung des vegetativen Nervensystems, speziell der Herznerven. Der Sympathikus wirkt auf Herz und Atmung fördernd, der Parasympathikus hemmend, umgekehrt verhält sich dies bei Organen, die für Erholungsvorgänge verantwortlich sind, wie beispielsweise dem Magen-Darm-Kanal und den Harnwegen. Der Parasympathikus entspringt ganz überwiegend in einem einzigen Nerv, dem X. Hirnnerv (N. vagus) aus dem Hirnstamm. Der Sympathikus entspringt aus zahlreichen Ästen am Rückenmark. Sie werden dann in Nervenknoten im Grenzstrang (GS) außerhalb des Rückenmarks nochmals umgeschaltet. Am Herzen greift der Sympathikus am Vorhof, hier speziell am Sinusknoten (SK) und an der Herzkammer an. Er stellt bei seiner Aktivierung den Sinusknoten schneller und erhöht dadurch die Pulsfrequenz (positiv chronotrop). Die Fasern, die an der Herzkammer angreifen, verstärken die Kraft der Kammerkontraktion (positiv inotrop). Der Vagus greift überwiegend nur am Vorhof bzw. Sinusknoten an und setzt die Herzschlagzahl herab (negativ chronotrop). + = fördernd, — = hemmend, KZ = Kreislaufzentrum

sich die Erregung über die gesamte Herzmuskulatur aus. Dies führt dazu, daß sich alle Herzmuskelfasern praktisch immer gleichzeitig kontrahieren. Das Herz folgt gewissermaßen dem **Alles-oder-Nichts-Gesetz.** Eine abgestufte Kontraktion wie beim Skelettmuskel, bei dem je nach Bedarf eine unterschiedliche Anzahl von Muskelfasern eingesetzt werden, ist also nicht möglich und auch nicht sinnvoll.

Der Bildung von Erregungen in den nachgeordneten Zentren des Reizleitungssystems kommt eine Sicherungsfunktion zu. Wenn der Sinusknoten ausfällt, schlägt das Herz im Rhythmus des **AV-Knotens**, dann allerdings mit einer niedrigeren Schlagzahl von 40 bis 50 pro Minute. Wenn auch der AV-Knoten ausfällt, kommen noch niedrigere Zentren aus den Herzkammern zur Geltung, dann nur noch mit Schlagzahlen von 20 bis 30 pro Minute. Dies reicht meist für den Erhalt des Lebens aus, allerdings nicht mehr für eine hinreichende Leistungsfähigkeit. In solchen

Fällen wird dann ein künstlicher Herzschrittmacher (s. Abschn. 7.5) notwendig.

Dem AV-Knoten kommt neben der Bedeutung als Sicherungsmechanismus noch eine weitere Funktion zu. Er verzögert nämlich die Überleitung von den Vorhöfen auf die Kammern. Es wäre wenig sinnvoll, wenn sich die Herzvorhöfe und die Herzkammern gleichzeitig kontrahieren würden, da dann die Vorhöfe gegen die geschlossenen AV-Klappen anpumpen müßten. Aus diesem Grund hält der AV-Knoten die Erregung kurzfristig fest, so daß die Vorhofkontraktion stets kurz vor der Kammerkontraktion erfolgt und zur Kammerfüllung beitragen kann. Diese **Überleitungszeit** liegt im Bereich von bis zu 0,2 Sekunden.

**Herznerven:** Das Herz besitzt zwar Automatie, es muß andererseits aber auch an die äußeren Bedingungen angepaßt werden, beispielsweise in Ruhe langsamer, unter körperlicher Belastung schneller schlagen. Die erforderlichen Informationen werden an das Herz über die Herznerven weitergegeben, die gewissermaßen eine Bereichseinstellung der Automatie herbeiführen. Die Herznerven sind unserem Willen nicht direkt unterworfen. Sie gehören zum vegetativen Nervensystem, das die Eingeweide versorgt. Das vegetative Nervensystem besteht im Prinzip aus zwei Anteilen: dem Sympathikus und dem Parasympathikus (Abb. 2-17).

Der **Sympathikus** entspringt mit zahlreichen Fasern aus dem Rückenmark. Er beeinflußt die Organfunktionen im Sinne einer Steigerung von Aktivität und Aggressivität. Für das Herz bedeutet dies, daß die Herzfrequenz erhöht wird (positive **Chronotropie)** bzw. die Herzkraft **(Inotropie)** und die Geschwindigkeit der Kontraktion **(Kontraktilität)** gesteigert werden.

Sein Gegenspieler, der **Parasympathikus,** entspringt mit seinen größten Anteilen aus dem 10. Hirnnerven, dem **Nervus vagus.** Die Funktion des Parasympathikus besteht in der Begünstigung von Erholungsvorgängen. Für das Herz bedeutet dies umgekehrt eine Verlangsamung der Pulszahl bzw. eine Abschwächung von Herzkraft und Kontraktionsgeschwindigkeit.

Am Herzen greifen beide Nerven etwas unterschiedlich an: Während die Fasern des Vagusnerven vor allem am Vorhof zu finden sind, enden die Sympathikusfasern zwar auch am Vorhof, darüber hinaus aber auch besonders an den Herzkammern.

Die Übertragung der Erregungen der Nerven auf die Herzmuskulatur erfolgt nicht direkt als elektrischer Impuls. Bei Erregung der Herznerven werden in ihren Verbindungen mit der Herzmuskulatur **(Synapsen)** Überträgerstoffe freigesetzt, die zur Herzmuskelfaser hinüberwandern und dort über Rezeptoren aufgenommen werden. Die Überträgerstoffe sind:

- **Adrenalin** bzw. **Noradrenalin** für den Sympathikus,
- **Azetylcholin** für den Vagus.

Das Verständnis für diese Übertragungsvorgänge ist wichtig für das Verständnis moderner medikamentöser Behandlungsverfahren, vor allem mit Betarezeptorenblockern (s. Abschn. 9.2.3.3).

Die Überträgerstoffe des Sympathikus werden nicht nur in den Nervenendigungen gebildet, sondern auch im Nebennierenmark, hier vor allem das Adrenalin. Es gelangt von dort als Hormon über die Blutbahn an das Herz und verstärkt die Herzaktion. Dies erklärt zum Beispiel, warum auch dann eine Anpassung des Herzens an Belastung bis zu einem gewissen Grade möglich ist, wenn die Herznerven durchtrennt sind, beispielsweise nach einer Herzübertragung. Bezüglich der Mechanismen für die Anpassung der Herzfrequenz unter Belastungsbedingungen wird auf Abschnitt 2.5.2.1 bzw. Abbildung 2-26 verwiesen.

## 2.4.2.5
### Koronarkreislauf

Auch der Herzmuskel benötigt seine eigene Sauerstoff- und damit Blutversorgung. Diese kann nicht aus dem Herzinneren erfolgen, da die Transportwege für den Sauerstoff durch Diffusion viel zu lang wären. Aus diesem Grunde besitzt das Herz seinen eigenen Blutkreislauf, den Koronarkreislauf. Erkrankungen der Koronararterien sind, wie in der Einleitung dargestellt, für jeden sechsten Todesfall in der Bundesrepublik Deutschland verantwortlich. Innerhalb der Bewegungstherapie bei inneren Erkrankungen kommt der Behandlung von Erkrankungen der Koronararterien eine Vorreiterrolle zu. Aus diesem Grund ist es wichtig, diesen Kreislauf in seinen Grundzügen zu kennen (Abb. 2-18).

Der hohe Stellenwert, den die Natur dem Koronarkreislauf zubilligt, wird schon dadurch deutlich, daß die ersten beiden Schlagadern, die aus der Hauptschlagader abzweigen, die Koronararterien sind. Sie entspringen direkt aus der Aortenwurzel im Bereich des Ansatzes der Aortenklappen. Man unterscheidet eine rechte und eine linke Kranzschlagader, die sich gewissermaßen wie ein Kranz (Corona) um das Herz herumwinden und damit diesem Kreislauf den Namen gegeben haben. Die linke Kranzschlagader teilt sich nach einem kurzen **Hauptstamm** in zwei Hauptäste, den linken, zwischen den beiden Kammern **absteigenden** Ast (Ramus interventrikularis anterior — RIVA oder auch aus dem Englischen left arteria descendens — LAD) und den **umschlingenden Ast,** der weiter zur Hinterwand verläuft. Die großen Äste verzweigen sich in immer kleinere, die schließlich über Kapillaren die Herzmuskelfasern versorgen. Anschließend sammelt sich das Blut in den Herzvenen, die zusammen über eine große gemeinsame, als **Koronarsinus** bezeichnete Vene in den rechten Vorhof einmünden.

Die Kenntnisse dieser Anatomie sind für den Bewegungstherapeuten wichtig, u. a., weil sie für die Verständigung mit dem Arzt über die Schwere einer Koronarerkrankung bedeutsam sind. Der Begriff der **Dreigefäßerkrankung** besagt beispielsweise, daß die drei Hauptäste des Koronarkreislaufes befallen sind. In diesem Fall liegt also eine schwere Durchblutungsstörung vor, während beispielsweise eine **Eingefäßerkrankung** nur einen der Hauptäste betrifft und damit wesentlich leichter ist.

**Abbildung 2-18:**
Koronarkreislauf. **a)** Herzansicht von vorne: Die ersten, sofort an der Aortenwurzel abgehenden Arterien sind die rechte bzw. die linke Koronararterie. Die linke Koronararterie zweigt sich nach einem Hauptstamm in zwei Hauptäste auf, und zwar einmal den absteigenden Ast (Ramus interventricularis anterior, RIVA) und zum anderen den umschlingenden Ast (Ramus circumflexus, RCX).
**b)** Herzansicht von hinten: Die Koronararterien verästeln sich, anschließend sammeln sich die Venen wieder und münden in einer großen Hauptvene (Koronarsinus) an der Rückseite des Herzens in den rechten Vorhof.

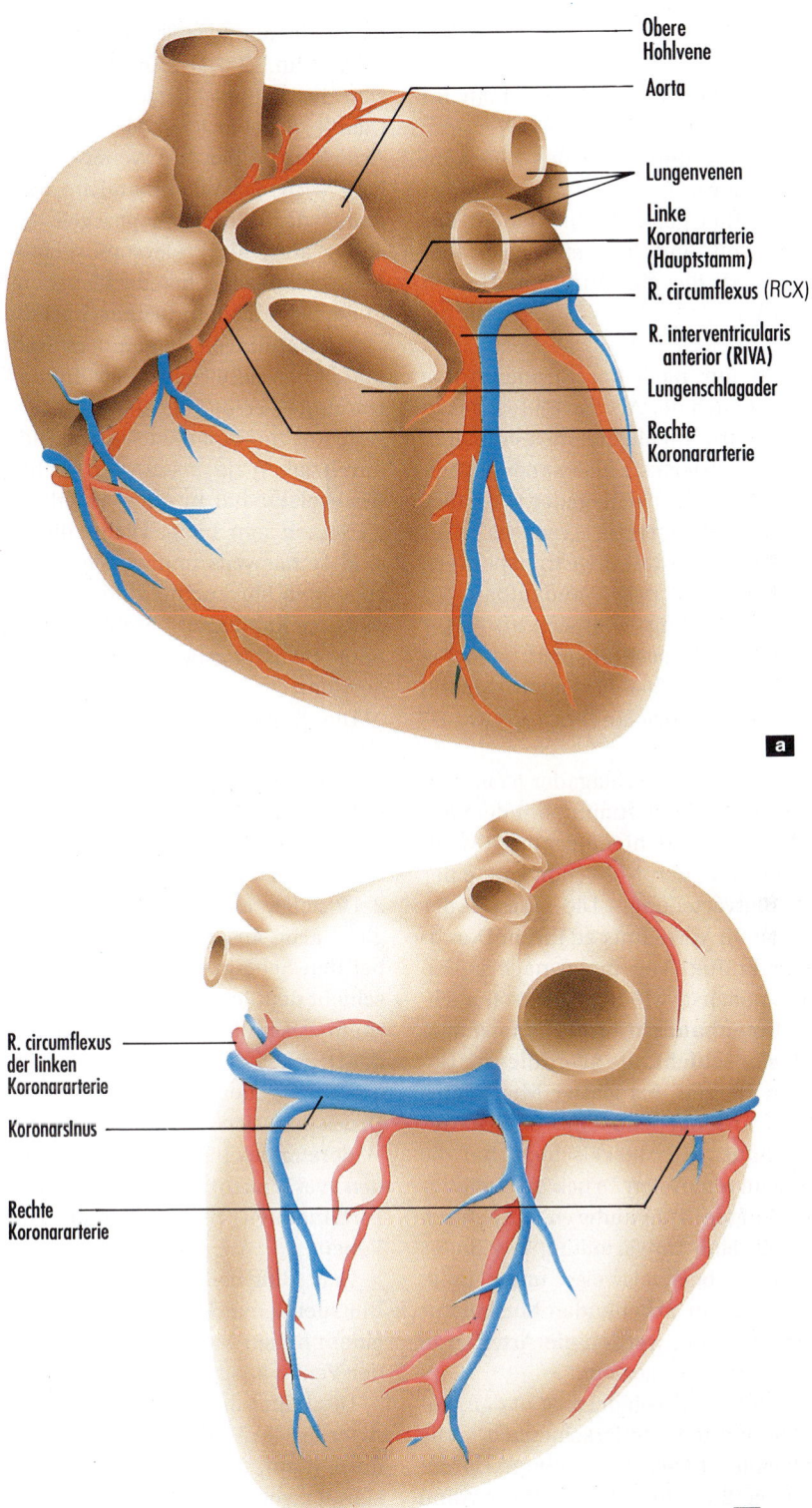

Obere
Hohlvene

Aorta

Lungenvenen

Linke
Koronararterie
(Hauptstamm)

R. circumflexus (RCX)

R. interventricularis
anterior (RIVA)

Lungenschlagader

Rechte
Koronararterie

a

R. circumflexus
der linken
Koronararterie

Koronarsinus

Rechte
Koronararterie

b

### 2.4.2.6
### Blutgefäße

Bei den Blutgefäßen unterscheidet man im Prinzip drei Typen (Abb. 2-19):
- Arterien (Schlagadern), die das Blut vom Herzen wegführen,
- Kapillaren (Haargefäße), in denen der eigentliche Stoff- und Gasaustausch erfolgt,
- Venen (Adern), die das Blut zum Herzen zurückführen.

**Arterien** sind nur nach der Stromrichtung definiert, nicht nach der Art des Blutes, das in ihnen geführt wird. Im allgemeinen enthalten Arterien „arterialisiertes", also sauerstoffreiches Blut. In der Lungenschlagader wird aber umgekehrt sauerstoffarmes, „venöses" Blut vom rechten Herzen in die Lunge transportiert.

Die Kenntnis über den Wandaufbau der Schlagadern ist wichtig, weil sich an dieser Wand die Arteriosklerose abspielt, eine Erkrankung, die heute fast für jeden zweiten Todesfall in den Industrieländern verantwortlich ist.

Der Wandaufbau der Schlagader ist einmal von dem hohen Druck bestimmt, mit dem das Blut vom Herzen in sie hineingepumpt wird, zum anderen von der Notwendigkeit einer variablen Blutverteilung. Die Wand der Schlagader ist im Verhältnis zu ihrem Durchmesser sehr kräftig. Von innen nach außen findet man zunächst, wie beim Herzen auch, eine glatte **Innenhaut (Intima)**. Es folgt eine kräftige **Muskelschicht**, die allerdings im Gegensatz zum Herzen aus glatter Muskulatur besteht, und anschließend eine bindegewebige **Außenhaut**. Die Muskelschicht hat die Aufgaben, zum einen den Druck im Gefäßinneren aufzufangen, zum anderen kann durch sie bei Bedarf eine Umverteilung des Blutes erfolgen. Wenn beispielsweise unter Belastung mehr Blut zur arbeitenden Muskulatur geführt werden muß, werden die Arterien in diesem Bereich weiter gestellt.

Der Aufbau der Schlagadern ist in den einzelnen Abschnitten unterschiedlich. Die Hauptschlagader **(Aorta)** hat einen Durchmesser von ca. 2 Zentimetern. In ihrer Wand finden sich vor allem auch elastische Fasern,

da sie in der Systole als Blutspeicher dient (s. Abschn. 2.5.1). Anschließend verzweigt sich die Hauptschlagader in immer kleinere Gefäße, die sehr muskelkräftig sind (Arterien, Arteriolen). Über ihre Weiter- bzw. Engerstellung wird der Widerstand im Kreislauf und damit der Blutdruck geregelt. Sie werden daher auch als Widerstandsgefäße bezeichnet. Schließlich gehen die kleinsten Arteriolen in die eigentlichen Austauschgefäße über.

Die **Kapillaren** dienen dem Stoffaustausch und haben daher eine sehr dünne Wand. Ihr Durchmesser beträgt nur 5 μ. Die Wand besteht aus nur einer Zellschicht. Die Kapillaren durchziehen je nach der örtlichen Stoffwechselaktivität in unterschiedlicher, im allgemeinen sehr hoher Dichte die Gewebe. Sie sind keineswegs immer alle geöffnet. In der ruhenden Muskulatur sind beispielsweise die meisten Kapillaren geschlossen. Sie werden unter Belastungsbedingungen je nach Bedarf geöffnet.

Die Kapillaren sammeln sich in kleinen Venen, die sich zu immer größeren Venen vereinigen.

**Venen** stellen die Abflußgefäße zum Herzen dar und sind in sehr viel größerer Zahl vorhanden als die Arterien. Wie Abbildung 2-19 zeigt, ist ihre Wand im Prinzip zwar gleichartig aus drei Schichten aufgebaut wie bei den Schlagadern, jedoch ist die Muskelschicht deutlich dünner und damit der Innenraum wesentlich weiter. Dies ist möglich, weil der Druck in den Venen viel niedriger ist als in den Schlagadern. Der vom Herzen ausgeübte Druck hat sich durch die Überwindung des Widerstandes bis zu den Venen gewissermaßen „verbraucht". Der Großteil des im Körper vorhandenen Blutes befindet sich in den Venen.

Geht Blut bei einer Verletzung oder einer Blutspende verloren, so kann dies bis zu einem hohen Maße durch eine Engerstellung der Venen ausgeglichen werden.

Die Wand der Venen weist gegenüber den Arterien darüber hinaus eine weitere Besonderheit auf, die **Venenklappen**. Diese in Abständen von ca. 25 Zentimetern angebrachten Ventile haben die Aufgabe, das Blut lediglich

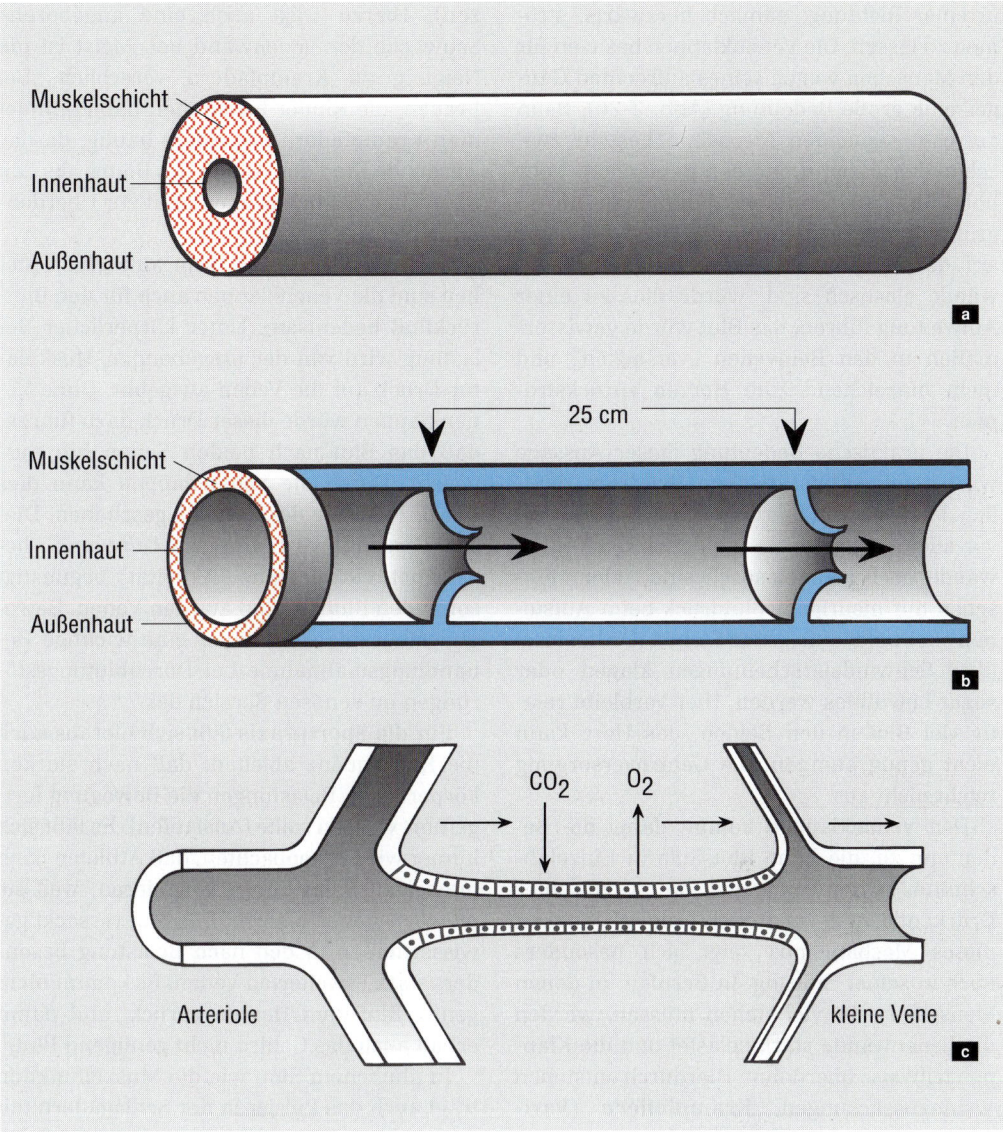

**Abbildung 2-19:**
Schematische Darstellung der drei Gefäßtypen.

**a)** Schlagadern (Arterien) und **b)** Adern (Venen), die das Blut zum Herzen zurückführen, bestehen jeweils aus drei Schichten, der Gefäßinnenhaut (Intima), einer Muskelschicht (Muscularis) und einer Außenhaut (Adventitia). Im Unterschied zur Arterie ist die Wand der Vene wesentlich dünner, dafür ist ihr Hohlraum größer, da sie einen geringeren Druck auffangen muß. Im Gegensatz zur Arterie finden sich in der Vene im Abstand von ca. 25 cm Ventile (Venenklappen), die den Blutfluß nur in einer Richtung (herzwärts) durchlassen.

**c)** Zwischen den Arterien und Venen liegen die Austauschgefäße, die Kapillaren („Haargefäße"). Ihre Wand besteht praktisch nur aus einer einzigen Zellschicht.

in einer Richtung, nämlich herzwärts, strömen zu lassen. Die Venenklappen besitzen für den Menschen wegen seines aufrechten Ganges eine große Bedeutung (Abb. 2-20). Beim aufrecht stehenden Menschen besteht zwischen dem Herzen und den Beinen eine sehr hohe Blutsäule. Je höher diese Säule, um so größer ist der Druck, der im Bereich der Beine auf der Venenwand lastet. Da die Venenwände elastisch sind, würde dies zu einer Aufweitung führen, das Blut würde gewissermaßen in den Beinvenen „versacken" und nicht hinreichend zum Herzen zurückströmen.

Die praktische Bedeutung dieser Aussage wird beim **orthostatischen Syndrom** deutlich. Man versteht hierunter die Tatsache, daß vor allem Jugendliche, bei denen die Venenwände noch sehr elastisch sind, oder Menschen mit niedrigem Blutdruck beim Aufstehen oder beim aufrechten Stehen (Orthostase) über Schwindelerscheinungen klagen oder sogar bewußtlos werden. Hier verbleibt relativ viel Blut in den Beinen, das Herz kann nicht genug pumpen, die Gehirnversorgung reicht nicht aus.

Den Venenklappen kommt dabei die Bedeutung zu, die hohe Blutsäule in Einzelabschnitte zu zerlegen und damit zu einer Druckentlastung zu führen. Die Wichtigkeit dieses Mechanismus zeigt sich besonders auch in seiner Störung. In Berufen, in denen Menschen sehr viel stehen müssen, werden die Venenwände stark belastet und die Klappen teilweise überdehnt. Hierdurch entstehen Venenaussackungen, **Krampfadern (Vari-**

**zen).** Hierzu trägt auch eine angeborene Schwäche der Venenwand bei. Meist ist die Neigung zu Krampfadern vererblich. Bei Frauen, die Kinder bekommen haben, findet man Krampfadern besonders häufig, da das werdende Kind den Abfluß des Blutes aus den Beinvenen behindert und damit zur Überdehnung beiträgt.

Neben der Funktion beim aufrechten Stehen sind die Venenklappen auch für den Blutrückfluß bedeutsam. Unter körperlicher Belastung wird von der umgebenden Muskulatur Druck auf die Venen ausgeübt. Ohne Venenklappen würde dieser Druck dazu führen, daß das Blut nach beiden Seiten hin ausweicht. Durch die Venenklappen kann dies nur in Richtung des Herzens geschehen. Dieser Vorgang wird als *„Muskelpumpe"* bezeichnet. Körperliche Aktivität begünstigt somit den Blutrückfluß aus den Venen. Bewegungstherapie stellt daher eine wichtige Behandlungsmaßnahme bei Durchblutungsstörungen im venösen Bereich dar.

Für die **Sportpraxis** läßt sich hieraus auch die Konsequenz ableiten, daß nach starken körperlichen Belastungen die Bewegung fortgeführt werden sollte (Auslaufen). Es läßt sich immer wieder beobachten, daß Athleten nach intensiven Belastungen kollabieren, weil sie plötzlich stehen bleiben. Das Blut versackt gewissermaßen in den nach Belastung besonders stark erweiterten Venen. Es kommt nicht genug Blut zum Herzen zurück, und damit erhält auch das Gehirn nicht genügend Blut.

In ähnlichem Sinn wie die Muskelfunktion trägt auch das Pulsieren der Schlagadern mit

**Abbildung 2-20:**
Darstellung der Venenklappenfunktion.
**a)** Die Venenklappen haben die Aufgabe, die Blutsäule in Einzelabschnitte zu zerlegen. In aufrechter Stellung würde sich ohne Venenklappen ein sehr hoher Druck auf die Wand entwickeln und das Gefäß aufweiten, da dessen Wand elastisch ist. Das Blut würde in den Beinen „versacken". Durch die Klappen wird die Blutsäule in Einzelabschnitte von nur 25 cm zerlegt und damit der Druck auf die einzelnen Wandabschnitte verteilt.
**b)** Bedeutung der Venenklappen für Hilfsmechanismen des Blutrücktransports. Bei der Muskeltätigkeit wird durch die Muskelkontraktion die Vene zusammengepreßt. Aufgrund der Anordnung der Venenklappen kann durch diesen Druck das Blut nur in eine Richtung (herzwärts) strömen (Muskelpumpe).
**c)** Der gleiche Mechanismus wird benutzt, um die Druckwelle der Arterien auf die neben ihnen verlaufenden Venen zu übertragen und dadurch zum Blutrücktransport beizutragen (Arterienpumpe).

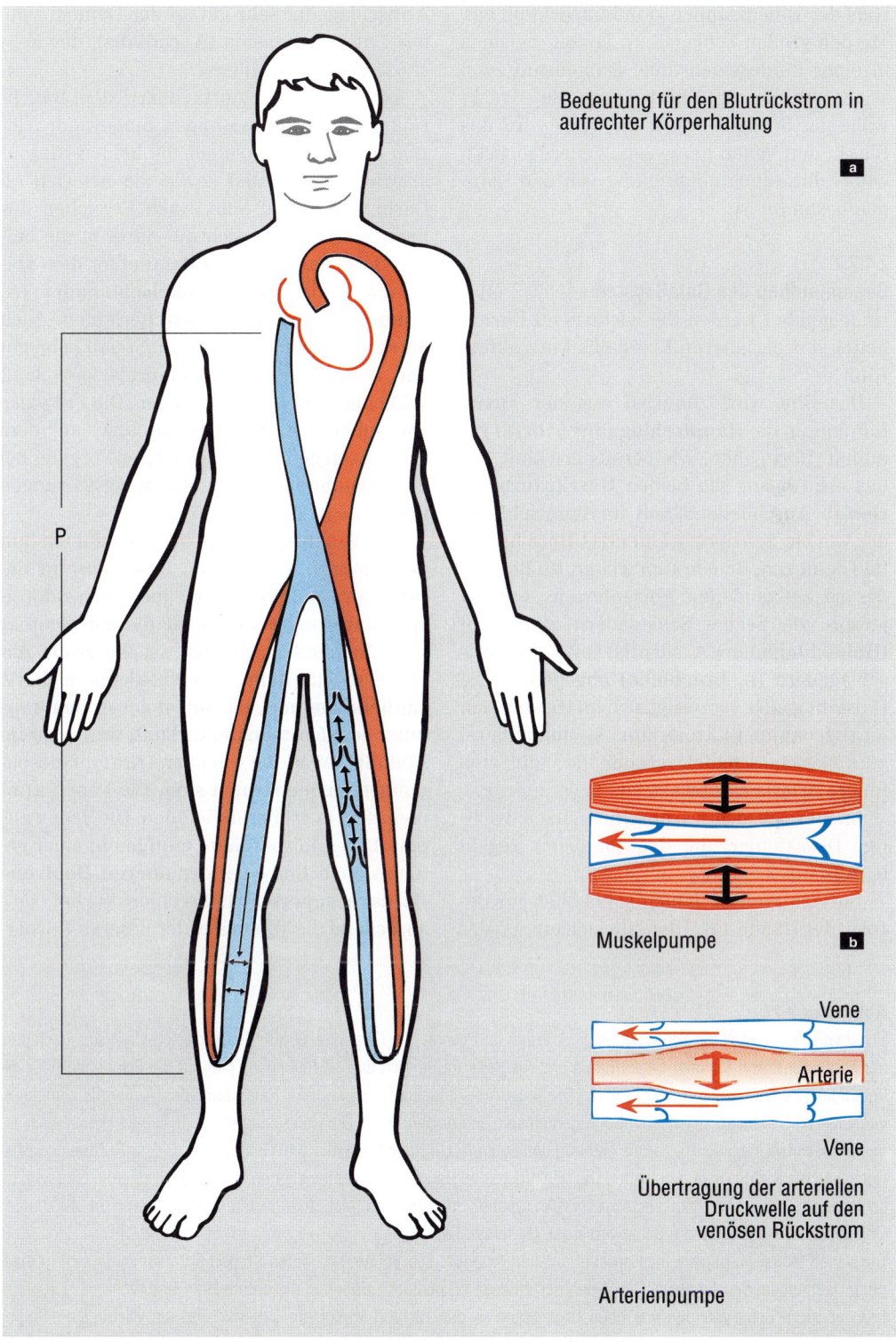

Bedeutung für den Blutrückstrom in aufrechter Körperhaltung

a

P

Muskelpumpe b

Vene

Arterie

Vene

Übertragung der arteriellen Druckwelle auf den venösen Rückstrom

Arterienpumpe

Hilfe der Venenklappen zum Blutrückfluß bei. Mit den großen Schlagadern laufen meistens in einer Bindegewebshülle gemeinsam zwei Venen. Durch die Übertragung der Druckwelle der Schlagader auf die Vene wird das Blut in den Venen herzwärts weitergedrückt, wobei diese Richtungsgebung von den Klappen bestimmt ist.

### 2.4.2.7
### Gesamtaufbau des Gefäßsystems (Abb. 2-21)

Im folgenden werden die wichtigsten Einzelheiten des peripheren Kreislaufs kurz aufgezählt.

Das Blut wird zunächst aus der linken Kammer in die **Hauptschlagader (Aorta)** gepumpt. Dort gehen, wie bereits erwähnt, sofort am Abgang die beiden **Herzkranzarterien** ab. Anschließend läuft die Hauptschlagader wie ein Spazierstock um das Herz herum und dann zum Bauchraum weiter. Im Bereich des so entstandenen Aortenbogens werden jeweils die beiden Schlagadern zum Kopf **(Halsschlagader = A. carotis)** sowie die Armschlagadern **(A. brachialis)** abgegeben. Die Halsschlagader verzweigt sich im Halsbereich im sogenannten Karotissinus in eine äußere, zum Gesichtsschädel verlaufende, und eine innere Arteria carotis externa bzw. interna.

Im Bereich des Karotissinus sitzen wichtige Druckfühler, die den Blutdruck regeln (s. Abschn. 2.5.2.3).

Die Armarterien laufen schließlich im Bereich der Hände aus. Hier läßt sich ein Ast der Armschlagader sehr gut an der Daumenseite des Unterarms tasten **(A. radialis),** der übliche Ort des Pulszählens.

Im Verlauf der Aorta durch den Bauchraum werden die wichtigen Eingeweidearterien abgegeben, darunter die beiden Nierenarterien **(A. renalis)** sowie die Arterien an Darm, Leber und Milz. Nach Erreichen des Beckens verzweigt sich die Aorta in die beiden Beckenarterien, die dann unter dem Leistenband als **Oberschenkelschlagader (A. femoralis)** zum Bein hin weiterlaufen. Auch an dieser Stelle läßt sich im Notfall sehr gut der Puls zählen. Die Femoralarterie läuft schließlich bis zum Fuß weiter. Die *Fußpulse* werden hinter dem Knöchel bzw. auf dem Fußrücken gefühlt, ein wichtiger Vorgang bei der Erkennung von Durchblutungsstörungen der Beine (s. Abschn. 5.5.2).

Die **Venen** verlaufen im allgemeinen mit den Arterien gemeinsam. Besonders im Bereich der Haut finden sich aber auch zahlreiche unabhängige Venen, die hier gut sichtbar sind. Namentlich genannt sei die große Abflußvene aus dem Oberschenkelbereich **(V. saphena magna),** die neben der A. femoralis unter dem Leistenband verläuft, weil in ihrem Abflußbereich die meisten Krampfaderbildungen zu beobachten sind. Die Venen sammeln sich in größeren Gefäßen. Die Venen aus der oberen Körperhälfte münden in einer gemeinsamen Endvene, der **oberen Hohlvene (V. cava superior)** im rechten Vorhof, entsprechend die Venen aus der unteren Körper-

**Abbildung 2-21:**
Schematische Darstellung der wichtigsten Arterien und Venen des Körperkreislaufs. Die Aorta schwingt sich nach dem Verlassen der linken Kammer bogenförmig um das Herz. Im Bereich des Aortenbogens gibt sie die Schlagadern für die Versorgung der Arme und des Kopfes ab. Die linke Armschlagader und die linke Halsschlagader (A. carotis communis) verlassen im Gegensatz zur rechten Seite gemeinsam den Aortenbogen. Die Halsschlagader teilt sich im Halsbereich auf in die Gesichtsschlagader (A. carotis externa) und in die A. carotis interna, die zum Gehirn läuft. Dieser Aufzweigungsbereich wird als Karotissinus bezeichnet. Die wichtigsten im Bauchbereich abgegebenen Schlagadern sind die Eingeweideschlagadern sowie die Nierenschlagadern (A. renalis). Im Beckenbereich teilt sich die Aorta dann in die beiden Oberschenkelarterien, die die Beine versorgen (A. femoralis).
Die Venen laufen im allgemeinen parallel mit den Arterien. Die Venen der oberen Körperhälfte sammeln sich in einer gemeinsamen oberen Hohlvene. Die Venen der unteren Körperhälfte ziehen in die untere Hohlvene (Vena cava superior bzw. inferior). Beide münden von oben bzw. unten in den rechten Vorhof. Im Schema sind die wichtigsten Stellen dargestellt, an denen der Puls gefühlt werden kann.

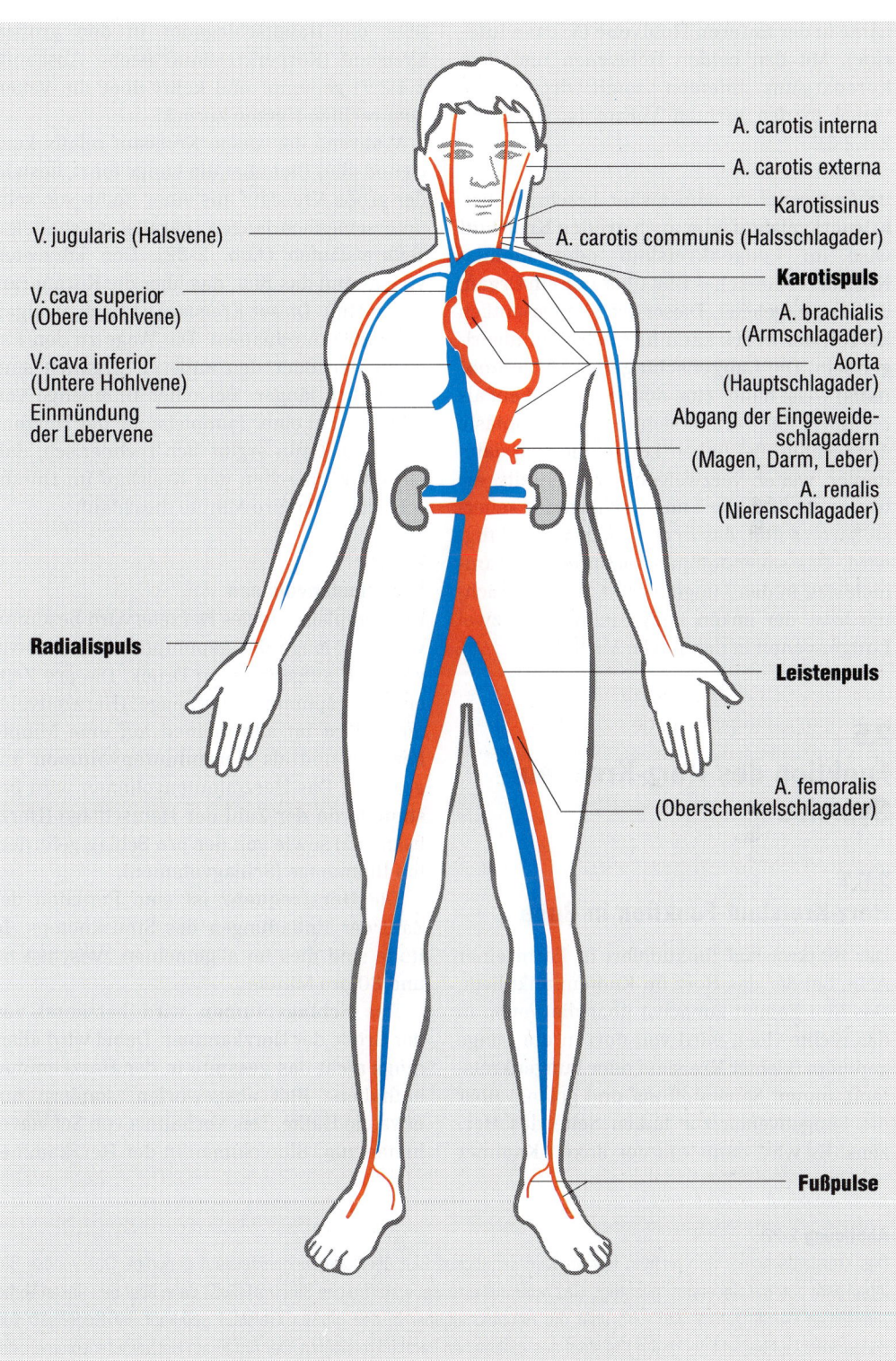

A. carotis interna

A. carotis externa

Karotissinus

V. jugularis (Halsvene)

A. carotis communis (Halsschlagader)

**Karotispuls**

V. cava superior
(Obere Hohlvene)

A. brachialis
(Armschlagader)

V. cava inferior
(Untere Hohlvene)

Aorta
(Hauptschlagader)

Einmündung
der Lebervene

Abgang der Eingeweide-
schlagadern
(Magen, Darm, Leber)

A. renalis
(Nierenschlagader)

**Radialispuls**

**Leistenpuls**

A. femoralis
(Oberschenkelschlagader)

**Fußpulse**

hälfte in der **unteren Hohlvene (V. cava inferior).** Mit den beiden Hohlvenen und dem Koronarsinus münden somit drei große Venen in den rechten Vorhof (s. Abschnitt 2.4.2.5).

Im Gegensatz zu dem bisher beschriebenen **Körperkreislauf** oder auch **großen Kreislauf** wird im **Lungenkreislauf** oder **kleinen Kreislauf** sämtliches Blut über nur ein Organ, die Lunge, geleitet. Dieser Weg ist wesentlich kürzer, der Druck kann hier sehr viel niedriger sein. Die **Lungenschlagader (A. pulmonalis)** weist daher eine dünnere Wand auf als die Aorta. Sie verteilt sich in zwei Hauptäste zur rechten und linken Lunge, die sich dann immer weiter verzweigen. Wie bereits erwähnt, fließt in der Lungenschlagader sauerstoffarmes Blut, das in der Lunge aufgesättigt wird. Das sauerstoffangereicherte Blut sammelt sich in den Lungenvenen. Aus der rechten bzw. der linken Lunge münden je zwei **Lungenvenen** in den linken Vorhof.

# 2.5
# Funktion des Herz-Kreislauf-Systems

## 2.5.1
## Herz-Kreislauf-Funktion in Ruhe

Der Blutkreislauf funktioniert in Form einer Acht, bei der das Herz im Knotenpunkt liegt. Das Blut kommt zunächst über die Venen in das rechte Herz, wird von dort in die Lunge gepumpt (kleiner Kreislauf oder Lungenkreislauf), nimmt Sauerstoff auf und gelangt über die Lungenvenen zur linken Seite des Herzens. Es wird dann von der linken Kammer über die Hauptschlagader in den großen Kreislauf (Körperkreislauf) (siehe Abschnitt 2.4.2.7) gepumpt und kehrt über die Venen zum rechten Herzen zurück.

Während der kleine Kreislauf relativ kurz ist und alles Blut über die Lunge führt, besteht der große Kreislauf aus einer Reihe von sehr unterschiedlich langen, parallel geschalteten Teilkreisläufen (Abb. 2-22). Den kürzesten Weg nimmt das Blut, das über die Koronararterien läuft. Dieser Kreislauf ist nach wenigen Sekunden durchlaufen. Die Wege zu den Extremitäten oder den anderen Organen sind wesentlich länger. Bei einer Blutmenge von 5 Litern und einer Pumpleistung des Herzens von ca. 5 l/min ergibt sich rechnerisch, daß ein Blutkörperchen den Kreislauf im Durchschnitt einmal pro Minute durchläuft.

### 2.5.1.1
### Herzminutenvolumen
Die Pumpleistung des Herzens wird bestimmt von der Menge des gepumpten Blutes sowie von dem aufgebrachten Druck. Die pro Zeiteinheit gepumpte Blutmenge (Herzzeitvolumen) wird im allgemeinen auf eine Minute bezogen und als **Herzminutenvolumen** angegeben. Das Herzminutenvolumen wird bestimmt von der Zahl der Herzschläge (Herzfrequenz) sowie von der pro Schlag geförderten Blutmenge (Schlagvolumen).

Die **Herzfrequenz** ist eine Funktion der Zahl der Entladungen des Sinusknotens. In Ruhe sind dies im allgemeinen zwischen 60 und 80 pro Minute.

Das **Schlagvolumen** wird bestimmt von der Größe der Herzkammer. Dabei wird allerdings nicht das gesamte in der Herzkammer enthaltene Blut ausgeworfen, sondern nur etwa die Hälfte. Das Verhältnis von Schlagvolumen zum Blutvolumen in der Herzkammer

**Abbildung 2-22:**
Das Kreislaufschema. Vom rechten Herzen wird sämtliches Blut über den Lungenkreislauf gepumpt. Das venöse Blut (blau) wird dort mit Sauerstoff gesättigt. Das arterialisierte, sauerstoffreiche Blut (rot) fließt dann über den linken Vorhof zum linken Herzen zurück und wird über die Hauptschlagader in den großen Kreislauf gepumpt. Im Gegensatz zum Lungenkreislauf besteht der große Kreislauf aus zahlreichen Parallelkreisläufen. Der Anteil am Herzminutenvolumen, den diese Organsysteme erhalten, ist links in Ruhe, rechts unter maximaler körperlicher Belastung angegeben.

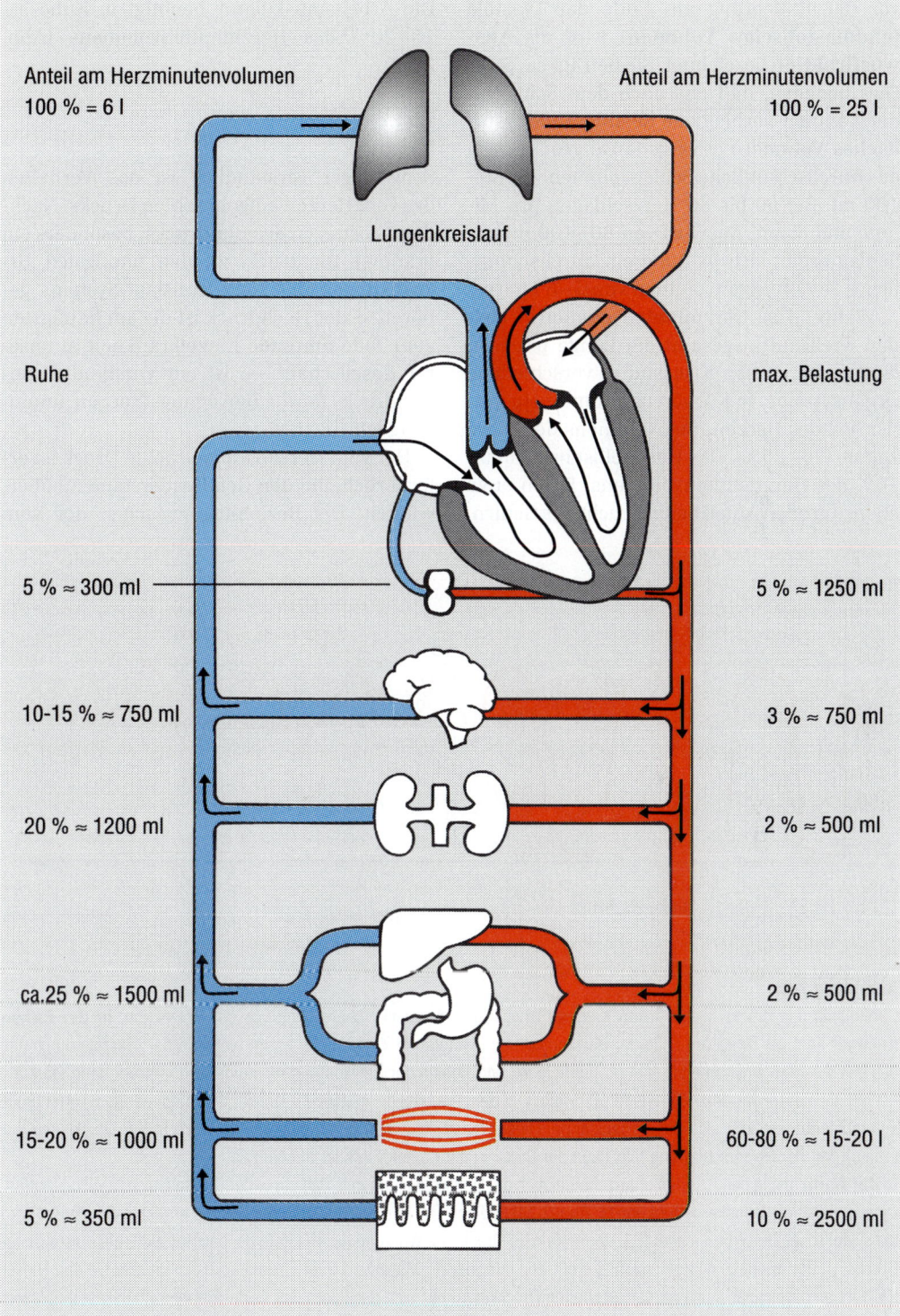

Anteil am Herzminutenvolumen
100 % = 6 l

Anteil am Herzminutenvolumen
100 % = 25 l

Lungenkreislauf

Ruhe

max. Belastung

5 % ≈ 300 ml

5 % ≈ 1250 ml

10-15 % ≈ 750 ml

3 % ≈ 750 ml

20 % ≈ 1200 ml

2 % ≈ 500 ml

ca.25 % ≈ 1500 ml

2 % ≈ 500 ml

15-20 % ≈ 1000 ml

60-80 % ≈ 15-20 l

5 % ≈ 350 ml

10 % ≈ 2500 ml

vor der Entleerung am Ende der Diastole **(enddiastolisches Volumen)** wird als **Auswurffraktion** bezeichnet. Sie beträgt ca. 50%. Dies bedeutet, daß das nach dem Schlag in der Kammer verbliebene Restblut **(endsystolisches Volumen)** etwa genauso groß ist wie das durchschnittliche Schlagvolumen von 80–100 ml. Bei 60 bis 80 Herzschlägen pro Minute und einem Auswurf von 80–100 ml pro Schlag ergibt sich in Ruhe ein durchschnittliches Herzminutenvolumen von 5–6 Litern.

Während das Herzminutenvolumen im kleinen Kreislauf insgesamt die Lunge passiert, läuft es im großen Kreislauf in verschiedene Organsysteme. In Körperruhe kommt ein großer Teil des Herzminutenvolumens der Niere zugute (20–25%). Das Herz selbst braucht 5–10% des Herzminutenvolumens. Einen etwa ebenso großen Anteil beansprucht das Gehirn.

Die Arbeitsmuskulatur benötigt in Ruhe ca. 15–20% des Herzminutenvolumens (Abb. 2-22).

### 2.5.1.2
### Blutdruck

Schwieriger verständlich ist das Verhalten des vom Herzen aufgebrachten Drucks. Nachdem Störungen des Blutdrucks, besonders ein erhöhter Blutdruck, zu den häufigsten Erkrankungen des Herz-Kreislauf-Systems gehören — der Hochdruck ist die am häufigsten zum Tode führende Einzelkrankheit in unserer Gesellschaft! —, ist ein Verständnis des Blutdrucks für die Bewegungstherapie unumgänglich.

Der vom Herzen aufgebrachte Druck ist erforderlich, um den Gefäßwiderstand zu überwinden. Die Beziehung zwischen der vom

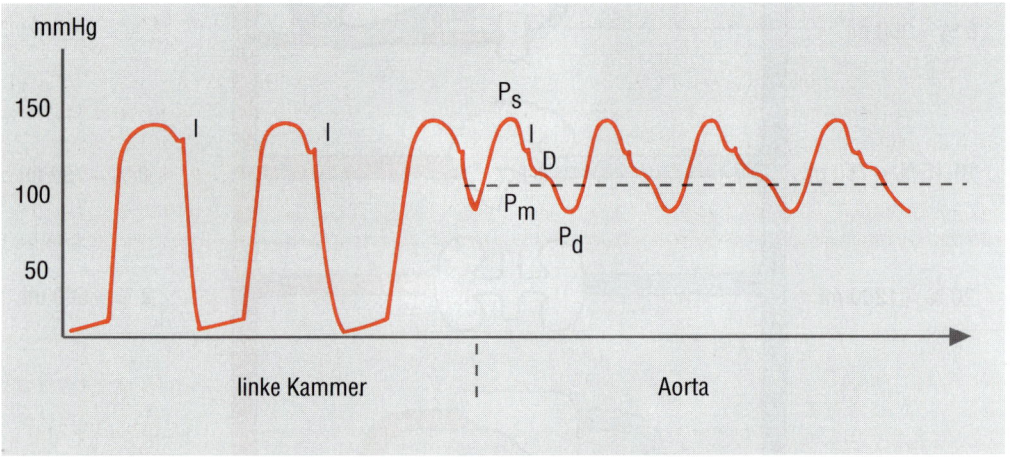

**Abbildung 2-23:**
Darstellung des Drucks in der linken Kammer bzw. in der Aorta in Abhängigkeit von der Herzaktion. **In der linken Kammer** liegt der Druck am Ende der Herzkontraktion (Systole) bei 0 mmHg. Er steigt während der Diastole durch das aus den Vorhöfen einströmende Blut geringfügig an. Mit Beginn der Herzkontraktion steigt der Blutdruck dann stark an, um mit nachlassender Herzkraft wieder abzufallen. In dem Augenblick, in dem der Druck in der Kammer den Aortendruck unterschreitet, schließt sich die Aortenklappe. Dieser Punkt zeigt sich durch eine kleine Zacke in der Druckkurve (I = Inzisur). Mit der Herzerschlaffung fällt dann der Druck in der Kammer wieder auf Null ab.
**In der Aorta** und in den Arterien unterscheidet sich die Druckkurve dadurch, daß sie in der Diastole nicht auf Null abfällt. Dies ist durch die Windkesselfunktion (s. Abb. 2-24) bedingt. Der höchste während der Systole erreichte Druckwert wird als systolischer Druck bezeichnet ($P_s$), der niedrigste Druck, der während der Diastole beobachtet wird, als diastolischer Druck ($P_d$). Der arterielle Mitteldruck ($P_m$) stellt den integrierten Mittelwert aller Einzeldrücke der Druckkurve dar. Dieser Wert ist eingezeichnet. Auch an der arteriellen Druckkurve läßt sich der Punkt des Aortenklappenschlusses (I) ablesen. In der Diastole ist ein zweiter Druckanstieg zu beobachten, die sog. dikrote Druckwelle (D). Sie entsteht durch die Reflektion der arteriellen Druckwelle in der Gefäßperipherie.

Herzen gepumpten Blutmenge, dem Gefäßwiderstand und dem Blutdruck wird durch das **Ohmsche Gesetz** wiedergegeben:

$$\text{Herzminutenvolumen} =$$
$$\text{Herzfrequenz x Schlagvolumen}$$
$$= \frac{\text{Blutdruck}}{\text{Widerstand}}$$

Die Gleichung besagt, daß das Herz um so mehr Blut pumpt, je höher der Blutdruck oder je kleiner der Widerstand ist. Die Herzfrequenz und der Blutdruck können sich also durchaus unabhängig oder sogar gegensinnig verhalten. Ein Anstieg der Herzschlagzahl muß nicht mit einem Blutdruckanstieg einhergehen, wenn gleichzeitig das Schlagvolumen und/oder der Widerstand absinken.

Der in dieser Gleichung angegebene Blutdruck ist allerdings nur ein Mittelwert (**arterieller Mitteldruck**). In Wirklichkeit ändert sich der vom Herzen aufgebrachte Blutdruck ständig (Abb. 2-23). Mit dem Beginn des Pumpvorgangs des Herzens steigt der Blutdruck in der Hauptschlagader an. Der höchste während der Systole erreichte Druck wird als **systolischer Druck** bezeichnet. Gegen Ende der Kontraktion fällt der Druck wieder ab. In der Diastole sinkt er allerdings nicht auf Null, sondern auf einen unteren Minimalwert, den **diastolischen Druck.** Die Ursache hierfür liegt in der **Windkesselfunktion** der großen Blutgefäße. Die Hauptschlagader ist kein starres, sondern ein elastisches Rohr. Während der Systole wird sie aufgedehnt. Erschlafft das Herz, tendiert die Wand der Aorta dazu, sich wieder zusammenzuziehen und drückt das Blut weiter. Den Rücklauf des Blutes in das Herz verhindert der Schluß der Aortenklappen. Die Aortenklappen werden durch den diastolischen Druck geschlossen gehalten (Abb. 2-24).

Der Vorteil der Windkesselfunktion besteht darin, daß das Blut nicht gewissermaßen zwischen zwei Herzschlägen stehenbleibt, sondern ein zwar rhythmischer, aber doch dauernd in Bewegung befindlicher Strom entsteht. Dies ist nicht nur wegen der kontinuierlichen Gewebsversorgung von Bedeutung, sondern auch aus der Sicht der Kreislaufarbeit. Die Wiederbeschleunigung eines einmal stehengebliebenen Blutstroms würde wegen der erforderlichen Überwindung der Haftreibung jeweils zusätzliche Arbeit bedeuten.

Die **normalen Blutdruckwerte** werden für den systolischen Wert zwischen 100 und 140 mmHg, für den diastolischen Wert zwischen

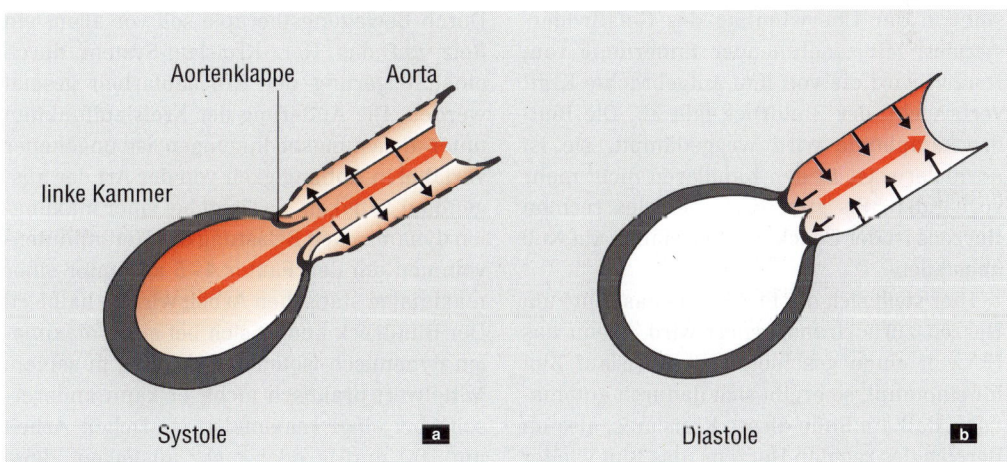

**Abbildung 2-24:**
Mechanismus der Windkesselfunktion
**a)** In der Systole wird Blut ausgetrieben, der ansteigende Druck dehnt auch die Wand der Aorta auf.
**b)** In der Diastole drückt die aufgedehnte Wand der Aorta in die Ausgangsstellung zurück. Hierdurch wird zum einen die Aortenklappe geschlossen, zum anderen wird das Blut nach vorne in den Kreislauf weitergetrieben.

70 und 90 mmHg angegeben und in der üblichen Formulierung beispielsweise als 120/80 mmHg protokolliert (bezüglich der Meßmethode siehe Abschn. 10.3). Die Differenz zwischen systolischem und diastolischem Druck wird als **Blutdruckamplitude** bezeichnet. Für die Herzarbeit entscheidend ist jedoch der durchschnittlich herrschende Druck, der arterielle Mitteldruck. Dieser ergibt sich aufgrund der arteriellen Druckkurve (Abb. 2-23), nicht einfach aus der Halbierung der Differenz zwischen systolischem und diastolischem Druck. Die Druckkurve zeigt eine komplizierte Form. Man beachte insbesondere die zweite Blutdruckwelle in der Diastole (**dikrote Druckwelle**), die durch die Reflektion der systolischen Druckwelle in den peripheren Gefäßen entsteht im Sinne von aus der Musik bekannten Oberschwingungen. Integriert man die Blutdruckfläche und dividiert sie durch die Dauer der Herzaktion, so kommt man näherungsweise zu folgender Formel für den Mitteldruck:

Mitteldruck = diastolischer Druck +
$1/3$ (systolischer minus diastolischer Druck)

Die Bedeutung des arteriellen Blutdrucks besteht in der Überwindung des Gefäßwiderstandes. Mit zunehmender Entfernung vom Herzen wird die von ihm aufgebrachte Kraft verbraucht, der Blutdruck fällt ab. Die Blutdruckamplitude wird weggedämpft, sie ist normalerweise in den Kapillaren nicht mehr vorhanden. Bis zum Erreichen des rechten Herzens ist der Druck in den Gefäßen auf Null abgefallen.

Hier stellt sich die Frage, wie das Blut zum Herzen zurücktransportiert wird. Wenn das Herz in einen geschlossenen Kreislauf Blut hineinpumpt, so ergibt sich dadurch automatisch, daß am Ende dieses Kreislaufs, also im Bereich des rechten Herzens, das Blut wieder ankommen muß. Der vom Herzen ausgeübte Druck treibt also das Blut durch den gesamten Kreislauf hindurch. Unterstützt wird der Rücktransport allerdings durch eine Reihe von Mechanismen, insbesondere die **Muskel**pumpe sowie die Übertragung der arteriellen Druckwellen auf die Venen (Abschn. 2.4.2.6). Wenn sich die Herzkammern bei geschlossenen Klappen verkürzen, bedeutet dies, daß entsprechend die Vorhöfe aufgeweitet werden. Hierdurch entsteht ein Sogeffekt, der ebenfalls den Rückfluß begünstigt. Man hat daher das Herz auch als **Druck-Saug-Pumpe** bezeichnet.

Zusammenfassend ist es somit eigentlich nicht korrekt, von „dem Blutdruck" zu sprechen, wenn der Druck in den Blutgefäßen gemeint ist. In allen Blutgefäßen, die mit dem Herzen in Verbindung stehen, herrscht ein unterschiedlicher Druck, der beispielsweise in den Venen sehr viel niedriger ist als in den Arterien. Im kleinen Kreislauf, in dem das rechte Herz eine viel kürzere Strecke überwinden muß, beträgt der Druck in den Lungenschlagadern nur ein Sechstel des arteriellen Wertes. Trotzdem hat es sich eingebürgert, vom „Blutdruck" zu sprechen, wenn der arterielle Druck gemeint ist.

## 2.5.2
## Herz-Kreislauf-Funktion unter körperlicher Belastung

Durch Bewegungstherapie soll vor allem ein Reiz auf das Herz-Kreislauf-System durch eine Steigerung der Kreislaufarbeit gesetzt werden. Die Änderung der Kreislauffunktion unter Belastungsbedingungen ist ungeheuer variabel in Abhängigkeit von der Art der ausgeübten Tätigkeit. So steigt bei einer maximalen dynamischen Belastung das Herzminutenvolumen um den Faktor 4–5 an, unter einer maximalen statischen Arbeit wird es halbiert! Der Blutdruck ändert sich bei einer maximalen dynamisch-isotonen Belastung in seinem Mittelwert praktisch nicht; er kann andererseits bei einer maximalen statischen Arbeit um 100 mmHg oder mehr ansteigen. Beim Tauchen werden sogar in Extremfällen Druckwerte im Bereich mehrerer tausend mmHg erreicht! Solche Unterschiede sind natürlich aus der Sicht der Bewegungstherapie von erheblicher Bedeutung. Eine genaue

Kenntnis der Kreislauffunktion unter verschiedenartigen Belastungsformen ist daher absolute Voraussetzung jeder vernünftigen Bewegungstherapie.

Unter körperlicher Belastung nimmt eine Fülle von unterschiedlichen Faktoren auf die Belastungsreaktion des Kreislaufs Einfluß, insbesondere das Verhältnis von Kraft zu Bewegung, psychische Faktoren sowie die Umweltbedingungen, etwa beim Schwimmen. Um hier zu einer Systematisierung zu kommen, soll zunächst von den beiden Grundformen der Muskelkontraktion ausgegangen werden, der reinen Verkürzung (isotone Muskelkontraktion) und der reinen Spannungsentwicklung (isometrische Muskelkontraktion).

### 2.5.2.1
### Dynamische (dynamisch-isotone) Belastung

Eine reine isotone Belastung, also eine reine Verkürzung des Muskels ohne Spannungszunahme, kommt in der Realität so gut wie nicht vor. Angenähert entspricht ihr am ehesten das **Laufen in der Ebene,** das im folgenden als Modellfall benutzt werden soll. Es handelt sich dabei um eine dynamische Belastung, also um eine rhythmische Abfolge von Kontraktion und Erschlaffung, bei der im Gegensatz etwa zu der ebenfalls dynamischen Belastung des Ruderns kaum Kraft eingesetzt wird. Laufen könnte daher als dynamisch-isoton bezeichnet werden. Eine zunehmende Laufbelastung mit ansteigender Geschwindigkeit erfordert im Muskel eine zunehmende Energiebereitstellung, wobei klare Beziehungen zwischen Laufgeschwindigkeit und Sauerstoffbedarf vorliegen (siehe Abschnitt 2.2.1). Eine Steigerung der Sauerstoffaufnahme kann nach der von FICK angegebenen Gleichung auf verschiedenen Wegen geschehen:

$$VO_2 = HMV \times AVDO_2 =$$
$$F \times SV \times AVDO_2$$

Die Gleichung besagt, daß die Sauerstoffaufnahme dadurch ansteigen kann, daß das Herz mehr pumpt (Steigerung des Herzminutenvolumens) bzw. die Ausschöpfung des Blutes, die arteriovenöse Sauerstoffdifferenz ($AVDO_2$), erhöht wird.

Die Steigerung des Herzminutenvolumens kann über eine Erhöhung der Herzschlagzahl (Herzfrequenz = F) sowie des pro Schlag ausgeworfenen Volumens (Schlagvolumen = SV) erfolgen. Beide Möglichkeiten werden verwirklicht. Die ausgeprägteste Steigerung erfährt die **Herzfrequenz.** Die Herzschlagzahl kann von 60 bis 70 pro Minute in Ruhe auf 200 fast verdreifacht werden. Die erreichbare **maximale Herzfrequenz** hängt dabei im wesentlichen nur von einem Faktor ab, dem Lebensalter.

Die maximale Herzfrequenz wird mit 220 minus Lebensalter bei einer Streubreite von ±10 angegeben. Dies bedeutet, daß 10jährige Kinder im Durchschnitt maximale Herschlagzahlen von 210 erreichen, 60jährige Erwachsene erzielen im allgemeinen nur noch Herzschlagzahlen von 160 pro Minute.

Legt man die doppelte Streubreite (±20) zugrunde, bedeutet dies beispielsweise, daß 96 % aller 10jährigen Kinder maximale Herzfrequenzen zwischen 190 und 230 erreichen. Die gleichen Grenzwerte für den 60jährigen Mann liegen bei 140 bis 180.

Von anderen Faktoren, wie beispielsweise dem Geschlecht, ist die maximale Herzfrequenz dagegen weitgehend unabhängig, auch nicht vom Ausmaß des körperlichen Trainings. Sehr große Sportherzen tendieren allerdings zu geringfügig erniedrigten Maximalwerten.

Bei der **Steigerung des Schlagvolumens** spielen verschiedene Mechanismen eine Rolle. Wird dem Herz kurzfristig vermehrt Blut angeboten, etwa bei Änderung der Körperlage oder bei dem Einsetzen der Muskelpumpe (s. Abschn. 2.4.2.6), so wird es stärker gefüllt und kann sich wie jeder stärker vorgedehnte Muskel besser kontrahieren. Diese Steigerung der Kontraktion durch stärkere Vordehnung des Herzmuskels wird als **Starling-Mechanismus** bezeichnet. Er geht immer mit einer Größenzunahme der Herzkammer einher. Eine solche wird jedoch bei gleichmäßigen Ausdauerbelastungen trotz einer Vergrößerung des Schlagvolumens nicht beobachtet.

Die Ursache für diesen scheinbaren Gegensatz ergibt sich aus folgender Tatsache: Unter Belastung wird die Herzkraft durch den Sympathikus verstärkt, es erfolgt eine stärkere Entleerung. Die Steigerung des Schlagvolumens überschreitet den Bereich von 50% des Ausgangswertes jedoch nicht; sie ist damit viel geringer als für die Herzfrequenz. Diese Steigerung wird schon bei verhältnismäßig geringen Herzfrequenzen von etwa 120 pro Minute erreicht. Bei weiterer Zunahme der Belastungsintensität bleibt das Schlagvolumen weitgehend konstant, das Herzminutenvolumen kann nur noch über die Herzschlagzahl erhöht werden (Abb. 2-25). Ursache für diese eingeschränkte Steigerungsfähigkeit des Schlagvolumens ist seine Beschränkung durch die Ventrikelgröße.

Wie in Abschnitt 2.4.2.1 ausgeführt, enthalten 100 Kubikzentimeter voll aufgesättigtes arterielles Blut bei einem Hämoglobingehalt von 15 g% ca. 20 Milliliter Sauerstoff. Diese Menge wird beim Durchlauf des großen Kreislaufs keineswegs voll ausgenutzt; im Gegenteil: In 100 Kubikzentimeter zurückkommendem Venenblut sind in Ruhe im Durchschnitt noch rund 15 Milliliter Sauerstoff vorhanden. Die Ausschöpfung ist gering, die **arteriovenöse Sauerstoffdifferenz** beträgt nur 5%. Dies hängt damit zusammen, daß in Ruhe dem Kreislauf zahlreiche zusätzliche Aufgaben zukommen, die ihn stärker beanspruchen als der Sauerstofftransport, beispielsweise die Nierendurchblutung, die der Ausscheidung von Harnstoff etc. dient und kaum Sauerstoff verbraucht. Unter Belastungsbedingungen tritt der Sauerstoffverbrauch mehr und mehr in den Vordergrund, die Reserven werden wesentlich stärker ausgenutzt, die Ausschöpfung in der Muskulatur steigt bis auf 90% an. Da jedoch unter Belastung immer noch ein Teil des Blutes in Organe fließt, die wenig Sauerstoff verbrauchen (besonders die Haut, in der im wesentlichen Wärme abgegeben und wenig Sauerstoff verbraucht wird), steigt die gesamte arteriovenöse Differenz nie auf das theoretisch mögliche Maximum, aber immerhin auf etwa 15 ml Sauerstoff/100 ml Blut an.

Die maximale Steigerung der Herzfrequenz erfolgt somit um einen Faktor von ca. 2,5, die des Schlagvolumens um den Faktor 1,5 und die der arteriovenösen Differenz um den Faktor 3. Multipliziert miteinander ergeben diese Faktoren etwa eine Steigerung des Sauerstofftransports um den Faktor 10. Wie in Abschnitt 2.2.1 angegeben, wird tatsächlich die Sauerstoffaufnahme beim Untrainierten unter maximaler Belastung im Vergleich zu Ruhebedingungen verzehnfacht.

Diese Steigerung der Transportleistung des Kreislaufs wird nur unter Maximalbedingungen in Anspruch genommen. Die Bewegungstherapie spielt sich jedoch immer unterhalb des Maximums ab. Bei geringeren Belastungsintensitäten werden nur geringere Steigerungsraten der Kreislaufleistung in Anspruch genommen. Auch hierfür gibt es klare Beziehungen. Eine Leistung von 100 Watt benötigt beispielsweise eine Steigerung der Sauerstoffaufnahme von 1 200 ml/min (s. Abschn. 2.2.2). Pro Liter Sauerstoffmehraufnahme muß das Herzminutenvolumen um 6 Liter an-

**Abbildung 2-25:**
Schematischer Vergleich wichtiger Kreislauf- und Stoffwechselgrößen beim Untrainierten bzw. beim Trainierten. Mit ansteigender Leistung steigt linear der Sauerstoffbedarf **(a)** an, und zwar unabhängig vom Trainingszustand. Der Trainierte erreicht wesentlich höhere Sauerstoffaufnahmewerte und damit auch Belastungsintensitäten. Dies fordert vom Kreislauf eine zunehmende Steigerung des Herzminutenvolumens **(b)**. Auch dies steigt linear und unabhängig vom Trainingszustand an. Der Trainierte erreicht auch hier wesentlich höhere Werte als der Untrainierte. Aufgrund seines größeren Herzens weist der Trainierte ein höheres Schlagvolumen **(c)** auf. Das Schlagvolumen erreicht bereits bei geringen Belastungsintensitäten sein Maximum. Aufgrund des größeren Schlagvolumens kommt der Trainierte in Ruhe und für jede gegebene Belastungsstufe mit einer niedrigeren Pulsfrequenz **(d)** aus. Die im Vergleich zum Untrainierten in etwa gleiche maximale Frequenz wird erst bei einer wesentlich höheren Belastungsintensität erreicht. Der Blutdruckanstieg **(e)** ist nicht vom Trainingszustand abhängig. Weiterhin findet sich in der Abbildung die Laktatkurve **(f)** als Ausdruck der anaeroben Energiefreisetzung (s. auch Abb. 2-3).

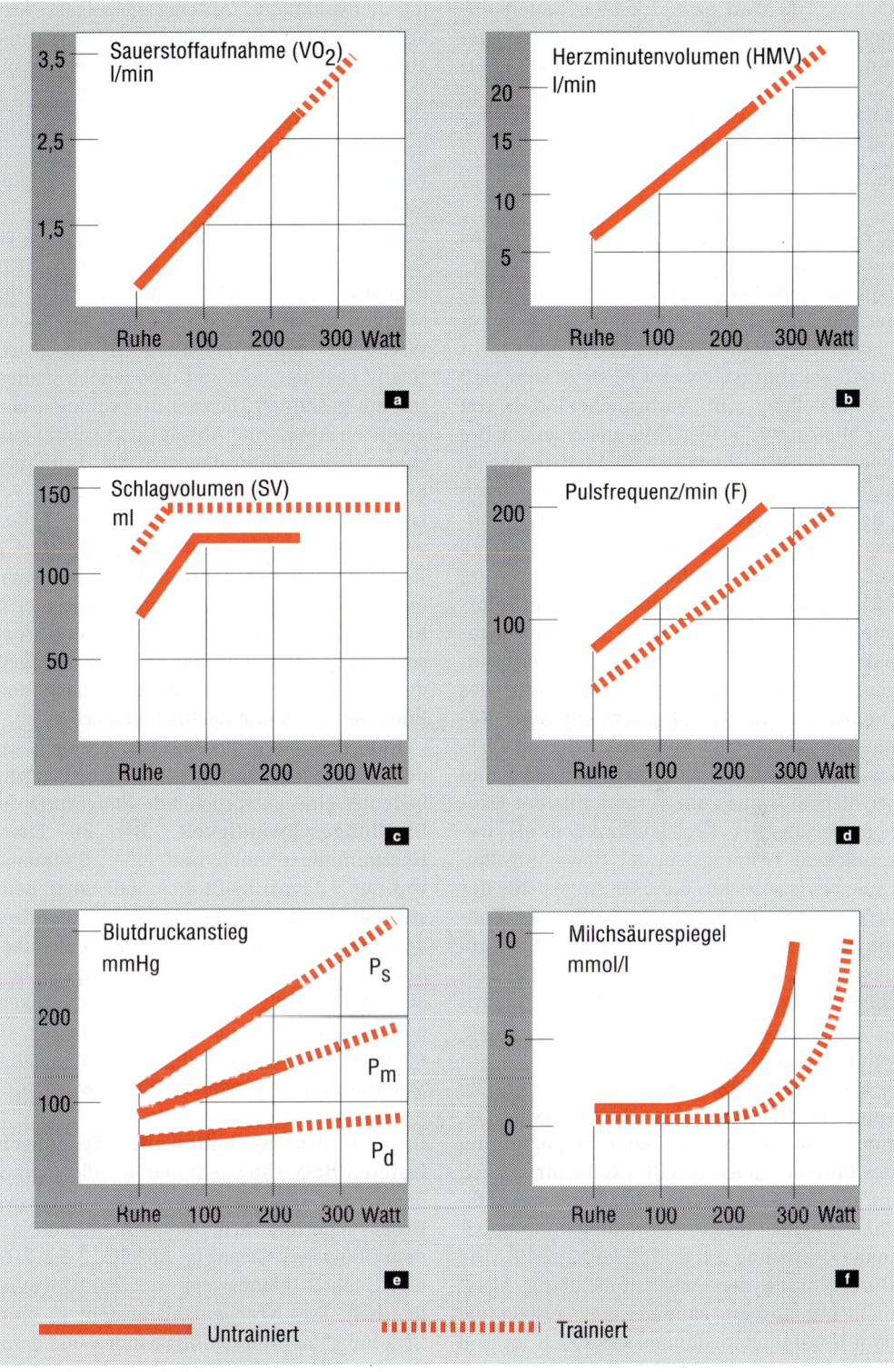

steigen, 100 Watt bzw. 1,2 Liter Sauerstoffmehraufnahme bedeuten somit eine Steigerung des Herzminutenvolumens um 7,2 Liter. Geht man von einem Herzminutenvolumen in Ruhe von 5–6 Litern aus, bedeutet dies für 100 Watt also ein Herzminutenvolumen von ca. 13 Litern.

**Kreislaufeinstellung.** Interessant für das Verständnis des Erfolges der Bewegungstherapie sind die Vorgänge, mit denen die erforderliche Kreislaufleistung eingestellt wird. Obwohl dies bisher bis ins Letzte noch nicht genau bekannt ist, scheint es so zu sein, daß die Einstellung vom „Verbraucher", d. h. von der Muskulatur, erfolgt. Mit ansteigender Belastung verschlechtert sich die Stoffwechselsituation in der Muskulatur. Hier existieren **Chemorezeptoren,** die ständig die Stoffwechselsituation erfassen und im Bedarfsfall auf nervösem Wege die Kreislaufzentren im Zwischenhirn über eventuelle Defizite informieren. Von dort wird dann über den Sympathikus die erforderliche Herzfrequenz eingestellt (Abb. 2-26). Die genaue Natur des chemischen Reizes (Wasserstoffionen, Kaliumionen, ATP, Glykogengehalt etc.) ist allerdings noch nicht bekannt. Trotzdem trägt dieser Mechanismus zum Verständnis der Ökonomisierung der Kreislauffunktion als wesentlichem Trainingsziel der Bewegungstherapie bei (s. Abschn. 5.5.6.2). Angesichts der verbesserten Stoffwechselsituation als Trainingsfolge sinkt der sympathische Antrieb auf das Herz, die gleiche Belastung wird bei gleichem Herzminutenvolumen, aber mit niedrigerer Herzschlagzahl und höherem Schlagvolumen bewältigt (Abb. 2-3 und 2-25).

Unter Belastung kommt es nicht nur zu einer Mehrleistung des Herz-Kreislauf-Systems, sondern auch zu einer **Umverteilung des Blutvolumens.** Das Blut konzentriert sich auf die aus der Sicht der Belastung wesentlichen Organe. Diese Umverteilung unter maximaler Belastung zeigt Abbildung 2-22. Die Durchblutung der Arbeitsmuskulatur steigt nicht nur absolut, sondern auch prozentual zum Herzminutenvolumen erheblich an und erreicht Werte von 80% des maximalen Herz-

minutenvolumens. Anteilig gesteigert wird auch die Hautdurchblutung, die der Wärmeabgabe dient. Die Herzmuskeldurchblutung bleibt dagegen prozentual gleich im Bereich von 5–10% des Herzminutenvolumens. Dies bedeutet angesichts der erheblichen Minutenvolumensteigerung jedoch eine absolute Mehrdurchblutung des Herzmuskels, die der Deckung seines erhöhten Energiebedarfs während der Herzarbeit dient. Die Hirndurchblutung beträgt in Ruhe ca. 10% des Minutenvolumens, also etwa 0,5 Liter. Dieser Wert bleibt unter Belastung absolut gleich, relativ gesehen bedeutet dies jedoch gemessen am gesamten Herzminutenvolumen eine deutliche Abnahme. Absolut und relativ gleichermaßen nimmt dagegen die Durchblutung im Bereich der inneren Organe, wie Leber, Milz und Niere, deutlich ab. Leber- und Nierendurchblutung machen in Ruhe je 1–1,5 l/min aus. Sie sinken unter Belastung im Extremfall unter 0,5 l/min ab. Die hier in Ruhe erfolgenden Stoffwechsel- und Ausscheidungsfunktionen können aus der Sicht des Organismus gewissermaßen nach dem Ende der Belastung nachgeholt werden.

Eine Erhöhung des Minutenvolumens auf den vierfachen Wert des Ausgangsbetrages bedeutet eine entsprechende Steigerung der **Blutflußgeschwindigkeit.** Bei 20 Litern Herzminutenvolumen und einer Blutmenge von nur 5 Litern heißt dies, daß unter Belastungsbedingungen die mittlere Durchlaufzeit des Kreislaufs bis auf 15 Sekunden absinken muß. In dieser hohen Geschwindigkeit liegt eine der wichtigsten kreislaufbeschränkenden Größen unter maximaler Belastung, da noch höhere Geschwindigkeiten ungünstige Strömungsbedingungen bedeuten würden.

Beim **Blutdruckverhalten unter dynamischisotoner Belastung** geht man im allgemeinen davon aus, daß jede Belastung mit einer Drucksteigerung verbunden sein müsse. Nach dem Ohmschen Gesetz (s. Abschn. 2.5.1.2) ist dies jedoch keineswegs notwendigerweise der Fall. Das Kreislaufziel besteht in einer Erhöhung des Sauerstofftransports und damit des Herzminutenvolumens. Dies kann ohne

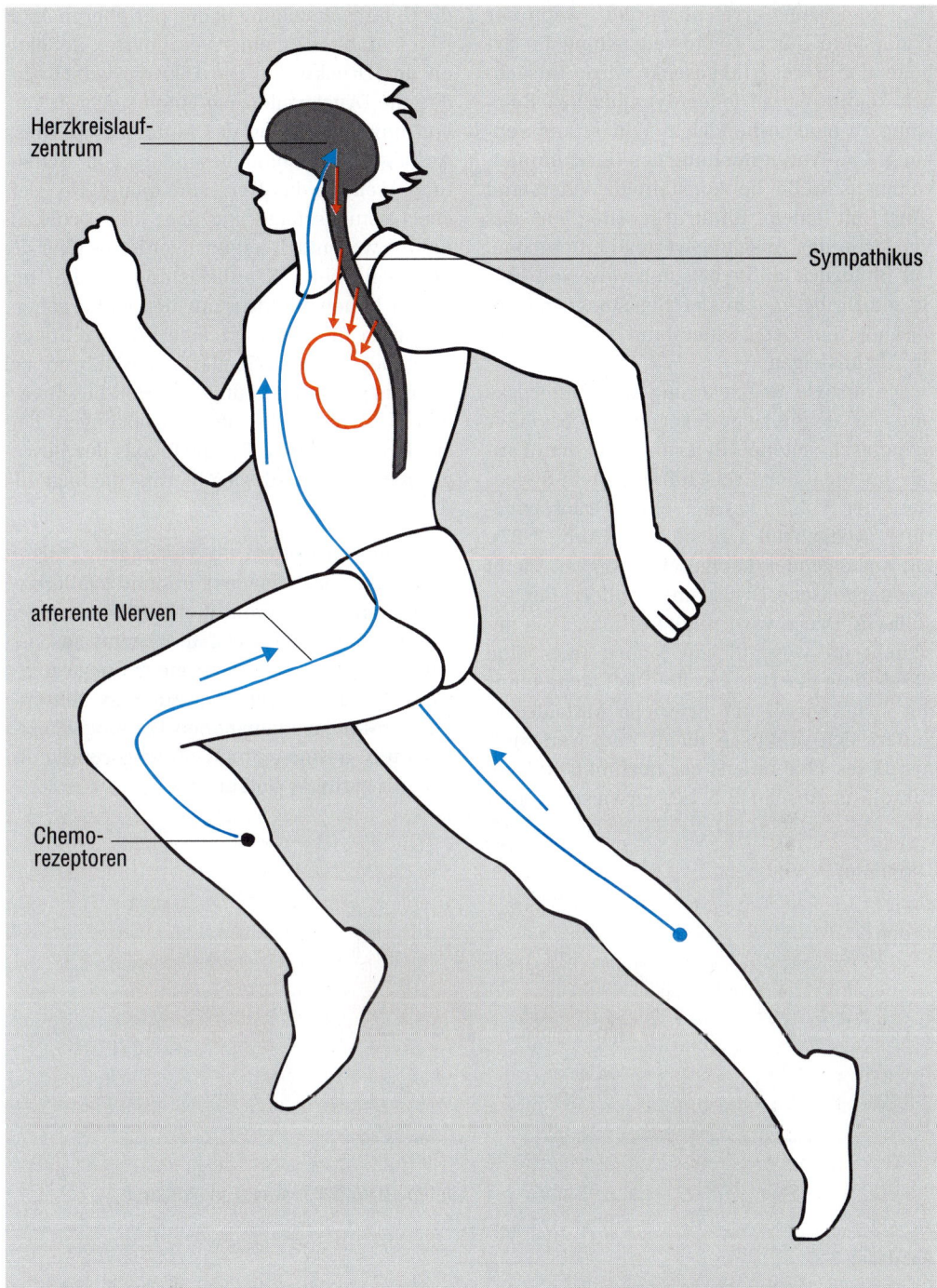

**Abbildung 2-26:**
Steuerung der Herzfrequenz unter Belastung. In der Arbeitsmuskulatur finden sich Chemorezeptoren. Über sensible Nerven werden deren Impulse zu den Kreislaufzentren geleitet. Die Herzfrequenz wird dann von dort je nach Bedarf über den Sympathikus den Belastungsbedingungen angepaßt.

Drucksteigerung erreicht werden, wenn der Widerstand durch Gefäßweitstellung im arbeitenden Bereich abgesenkt wird. Tatsächlich kommt es bei jeder dynamischen Belastung zu einer erheblichen Widerstandssenkung. Eine Vervierfachung des Herzminutenvolumens müßte bei konstantem Widerstand sonst mit einem Blutdruckanstieg auf das Vierfache des Ausgangswertes einhergehen. Der Blutdruck müßte beispielsweise von 120/ 80 mmHg bei maximaler Belastung und unverändertem Gefäßwiderstand auf 480/320! mmHg ansteigen.

Die direkte Registrierung des Blutdrucks unter Belastung zeigt dagegen, daß bei einer dynamisch-isotonen Belastung wie dem Laufen das Ideal der Kreislaufregulation, Steigerung der Volumenarbeit ohne Drucksteigerung, weitgehend realisiert ist (Abb. 2-27). Mit ansteigender Laufgeschwindigkeit bleibt der diastolische Druck unverändert, der systolische Druck wird mäßig erhöht. Dies geschieht im wesentlichen jedoch über eine Versteilung der Druckwelle. Die Fläche unter der Druckkurve, der arterielle Mitteldruck, ändert sich praktisch nicht. Zum Verständnis dieses Phänomens sei nochmals auf die Dikrotie (s. Abschn. 2.5.1.2) verwiesen. Durch die Gefäßweitstellung in den peripheren Arterien kommt es zu einer veränderten Reflektion der Druckwelle. Die Dikrotie verschwindet, die Druckwelle zeigt einen steileren Verlauf ohne Änderung des Mitteldrucks. Diese Aussage ist deshalb besonders von Bedeutung, weil für das Herz eine quantitativ gleiche Leistungssteigerung über eine Druckzunahme wesentlich ungünstiger ist als über die Volumenarbeit. Kraftbelastungen, die mit einem hohen Blutdruckanstieg einhergehen, bedeuten für das Herz eine größere Steigerung des Sauerstoffbedarfs und führen bei Koronarpatienten häufiger zu Herzbeschwerden als dynamisch-isotone Belastungen, beispielsweise Laufen. Für die **Praxis der Bewegungstherapie** läßt sich hieraus die folgende Aussage ableiten:

Dynamisch-isotone Belastungen, also rhythmische Bewegungen ohne größeren Krafteinsatz, sind aus der Sicht des vorgeschädigten Herz-Kreislauf-Systems besonders günstig, da sie zu einer Steigerung der Volumenarbeit des Herzens führen und damit zu einem hohen Trainingseffekt bei nur geringer Blutdrucksteigerung und damit geringer Gefährdung.

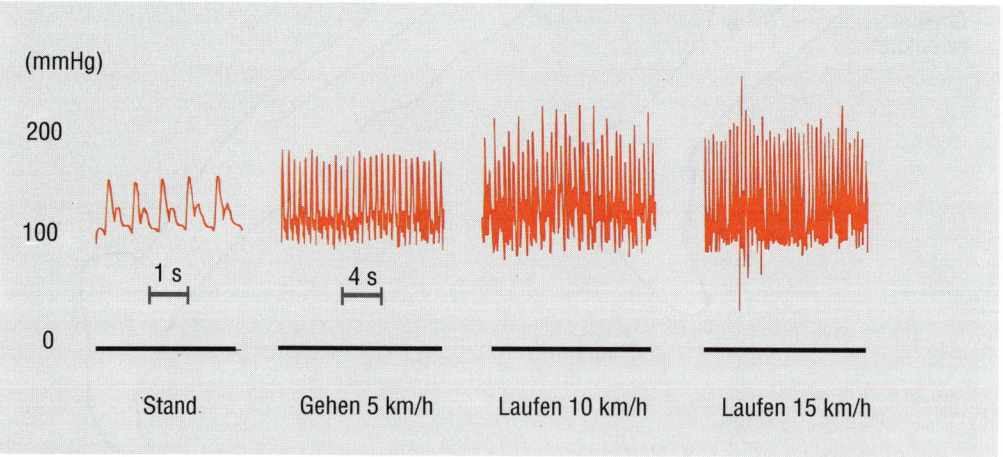

**Abbildung 2-27:**
Arterielles Blutdruckverhalten beim Laufen. Beim Gehen bzw. Laufen wurde, wie an der Zeitmarkierung erkennbar, mit einer langsameren Papiergeschwindigkeit geschrieben, um mehr Druckwellen aufzeichnen zu können. Wie erkennbar, steigt der systolische Druck an, der diastolische Druck bleibt unverändert. Man beachte die dikrote Druckwelle, die beim Laufen als dunkles Band erkennbar ist. Sie wird nach unten verlagert, d. h. die Überhöhung des systolischen Drucks ist lediglich Folge einer Versteilung der Druckwelle. Der Mitteldruck ändert sich nicht.

## 2.5.2.2
### Statische Belastung

Isometrische Muskelarbeit, also reine Halte-arbeit ohne Verkürzung, führt zu einem völlig anderen Kreislaufmuster als dynamische Belastung. Durch die Kompression der Blutgefäße in der Muskulatur kann der Gefäßwiderstand in den arbeitenden Bereichen nicht abfallen. Bei plötzlicher Kompression großer Gefäßgebiete in großen Muskelbereichen, etwa beim Rudern, kommt es im Gegenteil sogar zu einem Anstieg des Widerstandes. Durch die fehlende Weitstellung der Gefäße ist die Durchblutungssteigerung im arbeitenden Bereich gering. Das Herzminutenvolumen steigt nur mäßig an, auf Werte im Bereich von maximal 10–12 l/min. Trotzdem reicht dies nach dem Ohmschen Gesetz aus, um wegen des hohen Gefäßwiderstandes den Blutdruck steil ansteigen zu lassen (Abb. 2-28).

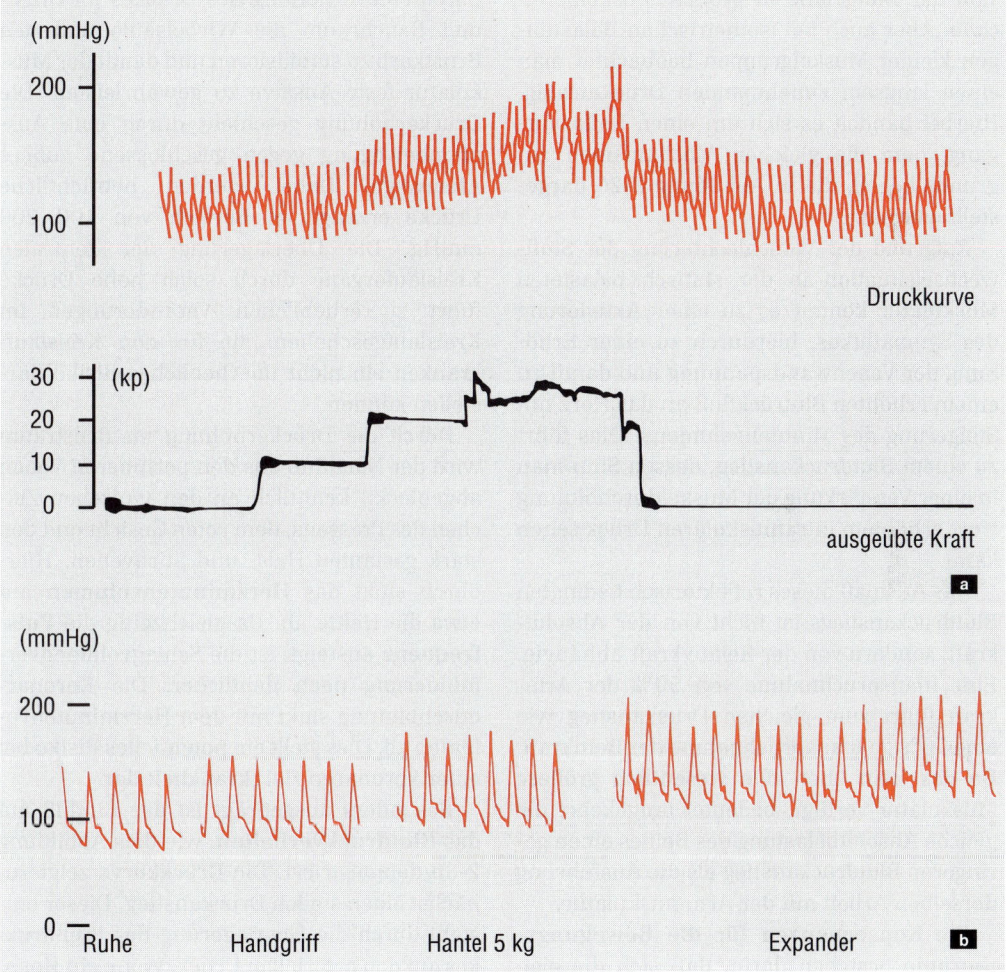

**Abbildung 2-28:**

Arterielles Druckverhalten bei isometrischer Belastung.

**a)** Der arterielle Druck steigt parallel zur ausgeübten Kraft. Bei der maximal eingesetzten Kraft kommen in der registrierten Druckkurve bereits die Momente der Preßdruckkurve (s. Abb. 2-30) zum Tragen.

**b)** Verschiedene statische Belastungsformen. Beim Expanderziehen steigt beispielsweise der Druck auf 200/110 mmHg an.

Wie in Abschnitt 2.1.1 ausgeführt, sind Kraftbelastungen aus diesem Grund immer anaerobe Belastungen, die nur kurzfristig durchgehalten werden können. Sie führen damit zu einem hohen Druckanstieg und sind bei vorgeschädigtem Herz-Kreislauf-System potentiell gefährlich, ohne einen Trainingseffekt zu bewirken.

Der hohe **Blutdruckanstieg** bei Kraftbelastungen hat genau genommen zwei Ursachen. Genannt wurde bereits die Kompression der Blutgefäße in großen Muskelbereichen. Aber auch bei isometrischen Belastungen kleiner Muskelgruppen beobachtet man einen langsam zunehmenden Druckanstieg. Hierbei handelt es sich um einen Reflexvorgang, dem die gleichen Mechanismen zugrunde liegen, die in Abbildung 2-26 dargestellt wurden.

Aufgrund der Verschlechterung der Stoffwechselsituation in der statisch belasteten Muskulatur kommt es zu einer Aktivierung des Sympathikus, hierdurch zu einer Erhöhung der Venenwandspannung und damit zu einem erhöhten Blutrückfluß an das Herz mit Steigerung des Minutenvolumens. Dies führt zu einem Blutdruckanstieg, dessen Sinn man in einer Verstärkung der Muskeldurchblutung trotz erhöhtem intramuskulären Druck sehen kann.

Das Ausmaß dieses reflektorisch bedingten Blutdruckanstiegs ist nicht von der Absolutkraft, sondern von der Relativkraft abhängig. Eine Inanspruchnahme von 50 % der Armkraft führt zum gleichen Druckanstieg wie eine 50 %ige Inanspruchnahme der Beinkraft. Da das Bein über eine wesentlich größere Muskulatur verfügt, bedeutet umgekehrt die gleiche Absolutbelastung des Beines einen geringeren Blutdruckanstieg als die Ausführung derselben Arbeit mit der Armmuskulatur.

Die **Konsequenzen für die Bewegungstherapie** bestehen darin, daß sich die gleichen muskulären Trainingseffekte ungefährlicher erreichen lassen, wenn die Belastung auf größere Muskelgruppen verteilt wird. Hieraus ergibt sich ferner die Konsequenz, daß ein Krafttraining mäßigen Ausmaßes auch für den Herzpatienten sinnvoll sein kann, da es

zu einer Steigerung der Muskelkraft führt. Gleiche Belastungen bedeuten dann geringere Relativbelastungen und niedrigere Blutdruckanstiege im täglichen Leben.

### 2.5.2.3
### Valsalva-Mechanismus (Preßdruck)

Bei maximaler Kraftbelastung kommt ein neues Moment hinzu, der Valsalva-Mechanismus (Abb. 2-29). Dieser auch als Preßdruck bezeichnete Reflex hat den biologischen Sinn, durch eine Erhöhung des Druckes im Brust- und Bauchraum die Wirbelsäule und den Brustkorb zu stabilisieren und damit der Muskulatur feste Ansätze zu gewährleisten. Die Druckerhöhung geschieht durch eine Ausatembewegung gegen geschlossene äußere Atemwege. Dabei werden beträchtliche Drücke erzeugt im Bereich von 100–200 mmHg. Die Überlagerung der zentralen Kreislauforgane durch solch hohe Drücke führt zu erheblichen Veränderungen im Kreislaufgeschehen, die für den Kreislaufkranken ein nicht unerhebliches Risiko darstellen können.

Durch die Druckerhöhung im Brustraum wird der Nachfluß aus den peripheren Venen abgeblockt, kenntlich an den typischen Zeichen des Pressens, dem roten Gesicht und den stark gestauten Hals- und Stirnvenen. Hierdurch sinkt das **Herzminutenvolumen** auf etwa die Hälfte ab. Da gleichzeitig die **Pulsfrequenz** ansteigt, ist die Schlagvolumenverminderung noch deutlicher. Die Koronardurchblutung sinkt mit dem Herzminutenvolumen ab. Dies stellt ein potentielles Risiko bei einer koronaren Herzkrankheit dar.

Besonders ausgeprägt ist der Einfluß auf das **Blutdruckverhalten,** wie dies Abbildung 2-30 demonstriert. Die Druckkurve zeigt zunächst einen steilen Druckanstieg. Dieser entsteht durch die Überlagerung des Preßdruckes auf den arteriellen Druck. Wenn ein Hochdruckpatient bei einem Ausgangsdruck von 200/100 mmHg mit 100 mmHg preßt, entsteht eine anfängliche Druckspitze von 300/200 mmHg. Eine solche Druckspitze, die über die Gefäße in den Hirnkreislauf weitergeleitet wird, kann ein vorgeschädigtes Hirngefäß

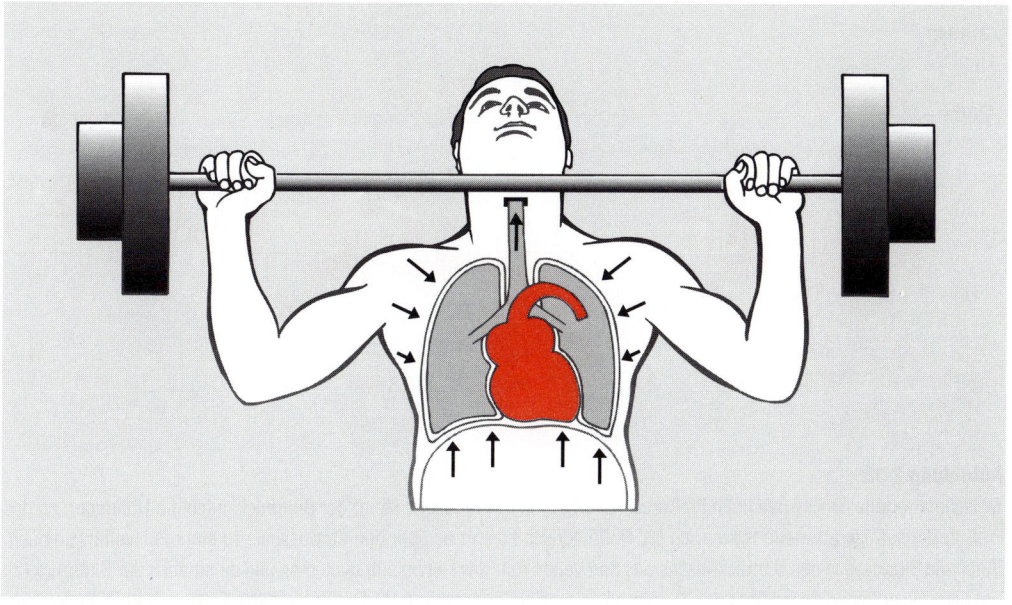

**Abbildung 2-29:**
Mechanismus des Preßdrucks bei maximaler Kraftbelastung. Der Druck im Brustraum wird durch die Ausatmungs-
muskulatur (Zwerchfell, Zwischenrippenmuskulatur) erhöht, ein Druckausgleich mit der Außenluft kann durch die
geschlossene Stimmritze nicht erfolgen. Auch das Herz und die großen Blutgefäße sind diesem hohen Druck ausgesetzt.
Aus den außerhalb des Druckraums liegenden Venen kann das Blut wegen dieses hohen Drucks nicht in den Brustkorb
abfließen und staut sich zurück.

zum Reißen bringen. Dies ist der Mechanismus des nicht seltenen Schlaganfalls bei maximalen Kraftbelastungen, etwa beim Anschieben eines Autos.

Anschließend zeigt die Druckkurve einen
Abfall, gefolgt von einem Wiederanstieg des
Druckes. Dieses Drucktal entsteht dadurch,
daß zunächst der venöse Rückstrom durch
das Pressen ausbleibt, mit der Folge eines
Druckabfalls. Um diesem Druckabfall entgegenzuwirken, kommt es auf reflektorischem
Wege über den Sympathikus zu einer Engstellung der peripheren Gefäße mit der Folge
eines erneuten Druckanstiegs. Im **Pulsfre-
quenzverhalten** macht sich dies gegensinnig
bemerkbar. Der Druckanstieg zu Beginn des
Pressens führt über eine Reizung der Druck-
rezeptoren im Karotissinus zu einem Fre-
quenzabfall. In der zweiten Phase des Pressens kommt es durch den Sympathikusreiz zu
einer Frequenzerhöhung.

Mit Beendigung des Pressens fällt zunächst
der Druck deutlich ab, da der Preßdruck weg-
genommen wird. Dieses zweite „Drucktal" ist
gewissermaßen das Negativ der anfänglichen
Druckspitze. In dieser Phase des Pressens
wird durch den plötzlichen Druckabfall und
die dadurch bedingte Verminderung der
Hirndurchblutung nach maximalen Kraftbelastungen gelegentlich ein Kollapszustand beobachtet. Anschließend an diesen Druckabfall
steigt paradoxerweise der Blutdruck erneut
steil an. Dieser **postpressorische Druckanstieg** entsteht durch das jetzt wieder ungehindert in den Brustraum einströmende Blut, das
vom Herzen gegen noch immer enggestellte
Gefäße ausgeworfen wird. In dieser Phase
kommt es durch den erneuten Druckanstieg
über die Rezeptoren des Karotissinus zu
einem Vagusreiz und damit zu einer deutlichen Pulsverlangsamung (**postpressorische
Bradykardie**). In dieser Phase werden durch
den Vagusreiz deshalb bei vorgeschädigtem
Herzen häufig Rhythmusstörungen ausgelöst.

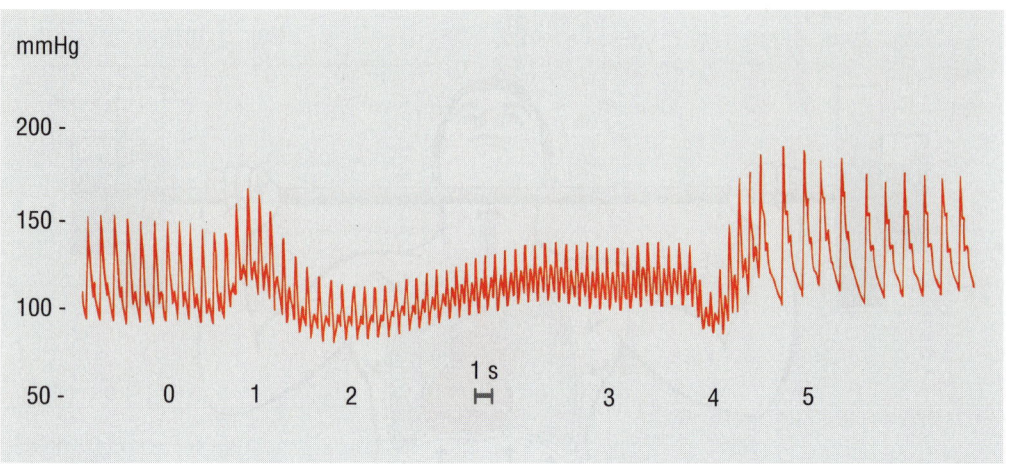

**Abbildung 2-30:**

Typische arterielle Druckkurve beim Preßdruck. Mit Beginn des Pressens steigt der Blutdruck durch die Überlagerung des Preßdrucks auf das arterielle System an (1). Reflektorisch kommt es über den Karotissinus zu einer Pulsverlangsamung. Durch die Blockierung des Blutrückflusses aus den Venen fällt das Herzminutenvolumen und damit auch der Blutdruck (2). Um dies zu verhindern, wird über den Sympathikus zentral der periphere Widerstand erhöht. Trotz weiterhin ausbleibendem Nachstrom steigt daher der Blutdruck wieder an. Durch die erhöhte Sympathikusaktivität wird jetzt auch die Pulsfrequenz gesteigert (3). Mit Beendigung des Pressens werden die zentralen Gefäße von dem hohen Druck entlastet. Es kommt zu einem plötzlichen Druckabfall (4). Anschließend steigt durch den jetzt wieder einsetzenden Nachstrom aus den Venen das Herzminutenvolumen wieder an, es wird gegen die noch immer enggestellten peripheren Gefäße ausgeworfen. Dies führt zu einem erheblichen Anstieg des Blutdrucks nach dem Pressen und hierdurch reflektorisch über den Karotissinus zu einer in dieser Kurve gut erkennbaren Pulsverlangsamung (postpressorischer Druckanstieg bzw. postpressorische Bradykardie) (5).

Trotzdem kann eine Kraftbelastung auch aus der Sicht des Herz-Kreislauf-Patienten sinnvoll sein. Sie sollte dann allerdings nur im unteren Kraftbereich von 30–50% der Maximalkraft ausgeführt werden. Bei funktionellen Herz-Kreislauf-Erkrankungen, speziell bei zu niedrigem Blutdruck (s. Abschn. 5.1), können die Blutdruckanstiege während einer Kraftbelastung sogar als therapeutisches Ziel angesehen werden.

Die isometrische Belastung führt beim Patienten mit einer organischen Herz-Kreislauf-Erkrankung zu einer problematischen Kreislaufsituation. Bei Belastungen unterhalb des Maximums ist sie von einer starken Erhöhung des Blutdrucks bei geringer Erhöhung des Minutenvolumens gekennzeichnet. Da Kraftbelastungen nur kurz durchgehalten werden können, sind sie nicht trainingswirksam bei potentiell erhöhter Gefährdung. Zu einer besonders kritischen Kreislaufsituation kommt es beim maximalen Krafteinsatz durch den Valsalva-Mechanismus, d. h. den Preßdruck.

Das Pressen stellt einen physiologischen Reflex dar, der beim Gesunden zu keinerlei Problemen führt. Beim kranken Kreislauf ist er dagegen mit einer Reihe von Risiken verbunden. Durch das Absinken des Herzminutenvolumens und damit der Koronardurchblutung besteht die Gefahr eines Herzinfarktes. Der erhebliche Blutdruckanstieg während des Pressens kann eine Hirnblutung bewirken. Nach dem Pressen besteht durch den Druckabfall zunächst Kollapsgefahr, anschließend können sich durch den postpressorischen Vagusreiz gefährliche Rhythmusstörungen ausbilden.

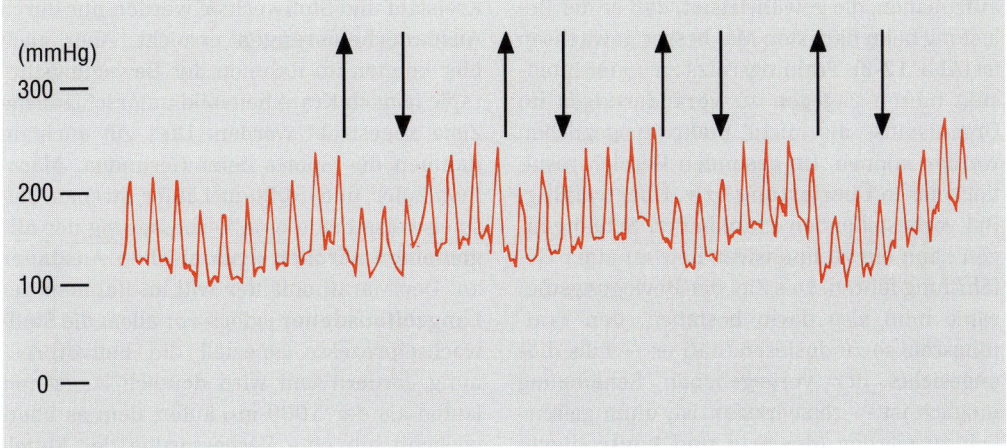

**Abbildung 2-31:**
Blutdruckverhalten bei Liegestützen. Immer dann, wenn der Proband die Beugehaltung einnimmt (↓), steigt der Druck durch den hohen Krafteinsatz steil an. Geht er mit den Armen wieder in Streckhaltung (↑), wird die Muskulatur also entlastet, fällt der Druck sofort ab.

### 2.5.2.4
### Kombinierte Belastungsformen

Reine isometrische oder isotonische Belastungen sind eher die Ausnahme als die Regel. In der Praxis finden sich dagegen viele kombinierte dynamische Belastungen mit mehr oder minder ausgeprägtem Krafteinsatz. Im Vergleich zum Laufen ist dies beispielsweise schon das Radfahren, das mit einem höheren Krafteinsatz einhergeht. Noch deutlicher wird der Krafteinsatz beim Rudern. Hier kommen die prinzipiellen Kreislaufreaktionen der isotonen und isometrischen Kontraktion in kombinierter Form vor. Je stärker die Bewegung im Vordergrund steht, um so stärker ist für das Herz die Volumenbelastung, je stärker der Krafteinsatz, um so stärker die Druckbelastung. Besonders Rudern mit sehr hohem Krafteinsatz führt ähnlich wie Liegestützübungen teilweise zu ganz erheblichen Druckspitzen (Abb. 2-31). Im Einzelfall ist es für die Bewegungstherapie daher wichtig, den jeweiligen Kraftanteil zu berücksichtigen.

Die übrigen, die Kreislaufreaktion unter Belastung beeinflussenden Faktoren werden im Zusammenhang mit den einzelnen Sportarten besprochen, bei denen sie eine Rolle spielen.

## 2.6
## Trainingsanpassungen des Sauerstofftransportsystems und des Stoffwechsels

Durch Bewegungstherapie können Trainings- oder Übungseffekte angestrebt werden. Als **Training** bezeichnet man körperliche Aktivitäten, die zu strukturell faßbaren Änderungen führen. Unter **Übung** versteht man Belastungen, die „nur" Funktionsverbesserungen mit sich bringen. Die Ergebnisse von Training und Übung sind spezifisch abhängig von dem jeweils ausgeübten Reiz. Eine Trainingsanpassung findet nur dann statt, wenn der Reiz überschwellig ist, d. h. gewisse Mindestanforderungen hinsichtlich Intensität, Dauer und Wiederholungszahl erfüllt (**Schultz-Arndtsche Regel**).

Reize, die bezüglich eines der genannten Kriterien unterschwellig bleiben, sind nicht trainingswirksam.

Als Ergebnis von Belastung kommt es im Organismus zum „Verschleiß" von Strukturen. Der Organismus ist im Sinne einer **Superkompensation** bestrebt, diese Strukturen anschließend in einer Art und Weise wieder aufzubauen, die gewährleistet, daß er der Belastung beim nächsten Mal besser gewachsen ist (Abb. 12-2). Trainingsreize zu hoher Intensität führen dagegen zu Veränderungen im Organismus, die nicht mehr ausgeglichen werden können. Im gesunden Bereich resultiert dies in **Überlastung bzw. Übertraining.** Bei vorbestehenden krankhaften Schädigungen kann ein zu intensiver Reiz zu einer Gefährdung führen. Das Ziel der Bewegungstherapie muß also darin bestehen, den Trainingsreiz so zu dosieren, daß er — falls dies angesichts der vorgegebenen Schädigung möglich ist — reizwirksam ist, ohne gefährlich zu werden (**dosierte und kontrollierte Belastung**).

Im Bereich der Bewegungstherapie innerer Erkrankungen besteht das Trainingsziel in den meisten Fällen in einer Verbesserung der Herz-Kreislauf-Funktion und/oder des Stoffwechsels, wenngleich im Sinne einer **umfassenden Nachsorge** letztlich der ganze Mensch erfaßt werden sollte und im Einzelfall durchaus auch die Verbesserung der Muskelkraft ein Ziel sein kann. Deshalb soll im folgenden vor allem auf die Trainingswirkungen im Kreislauf- und Stoffwechselbereich eingegangen werden. Bezüglich muskulärer Trainingseffekte wird auf Abschnitt 2.5.2.2 verwiesen.

Trainingswirkungen im Bereich von Herz, Kreislauf und Stoffwechsel werden nur durch **Ausdauerbelastungen** erreicht. Aber auch hier können im Rahmen der Bewegungstherapie je nach Krankheitsbild unterschiedliche Ziele angestrebt werden. Dies gilt auch im Rahmen des Sports beim Gesunden. Marathonläufer und 5000-m-Läufer streben beispielsweise beide eine Verbesserung der **allgemeinen aeroben dynamischen Ausdauer** an. Der Marathonläufer will im Rahmen der **Langzeitausdauer** jedoch vor allem die Stoffwechselprozesse, speziell die Fettverbrennung, fördern und wird deutlich langsamer laufen als der 5000-m-Läufer, dem es überwiegend um eine Verbesserung der Mittelzeitausdauer geht, die vorwiegend von der maximalen Leistungsfähigkeit des Kreislaufs bestimmt wird. Um hier Trainingseffekte zu erzielen, ist für ihn eine höhere Belastungsintensität notwendig als für den Marathonläufer.

Auch im Bereich der Bewegungstherapie innerer Erkrankungen steht bei zahlreichen Stoffwechselstörungen wie Fettstoffwechselstörungen, Zuckerkrankheit oder Übergewicht vor allem der Gesamtumfang des Energieverbrauchs im Vordergrund, nicht die Belastungsintensität. Dies gilt bis zu einem gewissen Grade auch für die stoffwechselabhängigen Herz-Kreislauf-Erkrankungen, beispielsweise für den Hochdruck. Beim überge-

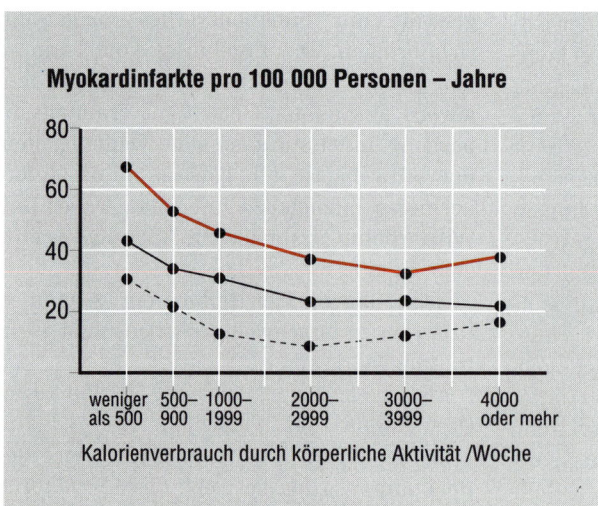

**Abbildung 2-32:**
Häufigkeit des Herzinfarktes bzw. des Todes am Herzinfarkt innerhalb von 10 Jahren in Abhängigkeit von der körperlichen Aktivität nach den Daten von PAFFENBARGER. Die geringste Häufigkeit für einen Tod durch Herzinfarkt findet sich bei einem Verbrauch von 2000–3000 Kcal pro Woche durch körperliche Aktivität.

wichtigen Hochdruckpatienten geht es vor allem um die Gewichtsabnahme. Der Abbau von Risikofaktoren wie eines Hochdrucks oder einer Zuckerkrankheit sowie die Normalisierung des Fettstoffwechsels stellen wichtige Ziele der **Primärprävention** der Arteriosklerose dar. Aus diesem Grund scheint für die Primärprävention der Gesamtumfang der energetischen Belastung wichtiger als die Belastungsintensität (s. Abschn. 5.5.6.1 und metabolisches Syndrom, Abschn. 6.3.3).

Dies geht u. a. aus der Kurve der Abhängigkeit der Herzinfarkthäufigkeit und der Sterblichkeit am Herzinfarkt von der körperlichen Aktivität hervor, die PAFFENBARGER in der Nachbeobachtung von ehemaligen Absolventen der nordamerikanischen Harvard-Universität erarbeitet hat (Abb. 2-32). Dabei wurden sämtliche körperlichen Aktivitäten in Stoffwechseleinheiten (METs) umgerechnet und addiert, also keineswegs nur das Laufen. Es ergibt sich eine klare Beziehung: Ein Minimum der Sterblichkeit am Herzinfarkt wird bei einem zusätzlichen Kalorienverbrauch durch körperliche Aktivität von wöchentlich 2000–3000 Kilokalorien bzw. 300–400 Kilokalorien täglich erreicht. Bei noch größeren Belastungsumfängen wird keine weitere Senkung der Sterblichkeit mehr beobachtet. Die wissenschaftliche Begründung für diese epidemiologische Beobachtung scheint aus experimentellen Untersuchungen hervorzugehen, die belegen, daß dieser Belastungsumfang auch das Optimum der Anpassung des Fettstoffwechsels, des HDL/LDL-Quotienten (s. Abschn. 6.4.2), gewährleistet.

Im Bereich der gesundheitlichen Vorbeugung durch körperliche Aktivität scheint es also wie überall ein „vernünftiges Optimum" zu geben und nicht nach dem Motto zu gehen, je mehr, desto besser. Man muß allerdings einschränkend hierzu anmerken, daß differenzierte Untersuchungen über den Einfluß von Ausdauerbelastungen im Vergleich zu anderen Belastungsformen bei gleichem Kalorienverbrauch mit Hinblick auf die Lebenserwartung bzw. Herzinfarkthäufigkeit bisher noch nicht vorliegen.

Kalorisch gesehen ist es somit weniger

**Tabelle 2-3: Durchschnittlicher gewichtsunabhängiger Kalorienverbrauch pro 10 Minuten Sport** (s. auch Tab. 2-4)

| Sportart | Kalorienverbrauch |
|---|---|
| Kegeln | 35 |
| Wasserski | 70 |
| Tennis | 80 |
| Badminton | 80 |
| Tischtennis | 53 |
| Bergsteigen | 80 |
| Fechten | 100 |
| Handball | 140 |
| Basketball | 140 |
| Trampolin | 140 |
| Ringen, Judo | 140 |
| Rudern (50 m/min), je nach Boot | 20–30 |
| Kanu (125 m/min) | 83 |
| Paddeln (125 m/min) | 68 |
| Tanzen | |
| – Foxtrott | 60 |
| – Wiener Walzer | 70 |
| – Rumba | 70 |
| Laufen | |
| – 9 km/h | 100 |
| – 12 km/h | 114 |
| – 15 km/h | 131 |
| Gehen | |
| – 4 km/h | 31 |
| – 6 km/h | 53 |
| Golf | 40–55 |
| Radfahren | |
| – 10 km/h | 28 |
| – 20 km/h | 78 |
| Schwimmen | |
| – Brust (50 m/min) | 113 |
| – Rücken (25 m/min) | 70 |
| – Kraul (50 m/min) | 140 |
| – Delphin (50 m/min) | 143 |
| Eishockey | 200–270 |
| Fußball | 230–280 |
| Volleyball | 73 |
| Skilaufen | |
| – Langlauf 6 km/h | 112 |
| – Langlauf 10 km/h | 151 |
| – Langlauf 14 km/h | 231 |
| – Abfahrt-Schuß | 87 |
| Slalom | 229 |
| Schlittschuhlauf | |
| – 12 km/h | 47 |
| – 15 km/h | 62 |
| – 21 km/h | 104 |
| – Eiskunstlauf je nach Form | 50–250 |

**Tabelle 2-4: Kalorienverbrauch pro 10 Minuten Sport bzw. anderer körperlicher Tätigkeit in Abhängigkeit vom Körpergewicht.** Besonders bei Sportarten, bei denen die Bewegungstechnik eine große Rolle spielt (z. B. Schwimmen und Spielsportarten), stellen diese Angaben allerdings nur Mittelwerte mit großen Streubreiten dar (siehe auch Tab. 2-3).

| Tätigkeit | Körpergewicht (kg) | | | | |
| --- | --- | --- | --- | --- | --- |
| | 55–60 | 65–70 | 80 | 90 | 110–115 |
| Sitzen | 10 | 12 | 14 | 16 | 20 |
| Hausarbeit | 34 | 41 | 47 | 53 | 68 |
| Treppensteigen | | | | | |
| – abwärts | 56 | 67 | 78 | 88 | 111 |
| – aufwärts | 146 | 175 | 202 | 229 | 288 |
| Gehen | | | | | |
| – 3 km/h | 29 | 35 | 40 | 46 | 58 |
| – 6 km/h | 52 | 62 | 72 | 81 | 102 |
| Joggen (10 km/h) | 90 | 108 | 125 | 142 | 178 |
| Joggen (12 km/h) | 118 | 141 | 164 | 187 | 232 |
| Radfahren | | | | | |
| – 10 km/h | 42 | 50 | 58 | 67 | 83 |
| – 21 km/h | 89 | 107 | 124 | 142 | 178 |
| Grasmähen | | | | | |
| – mit Motormäher | 34 | 41 | 47 | 53 | 67 |
| – mit der Hand | 38 | 45 | 52 | 58 | 74 |
| Holzhacken | 60 | 73 | 84 | 96 | 121 |
| Kegeln | 56 | 67 | 78 | 90 | 111 |
| Tanzen | | | | | |
| – ruhig | 35 | 42 | 48 | 55 | 69 |
| – intensiv | 48 | 57 | 66 | 75 | 94 |
| Golf | 33 | 40 | 48 | 55 | 68 |
| Skilanglauf | 98 | 117 | 138 | 158 | 194 |
| Schwimmen (Kraul, langsam) | 40 | 48 | 56 | 63 | 80 |

wichtig, ob ein Weg von 5 Kilometern in einem 60- bis 70minütigen Spaziergang ruhig bewältigt oder ob die gleiche Strecke im Laufschritt in 30 Minuten zurückgelegt wird. Wissenschaftlich exakt ist zwar der Energieverbrauch durch die Mitbewegungen der Arme unter der Voraussetzung gleicher Fortbewegungsgeschwindigkeit beim Laufen größer als beim Gehen, trotzdem ist dies für die meisten übergewichtigen Diabetiker oder Hypertoniker eine praktisch wichtige Aussage, da diese von ihrer Leistungsfähigkeit her oft nicht in der Lage sind, die üblicherweise aus der Sicht des Kreislaufsystems definierten trainingswirksamen Belastungen zu bewältigen. Angaben zur Umrechnung verschiedener Sportformen in verbrauchte Kalorien zeigen die Tabellen 2-3 und 2-4. Es muß hierzu allerdings bemerkt werden, daß es sich dabei nur um ungefähre Richtwerte handeln kann, da der Kalorienverbrauch stark von den jeweiligen technischen Fertigkeiten und der individuell unterschiedlichen Ausübung des Sports abhängig ist. Zur Beratung des sportungeübten Patienten stellen die Tabellen jedoch eine gute Richtlinie dar.

## 2.6.1
## Anforderungen an trainingswirksame Belastungen

Sollen dagegen Trainingseffekte im Bereich des Herz-Kreislauf-Systems erzielt werden, sind höhere Belastungsintensitäten erforderlich. Diese Abhängigkeiten sind aus dem Leistungssport heraus bekannt. Abbildung 2-33 zeigt die hier gefundenen Beziehungen. Hieraus geht hervor, daß die Herzen mit dem größten Volumen, verbunden mit der größten Kreislaufleistungsfähigkeit (relative $VO_{2max}$), bei den reinen Ausdauersportarten erreicht werden wie Laufen, Rudern, Radfahren. Es folgt die Gruppe derjenigen Sportarten, die auch Ausdauerkomponenten enthalten, aber nicht ausschließlich durch Ausdauer bestimmt sind wie Fußball, leichtathletischer Mehrkampf etc. Am Ende der Skala stehen diejenigen Sportarten, die keinerlei Ausdauerkomponente enthalten wie Sprint, Golf, Turnen. Es ist für viele überraschend, daß beispielsweise zweistündige Spaziergänge oder Kraftübungen wie Bodybuilding keinerlei Effekte für den Kreislauf mit sich bringen sollen, daß entsprechende Athleten somit kreislaufmäßig „untrainiert" sind. Durch ergometrische Untersuchungen läßt sich dies jedoch eindeutig belegen. Ein Krafttraining verbessert zwar die Muskelkraft, nicht jedoch den Kreislauf, der diese Muskulatur mit einem erhöhten Sauerstoffangebot versorgen soll. Aus diesem Grunde müssen im folgenden die Anforderungen an einen trainingswirksamen Kreislaufreiz definiert werden.

**Belastungsintensität.** Ein Reiz muß mindestens 50 % der maximalen Leistungsfähigkeit erreichen, um trainingswirksam zu werden. Optimal sind bei Untrainierten Trainingsreize im Bereich von zwei Dritteln der maximalen Leistungsfähigkeit entsprechend der aerob-anaeroben Schwelle. Noch höhere Belastungen führen dagegen zu Übersäuerung und sind daher weniger trainingswirksam (s. Abschn. 2.1.1). Das Optimum der Belastungsintensität wird durch die **Pulsfrequenzregel** „180 minus Lebensalter" angegeben, die Herzschlagzahl, die am Ende einer Ausdauer-

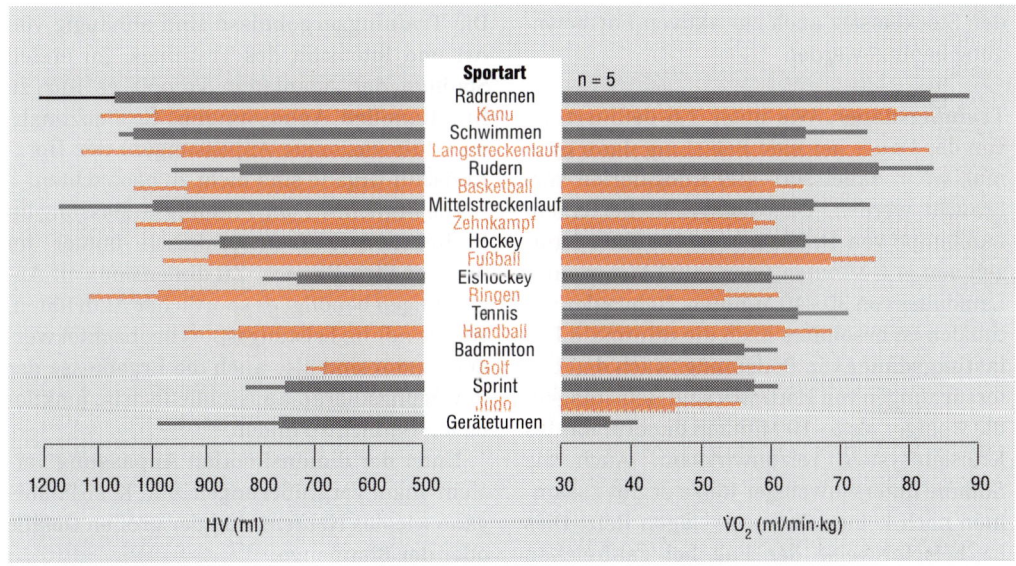

**Abbildung 2-33:**
Beziehung zwischen Herzgröße und Kreislaufleistungsfähigkeit in Abhängigkeit vom Trainingszustand. Zugrunde liegen die Werte der jeweils fünf besten Athleten einer Sportart, die im Institut für Kreislaufforschung und Sportmedizin der Deutschen Sporthochschule innerhalb eines Jahres untersucht wurden. Die Herzgröße wurde als Herzvolumen (HV) links aufgetragen, die Kreislaufleistungsfähigkeit als gewichtsbezogene maximale Sauerstoffaufnahme rechts wiedergegeben.

belastung erreicht werden sollte. Trainierte müssen sich allerdings mit höheren Herzfrequenzen belasten, um Trainingsfortschritte zu erreichen (s. Abschn. 2.1.2).

Die **eingesetzte Muskelmasse** ist ein weiterer Aspekt, der für die Belastungsintensität des Kreislaufs wichtig ist. Nach den Untersuchungen Hollmanns sind Belastungen nur dann für die allgemeine Ausdauer wirksam, wenn sie mindestens ein Sechstel bis ein Siebtel der Körpermuskulatur erfassen. Der Erfolg ist um so größer, je größer die eingesetzte Muskelmasse ist. Die untere Grenze entspricht somit etwa der gemeinsamen Muskelmasse eines Armes und eines Beines. Belastungen mit geringerer Muskelmasse wie beispielsweise Rudern ohne Rollbrett, wobei nur die Arme belastet werden, bleiben somit trainingsunwirksam. Andererseits sind Belastungsformen um so wirksamer, je größer die eingesetzte Muskelmasse ist. Laufen ist daher reizwirksamer als Radfahren, weil beim Radfahren nur die Beine belastet werden (nicht dagegen beim Rennrad!). Beim Laufen schwingen die Arme mit. Skilanglauf ist noch günstiger als Laufen, da hier die Arme durch den Stockeinsatz auch zur aktiven Fortbewegung benutzt werden.

**Trainingsdauer.** Wie unter 2.6 definiert, ist von der Dauer her eine Belastung dann optimal, wenn dabei 300–400 Kilokalorien verbraucht werden. Dies entspricht bei einem Lauftempo von 10 km/h bzw. bei einer Laufzeit von je 6 Minuten über 1 000 Meter einer Laufdauer von 30–40 Minuten. Neben der optimalen ist besonders auch die **minimale Belastungsdauer** von Bedeutung. Nach den Untersuchungen von Hollmann sind Belastungen, die weniger als 5–10 Minuten dauern, für das Kreislaufsystem reizunwirksam. Auch die Summe unterschwelliger Reize ergibt zusammen noch keinen überschwelligen Reiz. Dies ist beispielsweise der Fall bei zahlreichen Rückschlagspielen (Volleyball, Tennis), die aus jeweils nur sehr kurzen Einzelreizen bestehen.

**Wiederholungszahl.** Grundsätzlich gilt in der Biologie, daß wiederholte überschwellige Einzelreize wirksamer sind als ein Dauerreiz. Aus diesem Grunde sollten Belastungen am besten täglich geschehen. Das Minimum wird mit zwei- bis dreimal pro Woche angegeben.

In der Bewegungstherapie sollten die angegebenen optimalen Trainingsziele nur schrittweise verwirklicht werden. Es wäre schon beim bis dahin untrainierten Gesunden völlig falsch, wenn er von heute auf morgen mit einem täglichen Lauf von einer halben Stunde bei Pulsfrequenz „180 minus Lebensalter" beginnen würde. Dies würde nach wenigen Läufen zur Überforderung des untrainierten Bewegungsapparates und zum Abbruch führen. Das Training sollte sorgfältig aufgebaut werden (Tab. 12-5). Am Anfang sollten die Belastungen höchstens jeden zweiten Tag erfolgen. Belastungsdauer und -intensität sind schrittweise auf das Optimum zu erhöhen.

## 2.6.2 Funktionelle und dimensionale Trainingsveränderungen

Die **Trainingsergebnisse** sind abhängig von Art und Intensität des Trainings. Im ersten Stadium der Adaptation kommt es nur zu **funktionellen Anpassungen.** Größenzunahmen (dimensionale Anpassungen) der Herz-Kreislauf-Organe sind nicht zu beobachten.

Die Ergebnisse der Trainingsanpassung im Breitensport bleiben praktisch immer im funktionellen Bereich. Zu dimensionalen Anpassungen benötigt es sportlicher Aktivitäten, wie sie nur im Leistungssport beobachtet werden. Somit sind also auch die Ergebnisse der Bewegungstherapie ausschließlich im funktionellen Bereich zu finden.

Unter der **dimensionalen Anpassung** versteht man Vergrößerungen der Kreislauforgane wie des Herzens und der großen Gefäße oder der Blutmenge.

Solche Anpassungen sind aus der Sicht der Bewegungstherapie im allgemeinen keineswegs unbedingt wünschenswert. Eine Herzvergrößerung im Sinne einer **Sportherzbildung** ist nur durch eine **Hypertrophie** der

Einzelfasern zu erreichen. Dies würde eine Verdickung der Herzmuskelfasern bedeuten, mit dem Ergebnis einer Vergrößerung der Diffusionsstrecke für den Sauerstoff von den Kapillaren in das Zellinnere. Bei der koronaren Herzkrankheit beispielsweise würde dies den bereits bestehenden Durchblutungsmangel verstärken. Eine zusätzliche Vergrößerung des Muskelfaserdurchmessers durch Training erscheint daher keineswegs sinnvoll.

Die **funktionellen Anpassungen** sind vor allem in den peripheren Steuerungsmechanismen des Kreislaufs begründet. Es kommt zu einer Verbesserung der Stoffwechselsituation des Muskels. In der Muskelfaser findet man eine Vergrößerung und Vermehrung der Zahl der Mitochondrien, die Konzentration an rotem Blutfarbstoff steigt an, ebenso die Menge an verfügbarem Glykogen und gespeicherten Fetten. Durch Ausdauertraining, z. B. Marathonlauf, „lernt" es der Organismus, vermehrt Fette zu verwerten, d. h., diejenigen Enzyme, die Fette in den Zitronensäurezyklus einschleusen, stehen vermehrt zur Verfügung, ebenso die Enzyme der Kohlenhydratverbrennung.

Diese Veränderungen werden in einer Umwandlung von weißen in rote Muskelfasern deutlich. Wissenschaftlich ist es allerdings noch umstritten, ob sich tatsächlich weiße Muskelfasern in rote umwandeln können oder ob es sich um Zwischenformen zwischen weißen und roten Muskelfasern handelt (sog. Intermediärfasern), die sich unter einem Ausdauertraining in rote Fasern umprägen. Die roten Muskelfasern sind bekanntlich besonders beim Ausdauertrainierten zu finden.

Gleichzeitig kommt es zu einer Veränderung in der Mikrozirkulation, d. h., es findet sich eine **vermehrte Kapillarisierung.** Dabei ist die Frage noch nicht geklärt, ob es sich hierbei wirklich um eine echte Neubildung von Kapillaren handelt oder „nur" um die Vergrößerung und Verlängerung der bereits vorhandenen Haargefäße. Nach wie vor ist es umstritten, ob sich durch Training vermehrt sog. **Kollateralen** bilden können (s. Abschn.

5.5.6.2), also zusätzliche Verbindungen zwischen den Arterien, die gegebenenfalls eine Engstelle umgehbar machen.

Die genannten Kreislauf- und Stoffwechselveränderungen sind aus der Sicht der Bewegungstherapie innerer Erkrankungen von hohem Interesse. Die Verbesserung des muskulären Stoffwechsels führt gewissermaßen zu einer Öffnung des „Flaschenhalses" am Eintritt in den Zitronensäurezyklus (s. Abschn. 2.1.1). Hierdurch wird weniger Milchsäure gebildet (Abb. 2-3). Die aerob-anaerobe Schwelle wird nach rechts verschoben. Aus der Sicht des Stoffwechsels hat der erhöhte Kalorienverbrauch eine Gewichtsabnahme zur Folge. Die vermehrte Fettverbrennung führt zu einer Senkung des Blutfettspiegels bzw. zu einem Anstieg des HDL- und einer Senkung des LDL-Wertes (s. Abschn. 6.4.2). Dadurch, daß bei gleicher Belastung weniger Milchsäure gebildet wird, treten bei Patienten mit Durchblutungsstörungen der Beine erst bei höheren Belastungsintensitäten Beschwerden auf (s. Abschn. 5.5.2). Die Rechtsverschiebung der aerob-anaeroben Schwelle, d. h. die Fähigkeit des Sporttreibenden, sich mit einem höheren Prozentsatz seiner maximalen Leistungsfähigkeit zu belasten, ermöglicht es ihm, während der Bewegungstherapie höhere Leistung und damit einen höheren Kalorienumsatz zu erzielen. Dies ist beispielsweise für den Übergewichtigen von Bedeutung, dessen Leistungsfähigkeit zu Beginn der Bewegungstherapie häufig so gering ist, daß kaum wesentliche Stoffwechselsteigerungen zu erzielen sind (s. Abschn. 6.3.3).

Von besonderer Bedeutung sind die Rückwirkungen auf das Kreislaufsystem. Wie im einzelnen in Abschnitt 2.5.2.1 beschrieben, führt die Verbesserung der Stoffwechselsituation des Muskels durch Training über Chemorezeptoren zu einem geringeren Antrieb der Kreislauftätigkeit. Als Ergebnis beobachtet man eine **Ökonomisierung der Herz-Kreislauf-Funktion.** In diesem Zusammenhang wird auch auf Abschnitt 5.5.6.2 bzw. Abbildung 2-26 verwiesen.

# 2.7
# Therapeutische Bedeutung verschiedener Sportarten und Bewegungsformen

## 2.7.1
## Allgemeine Gesichtspunkte

Ausgehend von der Darstellung der unterschiedlichen Reaktionen unter verschiedenen körperlichen Belastungsformen sowie der Trainingsanpassungen soll nachfolgend ein Überblick über den Stellenwert verschiedener Sportarten in der Bewegungstherapie innerer Erkrankungen gegeben werden. Einleitend ist hierzu allerdings zu bemerken, daß hier immer wieder die Gefahr der Pauschalierung zu beobachten ist. Als „Idealsportart" bei allen möglichen Erkrankungen und Funktionsstörungen gilt beispielsweise der Langlauf, das Joggen, das somit gewissermaßen als Allheilmittel empfohlen wird. Eine solche Vereinfachung wird der Vielfalt der unterschiedlichen Erkrankungen und Funktionsstörungen ebensowenig gerecht wie der Vielfalt der zur Verfügung stehenden Bewegungsformen.

Neben den bisher angeführten Aspekten sind auch individuelle Gesichtspunkte zu berücksichtigen. So gelten beispielsweise Tennis oder alpiner Skilauf meist als Sportarten, die Herzpatienten keineswegs zugemutet werden dürfen. Im Falle einer guten Belastbarkeit sowie sportlicher Vorerfahrung in diesem Bereich kann im Einzelfall die Entscheidung jedoch durchaus anders lauten. Darüber hinaus kann beispielsweise Tennis in modifizierter Form (z. B. als Family-Tennis) durchaus auch für die Herzgruppe ein attraktives Spiel darstellen.

Im folgenden können nur allgemeine Richtlinien gegeben werden. Im Einzelfall ist es Aufgabe des Bewegungstherapeuten, nicht schematisch, sondern individuell aus der Vielfalt sportlicher Bewegungsmöglichkeiten für den jeweiligen Patienten unter Berücksichtigung seiner individuellen, konstitutionellen und gesundheitlichen Voraussetzungen ein optimales Bewegungsprogramm zu erstellen. Soweit die Bewegungstherapie in der Gruppe durchgeführt wird, ist allerdings eine gewisse Schematisierung unumgänglich.

Diese Zusammenhänge sollen in Abbildung 2-34 verdeutlicht werden. Der effektiven Belastung durch die Bewegungstherapie stehen die individuellen Voraussetzungen des Patienten gegenüber. Als Ergebnis dieser „Konfrontation" entscheidet sich, ob die positiven Aspekte Trainingsanpassung und gewünschter Therapieerfolg überwiegen oder Schädigungen in Form von Überlastung, gesundheitlicher Gefährdung oder Verletzungen.

Die Belastung durch eine Sportart wird nicht nur von der jeweiligen körperlichen Belastung bestimmt. Auch die **psychologische Belastung** und **Umgebungsfaktoren** spielen eine wichtige Rolle. Die gleiche körperliche Belastung kann beispielsweise beim Spiel im Vergleich zum Ausdauersport durch hohen psychologischen Streß verstärkt werden. Außenfaktoren wie Kälte, Geländebeschaffenheit, Sonneneinstrahlung, Höhe etc. spielen bei Freiluftsportarten eine entscheidende Rolle. Skilanglauf gilt im Regelfall als sehr positive Sportart. Skilanglauf unter ungünstigen Außenbedingungen kann jedoch wesentlich belastender sein als alpiner Skilauf in mittleren Höhen bei guten Witterungsbedingungen.

Bei den **individuellen Voraussetzungen** spielen neben den krankheitsspezifischen Faktoren Alter, Geschlecht, persönliche Neigungen und sportliche Vorerfahrungen eine entscheidende Rolle. Die gesundheitliche Gefährdung ist vor allem auch vom **Lebensalter** bestimmt. Beim Jugendlichen besteht kaum die Gefahr einer arteriosklerotischen Erkrankung. Ausdauersportarten werden hier aus gesundheitlicher Sicht einen sehr viel geringeren Stellenwert einnehmen als beim älteren Menschen. Wenn solche Pauschalaussagen im Einzelfall auch keineswegs immer zutreffen müssen, so tendieren **Frauen** doch meist viel weniger zu Ausdauersportarten oder zu vom Wettkampfgedanken bestimmten Spielen als Männer. Dagegen nehmen sie oft viel lieber an der Gymnastik teil als letztere.

**Abbildung 2-34:**
Einordnung des gesund-
heitlichen Wertes unter-
schiedlicher Sportarten in
Abhängigkeit von den in-
dividuellen Voraussetzun-
gen. Die Frage, ob sich körperliche Aktivität positiv
oder negativ auswirkt,
hängt ab von dem Verhält-
nis der Belastung zur individuellen Belastbarkeit.
Die Belastung wird nicht
nur von den körperlichen
Bedingungen (physiologi-
sche Belastung), sondern
auch von psychologischen
Faktoren sowie Umweltbe-
dingungen (Kälte, Hitze,
Geländebeschaffenheit
etc.) bestimmt. Die Frage
der individuellen Belastbarkeit hängt ab von Faktoren
wie Gesundheitszustand,
Alter, Geschlecht, individuelle Neigungen und sportlicher Vorerfahrung.

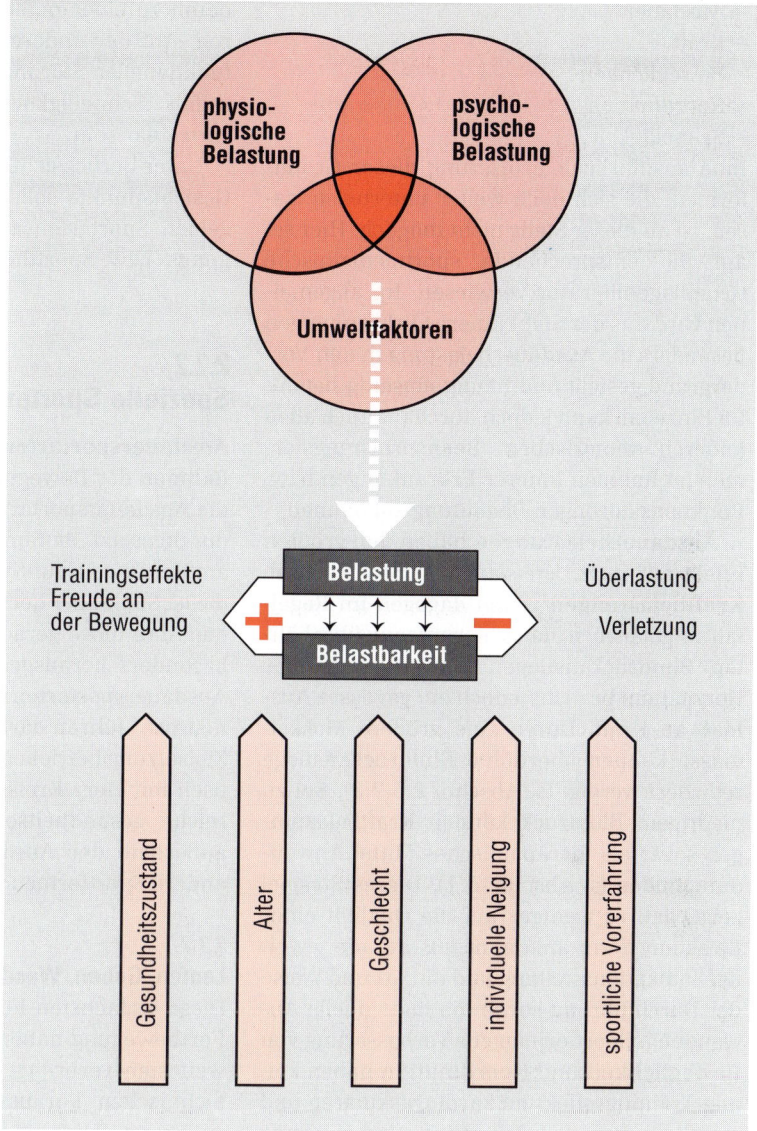

Dieser Aspekt kommt der geringeren Häufigkeit arteriosklerotischer Erkrankungen
sowie der größeren Häufigkeit funktioneller
Störungen beim weiblichen Geschlecht entge-
gen. Auch die **individuellen Neigungen** sind
zu berücksichtigen. Das „Allheilmittel" Joggen kann man kaum jemandem empfehlen,
der von Hause aus ungern läuft. Man wird
ihm eher Schwimmen oder Radfahren anraten, wenn er dies vorzieht. Auf die Bedeutung
der **sportlichen Vorerfahrung** wurde im Zusammenhang mit Tennis und alpinem Skilauf
bereits hingewiesen.

Die körperliche Belastung im Sport wird
keineswegs nur von der Herz-Kreislauf- und
Stoffwechselbelastung bestimmt, die bei einer
Darstellung aus internistischer Sicht zwangsläufig im Vordergrund stehen muß. Nach der
Einteilung von HOLLMANN können sportliche
Bewegungsformen schematisch in **fünf motorische Hauptbeanspruchungsformen** unterteilt werden:

– Ausdauer
– Kraft
– Beweglichkeit
– Koordination
– Schnelligkeit

Eine ausführliche Erörterung dieser Grundformen, die sich noch weiter unterteilen lassen, ist an dieser Stelle nicht möglich. Hier sei auf die entsprechende sportmedizinische Grundlagenliteratur verwiesen. Im allgemeinen wird aus der Sicht innerer Erkrankungen besonders die Ausdauerbelastung in den Vordergrund gestellt und häufig einseitig betont. Im Einzelfall kann jedoch durchaus auch allen anderen motorischen Beanspruchungsformen im Rahmen innerer Erkrankungen bzw. Funktionsstörungen Bedeutung zukommen.

**Ausdauerbelastungen** haben den größten Effekt auf Herz, Kreislauf und Stoffwechsel. **Kraftbelastungen** gelten dagegen im Regelfall als gefährlich, da es hierunter zu überhöhten Blutdruckanstiegen kommt. Auch der Herzpatient braucht jedoch ein gewisses Ausmaß an Kraft. Durch eine größere Muskelmasse können überhöhte Blutdruckanstiege reduziert werden (s. Abschn. 2.5.2.2). Bei zu niedrigem Blutdruck können Kraftbelastungen sogar als therapeutisches Mittel Anwendung finden (s. Abschn. 5.1). Dieses Beispiel zeigt, daß es weniger auf die Qualität einer Belastungsform ankommt, als auf die jeweilige Indikationsstellung und die Art und Weise der Durchführung sowie die individuelle Anwendung. Sportformen zur Verbesserung von **Beweglichkeit** und **Koordination** haben keinen Trainingseffekt im kardiovaskulären und metabolischen Bereich. Eine Verbesserung von Beweglichkeit und Koordinationsvermögen kann jedoch gerade für den Patienten mit einer schweren inneren Erkrankung wichtig sein, um die noch vorhandenen Reserven besser ausnutzen zu können. Dieses Prinzip kommt in der Bezeichnung „Übungsgruppe" zum Ausdruck (s. Abschn. 5.5.6.3). Im allgemeinen werden **Schnelligkeitsbelastungen** im Rahmen der Bewegungstherapie als einzige motorische Grundform völlig abgelehnt. Dies ist weitgehend richtig, da Schnelligkeitsbelastungen zu einer Überforderung und

damit zu einer potentiellen Gefährdung führen. Auf der anderen Seite können bei rein funktionellen Störungen Jugendlicher im Einzelfall Schnelligkeitsbelastungen durchaus vertretbar sein.

Unter Berücksichtigung dieser allgemeinen Gesichtspunkte sollen im folgenden die einzelnen Sportarten aus der Sicht der Bewegungs- bzw. Sporttherapie erörtert werden.

## 2.7.2
## Spezielle Sportarten

**Ausdauersportarten.** Zu Recht haben sich im Rahmen der Bewegungs- bzw. Sporttherapie die Ausdauersportarten in besonderem Maße durchgesetzt, da nur sie zu Trainingseffekten am Herz-Kreislauf-System führen. Es sollte an dieser Stelle aber nochmals unterstrichen werden, daß diese gerade von der Sportmedizin besonders herausgearbeitete Bedeutung der Ausdauersportarten nicht zu einer „Ausdauerneurose" führen darf. Unter gesundheitlicher Zielsetzung betriebener Sport muß nicht identisch mit Herz-Kreislauf-Training sein. Zahlreiche gesundheitsorientierte Zielsetzungen außerhalb der Ausdauer lassen sich durch andere Sportformen günstiger erreichen.

### 2.7.2.1
### Laufen, Gehen, Wandern

Diese einfachsten Formen der menschlichen Fortbewegung haben sich schon deshalb am weitesten verbreitet, weil sie die geringsten technischen Voraussetzungen, nämlich nur geeignete Kleidung, benötigen. Aus kreislaufphysiologischer Sicht ist das **Laufen** besonders günstig, da es der „idealen" Kreislaufbelastung sehr nahe kommt. Es stellt eine dynamisch-isotone Belastung dar mit hoher Steigerung des Herzminutenvolumens bei geringem Krafteinsatz, also geringer Blutdrucksteigerung. Für die Therapie in der Gruppe ist das Laufen unter Berücksichtigung der individuellen Leistungsstärke (siehe Abschn. 10.6.5) ebenfalls hervorragend geeignet. Probleme können allerdings bei erheblich Übergewichtigen oder gelenkgeschädigten Patienten (Arthrosen!) entstehen. Hier sollte auf andere Ausdauerformen, etwa Schwimmen oder Radfahren, ausgewichen werden.

**Gehen** oder Laufen ist eine Frage der Belastungsintensität. Im Regelfall werden beim Gehen keine trainingswirksamen Herzfrequenzen erreicht, von sehr gering belastbaren Patienten, etwa im Frühstadium nach akuten Herzerkrankungen, abgesehen. Dies gilt auch für die neuere Modewelle flotten Gehens, die heute unter dem Begriff **„Walken"** viele Menschen anspricht, die sich von den Sportangeboten im klassischen Sinn eher abschrecken lassen. Wegen der bekannt gewordenen Zwischenfälle beim Laufen, beispielsweise des Todes von Jim Fixx, hat sich in den USA zunehmend das „Schnellgehen" **(Wogging)** als Kombination aus „Walking" und „Jogging" bzw. „Power Walking" durchgesetzt. Hierbei ist allerdings zu berücksichtigen, daß schnelles Gehen im Vergleich zu langsamem Laufen bei gleicher Geschwindigkeit mit einem geringeren Energieverbrauch verbunden ist, da weniger Muskulatur beteiligt wird.

Das gleiche gilt auch für die häufig gestellte Frage nach dem **Wandern.** Von besonderen Terrainbedingungen abgesehen **(Bergwandern),** führt Wandern im allgemeinen nicht zu hinreichenden Kreislaufbelastungen, um trainingswirksam zu werden. Aus der Sicht anderer Zielsetzungen (Kalorienverbrauch bei Übergewichtigen, Entspannung, Naturerfahrung) kann es jedoch sehr wertvoll sein.

### 2.7.2.2
### Radfahren

stellt eine sehr gute Alternative zum Laufen besonders dann dar, wenn Übergewicht oder Arthrosen vorliegen, weil das Körpergewicht vom Sportgerät getragen wird. Da die Fortbewegung nur mit den Beinen erfolgt, ist die beteiligte Muskelmasse allerdings geringer als beim Laufen. Dies führt bei der untrainierten Beinmuskulatur vieler Menschen häufig dazu, daß keine hinreichenden Herzfrequenzen erzielt werden.

Für die Bewegungstherapie in der Gruppe ist Radfahren weniger geeignet als Laufen, da durch unterschiedliche Geschwindigkeiten eine erhebliche räumliche Verzerrung der Gruppe entsteht, die den Übungsleiter leicht den Überblick verlieren läßt.

Eine exakte Dosierung der Geschwindigkeit ist im Gegensatz zum Laufen nicht möglich, da der Energieverbrauch von zahlreichen Umweltfaktoren wie Geländebeschaffenheit und Wind sowie von der technischen Ausrüstung des Fahrrads abhängig ist.

Hämodynamisch ist Radfahren mit einem etwas stärkeren Krafteinsatz verbunden als Laufen, der Blutdruckanstieg ist daher geringgradig höher. Dies führt im allgemeinen aber nicht zu einer nennenswerten Gefährdung des Patienten. Bei sehr steilen Anstiegen können Krafteinsatz und Blutdruckanstieg jedoch erheblich werden. Herzpatienten sollten bergauf besser absteigen!

### 2.7.2.3
### Rudern

stellt eine dynamische Belastung mit großer eingesetzter Muskelmasse dar, die sich gegenüber dem Laufen durch rhythmischen, hohen Krafteinsatz und damit deutlichen Blutdruckanstieg auszeichnet. Leistungsmäßig betriebenes Rudern ist daher für den Hochdruck- oder Koronarpatienten ungeeignet, für den Hypotoniker jedoch durchaus vertretbar. Beim Rudern im Mannschaftsboot kommt hinzu, daß eine individuelle Belastung nicht mehr gegeben ist. Andererseits kann gemütliches Rudern ohne wesentlichen Krafteinsatz in Einerbooten oder in Form des Wanderruderns durchaus empfehlenswert sein. Dieses Beispiel zeigt erneut, daß es bei jeder Sportart vor allem auf die Art und Weise der Durchführung ankommt.

Für die Therapie in der ambulanten Herzgruppe dürfte das Rudern im allgemeinen schon aus technischen Gründen ungeeignet sein, wenn man sich beispielsweise die Durchführung von Reanimationsmaßnahmen im Boot vorstellt!

### 2.7.2.4
### Schwimmen

ruft im Rahmen der kardialen Rehabilitation stets besonders große Diskussionen hervor.

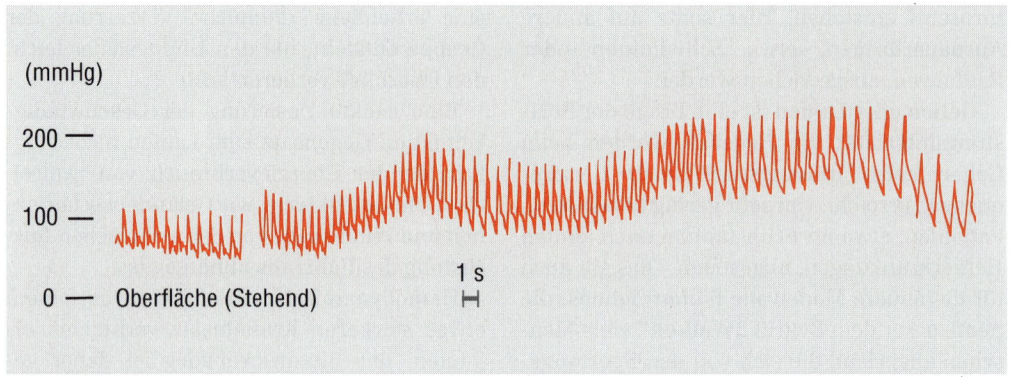

**Abbildung 2-35:**
Blutdruckverhalten beim Eintauchen ins Wasser. Die Kurven wurden bei einem Probanden gewonnen, der (um Pressen zu vermeiden) mit Tauchgerät einen Meter tief tauchte. Der Blutdruck steigt durch die hydrostatische Überlagerung des Wasserdrucks parallel mit der Eintauchtiefe an. Gleichzeitig kommt es zu einer Verlangsamung der Pulsfrequenz (Tauchbradykardie), die zu einer Erhöhung der Blutdruckamplitude führt.

Einerseits ist Schwimmen aus gesundheitlicher Sicht eine hervorragende Sportart, andererseits ist es mit gewissen Risiken verbunden, da das Medium Wasser nicht unsere natürliche Umgebung darstellt. Im Vergleich zur Luft zeichnet sich Wasser durch eine hohe Dichte, durch hohe Wärmeleitfähigkeit sowie durch einen großen Bewegungswiderstand aus. Von diesen physikalischen Besonderheiten leiten sich die gesundheitlichen Vor- und Nachteile des Schwimmens ab, die im folgenden zusammengefaßt werden.

Die gesundheitlich **positiven Aspekte des Schwimmens** begründen sich darin, daß es zum einen eine Ausdauersportart darstellt, die zum anderen aber auch durch die Reduzierung des Körpergewichts infolge des **Auftriebs** für Übergewichtige und gelenkgeschädigte Personen geeignet ist. Die hohe **Wärmeleitfähigkeit** des Wassers kann in verschiedener Hinsicht ausgenutzt werden. Kaltes Wasser eignet sich zur Therapie funktioneller Herz-Kreislauf-Erkrankungen und des niedrigen Blutdrucks. Warmes Wasser wird im Rahmen der Bewegungstherapie von Erkrankungen des Bewegungsapparates genutzt. Schwimmen stellt die Behandlung der Wahl bei Asthmaerkrankungen dar (Abschn. 4.2). Der Druck der Blutgefäße auf die Hautgefäße und die flache Lage-

rung im Wasser mit verstärktem Abstrom des Blutes macht das Schwimmen besonders in kälterem Wasser zu einer sehr günstigen Therapieform bei Krampfadern (Varizen). Hinzu kommt, daß es bei vernünftig betriebenem Schwimmen kaum Verletzungen gibt. Aus diesen positiven Aspekten heraus sollte wegen der im folgenden zu erörternden Nachteile auf keinen Fall eine Verteufelung des Schwimmens geschehen, wie sich dies gelegentlich beobachten läßt.

**Die Nachteile des Schwimmens** gerade für den Herzpatienten ergeben sich aus folgenden Aspekten: Durch die horizontale Lage im Wasser sowie durch den Wasserdruck **(hydrostatischer Druck)** auf die Hautgefäße wird dem Herzen vermehrt Blut angeboten. Ein Herz, das bereits an der Grenze seiner Leistungsfähigkeit arbeitet, kann hierdurch in einen Versagenszustand gedrängt werden. Die Überlagerung des Wasserdrucks auf den Organismus läßt darüber hinaus den arteriellen Blutdruck ansteigen (Abb. 2-35). Hieraus wird häufig gefolgert, daß Schwimmen für Hochdruckpatienten ungeeignet sei, da es der Ausbildung eines Hochdrucks Vorschub leisten könne („Schwimmerhypertonie").

Solche Thesen sind allerdings nicht bewiesen. Der Anstieg des Blutdrucks im Wasser stellt lediglich eine Verschiebung der Nullinie dar. Dieser Blutdruckanstieg bedeutet für das Herz keine Mehrarbeit, für die Gefäße keine Mehrbelastung, da auch der Umgebungsdruck entsprechend ansteigt. Ein vermehrtes Auftreten von Hochdruck bei Schwimmern wurde von uns nicht beobachtet. Es erscheint auch nicht logisch, daß erhöhte Blutdruckanstiege beim Schwimmen Bluthochdruck auslösen können, da sonst der Hochdruck bei Sportlern ganz allgemein häufiger vorkommen sollte, nachdem jede sportliche Tätigkeit mit Blutdruckanstiegen verbunden ist. Wir sehen daher keinen Grund, bei einem Hochdruck ohne sonstige Komplikationen wie etwa eine gleichzeitige schwere koronare Herzkrankheit das Schwimmen in Frage zu stellen. Im Gegenteil, bei Hochdruck ist Schwimmen oft besonders zu empfehlen, da viele Hochdruckpatienten übergewichtig sind (s. Abschn. 6.4.1).

Von besonderem Interesse im Zusammenhang mit dem Schwimmen ist der sogenannte **Tauchreflex.** Man versteht hierunter einen aus der Entwicklungsgeschichte mitgebrachten Reflex, der in einem Absinken der Pulsfrequenz beim Eintauchen ins Wasser besteht. Der biologische Sinn liegt in einer Verlangsamung der Stoffwechseltätigkeit, um im Wasser lebenden Säugetieren, von denen letztlich auch der Mensch abstammt, einen längeren Aufenthalt unter Wasser zu ermöglichen.

Vermittelt wird dieser Reflex durch den Vagusnerv. Die auslösenden Mechanismen sind nicht ganz klar und möglicherweise komplex. So werden Berührungsrezeptoren im Bereich des Gesichtes ebenso angenommen wie Kälterezeptoren oder Dehnungsrezeptoren in den Herzvorhöfen, die das vermehrte Blutangebot beim Eintauchen ins Wasser registrieren. Die Ausprägung des Reflexes ist unterschiedlich in Abhängigkeit von individuellen Faktoren, von der Eintauchtiefe sowie von der Wassertemperatur (je kälter das Wasser, um so deutlicher wird der Reflex). Beim Einsteigen ins Wasser sinkt die Herzfrequenz um 5–10 Schläge ab. Bei Tauchtiefen um 5 Meter wurden Herzschlagzahlen von 30 beobachtet. Bei extremen Tauchtiefen bis zu 100 Meter im Weltrekordversuch ohne Tauchgerät wurden Herzschlagzahlen von 10/min gemessen!

Dieser Tauchreflex hat für die Bewegungstherapie zwei Konsequenzen:

Zum einen können durch den ursächlichen Vagusreiz **Herzrhythmusstörungen** bei Personen ausgelöst werden, die dazu neigen. Entsprechend wurden in der Literatur Beobachtungen mitgeteilt, nach denen sich bei Herzpatienten während des Schwimmens gefährliche und unerwartete Rhythmusstörungen finden. Auch der sogenannte **„Badetod"** kann hiermit in Verbindung gebracht werden, die Tatsache also, daß scheinbar gesunde Menschen, die schwimmen können, nach einem Sprung ins Wasser nicht mehr auftauchen. Dies muß als ein *Herzkammerflimmern* (s. Abschn. 7.2.5), ausgelöst durch den Tauchreflex, interpretiert werden. Es wäre jedoch falsch, aus diesem Grund jedem Herzpatienten das Schwimmen zu verbieten oder grundsätzlich bei jedem Herzpatienten vorher eine **Schwimmtelemetrie** (s. Abschn. 10.5.2) zu fordern. Nach unseren Beobachtungen treten zwar beim Schwimmen tatsächlich vermehrt Herzrhythmusstörungen auf, allerdings nur bei solchen Patienten, die auch sonst zu gefährlicheren Rhythmusstörungen neigen. Bei Patienten, bei denen die Belastungsuntersuchung auf dem Fahrradergometer und das Langzeit-EKG keinerlei ernsthafte Rhythmusstörungen ergaben, fanden wir solche auch nicht in der Schwimmtelemetrie; diese ist also nur gezielt im Verdachtsfall erforderlich.

Der zweite Aspekt aus dem Tauchreflex ergibt sich für die **Trainingssteuerung.** Der Tauchreflex ist sehr stark ausgeprägt; er schlägt besonders auch unter den Bedingungen der Belastung durch. Daher ist die Belastungspulszahl im Wasser noch stärker als die Ruheherzfrequenz vermindert. Man kann von einer Senkung der Herzfrequenz im Bereich von ungefähr 20 Schlägen pro Minute ausgehen. Während beispielsweise eine Herzfrequenz von 130 beim Laufen nur einer mittleren Belastung entspricht, bedeutet Schwimmen mit der gleichen Frequenz schon eine relativ hohe Ausbelastung, die subjektiv mit deutlichem Anstrengungsgefühl einhergeht. Als Regelpulsfrequenz sollte daher für das Schwimmen 160 minus Lebensalter empfohlen werden, eine physiologische Pulsfrequenzregulation vorausgesetzt.

Schließlich stellt sich beim Schwimmen häufig die Frage nach der **idealen Wassertemperatur.** Die Schwimmtemperatur der öffentlichen Bäder liegt im Bereich von 24–26 °C. Diese Temperatur ist für den Herzpatienten, der sich weniger intensiv bewegt und daher leichter auskühlt, häufig zu niedrig. Hinzu kommt die stärkere Auslösung des Tauchreflexes in kälterem Wasser. Die optimale Temperatur für ihn liegt daher im Bereich von 27–30 °C.

Höhere Temperaturen führen zu einer Doppelbelastung des Kreislaufs durch die Blutanforderung der arbeitenden Muskulatur und die Wärmeregulation. **Thermalbäder** sollten daher von Herz-Kreislauf-Patienten nicht zum Schwimmen benutzt werden, sondern bestenfalls zum „Baden". Sie sind jedoch für die Therapie von Erkrankungen des Bewegungsapparates sinnvoll, wenn diese nicht mit einer stärkeren Belastung des Herz-Kreislauf-Systems einhergeht.

Bezüglich der **Schwimmtechnik** ist das in Deutschland bei der älteren Generation häufig vertretene **Brustschwimmen** ungünstig,

da es zu einer Überstreckung der Halswirbelsäule mit Überbelastung der Muskulatur (Spannungskopfschmerzen) und Durchblutungsstörungen im Halswirbelsäulenbereich führen kann.

Aus dieser Sicht wäre am günstigsten der **Kraulstil** durch die flache Lage im Wasser, der von Älteren allerdings häufig nur schwer erlernt wird. Alternativ kommt **Rückenschwimmen** in Frage, bei dem leider eine etwas größere Verletzungsgefahr durch die fehlende Sicht nach hinten besteht.

Der hohe Widerstand des Wassers führt dazu, daß sich eine schlechte Schwimmtechnik energetisch wesentlich stärker bemerkbar macht als eine schlechte Lauftechnik. Während der Energieverbrauch bei gleichem Körpergewicht und gleicher Laufgeschwindigkeit nur wenig von der Lauftechnik abhängig ist, kann sich zwischen dem guten und dem schlechten Schwimmer bei gleicher Geschwindigkeit der Energieverbrauch um den Faktor 3 unterscheiden. Aus diesem Grunde ist es einerseits besonders erforderlich, beim Schwimmen auf eine korrekte Vermittlung der Technik zu achten, andererseits können im Gegensatz zum Laufen keine exakten Umrechnungen von der fahrradergometrischen Leistung in Schwimmgeschwindigkeiten erfolgen.

Bei Herz-Kreislauf-Patienten sollte besonders **Tauchen** vermieden werden, da dies oft mit Pressen verbunden ist. Beim tieferen Ein-

Schwimmen stellt aus gesundheitlicher Sicht für die Bewegungstherapie eine besonders positive Belastungsform bei vielen Erkrankungen dar wie Übergewicht, Gelenkrheuma, Arthrosen, Varizen, Asthma und funktionelle Herz-Kreislauf-Erkrankungen. Andererseits bedeutet der Aufenthalt im Wasser für das Kreislaufsystem eine höhere Belastung; es bestehen spezielle Risiken wie Herzrhythmusstörungen. Aus diesen Gründen sollte der Aufenthalt im Wasser (Schwimmen oder Wassergymnastik) gezielt in die Bewegungstherapie eingebaut werden, allerdings unter entsprechender Vorsicht. Für das Schwimmen ist eine höhere Belastbarkeit erforderlich als für das Laufen, im Regelfall ist eine minimale Belastbarkeit von 1,25 Watt/kg Körpergewicht anzunehmen (für den 75 Kilogramm schweren Patienten also ca. 100 Watt). Für Patienten an der Grenze der Herzinsuffizienz bzw. für Patienten mit gefährlichen Herzrhythmusstörungen ist Schwimmen im allgemeinen nicht geeignet, besonders nicht für Patienten, die nur für Übungsgruppen in Frage kommen. Auf eine entsprechende Überwachung und die Vermittlung geeigneter Schwimmtechniken ist besonderer Wert zu legen.

tauchen kann zusätzlich die Brachykardisierung durch den Tauchreflex kritisch werden. Treten unter Wasser gefährliche Rhythmusstörungen auf, ist Hilfe kaum möglich. Von sportlichem Tauchen, etwa im Urlaub, sollte bei ernsthafteren Herz-Kreislauf-Erkrankungen daher abgeraten werden. Tauchen ist Spitzenreiter in der Statistik der Todesfälle im Sport, wobei es sich meist um Herz-Kreislauf-Todesfälle handelt.

## 2.7.2.5
## Sauna

Im Zusammenhang mit dem Schwimmen wird häufig die Frage nach der Sauna gestellt. Es muß zur Vermeidung von Mißverständnissen unterstrichen werden, daß Saunabaden nicht zu den Sportarten zu rechnen ist. Sport ist von aktiver Bewegung und nicht von passivem Schwitzen geprägt. Die Sauna wird in Deutschland sowohl hinsichtlich ihrer Kreislauf- und Stoffwechselbelastung, ihres Trainingseffektes wie ihres Gefährdungsgrades meist erheblich überschätzt. Ein „vernünftiger" Saunabesuch bei 80–90 °C bedeutet eine Kreislaufbelastung entsprechend 75–100 Watt. Dies entspricht etwa langsamem Joggen. Der Energieverbrauch in dieser Zeit beträgt ca. 40–50 Kalorien, also weniger als den Energieinhalt eines Eis. Trainingseffekte auf das Herz-Kreislauf-System sowie Gewichtsabnahme lassen sich damit durch die Sauna nicht erreichen. Durch die geringe Kreislaufbelastung ist allerdings auch der Gefährdungsgrad viel niedriger, als dies im allgemeinen angenommen wird.

Aufgrund der angegebenen Verhältnisse ist eine Belastbarkeit von ca. 1,25 Watt/kg Körpergewicht ausreichend für den Saunabesuch. Dem Patienten, der in eine Herztrainingsgruppe aufgenommen werden kann, kann im allgemeinen also auch der Saunabesuch erlaubt werden. Gefährlich kann hingegen der Sprung ins kalte Wasser nach der Sauna werden. Hier kommt es zu einer erheblichen Reizwirkung. Bei direkter Druckmessung wurden Blutdruckwerte von über 300 mm Hg gemessen. Auch wenn hierbei der

hydrostatische Druck durch die Überlagerung des Wassers mit eine Rolle spielt, kommt es doch zu erheblichen Ausschüttungen von Streßhormonen und damit zur Gefahr akuter Herzrhythmusstörungen. Bei organischen Herz-Kreislauf-Erkrankungen und beim Hochdruck sollte man daher vom Sprung ins kalte Wasser abraten. Beim Patienten mit niedrigem Blutdruck sind solche Druckwechsel jedoch als therapeutisches Ziel erwünscht. Hier sollte man den Sprung ins kalte Wasser oder kaltes Abduschen anraten.

Die Sauna bringt zwar keinen direkten Trainingseffekt auf das Herz-Kreislauf-System mit sich, sie besitzt jedoch eine Reihe von Vorteilen, die sie im Rahmen einer physikalischen Therapie aus internistischer Sicht empfehlen lassen:

**Vorteile und Indikationen der Sauna** bei inneren Erkrankungen:

- **Psychische Effekte:** Entspannung, Steigerung des Selbstvertrauens bei genügend belastbaren Herz-Kreislauf-Patienten (z. B. Zustand nach Herzinfarkt).
- **Kochsalzverlust durch Schweißabgabe:** Hochdruck, Ödeme, z. B. auch in der Schwangerschaft.
- **„Gefäßtraining":** Verbesserung der Gefäßreaktion durch Warm/Kalt-Anpassung bei funktionellen Herz-Kreislauf-Störungen, niedrigem Blutdruck und zur Verbesserung der Anpassung an ungünstige klimatische Bedingungen *(Grippevorbeugung)*.
- **Vegetativer Reiz:** Unter dem Hitzereiz kommt es zur Ausschüttung von Nebennierenrindenhormonen (Kortison), die therapeutisch beim Asthma und bei rheumatischen Erkrankungen eingesetzt werden kann.

Als **Kontraindikationen** gegen die Sauna gelten alle akuten Erkrankungen und Beschwerden, insbesondere erhöhte Temperatur. Der Aberglaube, bei Fieber solle man in die Sauna, ist kaum auszurotten. Hier kann es zum Kreislaufkollaps kommen. Auch Erkältungen ohne Fieber sollten nicht mit Sauna behandelt werden, das Gemeinschaftsbad ist ein hervorragendes Medium zur Ausbreitung solcher Erkrankungen! Ansteckende Hauterkrankungen sind selbstverständlich ein Grund, nicht in die Sauna zu gehen.

Hinweise für die Sauna, die dem Herz-Kreislauf-Patienten gegeben werden sollten:
– Der Patient sollte sich erst langsam an die Sauna gewöhnen. Er sollte sich beim ersten Besuch auf die unteren Stufen und erst bei späteren Besuchen und guter Verträglichkeit auf die obere Bank setzen. Ein Saunagang sollte 10 Minuten nicht überschreiten.
– Die Temperatur sollte nicht über 90 °C liegen.
– Beim ersten Besuch sollte keine Wiederholung erfolgen; auch bei späteren Besuchen reichen zwei Saunagänge.
– Der Sprung ins kalte Wasser sollte bei organischen Herz-Kreislauf-Erkrankungen unterbleiben.
– Wegen der starken Reizwirksamkeit sollten auch kalte Ganzkörperduschen nicht vorgenommen werden.
– Am besten wird dem Körper Gelegenheit gegeben, die Wärme durch lauwarmes Abduschen oder durch Schwimmen im Wasser mit üblicher Temperatur abzugeben.
– Da nach der Sauna durch die weitgestellten Hautgefäße der Blutdruck abfallen kann, sollte sich der Patient hinreichend Zeit zu einer Ruhepause im Liegen nach der Sauna mitbringen.
– Patienten mit Hochdruck sollten die Sauna erst dann besuchen, wenn der Druck medikamentös gut eingestellt ist.
– Zahlreiche Bluthochdruckmittel sowie Koronarmedikamente (Nitrate, Kalziumantagonisten; Abschn. 9.2.3) stellen die Blutgefäße weit. Sie verstärken in der Hitze die Gefahr eines „Versackens des Blutes in den Beinen", d. h. eines orthostatischen Kollapses (s. Abschn. 2.4.2.6) beim Aufstehen. Patienten, die solche Medikamente einnehmen, sollten sich beim Aufstehen entsprechend vorsichtig verhalten.

## 2.7.2.6
### Skilanglauf

Aus kreislaufphysiologischer Sicht ist der Skilanglauf unter die günstigsten Sportformen einzuordnen. Es handelt sich um eine Ausdauerbelastung, die, solange sie in der Ebene betrieben wird, mit geringem Krafteinsatz einhergeht. Im Vergleich zum Laufen ist die eingesetzte Muskelmasse durch den Armeinsatz und die Fortbewegung mit den Stöcken größer und damit auch der Kreislauftrainingseffekt. Hinzu kommen die leichte Erlernbarkeit der Technik sowie das große Naturerlebnis. Aus diesem Grund hat sich der Skilanglauf ganz allgemein, speziell aber auch im Rahmen der Bewegungstherapie, zunehmend durchgesetzt. Andererseits sind hiermit eine Reihe von Risiken verbunden, die für die immer wieder berichteten Zwischenfälle in dieser Sportart verantwortlich sind.

**Höhe.** In der Höhe kommt es zu einer Abnahme des Luftdruckes und damit auch desjenigen Anteils am Luftdruck, der durch den Sauerstoff bestimmt wird **(Sauerstoffpartialdruck).** Die Gefahren, die hierdurch entstehen, werden allerdings meist überschätzt. Bis zu einer Höhe von 3 000 Metern ist das Blut des Gesunden meist noch hinreichend aufgesättigt.

Bei Herz-Kreislauf-Patienten, bei denen durch den nicht selten vorausgegangenen Nikotinmißbrauch oft auch Lungenschäden vorhanden sind, ebenso natürlich wie auch beim Raucher und beim Lungenpatienten ganz allgemein, kann diese Voraussetzung häufig allerdings nicht mehr als gegeben angesehen werden. Die Frage, bis zu welcher Höhe sich ein Herzpatient aufhalten kann, kann daher nur im Einzelfall vom Arzt beantwortet werden. Der gut belastbare Herzpatient in der Trainingsgruppe kann sich nach dem von HALHUBER gegebenen Ratschlag verhalten: Er kann sich an die Grenze der sogenannten „kommerziellen" Höhen halten, also an Höhen, in denen sich noch bewirtschaftete Betriebe finden, im Durchschnitt bis ca. 3 000 Meter. Aus Vorsichtsgründen sollte er sich in diesen Höhen allerdings nicht mehr stärker körperlich belasten. Die Obergrenze für das Skilaufen auch des gut belastbaren Herzpatienten sollte im allgemeinen 2 000 Meter nicht überschreiten.

**Kälte.** Bei zahlreichen Koronarpatienten werden durch Kälte Herzbeschwerden ausgelöst **(Kälteangina).** Der Grund hierfür ist nicht genau klar, der Beweis für die Vermutung, es handele sich dabei um durch Kälte ausgelöste Gefäßkrämpfe (Koronarspasmus), konnte nicht erbracht werden. Wahrscheinlich ist die Ursache in einer durch die Kälte bedingten Kontraktion der Arterien und damit in einem Blutdruckanstieg zu sehen. Eine erhöhte Gefährdung durch die Kälteangina konnte bisher gleichfalls nicht gezeigt werden. Trotzdem ist sie für den Patienten unangenehm. Man sollte Patienten mit Kälteangina, die sich hierdurch vom Wintersport nicht abschrecken lassen, daher zur vorbeugenden Einnahme gefäßweitstellender Medikamente (Nitrate, Kalziumantagonisten) (Abschn. 9.2.3) raten.

**Verletzungsgefahr.** Wintersport ist fast notwendigerweise mit Stürzen verbunden, die zu Verletzungen führen können. Dies kann sich besonders beim mit gerinnungshemmenden Mitteln behandelten Herzpatienten gefährlich auswirken. Die Gewalteinwirkung beim Skilanglauf ist jedoch wesentlich geringer als bei „alpinen Stürzen". Aus diesem Grunde bestehen selbst bei mit Marcumar behandelten Patienten, schon gar nicht bei Patienten unter Thrombozytenaggregationshemmern, keine grundsätzlichen Bedenken gegen den Skilanglauf (Abschn. 9.2.2). Trotzdem sollte die vermehrte Verletzungsgefährdung bei der Geländewahl und beim Fahrverhalten berücksichtigt werden.

Aus eigener Erfahrung muß auch auf die Notwendigkeit einer ausgewogenen **Ernährung** hingewiesen werden. Der Zusammenhang der Antikoagulanzienbehandlung mit Vitamin K wurde in Abschnitt 2.4.2.2 dargestellt. Vitamin K (Phyllochinon) kommt in Gemüse vor. Eine in Skihütten anzutreffende, reine Konservenkost ohne Frischgemüse kann daher zu einer Veränderung des sonst bestehenden Gleichgewichts zwischen eingenommenem Marcumar und Vitamin K in der Nahrung führen und damit eine verstärkte Blutungsbereitschaft begünstigen.

**Geländewahl.** Aufgrund unserer eigenen Erfahrungen kann gesagt werden, daß der Geländefaktor wesentlich wichtiger ist als der Höhenfaktor. Besonders geeignet ist ebenes Gelände mit wenig anstrengenden, gut gespurten Loipen, Bedingungen, die vor allem in den Alpen in mittleren Höhenlagen zu finden sind. Dagegen haben wir wesentlich größere Belastungen beim Laufen in niedrigeren Höhen in Mittelgebirgen beobachtet, wenn dies auf Waldwegen ohne gespurte Loipen bergauf und bergab erfolgt. Hier fühlt sich der kardial weniger belastbare und technisch schlechtere Läufer in der Gruppe häufig überfordert, der gut belastbare, technisch versierte Läufer fühlt sich unterfordert. Es kommt zu Frustrationen und Überbelastungen.

**Alkohol.** Der Faktor Alkohol und Sport sollte generell im Rahmen der Bewegungstherapie angesprochen werden. Hier eignet sich besonders der Skilauf als Beispiel, da sich häufig der „Obstler" beim gemütlichen „Einkehrschwung" oder beim Hüttenabend eingebürgert hat, der sich dann meist zu mehreren Runden ausweitet. Alkohol in höheren Konzentrationen wirkt toxisch auf den Herzmuskel und kann Rhythmusstörungen auslösen. In Verbindung mit körperlicher Belastung kann dies für den Herzmuskel zu fatalen Zwischenfällen führen.

Dem Bewegungstherapeuten kommt daher eine große Verantwortung dafür zu, daß sich die angestrebten psychosozialen Interaktionen innerhalb vertretbarer Blutalkoholkonzentrationen abspielen.

**Übermotivation.** Gerade der hohe Erlebniswert des Skilaufens, die Erfahrung der Bergwelt, der Wille, die eingeschränkte Zeit möglichst erschöpfend auszukosten, der Zwang, in einer vorgespurten Loipe zu laufen, und der Wunsch, sich nicht überholen zu lassen, führen oft dazu, daß natürliche Warnsymptome und Anzeichen subjektiver Erschöpfung verdrängt werden. Fehlende Vorbereitung trägt zur körperlichen Überforderung bei.

Dem Bewegungstherapeuten kommt auch hier eine besonders große Verantwortung zu in der Steuerung des Programms, in der Vorbereitung durch eine geeignete Skigymnastik, in der Vermittlung von Bewegungstechniken sowie in der zeitlichen Limitierung des Programms und der Kontrolle der Belastungsintensität durch die Herzfrequenz.

Skilanglauf stellt aus physiologischer Sicht durch den hohen Trainingseffekt bei großer eingesetzter Muskelmasse und geringem Blutdruckanstieg eine hervorragende Belastungsform dar. Die Umfeldbedingungen können jedoch Gefährdungen bewirken, speziell Höhe, Kälte, ungünstiges Gelände, Übermotivation und Alkohol. Da in der Höhe die gleiche effektive Leistung für den Kreislauf eine höhere Belastung darstellt als im Flachland, ist eine größere Ausgangsbelastbarkeit notwendig als für die Trainingsgruppe. Als minimale Belastbarkeit kann 1,25 Watt/kg Körpergewicht angegeben werden.

## 2.7.2.7
## Alpiner Skilauf

Im Zusammenhang mit dem Skilanglauf soll auch der alpine Skilauf besprochen werden, obwohl es sich hierbei auf keinen Fall um eine Ausdauersportart handelt. Die Phasen mit hinreichender Kreislaufbelastung im alpinen Skilauf sind praktisch immer zu kurz, um diesen trainingswirksam werden zu lassen. Im Regelfall gilt diese Sportart für den organisch Herzkranken unter Berücksichtigung der in Abschnitt 2.7.2.6 diskutierten Risiken (Höhe, Verletzungsgefahr, Überlastung) als streng kontraindiziert. Andererseits wollen viele Herzpatienten, die früher alpin Ski gelaufen sind, dieser faszinierenden Sportart auch nach einem Herzinfarkt oder einer Herzoperation wieder nachgehen. Sie betrachten die Fähigkeit, wieder Ski fahren zu können, oft sogar als Teil ihrer persönlichen Rehabilitation, als Ausdruck der Tatsache, „wieder gesund zu sein". Ob mit oder ohne ärztlichen Rat fahren viele Patienten nach einem Infarkt Ski, die meisten von ihnen ohne wesentliche Probleme. Aus diesen Überlegungen heraus haben wir Er-

fahrungen mit Alpinskilauf bei Herzpatienten gesammelt. Herzfrequenz- bzw. Laktatmessungen haben die Erfahrung jedes Skiläufers bestätigt, daß „vernünftig" betriebener Alpinskilauf oft weniger anstrengend und kreislaufbelastend, wenn auch weniger gut steuerbar ist als Skilanglauf. Wir haben daher auch den Alpinskilauf in unsere Gruppenarbeit eingebaut. Hierdurch wird zwar kein Trainingseffekt erzielt, jedoch eine erhebliche Motivation. Zahlreiche Patienten, die Angst haben, allein zu laufen, fühlen sich in der Gruppe gesichert und gewinnen an Lebensqualität. Dies soll jedoch keineswegs bedeuten, daß jedem Koronarpatienten bedingungslos alpiner Skilauf erlaubt werden darf. Im einzelnen müssen folgende **Voraussetzungen** erfüllt sein:

– Die **Technik des Alpinskilaufs** muß bereits vor dem Eintritt eines eventuellen Herzinfarktes hinreichend beherrscht werden. Weniger das Skilaufen ist anstrengend als das Erlernen des Skilaufs. Im allgemeinen wird jedoch der Patient, der die Erfahrung des Skilaufs nicht kennt, nach einem Infarktereignis nicht gerade alpin Ski laufen lernen wollen. Die Frage stellt sich allerdings bei solchen Patienten, die über den Langlauf zum Skilaufen gekommen sind. Falls sie früher nicht alpin gelaufen waren, sollte man ihnen hiervon abraten.

– Es sollte eine praktisch **normale kardiale und allgemeine Belastbarkeit** vorliegen (s. Abschn. 10.6). Die Leistungsfähigkeit des ca. 50- bis 60jährigen kann mit etwa 2 Watt/kg Körpergewicht angenommen werden. „Normale Belastbarkeit" bedeutet somit, daß ein 75 Kilogramm schwerer, 55 Jahre alter Mann in der Lage sein sollte, im fahrradergometrischen Test 150 Watt problemlos zu erbringen.

Auch Patienten, die trotz guter allgemeiner Leistungsfähigkeit eine eingeschränkte kardiale Leistungsbreite aufweisen, nachgewiesen beispielsweise durch einen sehr großen linken Ventrikel mit bewegungsgestörten Zonen im Echokardiogramm, sollten aus Vorsichtsgründen am Alpinskilauf nicht teilnehmen. Es muß immer berücksichtigt werden, daß bei dieser Sportart durch unkontrollierbare Umweltbedingungen, Wettereinbrüche etc. erhebliche Belastungsspitzen auftreten können, die entsprechende Reserven erforderlich machen.

- Wegen der Verletzungsgefährdung sollten **antikoagulierte Patienten** nicht alpin Ski laufen, also solche, die unter Marcumar stehen. Bei Thrombozytenaggregationshemmern bestehen keine grundsätzlichen Bedenken (Abschn. 9.2.2).
- **Psychologische Voraussetzungen:** Man sollte nur solchen Patienten den Alpinskilauf erlauben, die von ihrer psychischen Struktur her in der Lage sind, nicht nur ihre Ski, sondern auch sich selbst zu kontrollieren!
- **Geländewahl:** Ziel der Bewegungstherapie ist es, dem Patienten im Rahmen seiner Möglichkeiten Lebensqualität zu erschließen. Dies bedeutet, daß er lernen soll, nicht unnötig auf Dinge zu verzichten, die ihm wertvoll sind, andererseits Gefährdungen zu vermeiden. Die Fortführung des Alpinskilaufs ist für viele Patienten möglich. Skilaufen in 2 000 Metern Höhe bringt praktisch den gleichen Erlebniswert wie ein Lauf in 3 500 Metern Höhe. Der alpin Ski laufende Patient mit organischer Herzkrankheit sollte sich auf mittlere Höhen beschränken und schwieriges Gelände (schwarze Pisten etc.) vermeiden, wobei dies im Einzelfall nach dem individuellen Fahrkönnen definiert ist.

## 2.7.2.8
### Eislauf

Im Zusammenhang mit Skilauf bietet es sich an, auch auf sonstige Wintersportarten einzugehen, insbesondere auf den Eislauf. Über praktische Erfahrungen im Rahmen der Rehabilitation wurde hier noch nicht berichtet. Andererseits stehen in allen größeren Städten Eislaufstadien zur Verfügung. Eislauf kann, je nach den Bedürfnissen und den Therapiezielen, in sehr unterschiedlicher Form durchgeführt werden, von überwiegend koordinativen Zielrichtungen bis hin zur Ausdauerbetonung. Die Notwendigkeit einer entsprechen-

den Technikschulung ist selbstverständlich. Auch auf die Verletzungsgefahr durch Stürze von Patienten unter Antikoagulanzien muß hingewiesen werden. Durch den hohen Motivationscharakter kann prinzipiell jedoch Eislauf als Alternative angesehen werden.

## 2.7.2.9
### Bergwandern/Bergsteigen

Durch die relativ hohe körperliche Belastung kann dem Bergwandern bzw. Bergsteigen ein Trainingseffekt für das Herz-Kreislauf-System zukommen. Alpines Klettern wird dagegen überwiegend vor allem von Kraftbelastungen bestimmt. Alpines Bergsteigen kommt aus vielen Gründen für den Patienten mit organischen Herz-Kreislauf-Erkrankungen nicht in Frage (Überbelastung, Krafteinsatz und damit hoher Blutdruckanstieg, Verletzungsgefahr bei Antikoagulanzienbehandlung, Hilfsbedürftigkeit unter ungünstigen Bedingungen etc.). Auch bei Hypotonikern mit Neigung zu Kreislaufkollapszuständen sollte man hiervon abraten. Hinsichtlich der vertretbaren Höhen gelten die gleichen Ausführungen wie beim Skilanglauf (s. Abschn. 2.7.2.6). Beim Bergwandern ist vor allem auf die hohe Gelenkbelastung beim Absteigen hinzuweisen. Bei größeren Höhenunterschieden sollte sich der Bergwanderer „antizyklisch" verhalten, also hinauf wandern und, falls vorhanden, Seil- und andere Bahnen zur Abfahrt benutzen.

## 2.7.2.10
### Gymnastik/Fitneßtraining

Gymnastik kann in sehr unterschiedlicher Form durchgeführt werden. Im landläufigen Sinn werden hierunter vor allem Übungen zur Verbesserung von Beweglichkeit, Koordination und zur Muskelkräftigung verstanden. Hierdurch wird für den Patienten im Regelfall kein wesentlicher Kreislauf- bzw. Stoffwechseleffekt erreicht. Trotzdem stellt auch eine Verbesserung von Beweglichkeit und Koordination für ihn ein wichtiges Therapieziel dar, da er nicht als „Herz-Kreislauf-Stoffwechsel-Präparat" betrachtet, sondern in seiner Gesamtheit, in all seinen motorischen und psychischen Aspekten durch die Sporttherapie beeinflußt werden sollte. Eine Verbesserung des Koordinationsvermögens bedeutet für den leistungsmäßig eingeschränkten Patienten eine ökonomischere Bewältigung von Alltagsaufgaben. Die Verbesserung der Beweglichkeit und der Muskelkraft stellt eine wichtige Voraussetzung für Spielsportarten dar. Die Gymnastik ist daher Grundvoraussetzung für jeden Sport. Sie bildet auch einen wichtigen Bestandteil des Sports im Rahmen der ambulanten Herzgruppen. Hier kommt ihr besonders auch für das **Aufwärmen** und damit die **Verletzungsprophylaxe** eine wichtige Bedeutung zu. In bestimmten Therapiebereichen, etwa bei der Hypotonie (s. Abschn. 5.1.3) lassen sich die Behandlungsziele durch eine entsprechende Gestaltung der Gymnastik wesentlich besser erreichen als durch Ausdauersportarten.

Häufig wird die Frage diskutiert, ob eine **Ausdauergymnastik** durchgeführt werden sollte, also eine Gymnastik, bei der unter Berücksichtigung der gegebenen Kriterien entsprechend lang rhythmische Bewegungsformen ausgeführt werden, die zu hinreichenden Frequenzsteigerungen führen. Grundsätzlich ist dies möglich, z.B. unter Musikbegleitung in Form des Aerobic. Es erscheint jedoch rationeller, Ausdauertrainingseffekte durch typische Ausdauerbelastungen wie Laufen anzustreben, die zusätzlich zur Gymnastik durchgeführt werden.

Obgleich im Begriff nicht völlig identisch, wird die Gymnastik in moderner Form heute häufig auch als **Fitneßtraining** ausgeführt. Der Fitneßbegriff beinhaltet im eigentlichen Sinne die Steigerung aller konditionellen Fähigkeiten, also auch der Ausdauer. Durch die modernen Fitneßstudios hat sich dieser Begriff allerdings weitgehend auf die Verbesserung von Muskelkraft und Beweglichkeit eingeengt. Durch die apparativ guten Möglichkeiten der meisten Studios ist, unter der allerdings nicht immer zutreffenden Voraussetzung einer fachkundigen Anleitung, ein solches Training durchaus sinnvoll. Es wird aus organisatorischen Gründen (fehlender Vereinszwang, beliebige Trainingszeiten im Ver-

laufe des Tages) besonders von Frauen angenommen, die 75% der Besucher von Fitneßstudios ausmachen. Neben der Beeinflussung von Beschwerden im Bereich des Bewegungsapparates kann ein entsprechend ausgeführtes Fitneßtraining im internistischen Bereich bei funktionellen Herz-Kreislauf-Störungen (Hypotonie) unter Betonung der Kraftkomponente sinnvoll zum Einsatz kommen. Bei Übergewicht, Diabetes etc. sollte die Ausdauerkomponente im Vordergrund stehen. Bei entsprechender Dosierung und Betonung des Ausdaueranteils kann im Einzelfall auch organisch herzkranken Patienten ein Fitneßtraining erlaubt oder empfohlen werden. Dies bedarf allerdings einer Zusammenarbeit mit dem Arzt.

Die Grenzen zum **Bodybuilding** sind fließend. Auch dies kann bei funktionellen Störungen wie Hypotonie sinnvoll sein. Wenn es allerdings nur noch unter dem Ziel von Muskelaufbau zur Selbstpräsentation durchgeführt wird, sind die Grenzen des therapeutischen Bereichs weit überschritten. Für organisch Herz-Kreislauf-Kranke, speziell Hypertoniker mit sekundären Gefäßveränderungen, ist das Bodybuilding wegen des hohen Krafteinsatzes kontraindiziert.

### 2.7.2.11
### Spiele

Sportspiele sind im Bereich der Therapie zwiespältig zu betrachten. Sie wirken einerseits stark motivierend, andererseits bergen sie durch die Gefahr der Übermotivation und die fehlende Kontrollierbarkeit der Belastungsintensität die Gefahr von Überforderung in sich. Spiele können mit einer erheblichen psychischen Belastung einhergehen. Unter dem Streß des Spiels werden doppelt so häufig Rhythmusstörungen beobachtet wie unter körperlicher Belastung. Es kommt zu teilweise erheblichen Blutdruck- und Herzfrequenzanstiegen. Nicht zuletzt muß die größere Verletzungsgefahr speziell bei mit gerinnungshemmenden Medikamenten behandelten Patienten bedacht werden.

Auf der anderen Seite lassen sich durch das Spiel zahlreiche legitime Ziele der Bewegungstherapie erreichen. Auf die Betrachtung des Menschen als „Homo ludens" in Abschnitt 1.4 wird verwiesen. Durch das Spiel in geeigneter Form werden Aggressionen abgebaut, Streßhormone (Katecholamine) einer sinnvollen Verwendung zugeführt. Das Spiel begünstigt die Entwicklung positiver gruppendynamischer Prozesse. Bei manchen Patienten, bei denen Ausdauerbelastungen nicht möglich sind (z. B. Übungsgruppe, s. Abschn. 5.5.6.3) stehen neben gymnastischen spielerische Bewegungsformen im Vordergrund. Das Spiel dient der Motivation des Patienten zur Teilnahme an der Bewegungstherapie auf Dauer.

Bei der Abwägung dieser Vor- und Nachteile des Spiels kommt es, wie überall in der Bewegungstherapie, mehr auf die Art der Durchführung als auf die Inhalte an. Im Prinzip kann jede Spielform durch Regeländerung den Bedingungen des Patienten angepaßt werden. Bei einigen der klassischen Sportspiele wird diese Regelveränderung allerdings so einschneidend sein müssen, daß die ursprüngliche Spielidee zu stark verändert wird. Solche Spiele werden dann vom Patienten nicht mehr akzeptiert. Besser geeignet als die klassischen Spiele sind daher häufig sog. „kleine Spiele" oder „New games", bei denen der Patient kein festgefügtes Spielbild mitbringt.

In unseren Erfahrungen hat sich gezeigt, daß es weniger günstig ist, den Patienten von vornherein auf ein einziges Spiel festzulegen und zu versuchen, hier möglichst große Spielperfektion zu erreichen. Dies führt auf die Dauer zu einer Steigerung des Intensitätsniveaus und damit zu einer Gefährdung.

Nach der ursprünglichen „Prägungsphase" der Bewegungstherapie in einer Gruppe lassen sich solche eingangs stattgefundenen Fehler im nachhinein nicht mehr korrigieren. Es ist am günstigsten, von Beginn an zwischen verschiedenen Spielformen zu wechseln. Grundsätzlich sollte nicht versucht werden, im Spiel einen Trainingseffekt zu erreichen. Dies läßt sich besser, kontrollierter und weniger gefährlich mit Ausdauersportarten erzielen. Der Bewegungstherapeut sollte dafür Sorge tragen und sich durch gelegentli-

che Pulskontrollen davon überzeugen, daß die Herzfrequenz im Spiel die Werte nicht überschreitet, die für die kontrollierte Ausdauerbelastungsphase vorgegeben werden. Unter diesen Voraussetzungen sollen die wichtigsten Spiele im folgenden angesprochen werden.

**Mannschaftsspiele.** Sogenannte Zielschußspiele wie **Basketball, Fußball, Handball, Feldhockey** sind für die Bewegungstherapie des organisch Herzkranken im allgemeinen nur wenig geeignet, da sie mit hoher Laufbelastung, der Gefahr von Überforderung und Verletzungen verbunden sind. Durch entsprechende Regeländerungen, etwa die Aufteilung des Spielfeldes in bestimmte Zonen, die der Einzelspieler nicht verlassen darf, lassen sich diese Gefahren entschärfen. Hierdurch entstehen jedoch komplizierte Spielabläufe, die Grundidee des Spiels wird meist zu stark verändert.

**Mannschaftsrückschlagsspiele,** allen voran das **Volleyballspiel,** haben sich dagegen in der Bewegungstherapie weitgehend durchgesetzt. Die beiden „gegnerischen" Mannschaften sind hierbei durch ein Netz oder eine Bank voneinander getrennt, die Laufstrecken sind verhältnismäßig gering, der Nachbar ist stets der Mit- und nicht der Gegenspieler (oder sollte dies sein!). Speziell das Volleyballspiel erfordert hohe technische Fähigkeiten, so daß zumindest zu Beginn der Spielphase eine natürliche Beschränkung der Belastungsintensität durch häufige Spielunterbrechungen vorliegt.

Aber auch beim Volleyball entstehen zahlreiche Verletzungen, das Spiel liegt neben Basketball an der Spitze der Verletzungslisten. Diese Verletzungen entstehen meist bei typischen Situationen, vor allem beim Schmettern und Abblocken am Netz sowie beim Rückwärtslaufen einzelner Spieler. Aus diesem Grund ist in unseren Gruppen der Netzangriff verboten. Um zu dem angestrebten Ziel des Miteinanders zu kommen, muß der Ball vor jedem Wechsel in jeder Mannschaft dreimal gespielt werden. Bis die entsprechenden

Techniken vorhanden sind, kann mit Vorformen wie „Ball über die Schnur" begonnen werden, mit langsamem Übergang zu einem „richtigen" Volleyball.

Folgende Alternativen stehen zur Verfügung: **Prellball** hat sich besonders in den Übungsgruppen bewährt. Beim **Fußballtennis** wird der Ball nach Volleyballregeln mit dem Fuß über ein Netz gespielt, wobei er zwischenzeitlich aufspringen darf. In einzelnen Gruppen wurden auch mit **Faustball** positive Erfahrungen gemacht, ebenso mit **Indiaka-Ball.**

**Einzelrückschlagspiele** sind dagegen im allgemeinen wenig geeignet, da sie mit hohem psychischem und körperlichem Streß einhergehen. Die Frage, ob der Herzpatient **Tennis** spielen darf, wird häufig gestellt. Für die Bewegungstherapie mit organisch Herz-Kreislauf-Kranken ist wegen der genannten Gefährdung diese Sportart sicher nicht geeignet. Dagegen ist es im Einzelfall durchaus möglich, auch einem Patienten nach Herzinfarkt oder nach einer Bypass-Operation wieder Tennis zu erlauben. Die Frage ist ähnlich zu beantworten wie beim alpinen Skifahren. Voraussetzung ist eine gute körperliche und kardiale Belastbarkeit sowie eine psychische Grundstruktur, die erwarten läßt, daß der Patient nicht „immer gewinnen muß". Man sollte weiterhin einschränkende Empfehlungen geben wie keine Wettkampfspiele, vorwiegend Doppel etc. In modifizierter Form, beispielsweise in Form des **„Family-Tennis",** bei dem mit Softbällen gespielt wird, ist dieses Rückschlagspiel auch für die Gruppentherapie bei Herzpatienten geeignet.

Beim **Tischtennis** wächst die Belastungsintensität mit der Spielstärke. Solange das Spiel auf der Ebene des „Ping-Pong" ausgeführt wird, entstehen keine nennenswerten Belastungen. Wir haben Tischtennis in dieser Form in unseren Herzgruppen problemlos durchgeführt. Der Vorteil dieser Sportart besteht darin, daß es sehr lange Zeit benötigt, bis eine hinreichende Spielstärke entwickelt wird, die wesentliche kardiale Belastungen überhaupt erst erreichen läßt. Anders sieht dies aus, wenn vor einem Infarktereignis bereits gute technische Fähigkeiten vorhanden waren. Rasant betriebener Tischtennissport kann zu erheblichen kardialen Überforderungen führen. Hier ist im Einzelfall zu entscheiden, ob beispielsweise einem Patienten nach Herzinfarkt „sein Sport" noch erlaubt werden darf.

Die umgekehrte Argumentation trifft bei **Squash** und **Badminton** zu. Durch die spezifischen Eigenarten dieser Spiele kommt es auch bei relativen Anfängern rasch zu einem sehr rasanten Ballwechsel und damit zu hohen Belastungen. Beim Squash besteht gerade bei Anfängern zusätzlich eine erhebliche Verletzungsgefahr, so daß diese Sportart nicht geeignet sein dürfte. Badminton kann durch entsprechende Regeländerungen, besonders eine Verkleinerung des Spielfeldes und eine Erhöhung des Netzes, in Richtung **„Federball"** entschärft werden und kann dann auch für die Herzgruppe oder den einzelnen Patienten eine interessante Alternative darstellen.

# B
# Sport- und Bewegungstherapie bei speziellen inneren Erkrankungen

# 6

# Sport- und Bewegungstherapie bei speziellen inneren Erkrankungen

# 3
# Spektrum der inneren Erkrankungen

Der Bedarf an Bewegungstherapie im Bereich der inneren Erkrankungen wird von dem aktuellen Krankheitsspektrum geprägt. Einen Überblick hierzu ergibt die **Mortalitätsstatistik** der Bundesrepublik Deutschland (Abb. 3-1). Danach sind fast 90 % aller Todesfälle auf innere Erkrankungen zurückzuführen, nur ein kleiner Teil auf gewaltsame (Unfälle 3 %, Selbstmorde 2 %) bzw. sonstige Ursachen. Innerhalb der inneren Erkrankungen sind die Herz-Kreislauf-Erkrankungen von herausragender Bedeutung, die insgesamt für gut die Hälfte aller Todesfälle verantwortlich sind. Weitere 23 % sind auf bösartige Neubildungen (Krebs) zurückzuführen. Zusammengefaßt werden also drei Viertel aller Todesfälle durch Herz-Kreislauf-Erkrankungen sowie durch Krebs bedingt. Nimmt man noch Atemwegs- und Stoffwechselerkrankungen, speziell den Diabetes, hinzu, so werden hierdurch gut vier Fünftel aller Todesfälle bzw. mehr als 90 % aller durch innere Erkrankungen bedingten Todesfälle berücksichtigt.

Die Bewegungstherapie hat bei all diesen

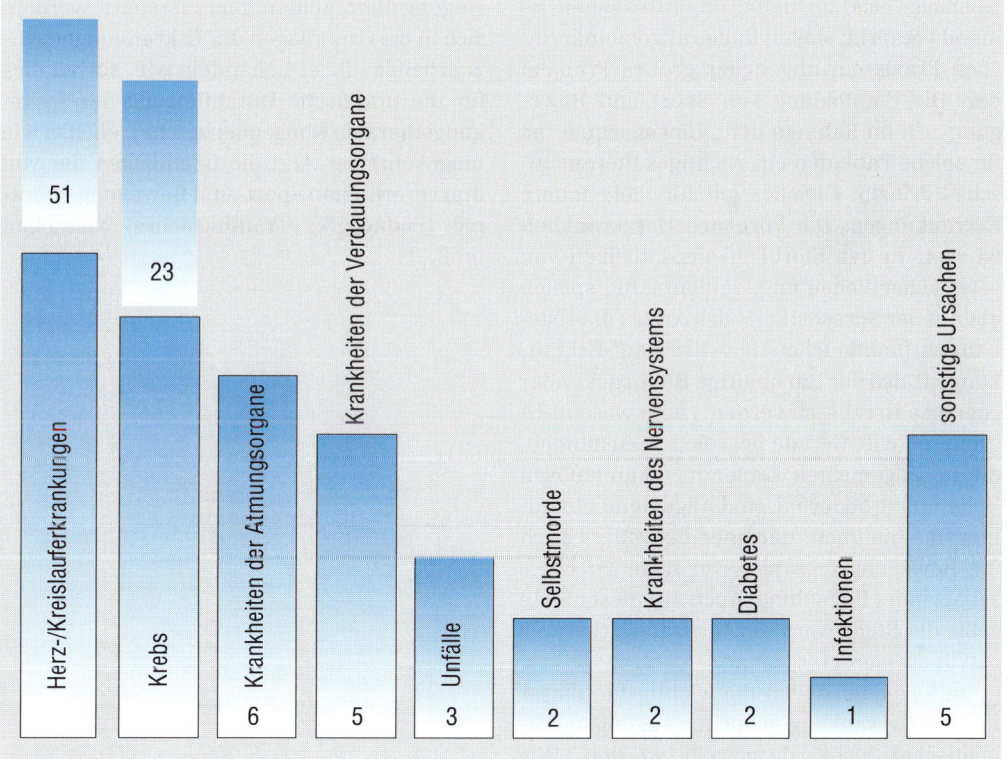

**Abbildung 3-1:**
Todesursachen in der Bundesrepublik Deutschland nach Angaben des Bundesgesundheitsministeriums. Zahlenangaben: Anteil (%) an der Gesamtmortalität.

Erkrankungen einen, wenn auch unterschiedlichen Stellenwert. Bei der Gruppe der bösartigen Neubildungen spielt sie bisher allerdings nur eine untergeordnete Rolle, wenngleich es auch hier bereits Gruppen in der Krebsnachsorge gibt. Von den nur marginal angesprochenen Krebserkrankungen abgesehen, werden deshalb die anderen wichtigen inneren Krankheiten in der Sterblichkeitsstatistik in ihrer Beziehung zur Bewegungstherapie in diesem Buch behandelt.

Es wäre allerdings ein Fehler, den Stellenwert der Bewegungstherapie lediglich aus den Sterblichkeits(Mortalitäts)statistiken zu begründen. Mindestens genauso wichtig ist die **Morbiditätsstatistik,** die Häufigkeitsverteilung verschiedener Krankheiten. In der ärztlichen Praxis sind häufig Erkrankungen zahlenmäßig viel wichtiger, die nicht zum Tode führen, die für den Patienten aber sehr lästig werden können. Bandscheibenschäden beispielsweise, an denen überaus selten jemand verstirbt, stellen in der allgemeinärztlichen Praxis ein ungeheuer großes Problem dar. Die Empfehlung von Sport und Bewegung z. B. im Rahmen der „Rückenschule" ist für solche Patienten ein wichtiges therapeutisches Prinzip. Gleiches gilt für viele innere Erkrankungen. Die koronare Herzkrankheit ist zwar in den Sterblichkeitsstatistiken von erheblicher Bedeutung, zahlenmäßig spielen aber in der Sprechstunde des Arztes die sogenannten funktionellen Herz-Kreislauf-Erkrankungen, also der „zu niedrige Blutdruck" oder „nervöse Herzbeschwerden", eine wesentlich größere Rolle. Gerade bei solchen Zuständen, die im allgemeinen keiner medikamentösen Behandlung bedürfen, sind Allgemeinbehandlungsmaßnahmen, darunter besonders auch die Bewegungstherapie, von nicht zu überschätzender Bedeutung. Auch aus dieser Sicht sollte der Stellenwert der Bewegungstherapie diskutiert werden.

Im folgenden sollen die wichtigsten dieser inneren Erkrankungen aus „bewegungstherapeutischer Sicht" dargestellt werden. Wie mehrfach, besonders auch im ersten Kapitel, betont, soll auch und gerade an dieser Stelle hervorgehoben werden, daß eine sinnvolle Therapie nur dann möglich ist, wenn der Therapeut über die Erkrankung, die er behandeln möchte, hinreichend Bescheid weiß. Nur unter dieser Voraussetzung kann die Bewegungstherapie ebenso differenziert eingesetzt werden, wie dies der Unterschiedlichkeit der angesprochenen Krankheitsbilder entspricht. Die häufig anzutreffende, simplifizierende Logik, daß Joggen für und gegen alles gut sei, vom Hochdruck bis zum Niederdruck, macht die Bewegungstherapie unglaubhaft und in bestimmten Teilbereichen sogar gefährlich. Als ein überspitztes Beispiel kann gesagt werden, daß fast alles, war für den Koronarpatienten günstig ist, beim Asthmatiker eher negativ gesehen werden muß. Aus diesen Überlegungen ist die folgende Krankheitsübersicht zusammengestellt. Sie will nicht versuchen, aus dem Bewegungstherapeuten einen Arzt zu machen, während umgekehrt der Arzt kein Sportlehrer ist. Andererseits kann es dem Bewegungstherapeuten nicht erspart werden, sich in die Grundlagen der Erkrankungen einzuarbeiten, die er behandeln will, soweit dies für die praktische Durchführung der Bewegungstherapie Konsequenzen hat, ebenso wie umgekehrt der Arzt die Grundlagen der von ihm verordneten Sport- und Bewegungstherapie (Pädagogik, Trainingslehre) verstehen muß.

# 4
# Atemwegserkrankungen

## 4.1
## Definitionen

Der Stellenwert der Atemwegserkrankungen in den Sterbestatistiken hat sich im letzten Jahrhundert erheblich geändert. Im vergangenen Jahrhundert spielten sie, vor allem bedingt durch die Häufigkeit der **Lungentuberkulose,** als Todesursache eine herausragende Rolle. Heute sind sie in ihrer Bedeutung durch die verbesserten hygienischen Verhältnisse sowie durch den gehobenen Lebensstandard in den Industrieländern erheblich zurückgegangen (Abb. 3-1). Trotzdem dürfen Atemwegserkrankungen als Krankheitsfaktoren keinesfalls unterschätzt werden. Mit dem Älterwerden des Menschen kommt es nicht nur zu degenerativen Veränderungen im Herz-Kreislauf-System, sondern auch im Bereich der Atemwege. Ursächlich sind für beide Organsysteme teilweise die gleichen Faktoren (Rauchen!), teilweise auch unterschiedliche Faktoren wie die zunehmende Luftverschmutzung, die nur für die Atemwege, nicht für den Kreislauf eine Rolle spielt.

Dies führt zu der Häufigkeit chronisch entzündlicher Reizungen der Atemwege (**chronische Bronchitis**), die mit der Zerstörung der Lungenbläschen einhergehen. Die feinen Bläschen werden durch grobe, fast sackförmige Trauben ersetzt, es entsteht das Bild einer Lungenüberblähung (**Emphysem**). Emphysem und Bronchitis sind, ganz besonders beim Raucher, im allgemeinen miteinander kombiniert. Die entzündliche Reizung führt zu einer vermehrten Produktion an zähem Schleim, der die Atemwege verlegt, verstärkt durch Krämpfe der Bronchialmuskulatur (Spasmus). Eine solche Verlegung wird als Obstruktion bezeichnet. Es entsteht das typische Bild der **chronisch obstruktiven**

**Emphysembronchitis** bzw. **chronisch obstruktiven Lungenerkrankung.** Die Tatsache, daß diese chronischen Atemwegserkrankungen viel seltener als Herz-Kreislauf-Erkrankungen zum Tode führen, hängt damit zusammen, daß die Reserven der Atemwege wesentlich größer sind als die Reserven der Kreislauffunktion. Bei zu starker Zerstörung an Lungengewebe kommt es jedoch mit der Zeit zu einer fehlenden Aufsättigung des Blutes mit Sauerstoff, zu einer **Ateminsuffizienz,** die zum Tode führen kann. Mit der Zerstörung von Lungengewebe kommt es auch zu einem Verlust an Gefäßen, der Widerstand in der Lunge steigt an, das Blut staut sich in die Lungenschlagader zurück, das rechte Herz wird überlastet. Es entsteht das Bild des sogenannten **Cor pulmonale.** Eine weitere mögliche Todesursache besteht in der Entwicklung bösartiger Neubildungen durch die chronische Überreizung der Bronchialschleimhaut. Es entsteht der Lungenkrebs oder, medizinisch korrekt ausgedrückt, das **Bronchialkarzinom.**

Im Gegensatz zur chronisch obstruktiven Lungenerkrankung versteht man unter **chronisch restriktiven Lungenerkrankungen** solche, bei denen nicht die Verlegung der Atemwege, sondern der Untergang von funktionsfähigem Lungengewebe im Vordergrund steht. Dies geschieht beispielsweise bei einem schweren Lungenemphysem, bei der operativen Entfernung von Teilen der Lunge oder bei fehlender Lungenbelüftung durch ausgedehnte Vernarbungen des Rippfells (Pleuraschwarten).

Nicht zuletzt sind in der Erkrankungsstatistik aber auch die **funktionellen Störungen** von herausragender Bedeutung. Die bereits erwähnte Luftverschmutzung führt zu einer Zunahme von Krankheitsbildern mit einer Überreaktion der Bronchien, die als **Asthma bronchiale** bekannt ist. Hierbei spielt allerdings auch eine vorbestehende allergische Neigung für solche Erkrankungen häufig eine wichtige Rolle. Dagegen haben akute Entzündungen der Lunge (**Pneumonie**) durch die Einführung der Antibiotika viel von ihrer früheren Gefährlichkeit verloren.

Schließlich sei noch die **zystische Fibrose** erwähnt, eine Erkrankung, die besonders bei Kindern von Wichtigkeit ist und im allgemeinen bisher noch zu wenig beachtet wird. Bei dieser Erkrankung wird ein zu zäher Schleim gebildet, der dann die Bronchien verstopft und zu Erkrankungen führt. Der Stellenwert der Bewegungstherapie für diese Krankheitsbilder wird im folgenden näher dargestellt.

# 4.2
# Asthma bronchiale

## 4.2.1
## Krankheitsbild

Das Bronchialasthma gewinnt aus den bereits genannten Gründen heraus, besonders der Zunahme von Reizstoffen in der Luft, eine wachsende Bedeutung. Es ist gekennzeichnet von einer zu starken Reaktionsfähigkeit der Bronchien (**Hyperreagibilität**). Auf die verschiedensten Reize hin reagieren diese mit einer Engstellung der Muskulatur (**Bronchospasmus**), gleichzeitig kommt es zu einer erhöhten Sekretion eines überdurchschnittlich zähen Schleims. Beide Mechanismen verlegen zusammen die Bronchien (Abb. 4-1). Ursächlich ist hierfür zu Beginn häufig eine Allergie, d. h. das Vorhandensein von Antikörpern, die zu einer verstärkten Reaktion auf fremde Eiweiße führen. Als wichtigste Auslösemechanismen sind tierische Eiweiße, wie Katzen- oder Pferdehaare, bekannt, Nahrungsmittel wie Obst (Erdbeeren!) oder Fisch, besonders aber auch Schimmelpilze in feuchten Häusern und nicht zuletzt Blütenpollen, die das Asthma sowie das verwandte Krankheitsbild des **Heuschnupfens** besonders im Frühjahr und Sommer ausbrechen lassen. Eine häufige Ursache ist auch die Entwicklung von Antikörpern auf Bakterien oder Viren im Rahmen von Atemwegsinfektionen. Das typische allergische Asthma findet sich vor allem bei Kindern und Jugendlichen. Nicht selten beginnen Allergiker ihre „Laufbahn" mit Hautallergien in Form von Ekzemen wie beispielsweise Milchschorf. Später spielt sich dann die Allergie an der Lunge ab, im weiteren Lebensalter verliert sie sich oft.

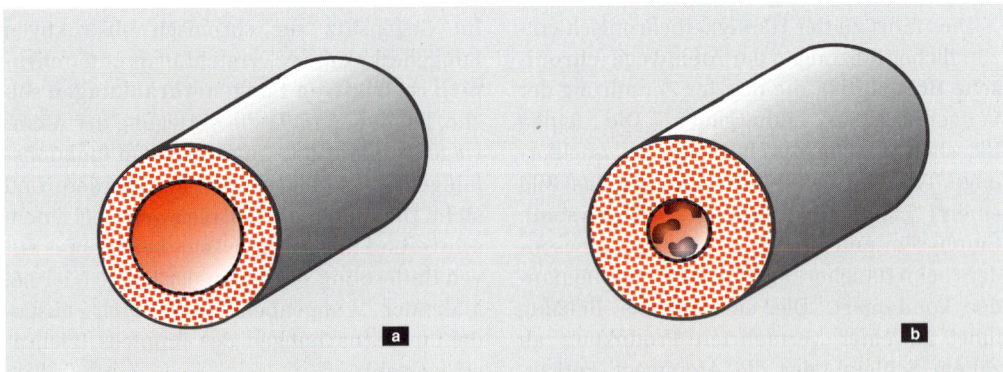

**Abbildung 4-1:**
Auslösemechanismus für den Asthmaanfall. Es kommt zu einer Einengung der Bronchien bis zu einem völligen Verschluß durch die Kontraktion der Bronchialmuskulatur in Verbindung mit der Absonderung von vermehrtem und besonders zähem Schleim. a) Normalzustand; b) eingeengt.

Die Anfälle können aber auch durch nicht-allergische Mechanismen ausgelöst werden, nicht immer ist die Allergie klar erkennbar. Der Auslösemechanismus führt dazu, daß bestimmte Zellen (Mastzellen) in der Schleimhaut der Bronchien platzen und Reizsubstanzen wie *Histamin* freisetzen, das dann den Bronchospasmus und die verstärkte Sekretion bewirkt. Der Mechanismus kann auch durch zahlreiche unspezifische Reizwirkungen ausgelöst werden. Nicht selten spielt beim Asthmakranken auch eine psychische Komponente mit. Psychische Labilität kann die Anfallsneigung verstärken, umgekehrt kann eine Asthmakrankheit durch die Angst vor Anfällen auch in eine psychische Labilität hineinführen, so daß hier Ursachen und Wirkungen oft nicht mehr unterschieden werden können.

Die Häufigkeit der Anfälle ist sehr unterschiedlich. Sie zeigen sich in Atemnot; durch die Engstellung der Bronchien ist vor allem die Ausatmung erschwert und verlängert. Man hört das charakteristische asthmatische „Pfeifen" oft schon auf die Entfernung. Nicht selten lösen auch Bakterieneiweiße im Rahmen einer Bronchitis solche Zustände aus, so daß das Asthma dann mit einer Bronchitis gemeinsam auftritt (**asthmoide Bronchitis**). Die Anfälle sind meist harmlos und bilden sich spontan oder unter Medikamenten zurück. Sie können aber auch sehr lange anhalten und in eine lebensbedrohliche Atemnot führen (**Status asthmaticus**) (Abb. 4-2).

## 4.2.2
## Behandlung des Bronchialasthmas

Bei der Behandlung wird zunächst versucht, mögliche **auslösende Ursachen auszuschalten.** Soweit allergisierende Faktoren (Allergene) bekannt sind, sollten sie vermieden werden. Beispielsweise sollen feuchte Wohnungen saniert und Tierkontakte vermieden werden. Eventuell ist ein Aufenthalt in Gebieten mit geringer Dichte an Luftallergenen wie etwa an der Nordsee anzustreben.

Als Medikamente werden Substanzen verordnet, die die Bronchien weitstellen, entwe-

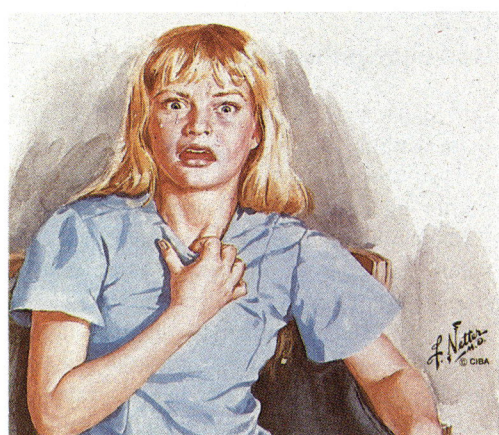

**Abbildung 4-2:**
Typisches Bild der Atemnot bei einem Asthmaanfall

der in Form von Tabletten, in Notfällen auch als Injektion, sehr häufig aber auch als Inhalationssprays. Da Adrenalin die Bronchien weitstellt, enthalten viele dieser Medikamente Substanzen, die adrenalinartige Eigenschaften aufweisen, wie **Ephedrin** oder **Betarezeptorstimulanzien.** Letztere sind Stoffe, die die Betarezeptoren der Bronchien, welche die Adrenalinwirkung vermitteln, anregen (Abschn. 9.2.4). Adrenalinartig wirkende Stoffe haben die Eigenschaft, die Herzschlagzahl zu erhöhen, so daß diese unangenehme Nebenwirkung unter entsprechenden Medikamenten häufig eintritt. Sehr viele der Asthmasprays enthalten **Kortison.** Kortison ist ein Hormon der Nebennierenrinde, das Überreaktionen abbremst. Im Gegensatz zur Kortisonverabreichung in Form von Tabletten oder Spritzen führt der nur örtlich wirksame Inhalationsspray nicht zu den gefürchteten Nebenwirkungen wie Knochenentkalkung (Osteoporose), Gewichtszunahme etc. Aus der Sicht der körperlichen Aktivität spielt ferner eine Substanz eine wichtige Rolle, die daher hier besonders erwähnt werden soll, die **Dinatriumcromoglyzinsäure (DNCG).** Diese deckt nach Inhalation die Bronchien gewissermaßen ab und schützt die Mastzellen vor Reizeinwirkungen.

## 4.2.3
## Bewegungstherapie

Der Sport- bzw. Bewegungstherapie kommt beim Asthma ein besonders hoher Stellenwert zu. Die physikalische Therapie hat schon immer im Rahmen der **Krankengymnastik** für Asthmapatienten eine wichtige Rolle gespielt. Ziel der Krankengymnastik ist es, durch Atemübungen die Bronchien von dem zähen Schleim zu reinigen (Bronchialtoilette), hierdurch Lungengebiete, die durch die Verstopfung der Bronchien nicht mehr mit Luft versorgt werden, wieder zu belüften und die Atemmuskulatur zu stärken. Dadurch gelingt es dem Asthmatiker besser, den erhöhten Atemwiderstand zu überwinden.

Durch Sport wird beim Asthmapatienten mehr angestrebt als durch die Atemgymnastik. Beim Asthmakranken entsteht eine Spirale. Häufig liegt, wie beschrieben, bei ihm eine psychische Komponente vor, die die Anfälle auslöst. Die Angst vor den Anfällen verstärkt ihrerseits die Anfallsbereitschaft. Besonders bei Kindern kommt häufig die Ängstlichkeit der Eltern im Sinne eines übertriebenen Schutzbedürfnisses hinzu. Körperliche Belastung ist geeignet, Asthmaanfälle auszulösen (**Anstrengungsasthma**). Die Kinder werden deshalb oft sorgfältig vom Sport ferngehalten. Durch diese Isolierung wird ihr Bewußtsein verstärkt, krank zu sein, die Angst vor der Krankheit hat somit einen Verstärkungseffekt.

Dieser Kreislauf kann durch vernünftige körperliche Belastung unterbrochen werden. Sport ist zwar nicht in der Lage, das Asthma zu heilen, andererseits gewinnt der Kranke an Selbstvertrauen, die psychischen Folgen der Krankheit werden besser überwunden. Das gleiche gilt auch für die körperlichen Folgen der Asthmaerkrankung, Asthmaanfälle und sekundäre Infektionen der Atemwege, mit denen der Kranke durch die Kräftigung der Atemmuskulatur bzw. die Verbesserung der allgemeinen Abwehrlage leichter fertig wird. Die erstaunliche Leistungsfähigkeit, die manche Asthmatiker gewinnen, zeigt sich darin, daß bei leichterem Asthma durchaus

auch Leistungssport betrieben werden kann. Eine Reihe von Olympiasiegern — vor allem in der Sportart Schwimmen — war asthmakrank. Inzwischen haben sich bereits eine Reihe von bewegungstherapeutischen Gruppen für Asthmapatienten gebildet.

Die körperliche Aktivität hat aus der Sicht des Asthmas somit zwei Seiten. Einerseits ist sie geeignet, Anfälle auszulösen, andererseits kommt ihr ein Therapieeffekt zu. Dies setzt spezielle Kenntnisse über den Auslösemechanismus voraus, um die Bewegungstherapie entsprechend gestalten zu können. Körperliche Aktivität ist fast bei jedem Asthmakranken geeignet, Atemnot auszulösen. Vor allem im Beginn der Erkrankung tritt das Asthma häufig erstmals und ausschließlich unter Belastung auf, dann wird vom bereits erwähnten **Anstrengungsasthma** gesprochen. Bei jeder unklaren Angabe von Atemnot, gelegentlich auch nur ständigem Hustenreiz unter körperlicher Belastung, sollte man hieran denken. Der Auslösemechanismus besteht in einer Abkühlung der Bronchialschleimhaut. Ursächlich hierfür ist vor allem die Verstärkung der Atmung (**Hyperventilation**). Hinzu kommt die Austrocknung der Schleimhaut. Durch die verstärkte Atmung wird vermehrt wasserdampfgesättigte Luft aus der Lunge abgeatmet. Bei der Neubefeuchtung verdunstet Wasser und entzieht damit der Schleimhaut Wärme (Verdunstungskälte). Belastung in kalter bzw. trockener Luft verstärkt somit die Anfallsbereitschaft.

Aus diesen Überlegungen heraus ergeben sich die **Belastungsformen,** die besonders geeignet sind, Anfälle auszulösen bzw. umgekehrt die Sportformen, die man Asthmakranken besonders empfehlen sollte. Um die Bronchien auszukühlen, sind Belastungen notwendig, die hinreichend intensiv und lang durchgeführt werden. Dies sind vor allem **Ausdauerbelastungen** und Belastungen in kalter und trockener Umgebung. Die günstigste Belastungsform ist umgekehrt das **Schwimmen** in relativ warmem Wasser (27–30°C). Hier liegt eine warme, feuchtigkeitsgesättigte Luftschicht über dem Wasser. Die Schwimmbewegung ist ferner in besonderem Maße geeignet, die Atemmuskulatur zu kräftigen. Wenig geeignet, Anfälle auszulösen, sind außerdem relativ kurzfristige, hochintensive Belastungen im Bereich von 1–2 Minuten Dauer. Die Auskühlungsphase der Bronchien ist hier zu kurz, um reizwirksam zu werden. Solche Belastungen finden sich intervallartig vor allem im Bereich der Spiele. Umgekehrt werden auch längerfristig Ausdauerbelastungen, etwa Laufbelastungen in langsamem Tempo, oft recht gut vertragen, da die Belastungsintensität und damit Atemmimutenvolumen und Luftströmung in den Bronchien verhältnismäßig niedrig liegen. Dies erklärt die paradox erscheinende Tatsache, daß häufig auch **Skilanglauf** verhältnismäßig gut vertragen wird, obwohl er aus theoretischer Sicht (Ausdauerbelastung in kalter Umgebung) die ungünstigste Sportform darstellen sollte. Das „Geheimnis" liegt darin, daß der Asthmakranke aus Erfahrung heraus die Intensität so niedrig hält, daß die Atmung nicht genügend ansteigt, um Anfälle auszulösen.

Man sollte dem Asthmakranken ferner klarmachen, daß er durch das Auftreten eines Anstrengungsasthmas nicht gefährdet ist. Der Auslösemechanismus — die Belastung — wird mit der Atemnot beendet. Mit der Beendigung des Reizes kommt nach wenigen Minuten die Atemnot zum Stillstand. Darüber hinaus läßt sich im allgemeinen nach einem solchen Anfall eine Unempfindlichkeit gegenüber weiteren Anfällen beobachten (Refraktärphase). Sind die Vermittlersubstanzen (Histamin etc.) erst einmal freigesetzt, so dauert es einige Zeit, bis ein neues Potential aufgebaut ist. Nach Beendigung der Atemnot kann also der Patient durchaus mit dem Sport fortfahren.

Sport bei Asthma: Die günstigsten Belastungsformen für den Asthmakranken sind das Schwimmen sowie Wassergymnastik und ähnliche im Wasser betriebene Sportarten. Empfohlen werden können ferner Gymnastik sowie intervallartige Belastungsformen wie Spiele. Mannschaftsspiele haben den Vorteil, daß sie ein wichtiges Behandlungsziel, die psychische Beeinflussung des Patienten und die soziale Integration, besonders gut erfüllen. Besonders ungünstig sind aus theoretischer Sicht mittelfristige Belastungen höherer Intensität, wie sie gerade für den Koronarkranken empfohlen werden, vor allem dann, wenn sie in kalter und trockener Umgebung ausgeführt werden. Die praktische Erfahrung hat gezeigt, daß dies nur generell gilt, nicht im Einzelfall. Selbst theoretisch besonders ungünstige Belastungen wie Skilanglauf können teilweise individuell sehr gut vertragen werden.

Treten trotz der Auswahl geeigneter Bewegungsformen beim Sport häufiger Zustände von Atemnot auf, so sollten dem Asthmatiker die folgenden Hinweise gegeben werden:

Geeignete Atemtechnik. Zur Anwärmung der Einatemluft sollte die Nasenatmung (Einatmung durch die Nase, Ausatmung durch den Mund) durchgeführt werden.
Neben der Befeuchtung der Atemluft wird hierdurch erreicht, daß die Intensität der Belastung entsprechend niedrig gehalten wird. Reicht dies nicht aus, kann vor allem in kalter Umgebung ein *Mundschutz* Verwendung finden.

Medikamentöse Vorbeugung bzw. Behandlung. Zur Vorbeugung gegenüber Anstrengungsasthma hat sich insbesondere *DNCG* bewährt. Der Patient sollte vor der Belastung einen entsprechenden Spray inhalieren. Ein therapeutischer Effekt kommt diesem Medikament beim Auftreten der Atemnot allerdings nicht mehr zu. In diesen Fällen bewähren sich insbesondere *Betarezeptorstimulanzien* (s. Abschn. 9.2.4) wie *Salbutamol* (im Handel als *Sultanol*). Asthmatiker, die häufiger unter Anfällen leiden, sollten einen solchen Spray für den Bedarfsfall zum Sport mitbringen. Für asthmakranke Leistungssportler ist allerdings darauf hinzuweisen, daß beim Abbau des Betastimulators *Fenoterol (Berotec)* Substanzen entstehen, die den Dopingnachweis positiv werden lassen. Auch *Clem-*

*buterol* steht wegen seines anabolen Effektes auf der Dopingliste.

Die meisten weiteren in der Asthmabehandlung üblichen Medikamente, besonders Kortisonsprays, sind unter Belastungsbedingungen nicht wesentlich wirksam. Sie werden in der Basisbehandlung des Asthmakranken eingesetzt. In diesem Zusammenhang ist auch wiederum für den leistungssportbetreibenden Asthmatiker der Hinweis wichtig, daß solche Medikamente häufig auch *Ephedrin* oder *Codein* enthalten können, die auf der Dopingliste stehen.

**Belastungstest.** Zur Austestung der Belastung des Asthmatikers bewährt sich der Belastungstest. Dieser kann einer Reihe unterschiedlicher Ziele dienen, wie dem Nachweis eines Anstrengungsasthmas bei unklarer Atemnot, der Beurteilung der Belastbarkeit zur Erstellung von Trainingsprogrammen, der Erfolgskontrolle einer medikamentösen oder bewegungstherapeutischen Behandlung, aber auch der Vertrauensbildung beim Patienten, und, soweit es sich um Kinder handelt, bei den Eltern. Häufig ist die Erfahrung, daß es auch bei einer erheblichen Belastung unter ärztlicher Kontrolle nicht zu schwerwiegenden Zwischenfällen kommt, für den Patienten bzw. seine Angehörigen überzeugender als viele Worte.

# 4.3
# Chronisch obstruktive und chronisch restriktive Atemwegserkrankungen

Die oben im einzelnen definierten chronischen Atemwegserkrankungen, bei denen nicht wie beim Asthma der anfallsartige, funktionelle Aspekt im Vordergrund steht, sondern die dauernd vorhandene, leichter oder stärker ausgeprägte Störung der Lungenfunktion, können aus der Sicht der Bewegungstherapie gemeinsam besprochen werden, da für ihre Durchführung die Schwere der Atemfunktionsstörung und nicht ihre Ursache im Vordergrund steht. Diese Schwere kann sehr unterschiedlich ausgeprägt sein. Sie reicht vom ganz leichten **Lungenemphysem,** das in Form des „Altersemphysems" bei zahlreichen älteren Menschen zu finden ist, bis zu schwersten Formen von Ateminsuffizienz und Herzversagen (**Cor pulmonale**). Bei leichten Formen ist die Teilnahme am Sport im normalen Breitensport, beispielsweise in Altersportgruppen, problemlos möglich. Bei schweren Formen ist eine Betreuung durch speziell ausgebildete Krankengymnasten und Bewegungstherapeuten erforderlich. Dies geschieht in entsprechenden atemtherapeutisch ausgerichteten Kliniken und Rehabilitationszentren, zum Teil haben sich aber auch bereits ambulante Atemtherapiegruppen gebildet.

Zu berücksichtigen ist dabei, daß es bei schweren Formen der Lungenerkrankung zu einer Störung des Übertritts von Sauerstoff in das Blut kommen kann (**Diffusionsstörung**), die entweder in Ruhe vorhanden ist (Globalinsuffizienz) oder erst unter Belastungsbedingungen auftritt (Partialinsuffizienz). Die **Sauerstoffuntersättigung** unter Belastung führt zu einer erhöhten Gefährdung. Hierdurch können Herzrhythmusstörungen ausgelöst werden, es kann zu einer Mangelversorgung der inneren Organe, speziell auch der Herzmuskulatur, kommen. Patienten, bei denen eine solche Global- oder Partialinsuffizienz der Atmung besteht, sollten daher an einer Bewegungstherapie im Sinne einer Sporttherapie nicht teilnehmen. Bei ihnen ist allerdings häufig noch eine krankengymnastische Atemtherapie zur Verbesserung der Luftverteilung in der Lunge sowie des Abhustens von Schleim möglich. Im Einzelfall muß die Frage, ob ein solcher Patient mit einer chronischen Atemwegserkrankung an einer Atemtherapiegruppe teilnehmen kann bzw. wie hoch er belastet werden darf, vom Arzt aufgrund eines Belastungstests entschieden werden. Neben der Frage des Auftretens von Herzrhythmusstörungen unter Belastung sowie den Zeichen einer Unterversorgung des Herzmuskels (ST-Senkung, Abschn. 10.6) sollte dabei im Zweifelsfall eine Bestimmung der Blutgase, speziell des Sauerstoffdrucks ($PO_2$) im arteriellen Blut in Ruhe und unter Belastung ausgeführt werden.

**Die Ziele der Bewegungstherapie bei chronischen Atemwegserkrankungen** sind vielfältig. Die spezifischen Ziele bestehen zunächst in der **Verbesserung der Atem- und Kreislauffunktion.** Hierzu steht eine geeignete Gymnastik zur Stärkung der Atem- und Atemhilfsmuskulatur, zur besseren Belüftung aller Lungenabschnitte und zur Schleimabhustung im Vordergrund. Im krankengymnastischen Bereich werden spezielle Atemtechniken vermittelt. Auf die entsprechenden Lehrbücher wird verwiesen. Auch dem Ausdauertraining kommt eine besondere Bedeutung zu, da es hierdurch gelingt, den Atemantrieb für gleiche Belastungsintensität herabzusetzen (Abschn. 2.3.3). Die Atemnot tritt gegebenenfalls erst bei höheren Belastungsintensitäten auf. Die Frage, ob im Einzelfall für einen Patienten ein Ausdauertraining vertretbar ist, muß aufgrund einer Belastungsuntersuchung entschieden werden. Neben dem Laufen kommt aus den gleichen Gründen, die in Abschnitt 4.2.1 genannt wurden, dem Schwimmen eine besondere Bedeutung zu. Über diese krankheitsspezifischen Ziele hinaus sind die allgemeinen übergeordneten sporttherapeutischen Ziele gerade für die Atemwegserkrankten von besonderer Bedeutung. Sport verbessert das **Selbstwertgefühl** und die **allgemeine Leistungsfähigkeit,** es kommt zu einer allgemeinen Kräftigung der Muskulatur. Sport kann zu einer **gesundheitsbewußteren Lebensführung** beitragen, ein Gesichtspunkt, der bei manchen der oft undisziplinierten Atemwegserkrankten unterstrichen werden muß. Nicht wenige Bronchitiker benutzen die Erleichterung nach dem morgendlichen Abhusten des Schleims für die erste Zigarette!

Auch der Aspekt der **Gewichtsabnahme** durch Sport ist für viele Atempatienten wesentlich. Übergewicht trägt durch die Behinderung der Zwerchfellbeweglichkeit und die Massenzunahme des Brustkorbes zur Erschwerung der Atemfunktion bei. Im Extremfall spricht man bei stark übergewichtigen Patienten, bei denen es zwischenzeitlich durch die starke Anreicherung von Kohlensäurekonzentrationen im Blut zu Phasen eines unmotivierten Einschlafens kommt, vom **Pickwick-Syndrom.**

# 4.4 Bronchialkarzinom (Krebsnachsorgegruppen)

Der „Lungenkrebs" stellt die häufigste Todesursache unter den Krebserkrankungen beim Mann dar. Jeder dritte Krebstodesfall bei Männern ist hierauf zurückzuführen.

Die **Ursache** besteht ganz überwiegend im Rauchen, wenngleich selten auch Nichtraucher am Bronchialkarzinom erkranken. Durch die ständige Einwirkung der Teersubstanzen, die bei der Verbrennung von Zigaretten entstehen, oder anderer Umweltschadstoffe auf die empfindliche Schleimhaut der Bronchien kommt es zu einer Umwandlung des hier vorhandenen Zylinderflimmerepithels in „robustere" Oberflächengewebe, in verhornende Plattenepithelien, wie sie auf der Haut vorhanden sind. Geht dieser Umwandlungsprozeß weiter, so wandeln sich diese Zellen in bösartige Zellen um, die auf die Gesamtbedürfnisse des Organismus keine Rücksicht mehr nehmen, die in die Umgebung hineinwuchern (infiltrieren) und die, wenn sie über den Blutstrom oder die Gewebsflüssigkeit (Lymphbahnen) in andere Körperteile gelangen, dort Tochtergeschwulste (Metastasen) bilden. Durch diese beiden Eigenschaften **(Infiltration, Metastasierung)** ist das Kriterium der Bösartigkeit **(Malignität)** erfüllt. Solche Tochtergeschwülste finden sich vor allem im Gehirn und im Knochenmark und führen dann zum Tode. Die Überlebenswahrscheinlichkeit bei Bronchialkarzinomen ist gering, da sie meist erst zu spät entdeckt werden und dann nicht mehr operiert werden können (Abb. 4-3).

Diese Zusammenhänge werden hier aus zwei Gründen genannt:

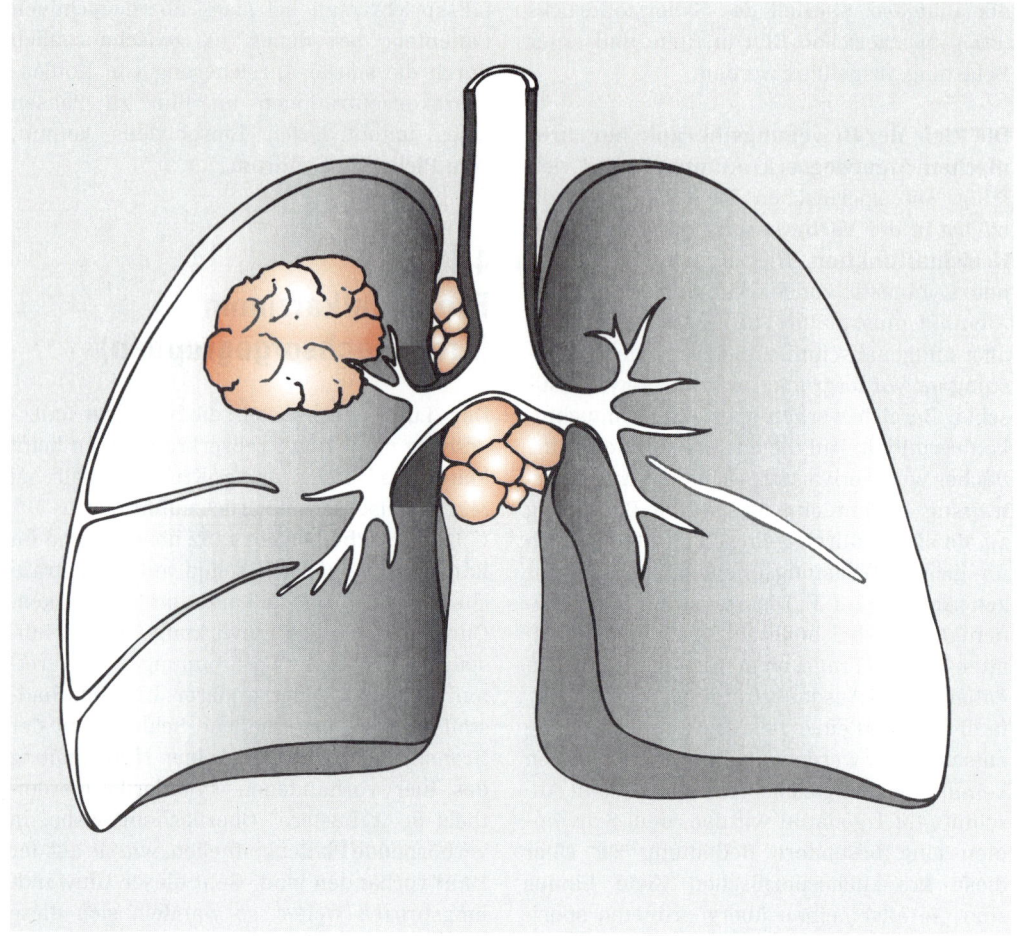

**Abbildung 4-3**
Lungenkrebs (Bronchialkarzinom). Im Bereich des rechten Lungenoberlappens hat sich ein deutlich erkennbarer Tumor gebildet. Die von ihm losgelösten Tumorzellen haben zu Tochtergeschwulsten (Metastasen) im Bereich der Lymphknoten geführt, die sich an der Aufzweigung der Luftröhre in die Hauptbronchien finden.

– Zum einen soll Bewegungs-Sporttherapie stets immer auch **Gesundheitsbewußtsein** vermitteln. Die Zusammenhänge zwischen Rauchen und Lungenkrebs müssen daher auch dem Bewegungstherapeuten bekannt sein.
– Zum anderen bilden sich mehr und mehr auch **Nachsorgegruppen für Krebspatienten.** Diese Problematik soll daher beispielhaft für das Bronchialkarzinom hier kurz angesprochen werden.
Ein Beweis dafür, daß sich Krebs durch Sport in seiner Entstehung verhindern oder gar nach seiner Entstehung therapeutisch beeinflussen läßt, wie dies lebhaft diskutiert wird, ist bisher noch nicht erbracht worden. Von besonderem Interesse ist in diesem Zusammenhang der mögliche Einfluß von körperlicher Aktivität auf das **Immunsystem.** Ein funktionell verbessertes Abwehrsystem könnte auch Krebszellen eher erkennen und vernichten. Diese Ansätze befinden sich aber noch im Stadium der Forschung (s. Abschn. 2.4.2.1). Wie im allgemeinen Teil ausgeführt, läßt sich jedoch auch indirekt durch eine Beeinflussung der Lebensführung (Nichtrau-

chen) manches im Rahmen der Primärprävention verhindern.

**Bei der Frage nach der Durchführung und dem Ziel der Bewegungstherapie bei Krebserkrankungen** steht das klinische Bild im Vordergrund. Wenn bei Patienten mit Bronchialkarzinom eine Operation möglich war, so liegt das Bild einer chronisch restriktiven Atemwegserkrankung vor. Die Bewegungstherapie richtet sich dann nach den in Abschnitt 4.2.3 behandelten Gesichtspunkten. Es ist jedoch zu berücksichtigen, daß trotz einer auch allem Anschein nach erfolgreichen Operation immer wieder Metastasen vor allem in Knochen auftreten können, die deren Festigkeit herabsetzen und dann möglicherweise während des Sports zu Brüchen führen. Auf die Auswahl von Sportarten mit einem geringen Verletzungsrisiko ist daher Wert zu legen. Falls Patienten nach scheinbar harmlosen Verletzungen über Skelettbeschwerden klagen, so sollte eine solche Möglichkeit in Betracht gezogen werden. Auch Patienten, bei denen eine Operation nicht möglich war, können an solchen Gruppen aus allgemeinen Zielen der Sporttherapie heraus teilnehmen, da Krebserkrankungen häufig einen verhältnismäßig langsamen Verlauf über Jahre hinweg nehmen, in denen der Patient ein durchaus lebenswertes Leben führt. Die Aufnahme solcher Patienten in eine Gruppe stellt allerdings eine schwere psychologische Aufgabe dar, da die Gruppenmitglieder mit letztlich zu erwartenden Todesfällen fertig werden müssen.

Ähnliche Überlegungen sind auf **andere Krebsformen** zu übertragen, dann allerdings jeweils unter spezifischen Gesichtspunkten. Die meisten Nachsorgegruppen nach Krebserkrankungen haben sich bisher bei Patientinnen mit bzw. nach Brustkrebs (**Mammakarzinom**) gebildet. Hier sind die Überlebensaussichten wesentlich besser, da der Brustkrebs aufgrund seiner äußeren Lokalisation viel früher entdeckt wird. Die Behandlungsziele betreffen vor allem die Verbesserung des Selbstwertgefühls der Frauen sowie die Bewältigung der durch die Operation entstandenen Narbenprobleme in der Frühphase nach der Operation.

# 4.5
# Zystische Fibrose

Abschließend wird im Rahmen der Bewegungstherapie von Atemwegserkrankungen noch auf das Krankheitsbild der zystischen Fibrose eingegangen, das oft auch mit dem Begriff der **Mukoviszidose** bezeichnet wird, ein Krankheitsbild, das bisher unterschätzt wurde und das auch eine Indikation für die Bewegungstherapie bilden kann, bei dem bisher aber kaum Erfahrungen vorliegen. Betroffen sind fast ausschließlich Kinder, da die Krankheit meistens bis zum 20. Lebensjahr zum Tode führt. Die Ursache liegt in einem genetischen Defekt, der geschlechtsgebunden rezessiv vererbt wird. Dies bedeutet, daß er nur auf dem X-Chromosom übertragen wird. Nachdem Frauen genetisch zwei X-Chromosome besitzen, von denen eines im Regelfall gesund ist, sind Mädchen selten betroffen. Ein männliches Kind einer „Überträgerin", also einer Frau, die ein „krankes" X-Chromosom besitzt, kann jedoch erkranken, da es bei den Geschlechtschromosomen die Kombination XY besitzt. Bei ihm kommt also die krankmachende Eigenschaft seines einzigen X-Chromosoms zum Durchschlag, falls es von der Mutter das kranke Chromosom erhält.

Die Krankheit besteht in der Bildung eines zu zähen Schleims durch mehr oder minder alle Körperdrüsen. Dieser führt vor allem zu Krankheitserscheinungen im Bereich der Atemwege sowie der Bauchspeicheldrüse. Der zähe Schleim verlegt die Ausführungsgänge der Bauchspeicheldrüse ebenso wie die Bronchien. Die feinen Lungenbläschen gehen zugrunde, es bilden sich grobe Blasen (Zysten), es kommt zur Vernarbung von Lungengewebe (Fibrose). Durch entsprechende Vernarbungen auch im Bereich der Bauchspeicheldrüse entsteht häufig das Bild der Zuckerkrankheit. Die Krankheit führt zwangsläufig zum Tode. Man schätzt, daß unter jeweils

1500–2000 Kindern eines von dieser Erkrankung betroffen ist. Sie stellt unter den
inneren Erkrankungen diejenige dar, die am
häufigsten beim Kind und Jugendlichen zum
Tode führt. Die Tatsche, daß sie in ihrer Bedeutung bisher unterschätzt wird, liegt darin
begründet, daß zuwenig an sie gedacht wird.
Häufig werden Diagnosen wie chronische
Bronchitis etc. gestellt.

Das Schicksal dieser Kinder ist von ständigen Atemwegsinfektionen, Zurückbleiben in
der Entwicklung, Atemnot und quälendem
Husten bestimmt. Sie werden daher meist ge-
schont und treiben im allgemeinen keinen
Sport. Unter körperlicher Belastung werden
besonders häufig Hustenanfälle ausgelöst.
Die Krankengymnastik spielt in der Behandlung bisher bereits eine sehr wichtige Rolle,
um ein Abhusten des zähen Schleims zu erreichen. In amerikanischen Untersuchungen hat
sich allerdings gezeigt, daß sich auch sportliche Belastung therapeutisch nutzen lassen
kann. Der hierdurch ausgelöste Hustenreiz
wirkt sich positiv zum Schleimabtransport
aus. Hier tut sich möglicherweise, allerdings
zunächst nur für geeignete Zentren, ein neuer
Bereich für die Bewegungstherapie auf.

# 5
# Herz-Kreislauf-Erkrankungen

Den Herz-Kreislauf-Erkrankungen kommt in der Bewegungstherapie eine ganz besondere Bedeutung zu. Dies ergibt sich zum einen aus ihrer Häufigkeit. Sie sind, wie mehrfach betont, immerhin für gut die Hälfte aller Todesfälle in den Industrieländern verantwortlich. Darüber hinaus sind aber auch zahlreiche „harmlose" Beschwerden, die nicht zum Tode führen, kreislaufbedingt. Hier läßt sich häufig die Bewegungstherapie sehr erfolgreich einsetzen. Die Bewegungstherapie bei der koronaren Herzkrankheit stellt darüber hinaus gewissermaßen einen Vorreiter für andere Indikationsgruppen dar. Die Besprechung der Bewegungstherapie bei den Herz-Kreislauf-Erkrankungen kann sich aber nicht auf die koronare Herzkrankheit beschränken, da der Indikationsbereich inzwischen erheblich ausgeweitet wurde, wie dies aus der Umbenennung der „Koronargruppe" in „Herzgruppe" hervorgeht. Aus den genannten Gründen ergibt sich, daß der Bereich der Herz-Kreislauf-Erkrankungen in diesem Zusammenhang besonders sorgfältig besprochen werden muß.

Der Schwerpunkt muß dabei naturgemäß im Bereich der arteriosklerotischen Herz-Kreislauf-Erkrankungen liegen, die für den Hauptteil der kreislaufbedingten Todesfälle verantwortlich sind. Aber auch die anderen Krankheitsgruppen müssen zumindest im Überblick dargestellt werden. Grundsätzlich können die Herz-Kreislauf-Erkrankungen in die folgenden Gruppen unterteilt werden.

- **Funktionelle Herz-Kreislauf-Erkrankungen.** Hierunter versteht man Kreislauferkrankungen, die lediglich in der „fehlerhaften Funktion" zum Ausdruck kommen, bei denen sich anatomisch faßbare Veränderungen der Kreislauforgane nicht feststellen lassen, z.B. nervöse Herzbeschwerden, zu niedriger Blutdruck, manche Herzrhythmusstörungen etc. (s. Abschn. 5.1).

- **Organische Herz-Kreislauf-Erkrankungen.** Hierunter versteht man Erkrankungen, bei denen faßbare Strukturanomalien der Herz-Kreislauf-Organe zu finden sind.

- *Angeborene oder erworbene „Herzfehler"*, also anatomische Anomalien des Herzens bzw. der großen Gefäße, die vor bzw. nach der Geburt entstehen können (s. Abschn. 5.2).

- *Entzündliche Herz-Kreislauf-Erkrankungen*, Kreislauferkrankungen, die aufgrund von Entzündungen im Bereich des Myokards (Myokarditis), der Herzinnenhaut (Endokarditis), der Schlagadern (Arteriitis) etc. entstehen können (s. Abschn. 5.3).

- *Herz-Kreislauf-Erkrankungen unklarer Ursache*, speziell in ihrer Entstehung unklare Herzmuskelerkrankungen (Kardiomyopathien) (s. Abschn. 5.4).

- *Arteriosklerotische Herz-Kreislauf-Erkrankungen* (s. Abschn. 5.5).

## 5.1
## Funktionelle Herz-Kreislauf-Erkrankungen

### 5.1.1
### Definitionen

Unter funktionellen Herz-Kreislauf-Erkrankungen werden definitionsgemäß solche verstanden, bei denen sich im Bereich der Kreislauforgane keine Anomalien nachweisen lassen, bei denen also „lediglich" die Funktion gestört ist. Der Begriff wird daher häufig auch synonym mit nervösen Herzbeschwerden verwendet, obwohl dies nicht völlig korrekt ist.

Unter funktionellen Herz-Kreislauf-Erkrankungen sind nach der gegebenen Definition auch Erkrankungen einzuordnen wie Herzrhythmusstörungen, für die sich keine faßbare Ursache finden läßt, aber auch zu niedriger (Hypotonie) bzw. zu hoher Blutdruck (Hypertonie), solange sich hierfür keine Ursache finden läßt bzw. solange beispielsweise als Folge eines erhöhten Blutdrucks keine sekundären Veränderungen entstehen.

Der vorliegende Abschnitt bezieht sich auf die funktionellen Herz-Kreislauf-Erkrankungen im engeren Sinn. Bezüglich des Hochdrucks bzw. der Herzrhythmusstörungen wird auf die Abschn. 6.4.1 bzw. 7 verwiesen.

Der Bereich „funktioneller Herz-Kreislauf-Erkrankungen" im engeren Sinn wird mit zahlreichen Krankheitsbegriffen beschrieben, die sich teilweise überschneiden, teilweise aber auch je nach den Symptomen unterschiedliche Schwerpunkte setzen.

**Nervöse Herzbeschwerden** äußern sich in Schwindel, Herzklopfen, Herzjagen, Herzrhythmusstörungen, Druckgefühl in der Herzgegend etc. Auch intensive Untersuchungen lassen keine Ursache finden. Trotzdem werden die Beschwerden von dem Betroffenen häufig wesentlich ernsthafter empfunden als schwere organische Herz-Kreislauf-Erkrankungen. Stehen mehr die körperlichen Symptome im Vordergrund (Herzklopfen, Druckgefühle in der Herzgegend, Dyskardie etc.), spricht man synonym von **vegetativen Herzbeschwerden**.

Häufig ist das Herz jedoch nicht die Ursache der Beschwerden, sondern der Projektionsort psychischer Probleme. Trotz eingehender Untersuchung ist der Paptient kaum davon zu überzeugen, nicht schwer herzkrank zu sein. In diesem Fall spricht man von **Herzneurose** oder **Kardiophobie** (Angst um das Herz).

Ein verhältnismäßig abgegrenzter Krankheitsbegriff ist das **hyperkinetische Herzsyndrom**. Man versteht hierunter eine Fehlsteuerung des Herzens durch einen überschießenden Antrieb des Sympathikus. Das Herz arbeitet in Ruhe und unter körperlicher Belastung mit unnötig hohen Herzfrequenzen und mit einem überhöhten Herzminutenvolumen.

Die Sauerstoffausschöpfung ist dadurch zu gering. Nicht selten kommt es zu einem überhöhten Blutdruck. Gleichsinnig für solche und ähnliche Beschwerdebilder werden auch Begriffe benutzt wie **Soldier's Heart, Da Costa-Syndrom** etc.

Auch der „zu niedrige Blutdruck", die **Hypotonie**, gehört zum Bereich der funktionellen Herz-Kreislauf-Erkrankungen, soweit es sich dabei nicht um sekundäre, direkte Krankheitsfolgen handelt. Laut Lehrbuch ist der „zu niedrige Blutdruck" mit folgenden Werten definiert:

---

Hypotonie:
- Systolischer Druck
  < 110 mmHg für den Mann,
  < 100 mmHg für die Frau und/oder
- diastolischer Druck < 60 mmHg
  (geschlechtsunabhängig).

---

Es muß jedoch ganz klar hervorgehoben werden, daß ein „zu niedriger Blutdruck" an sich keinen Krankheitswert hat, soweit er zu keinen Beschwerden führt. Der zu niedrige Blutdruck kann **Folge primärer Erkrankungen** sein, beispielsweise:
– Blutverlust
– Flüssigkeitsverluste, z.B. bei Brechdurchfällen
– Infektionserkrankungen, die die Blutgefäße weitstellen
– Verminderung der Pumpleistung des Herzens infolge eines Herzversagens (Herzinsuffizienz s. Abschn. 5.6) bzw. einer Einengung der Aortenklappen (s. Abschn. 5.2.2)
– Erkrankungen des hormonalen Systems
– Medikamentöse Nebenwirkung, z.B. nach Gabe von gefäßerweiternden Medikamenten (s. Abschn. 9.2.3)
– Psychopharmaka
In diesem Fall steht selbstverständlich die Behandlung der Grundkrankheit im Vordergrund.

In den meisten Fällen ist die Hypotonie allerdings anlagebedingt (**konstitutionell**), sie kann dann zu **Beschwerden** führen, beispielsweise zu:

– Antriebsschwäche
– Müdigkeit, besonders morgens
– Leistungsschwäche
– Schwindelerscheinungen bis hin zu Ohnmachtszuständen beim Aufstehen, wenn das Blut gewissermaßen in den Venen versackt (**orthostatisches Syndrom**, s. Abschnitt 2.4.2.6).

Keineswegs alle Beschwerden, die auf einen zu niedrigen Blutdruck bezogen werden, müssen jedoch tatsächlich hierin ihre Ursache haben. Nicht selten sind entsprechende Symptome auf ganz andere Ursachen zurückzuführen, wie berufliche und körperliche Überforderung, Streßsituationen oder Depressionen. Der gleichzeitig zufällig herrschende niedrige Blutdruck wird dann nicht selten als einfache und daher willkommene Erklärungsmöglichkeit akzeptiert. Wenn keinerlei Beschwerden bestehen, sollte ein „zu niedriger Blutdruck" im Prinzip als gute Lebensversicherung angesehen werden, da er einen Schutzfaktor gegenüber der Arteriosklerose darstellt.

## 5.1.2
## Bedeutung der Bewegungstherapie

Der Bewegungstherapie kommt gerade bei den funktionellen Herz-Kreislauf-Erkrankungen eine besonders große Bedeutung zu. Es handelt sich um Beschwerden, die aus medizinischer Sicht nur eine geringe Bedeutung haben, da sie im allgemeinen die Lebenserwartung des Patienten nicht verkürzen. Aus der Sicht des Patienten sind sie umgekehrt häufig besonders schwerwiegend, sie werden je nach Ausprägung als lästig bis bedrohlich empfunden. Es ist für den Arzt immer wieder erstaunlich, daß viele Patienten schwerste Herz-Kreislauf-Erkrankungen wie einen Herzinfarkt durchmachen, ohne dies überhaupt zu bemerken, während andere Patienten bei nicht faßbarer Ursache erhebliche Herz-Kreislauf-Beschwerden angeben.

## 5.1.3
## Ziele der Bewegungstherapie

Sie sind vom jeweiligen Beschwerdebild bestimmt und im Einzelfall unterschiedlich. Durch die Bewegungstherapie lernt der Patient, daß er trotz seiner von ihm als bedrohlich empfundenen Beschwerden sehr leistungsfähig sein kann. Dies überzeugt ihn häufig von der Harmlosigkeit seiner „Krankheit". Soweit die Beschwerden ihre Ursachen im psychosozialen Bereich haben (Depression, Herzneurose), trägt gerade die Gruppe zu ihrer Überwindung bei. Stehen vegetative Symptome im Vordergrund, also Ungleichgewichte in der Steuerung des Nervensystems (hyperkinetisches Herzsyndrom), kommen speziell Ausdauertrainingseffekte zum Tragen, die den Antrieb des Sympathikus vermindern und die Herz-Kreislauf-Tätigkeit ökonomisieren.

Gerade die Vielfalt der funktionellen Kreislaufbeschwerden macht im Einzelfall eine differenzierte Empfehlung der Bewegungstherapie erforderlich. Leider läßt es sich immer wieder beobachten, daß automatisch Ausdauersport, Joggen, empfohlen wird. Bei Patienten, bei denen psychische Ursachen im Vordergrund stehen, wird man durch gruppendynamische Prozesse, durch Spielformen, wesentlich günstigere Erfolge erreichen. Beim **hyperkinetischen Syndrom** empfiehlt sich dagegen der Ausdauersport zur Senkung der Herzfrequenz. Häufig klagen jedoch solche Patienten, daß sie nicht laufen können, weil ihnen schon bei geringsten Belastungen „das Herz aus dem Halse schlägt". In diesem Fall empfiehlt es sich, zunächst zu medikamentösen Hilfen zu greifen und die Herzfrequenz beispielsweise durch Betablocker (s. Abschn. 9.2.3.3) zu senken, die so lange gegeben werden können, bis der Trainingseffekt zu greifen beginnt und die medikamentöse Hilfe nicht mehr notwendig ist.

Gerade auch bei der **Hypotonie** läßt sich aus Kreislaufsicht durch ein betontes Ausdauertraining eher eine Verschlechterung der Beschwerden durch weiteres Absinken des Blutdrucks erwarten. Dies bedeutet nicht, daß Menschen, die einen niedrigen Blutdruck aufweisen, kein Ausdauertraining durchführen sollen, im Gegenteil, es bestehen keinerlei Bedenken, solange keine Beschwerden vorhanden sind. Dem Patienten, der über Beschwerden klagt, die auf einen zu niedrigen Blutdruck zu beziehen sind, wird man dagegen Sportformen anraten, die den Blutdruck ansteigen lassen. Dies sind (s. Abschn. 2.7) vor allem kraftbetonte Gymnastik, Schwimmen und Spiele. Zu berücksichtigen ist hierbei, daß der niedrige Blutdruck in der Mehrzahl ein Problem der Frauen darstellt. Frauen weisen auf der einen Seite ein viel geringeres Herzinfarktrisiko auf als Männer, auf der anderen Seite liegen häufig die von ihnen bevorzugten Sportarten im gymnastischen Bereich.

Die Empfehlung an den „Hypotoniker" bzw. die „Hypotonikerin" könnte also lauten, sich einer Gruppe anzuschließen, in der zunächst Gymnastik mit Kraftbetonung betrieben wird und hinterher Spielformen wie Tennis, Volleyball etc. durchgeführt werden. Auch ein Schwimmtraining, vor allem in kälterem Wasser, wirkt sich positiv aus (s. Abschn. 2.7.2.4). Die flache Lage im Wasser, der dadurch erhöhte Rückstrom des Blutes, der Kältereiz und der hydrostatische Druck steigern den Blutdruck. Empfehlenswert ist die Sauna mit anschließendem Sprung ins kalte Wasser. Auch Hydrotherapie in sonstiger Form wie kaltes Abduschen, Kneipp-Anwendungen, Wassertreten ist sinnvoll.

Auch **Fitneßtraining**, bis zu einem gewissen Grad selbst **Bodybuilding** können bei niedrigem Blutdruck empfohlen werden (s. Abschn. 2.7.2.10).

Soweit der Hypotoniker Ausdauertraining betreiben möchte, sollte man ihm dazu raten, dieses mit Krafteinlagen zu verbinden. Dies könnte beispielsweise in Form eines Radfahrtrainings unter Bevorzugung von bergigen Strecken bestehen, in einem Lauftraining, unterbrochen von Kraftgymnastik oder als Laufen mit gleichzeitigem Tragen von Gewichtsmanschetten („Power walking").

## 5.2
# Angeborene und erworbene Herzfehler

Der **Herzfehler (Vitium cordis)** ist definiert als eine angeborene oder erworbene Veränderung im Aufbau des Herzens bzw. der großen Gefäße, die mit einer Beeinträchtigung der Blutströmung einhergeht. Er betrifft entweder die Herzklappen oder führt zu einer **Kurzschlußverbindung (Shunt)** zwischen den Herzkammern oder den großen Gefäßen. Angeborene und erworbene Herzfehler werden hier gemeinsam besprochen, da sie sich in ihren Auswirkungen häufig sehr ähnlich sind und sich teilweise auch gegenseitig bedingen. Eine primär harmlose angeborene Fehlbildung des Herzens kann beispielsweise durch wiederholte entzündlich bedingte Veränderungen im späteren Lebensalter an Bedeutung gewinnen.

### 5.2.1
## Angeborene Herzfehler

Sie treten in sehr unterschiedlicher Art und Schwere auf. Es gibt völlig harmlose Herzfehler, die die Lebenserwartung nicht beeinflussen, während andere Herzfehler mit dem Leben praktisch unvereinbar sind. Werden diese Kinder nicht sofort nach der Geburt operiert, sterben sie als Säuglinge. Dazwischen liegen alle möglichen Schweregrade.

Die Häufigkeit der Herzfehler wird mit 0,5–1% aller Neugeborenen angegeben. Ihre Ursachen liegen in Schädigungen des werdenden Kindes vor der Geburt, wobei sich im nachhinein die eigentliche **Schädigungsursache** oft nicht mehr feststellen läßt. In Frage kommen Infektionskrankheiten der Mutter, die auch das Kind befallen, ganz besonders Röteln, Medikamente, Röntgenstrahlen, Alkohol etc. Im allgemeinen sind solche Herzfehler aber nur überaus selten vererblich. Im folgenden sollen einige der wichtigsten dieser Herzfehler besprochen werden.

**Vorhofseptumdefekt**. Der Vorhofseptumdefekt ist der häufigste angeborene Herzfehler. Er soll hier auch deshalb näher besprochen werden, weil er die Mechanismen der Entstehung einer solchen Fehlbildung des Herzens erklären kann. Der Name Vorhofseptumdefekt bedeutet, daß in der Herzscheidewand zwischen beiden Vorhöfen ein Defekt, also ein Loch, vorhanden ist, das nach seiner Form Foramen ovale (ovales Loch) genannt wird. Dieser Defekt besteht physiologischerweise vor der Geburt. Das werdende Kind atmet noch nicht, es erhält den Sauerstoff über die Plazenta, also von der Mutter. Es wäre sinnlos, wenn seine Lunge durchströmt würde. Aus diesem Grunde fließt beim Kind das Blut zum Teil aus der rechten Vorkammer über dieses physiologischerweise vorhandene Loch direkt in den linken Vorhof und von da in die linke Kammer. Ein Teil des Blutes gelangt allerdings auch in die rechte Kammer, von dort in die Lungenschlagader. Hier besteht eine weitere Kurzschlußverbindung zwischen Lungenschlagader und Hauptschlagader, der **Ductus Botalli**. Der größte Teil des venösen Blutes umgeht auf diesen beiden Kurzschlußwegen die Lunge. Es besteht also vor der Geburt ein Kurzschluß von rechts nach links, ein *Rechts-Links-Shunt* (s. Abb. 5-1).

Nach der Geburt wird die Lunge durch die einsetzende Atmung entfaltet. Der Widerstand in den Lungengefäßen sinkt ab, es fließt jetzt viel Blut über die Lungenschlagader in

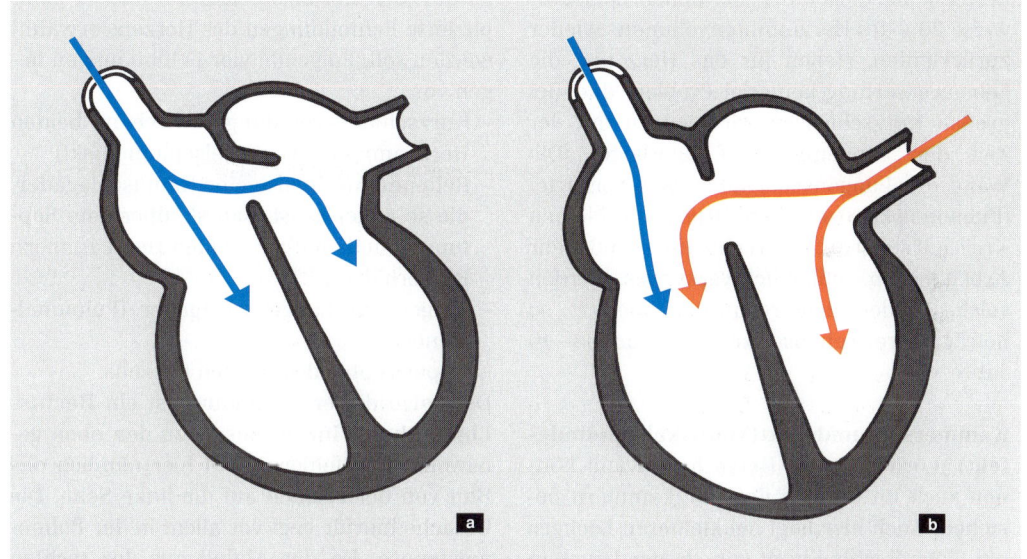

**Abbildung 5-1**
Häufiger Mechanismus der Entstehung des Vorhofseptumdefektes.
**a)** Vor der Geburt strömt das venöse Blut (blau) über die Venen in den rechten Vorhof und dann nur zum Teil in die rechte Kammer weiter. Ein großer Teil fließt über ein Loch, das durch eine Klappe verschließbar ist, in den linken Vorhof und umgeht damit den Lungenkreislauf (Rechts Links Shunt).
**b)** Bleibt nach der Geburt dieses Loch offen, so kehrt sich die Strömungsrichtung um. Mit der Geburt und der einsetzenden Atmung wird die Lunge entfaltet, der Widerstand im Lungenkreislauf sinkt stark ab. Hierdurch besteht auf der linken Seite des Herzens ein höherer Druck. Es fließt jetzt sauerstoffreiches (arterialisiertes) Blut aus dem linken Vorhof in den rechten und mischt sich dort mit dem ankommenden sauerstoffarmen (venösen) Blut (Links-Rechts-Shunt). Dieses gemischte Blut wird in den Lungenkreislauf gepumpt und kommt von dort wieder zurück. Ein Teil des Blutes kreist also ständig im Lungenkreislauf.

die Lunge und kommt von dort in den linken Vorhof zurück. Dieses zurückkehrende Blut drückt eine vorhandene Klappe zu, die das Loch zum linken Vorhof hin zunächst funktionell verschließt, später wird der Verschluß dieses ovalen Lochs durch ein Verwachsen der Klappe mit der Vorhofwand komplett.

Wird dieser Verschlußvorgang gestört, bleibt das Loch offen. Beim Menschen ist nach der Geburt der Druck auf der linken Seite des Herzens größer als auf der rechten, der Kurzschluß kehrt sich um. Ein Teil des Blutes, das vom rechten Herzen in die Lunge gepumpt wird, kehrt über den linken Vorhof stets wieder zum rechten Herzen zurück und kreist gewissermaßen ineffektiv im Lungenkreislauf (s. Abb. 5-1). Es besteht ein **Links-Rechts-Shunt.** Dieser stellt besonders für das rechte Herz eine Mehrarbeit an Volumen dar. Kleinere Löcher dieser Art, bei denen beispielsweise 20% des Herzminutenvolumens wieder zurücklaufen, stellen für das Herz und die Lebenserwartung keinerlei Problem dar. Bei großen Kurzschlüssen wird jedoch mit der Zeit der Lungenkreislauf überlastet. Die Wand der Lungenschlagader wird verhärtet (Pulmonalsklerose), der Druck im kleinen Kreislauf steigt an. Das rechte Herz muß mehr Arbeit leisten, schließlich versagt es. Werden solche Kinder nicht rechtzeitig operiert, so beträgt ihre Lebenserwartung nur 30–40 Jahre.

**Kammerseptumdefekt(Ventrikelseptumdefekt).** Löcher in der Herzscheidewand können auch im Bereich der Herzkammern bestehen. Auch hier liegt bei kleineren Löchern ein Links-Rechts-Shunt vor, da der Druck in der linken Kammer größer ist als in der rechten. Solche kleineren Löcher spielen für die Lebenserwartung praktisch keine Rolle. Anders wird dies, wenn das Loch groß ist, bis hin zum völligen Fehlen der Herzscheidewand im Bereich der Herzkammern.

**Offener Ductus Botalli.** Die nach einem italienischen Anatom benannte Kurzschlußverbindung zwischen Hauptschlagader und Lungenschlagader wurde bereits genannt. Sie dient beim werdenden Kind der Umgehung des Lungenkreislaufs. Nach der Geburt verschließt sie sich normalerweise. Bleibt dieser Gang offen, so kommt es nach der Geburt ebenso wie beim Vorhofseptumdefekt zu einer **Shuntumkehr.** Da der Druck in der Hauptschlagader größer ist als in der Lungenschlagader, fließt jetzt Blut im Sinne eines Links-Rechts-Shunts aus der Aorta in die Pulmonalarterie zurück. Es kommt auch hier zu einem ineffektiven Kreisen des Blutes im kleinen Kreislauf. Im allgemeinen ist dieser Herzfehler sehr leicht zu operieren, da er eigentlich außerhalb des Herzens, im Bereich der großen Gefäße liegt.

**Fallot-Tetralogie.** Diese „Vierfachmißbildung" wurde nach dem Franzosen FALLOT benannt und stellt einen komplizierten Herzfehler dar, der hier beispielhaft für andere komplizierte Fehlbildungen des Herzens erwähnt werden soll. Folgende vier Fehlbildungen liegen vor:
- Kurzschlußverbindung zwischen beiden Herzkammern (Ventrikelseptumdefekt)
- Reitende Aorta, also eine Hauptschlagader, die so angelegt ist, daß sie über dem Septum „reitet" und aus beiden Herzkammern Blut erhält
- Eingeengte Lungenschlagader (Pulmonalstenose)
- Hypertrophie des rechten Herzens.

Die Folge dieser Mißbildung ist ein **Rechts-Links-Shunt.** Im Gegensatz zu den oben genannten Herzfehlern fließt hier nämlich das Blut von der rechten auf die linke Seite. Die Ursache hierfür liegt vor allem in der Pulmonalstenose. Da der Abfluß aus der rechten Kammer in die Lungenschlagader beeinträchtigt ist, steigt der Druck in der rechten Kammer über den linken Kammerdruck an. Es fließt jetzt Blut über den Septumdefekt von rechts nach links, gleichzeitig fließt Blut aus der rechten Kammer in die Hauptschlagader, ebenfalls ein Rechts-Links-Shunt.

Hierdurch gelangt sauerstoffuntersättigtes Blut in den Körperkreislauf. Dies macht sich in einer bläulichen Verfärbung von Lippen und Haut bemerkbar. Kinder mit dieser Vier-

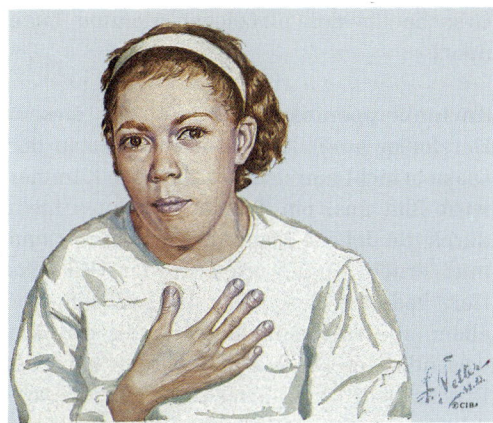

**Abbildung 5-2:**
Typisches Bild bei großem Rechts-Links-Shunt, in diesem Fall eine Fallot-Tetralogie, also einer angeborenen Herzmißbildung, bei der sauerstoffuntersättigtes Blut von der rechten Seite in die linke Herzhälfte gepumpt und von dort in den Körperkreislauf ausgeworfen wird. Die betroffenen Kinder sind auch als „Blue babies" bekannt. Charakteristisch ist die bläuliche Verfärbung der Haut und vor allem der Lippen, häufig auch die Auftreibung der Fingerendglieder („Trommelschlegelfinger").

fachmißbildung sind daher typische Beispiele eines **Blue baby** (s. Abb. 5-2). Der Sauerstoffmangel wird besonders unter Belastungsbedingungen deutlich, da durch die Pulmonalstenose nicht wie notwendig mehr Blut in die Lunge gepumpt werden kann, um Sauerstoff aufzunehmen. Typisch für diese Kinder ist daher, daß sie bei Belastung eine **Hockstellung** einnehmen. Dies hat den Zweck, die Venen abzudrücken und dadurch den Zustrom von Blut zum Herzen zu vermindern und das Herz zu entlasten. Werden solche Kinder nicht rechtzeitig operiert, so ist ihre Lebenserwartung selten länger als 20 Jahre.

Das Beispiel der Fallot-Tetralogie zeigt bereits, daß angeboren auch Klappenmißbildungen vorkommen können, die sich mit Septumdefekten kombinieren oder auch isoliert vorhanden sein können. Man könnte hier noch zahlreiche Fehlbildungen des Herzens aufführen. Dies würde jedoch den Rahmen sprengen. Bei selteneren und komplizierten

Herzfehlern muß sich der Bewegungstherapeut mit dem behandelnden Arzt absprechen.

## 5.2.2
## Erworbene Herzfehler

Unter erworbenen Herzfehlern versteht man solche, die erst nach der Geburt entstehen. Sie betreffen praktisch ausnahmslos die Herzklappen und hier wiederum ganz besonders die Klappen der linken Herzkammern, also die Aorten- und die Mitralklappe. Durch Entzündungen oder primäre Veränderungen bzw. Verkalkung kommt es zu Schrumpfungen oder Verklebungen der Klappen. Als Folge ist die Klappe entweder zu eng (Stenose) oder sie schließt nicht mehr hinreichend (Insuffizienz). Dies kommt in der Namensgebung zum Ausdruck. Bei der Aortenklappenstenose, oft auch verkürzt als Aortenstenose bezeichnet, ist somit die Aortenklappe zu eng, bei der Aortenklappeninsuffizienz (Aorteninsuffizienz) schließt sie nicht ausreichend. Die entsprechenden Herzfehler im Mitralklappenbereich werden als Mitralstenose bzw. Mitralinsuffizienz bezeichnet.

Die **Ursache** dieser Klappenfehler ist in den meisten Fällen eine Entzündung der Herzklappen, die von der Herzinnenhaut (Endokard) gebildet werden. Eine solche Entzündung wird entsprechend als **Endokarditis** bezeichnet. Die häufigste Ursache für eine solche Endokarditis, die zu Herzklappenfehlern führt, sind Infektionserkrankungen, die durch sogenannte Streptokokken hervorgerufen werden. Man versteht hierunter runde Bakterien (Kokken), die typischerweise in Kettenform angeordnet sind. Sie rufen Krankheitsbilder hervor wie Mandelentzündung, Scharlach oder spezielle Formen der Nierenentzündung, die vor allem die Blutgefäße in der Niere betreffen (Glomerulonephritis). Solche Infektionen führen häufig auch zu einer Gelenkbeteiligung, zu einem Gelenkrheumatismus. Herzfehler aufgrund von Streptokokkeninfektionen werden daher auch mit einem Sammelbegriff als **rheumatische Herzfehler** bezeichnet.

Meistens entwickeln sich solche Herzfehler

in einem jahrzehntelangen Verlauf. Es kommt irgendwann zu den genannten Infektionen mit Beteiligung der Herzinnenhaut. Bei weiteren Infektionen, die im Laufe des Lebens auftreten, verschlechtert sich die Klappenfunktion zunehmend, bis die Klappen schließlich völlig zerstört oder vernarbt sind. Andere Infektionen führen sehr viel seltener zu Herzklappenfehlern. In manchen Fällen, besonders bei Aortenklappenfehlern, ist eine Ursache auch nicht erkennbar. Nicht selten betreffen solche Infektionen gerne auch schon anlagemäßig fehlerhafte und damit weniger gut funktions- und widerstandsfähige Klappen, beispielsweise die nur zweisegelig angelegte Aortenklappe. Im folgenden sollen die wichtigsten dieser erworbenen Klappenfehler besprochen werden (s. Abb. 5-3).

**Aortenklappenstenose.** Hierbei ist, wie der Name sagt, die Aortenklappe eingeengt. Die linke Kammer muß das Blut gegen einen erhöhten Widerstand auswerfen. Sie überwindet dieses Hindernis durch eine Hypertrophie der Herzmuskulatur. Patienten mit solchen Klappenfehlern können daher häufig jahrzehntelang völlig beschwerdefrei sein. Überschreitet die Hypertrophie allerdings einen kritischen Grenzwert, so reichen die Ernährungsbedingungen für die verdickten Herzmuskelfasern nicht mehr aus. Es kommt dann innerhalb von häufig nur 1–2 Jahren zu einem kritischen Herzversagen und zum Tode, falls nicht vorher rechtzeitig operiert wird. Für das Herz bedeutet die Aortenklappenstenose somit erhöhte Druckarbeit. Druckbelastungen werden vom Herzen wesentlich schlechter vertragen als Volumenbelastungen. Unter körperlicher Belastung steigt der Druck in der linken Herzkammer stark an, da das Herz versuchen muß, das gesteigerte Herzminutenvolumen durch die zu enge Klappe zu pressen. Aus diesem Grund kommt es besonders bei der Aortenklappenstenose häufig zu einem plötzlichen Herzversagen und zu tödlichen Herzrhythmusstörungen (s. Abschn. 7.2.5, Kammerflimmern) unter Belastung.

Die Aortenklappenstenose ist eine häufige Ursache für den plötzlichen Herztod beim Sport.

**Aortenklappeninsuffizienz.** Bei diesem Herzfehler schließt die Aortenklappe in der Diastole nicht hinreichend. Die linke Kammer wirft Blut aus, ein Teil dieses Blutes fließt durch die defekte Klappe wieder zurück und muß erneut ausgeworfen werden. Für das Herz bedeutet diese Form der Belastung vor allem eine Volumenmehrarbeit, die von ihm wesentlich besser geleistet werden kann als Druckarbeit. Unter Belastung sinkt der Widerstand in den peripheren Schlagadern. In der Diastole fließt daher mehr Blut in die Schlagadern ab und weniger Blut in die Herzkammer zurück. Daher wird die Aortenklappeninsuffizienz vom Herzen wesentlich besser toleriert als die Aortenklappenstenose, Lebenserwartung und Belastbarkeit sind höher.

**Mitralklappenstenose.** Durch die eingeengte Mitralklappe ist der Blutstrom aus dem linken Vorhof in die linke Kammer behindert. Das Blut staut sich in die Lunge zurück, die linke Kammer erhält zu wenig Blut. Mit der Zeit kommt es daher zu einer Verkleinerung der linken Kammer und zu einer Überdehnung des linken Herzvorhofs. Unter Belastung verstärkt sich der Rückstau in die Lungengefäße. Der Patient klagt zunehmend über belastungsabhängige Atemnot. Bei sehr hohen Drücken in den Lungengefäßen kann Flüssigkeit aus den Lungenkapillaren in die Alveolen austreten. Es kommt zum Bild des **Lungenödems**, das gerade unter Belastung eine gefürchtete Komplikation der Mitralklappenstenose darstellt.

Typisch für Mitralklappenfehler sind die Folgen der Überdehnung des linken Vorhofs. Sie bestehen zum einen darin, daß dieser überdehnte Vorhof leicht ins Flimmern kommt. Die Aktionen der Herzkammern sind jetzt völlig unregelmäßig (**Vorhofflimmern**, s. Abschn. 7.2.2). Weiterhin können sich in dem überdehnten Vorhof durch die Behinderung der Blutströmung leicht Blutgerinnsel bilden. Diese werden dann möglicherweise über die

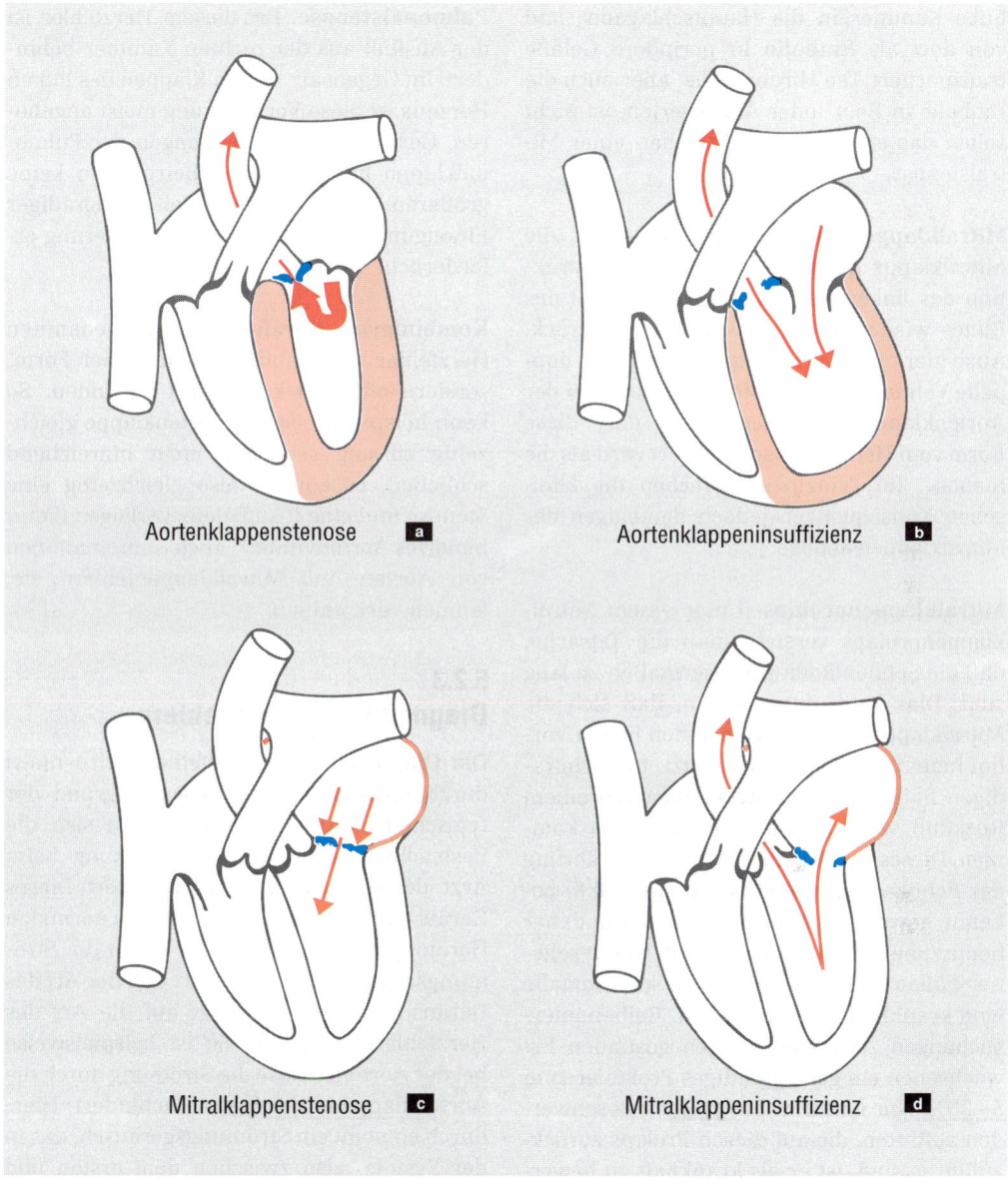

**Abbildung 5-3:**

Schematische Darstellung der wichtigsten Klappenfehler der linken Herzseite. Die veränderte Herzklappe ist blau dargestellt. Der am stärksten betroffene Herzanteil ist jeweils rosa hervorgehoben.

**a)** Bei der Aortenklappenstenose ist die Aortenklappe vernarbt und läßt nur wenig Blut durch. Es kommt zu einer Überlastung der linken Herzkammer.

**b)** Bei der Aortenklappeninsuffizienz ist die Aortenklappe narbig geschrumpft. In der Diastole strömt ein Teil des ausgeworfenen Blutes zurück. Hierdurch wird die linke Herzkammer stark aufgeweitet.

**c)** Bei der Mitralklappenstenose ist die Mitralklappe narbig eingeengt. Das Blut staut sich in den linken Vorhof zurück, der überdehnt wird.

**d)** Bei der Mitralklappeninsuffizienz schließt die vernarbte Mitralklappe nicht mehr. Während der Herzkontraktion wird stets ein Teil des Blutes in den linken Vorhof zurückgepumpt, der gleichfalls überdehnt wird.

linke Kammer in die Hauptschlagader und von dort als **Embolie** in periphere Gefäße transportiert. Die Hirnembolie, aber auch die Embolie in Bein- oder Armarterien, ist nicht selten das erste klinische Zeichen einer Mitralstenose.

**Mitralklappeninsuffizienz.** Hierbei ist die Mitralklappe geschrumpft. Bei der Kontraktion des linken Ventrikels fließt ein Teil des Blutes wieder in den linken Vorhof zurück. Auch hier muß das Herz gewissermaßen doppelte Volumenarbeit leisten. Wie auch bei der Aortenklappeninsuffizienz gilt, daß diese Form vom Herzen besser toleriert wird als die Stenose. Im Prinzip entsprechen die klinischen Konsequenzen jedoch denjenigen der Mitralklappenstenose.

**Mitralklappenprolaps.** Unter einem Mitralklappenprolaps versteht man die Tatsache, daß die Sehnenfäden gewissermaßen zu lang sind. Dies kann dazu führen, daß sich die Mitralklappe in der Systole in den linken Vorhof hinein vorwölbt (prolabiert). In hochgradigen Fällen kann es dabei sogar zu einem Rückfluß von Blut (Mitralinsuffizienz) kommen. Dieses Bild ist erst durch die Einführung der Echokardiographie (s. Abschn. 10.8) bekannt geworden. Die Diagnose wird daher heute zunehmend häufig gestellt. Nur in seltenen Fällen kommt allerdings dieser Anomalie eine krankhafte Bedeutung zu. Reihenuntersuchungen zeigen bei jungen gesunden Erwachsenen ein geringgradiges Prolabieren in 5–20%. Nur dann, wenn typische Beschwerden auftreten, die auf diesen Prolaps zurückzuführen sind, ist er als krankhaft zu bewerten. Dies sind vor allem Herzrhythmusstörungen und gelegentlich Herzschmerzen.

Solche Herzrhythmusstörungen können auch unter Belastung auftreten und sind selten für Todesfälle beim Sport verantwortlich zu machen. Betroffen sind vorwiegend jüngere Frauen. Die Ursache ist nicht völlig bekannt, man nimmt Verquellungen der Sehnenfäden an.

**Pulmonalstenose.** Bei diesem Herzfehler ist der Ausfluß aus der rechten Kammer behindert. Im Gegensatz zu den Klappen des linken Herzens ist diese Veränderung meist angeboren. Geringgradige Einengungen der Pulmonalklappe haben für den Betroffenen keine größeren Konsequenzen. Bei hochgradiger Einengung ist eine operative Erweiterung erforderlich.

**Kombinierte Herzfehler.** Die genannten Herzfehler sind häufig nicht in reiner Form, sondern oft auch kombiniert zu finden. So kann beispielsweise die Aortenklappe gleichzeitig zu eng sein und nicht hinreichend schließen, es können also gleichzeitig eine Stenose und eine Insuffizienz vorliegen (kombiniertes Aortenvitium). Auch Kombinationen von Aorten- mit Mitralklappenfehlern etc. können vorkommen.

### 5.2.3
### Diagnostik von Herzfehlern

Die **Diagnose** eines Herzfehlers wird meist durch Zufall gestellt, seltener aufgrund der typischen Symptome. Meist ergibt sich die Feststellung aus einer Untersuchung beim Arzt, der ein typisches **Geräusch** hört. Dieses Geräusch entsteht zusätzlich zu den normalen Herztönen (s. Abschn. 10.1) durch die Strömungsanomalie. Aus dem Ort und der Art des Geräusches kann der Arzt auf die Art des Herzfehlers schließen. So ist beispielsweise bei der Aortenstenose die Strömung durch die Aortenklappe in der Systole behindert. Hierdurch entsteht ein Strömungsgeräusch, das in der Systole, also zwischen dem ersten und dem zweiten Herzton, zu hören ist. Umgekehrt fließt bei der Aortenklappeninsuffizienz das Blut während der Diastole aus der Aorta in die linke Kammer zurück und verursacht hierdurch ein zusätzliches Geräusch, das in der Diastole zwischen dem zweiten und dem ersten Herzton hörbar wird. Auch die Mitralklappenstenose verursacht ein diastolisches Geräusch, da der Einstrom vom Vorhof in die Kammer in der Diastole behindert ist. Dieses weist jedoch einen anderen Charakter auf als das Geräusch bei der Aortenklappeninsuffizienz, es ist entsprechend der anderen Lage der Mitralklappe auch an einer anderen Stelle zu hören.

Es muß jedoch darauf hingewiesen werden, daß auch bei Herzgesunden durch die Blutströmung an den Herzklappen Geräusche entstehen. Besonders bei Jugendlichen, nicht zuletzt bei Sportlern, hört man solche Geräusche aufgrund des schlanken Brustkorbs sehr gut. Solche sog. **akzidentellen** oder **funktionellen Geräusche** führen dann häufig zur Fehldiagnose eines Herzfehlers und machen aus gesunden Kindern, Jugendlichen und Sportlern Herzkranke. Die Diagnose eines Herzfehlers sollte daher immer nur von einem in diesem Bereich sehr erfahrenen Arzt gestellt werden.

Bestehen an der Diagnose Zweifel, oder ist die Frage einer möglichen oder notwendigen Operation abzuklären, so sind **weiterführende Untersuchungen** erforderlich. Besonders wichtig geworden ist hier neuerdings die **Echokardiographie**, da sie eine direkte Beobachtung der Herzklappen zuläßt (s. Abschn. 10.8). Die endgültige Diagnose wird mittels eines **Herzkatheters** gestellt (s. Abschn. 10.10). Das Herz wird dabei durch eine Sonde untersucht. Es werden die Drücke sowie die Gaszusammensetzung des Blutes festgestellt. Liegt beispielsweise eine Aortenklappenstenose vor, so wird man durch einen Katheter, der über eine Schlagader bis in die Hauptschlagader vorgeschoben wird, hier nur geringe Drücke messen. Passiert die Katheterspitze dann die eingeengte Aortenklappe, so findet sich vor dieser in der linken Herzkammer ein sehr hoher Druck, der der Überwindung der engen Klappe dient. Bei einem Kammerseptumdefekt wird man beispielsweise bis in den rechten Vorhof normale Sauerstoffsättigungswerte feststellen, wenn ein Katheter über die Vene vorgeschoben wird. Gelangt der Katheter dann in die rechte Herzkammer, so findet man dort durch die Zumischung von Blut aus der linken Kammer einen Anstieg der Sauerstoffsättigung. Aus der Höhe des Druckunterschieds zwischen linker Kammer und Hauptschlagader bzw.

dem Unterschied in der Sauerstoffsättigung zwischen rechtem Vorhof und rechter Kammer kann man auf die Schwere der Klappenstenose bzw. des Shunts schließen. Gleichzeitig wird heute im Verlauf solcher Untersuchungen meist auch ein Röntgenkontrastmittel eingespritzt, so daß eine genaue Darstellung der Herzstrukturen und möglicher Fehlbildungen erfolgt.

## 5.2.4
## Therapie von Herzfehlern

Die Behandlung hängt von der Schwere des Herzfehlers ab. Bei ausgeprägten Herzfehlern, die die Herzfunktion deutlich beeinträchtigen, ist eine Operation erforderlich, da sie auf die Dauer gesehen zu einer Überlastung des Herzens und zu einem Herzversagen führen. Dabei können fehlerhafte Klappen aufgesprengt oder durch Kunststoffklappen (**Klappenprothesen**) ersetzt werden. Defekte in der Herzscheidewand werden direkt oder unter Einsatz von Plastikmaterial verschlossen. Heute gelingt es, die meisten, wenn auch nicht alle komplizierten Herzfehler zu korrigieren. Neunzig Prozent der angeborenen, schwereren Herzfehler werden schon vor Eintritt in das Schulalter operiert, so daß das Problem des herzkranken Kindes im Schulsport meist zum Problem des herzoperierten Kindes geworden ist.

Bei den erworbenen Herzfehlern handelt es sich im allgemeinen um Klappenfehler, die durch eine Klappenprothese beseitigt werden müssen. Diese Kunstklappen sind in den letzten zwei Jahrzehnten erheblich weiterentwickelt worden. Bei der ersten dieser Klappen handelte es sich um die **Starr-Edwards-Prothese**, eine Kugel, die in einem Ventilkäfig hin- und herschwingt und dabei den Blutstrom freigibt bzw. verschließt (s. Abb. 5-4). Diese Klappe wies noch erhebliche Nachteile auf, da sie den Blutstrom in der Kammer behinderte. Sie wurde inzwischen durch **Scheibenprothesen** ersetzt, bei denen Scheiben hin- und herschwingen bzw. sich wie eine Doppeltür öffnen.

Aber auch die beste heute verfügbare

Klappe kann sich in der Qualität ihrer Funktion bisher noch nicht mit den natürlichen Klappen messen. Sie stellt immer noch ein gewisses Strömungshindernis dar. Hinzu kommt, daß sich an diesen Kunstklappen gerne Blutgerinnsel absetzen. Lösen sich die Blutgerinnsel, können sie als Embolie in periphere Gefäßgebiete transportiert werden und beispielsweise zu einer Hirnembolie mit Lähmungserscheinungen führen. Aus diesem Grund sind solche Patienten lebenslang auf eine Behandlung mit gerinnungshemmenden Medikamenten (Antikoagulanzien, s. Abschn. 9.2.2) angewiesen.

Eine Ausnahme stellen hier nur die **Bioprothesen** dar, die aus Tierklappen, meist von Schweinen, gewonnen werden. Bei ihnen ist eine Antikoagulation nicht erforderlich. Allerdings haben diese Klappen den Nachteil einer geringeren Haltbarkeit. Der Einsatz einer Kunstklappe stellt somit keine Ideallösung und für den Betroffenen eine erhebliche Belastung und Umstellung in seiner Lebensführung dar. Man wird daher mit dem Einsatz einer solchen Klappe möglichst so lange warten, bis die Gefahr einer Herzüberlastung besteht.

**Weitere Maßnahmen** sind allgemeiner Natur. Bei Bedarf werden entsprechende Medikamente wie Digitalis bei Zeichen einer Herzinsuffizienz (s. Abschn. 9.2.1 und 5.6) etc. verordnet.

## 5.2.5
## Bedeutung von Sport- und Bewegungstherapie

Hier stellen sich eine Reihe unterschiedlicher Probleme. Schwerere, **angeborene Herzfehler** werden, wie bereits erwähnt, heute meist schon vor Eintritt in das Schulalter operiert. Die Ergebnisse einer solchen Operation sind im allgemeinen so gut, daß eine spezielle Bewegungstherapie hinterher — von der kurzen postoperativen Phase abgesehen — meist nicht notwendig ist. Als Ziel bewegungstherapeutischer Maßnahmen sind Kinder mit solchen Herzfehlern daher bisher nur im Rahmen der krankengymnastischen Betreuung in speziellen kinderkardiochirurgischen Zentren von Interesse. In den ambulanten Herzgruppen finden sich nur ausnahmsweise Erwachsene mit angeborenen Herzfehlern. Es muß allerdings darauf hingewiesen werden, daß auch ein Kind bzw. ein Jugendlicher nach einem operierten Herzfehler nicht bedenkenlos als völlig gesund und voll belastbar angesehen werden darf. Auch bei gut operierten Herzfehlern, beispielsweise bei Kindern nach einer Fallot-Tetralogie, wird immer wieder beobachtet, daß es Jahre später zu plötzlichen Todesfällen im Zusammenhang mit körperlicher Belastung kommt, wahrscheinlich auf der Grundlage von Herzrhythmusstörungen. Man sollte also bei allen Herzfehlern, die eine Operation notwendig werden ließen, zu nor-

**Abbildung 5-4:**
Beispiele für künstliche Herzklappen.
**a)** Ältestes Modell ist die Kugelklappe (Starr-Edwards-Klappe), oben anstelle einer defekten Mitralklappe eingebaut. Die Darstellung zeigt die Klappe in der Offen-Stellung, das Blut kann aus dem linken Vorhof in die Kammer einströmen. In der Systole wird der Ball in dem Käfig nach oben gedrückt und verschließt damit den Zugang vom Vorhof. Die Abbildung zeigt, daß diese noch schwerfällige Klappe die Strömung im Herzen, insbesondere den Ausstrom in die Hauptschlagader, deutlich behindert. Zum Vergleich werden neuere Modelle gezeigt.
**b)** Die Kugel wurde zunächst durch eine Scheibe ersetzt. Gezeigt ist hier eine Björk-Shiley-Kippscheiben-Prothese.
**c)** Moderne Doppelflügelprothesen, hier eine St.-Jude-Medical-Doppelflügel-Prothese, kommen der natürlichen Klappenanatomie schon sehr nahe. Die Klappenprothese ist in geöffneter Position gezeigt.
**d)** und **e)** Da bei allen Klappen aus künstlichem Material eine lebenslange blutgerinnungshemmende Behandlung notwendig ist, wurden auch solche aus biologischem Material wie tierischen Herzklappen oder Perikard entwickelt. Gezeigt ist hier eine Carpentier-Edwards-Bioprothese, eine aufgearbeitete Schweineaortenklappe, von oben und von unten.

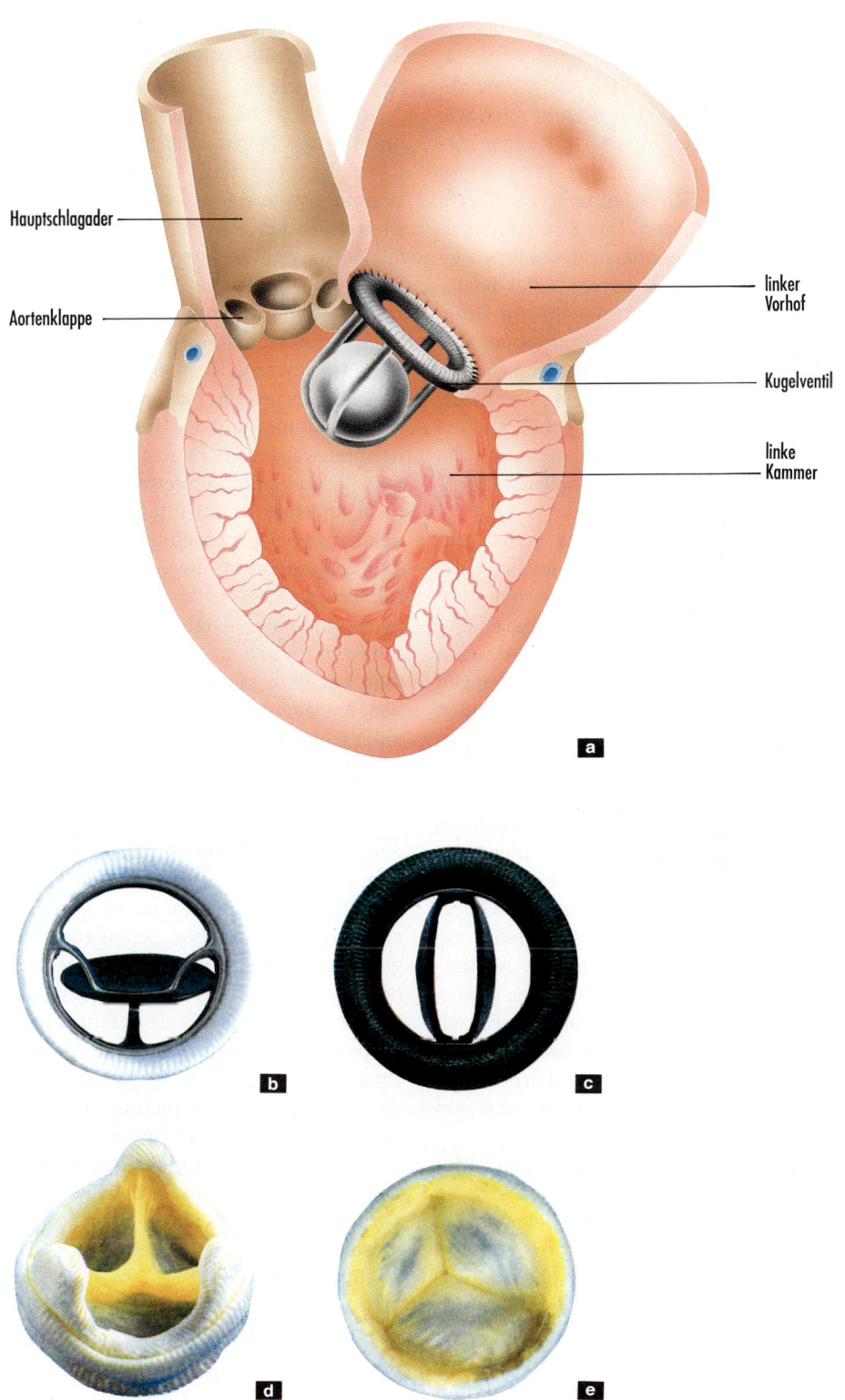

Hauptschlagader

Aortenklappe

linker Vorhof

Kugelventil

linke Kammer

a

b

c

d

e

maler körperlicher Aktivität im Schulsport und im breitensportlichen Rahmen raten, jedoch von leistungssportlichen Aktivitäten abraten. Aus diesen Gründen besteht nach wie vor häufig Angst, herzoperierte Kinder körperlich zu belasten. Dies führt dann oft zu einer übergroßen Schutzhaltung von Eltern, Sportlehrern und Ärzten. Das Kind kann seinen natürlichen Bewegungsdrang nicht ausleben und wird dadurch psychosozial beeinträchtigt. Deshalb wurden an einigen Orten bereits sogenannte „Kinderherzgruppen" eingerichtet, die sich auch an der Sporthochschule Köln sehr bewährt haben. Voraussetzung ist allerdings ein Ballungsgebiet und die Nähe eines Kinder-Herzzentrums, damit die entsprechende Zahl von potentiellen Teilnehmern gewährleistet ist.

Soweit Herzfehler bis in das Schul-, Jugend- oder Erwachsenenalter fortbestehen oder dann erst entdeckt bzw. erworben werden, hängt das Ausmaß der vertretbaren und empfehlenswerten körperlichen Aktivität sehr von Art und Schwere des jeweiligen Herzfehlers ab. Es ist keineswegs notwendig, jedem Kind mit einem Herzfehler Sport zu verbieten, wie dies früher leider häufig geschah. Ein kleiner Kammerseptumdefekt schränkt die Lebenserwartung und auch die sportliche Belastbarkeit praktisch nicht ein. Hier werden häufig Kinder erst durch das Wissen um diese harmlose Anomalie zu Herzkranken gemacht. Andererseits können Herzfehler, insbesondere eine **schwere Aortenklappenstenose**, die Ursache für einen plötzlichen Herztod unter Belastung sein. Im Einzelfall ist also eine Beratung über das zumutbare und empfehlenswerte Ausmaß körperlicher Belastung mit dem behandelnden Arzt notwendig.

Grundsätzlich werden vom Herzen **Volumenbelastungen** wesentlich besser vertragen als Druckbelastungen. Volumenbelastungen, also eine vermehrte Pumpleistung des Herzens, entstehen bei Shunts, vor allem **Links-Rechts-Shunts**, sowie bei **Klappeninsuffizienzen** wie Aorten- oder Mitralklappeninsuffizienz. Bei solchen Herzfehlern kann man im allgemeinen Schul- und auch Breitensport er-

lauben, in Abhängigkeit von den einzelnen Befunden (Größe der Kurzschlußverbindung, Herzgröße etc.).

Vorsicht ist besonders bei **druckbelasteten Herzen** notwendig. Auf die Fälle von plötzlichem Herztod bei der Aortenklappenstenose wurde bereits verwiesen. Trotzdem ist es auch nicht erforderlich, jedem Patienten mit Aortenklappenstenose jede Form körperlicher Aktivität zu verbieten. Die genannten Zwischenfälle treten praktisch nur bei hochgradiger Aortenklappenstenose auf. Patienten mit schwerer Klappeneinengung, besonders mit Druckunterschieden zwischen der linken Kammer und der Hauptschlagader von beispielsweise 100 mmHg und mehr, sollte man jeden Sport verbieten; sie sollen auch nicht an einer ambulanten Herzgruppe teilnehmen. Dies gilt besonders dann, wenn wie häufig in höherem Alter, eine zusätzliche koronare Herzkrankheit vorliegt. Bei mittelgradigen Klappeneinengungen mit Druckunterschieden zwischen 40 und 100 mmHg kann man leichtere körperliche Aktivitäten erlauben, bei leichten Klappenstenosen mit Druckunterschieden bis zu 40 mmHg ist auch körperliche Aktivität im Rahmen des Breitensports möglich.

Eine Sondergruppe stellen schließlich Kinder mit **Rechts-Links-Shunts**, meist im Rahmen komplizierter Herzfehler, dar. Auch solchen Kindern kann man meist die Teilnahme am Schulsport erlauben, schon aus psychologischen Gründen heraus, um sie nicht zusätzlich zu ihrem Herzfehler noch sozial von der Klasse zu isolieren. Eine Gefährdung durch körperliche Belastung besteht meist nicht. Unter Belastung kommt es zu einer Zunahme der Sauerstoffuntersättigung im Blut und damit zu einem Abfall der muskulären Leistungsfähigkeit. Die Kinder werden aufgrund von Atemnot und Muskelschwäche ihre körperliche Aktivität im allgemeinen von sich aus einstellen, bevor sie von seiten ihres Herzens ein Risiko eingehen.

## 5.2.6
## Sport mit Patienten nach Herzklappenersatz

Eine zunehmende Rolle in der Bewegungstherapie spielt angesichts der wachsenden Zahl von operierten Patienten der Sport mit Patienten nach Herzklappenersatz. Aus den vorausgegangenen Ausführungen geht hervor, daß hier eine Reihe von Besonderheiten zum Tragen kommt, die zu berücksichtigen sind. Es kann keineswegs unbedingt davon ausgegangen werden, daß der Patient durch den Klappenersatz gesund ist. Folgende Gesichtspunkte sind zu berücksichtigen:

– Die künstliche Klappe stellt ihrerseits immer noch ein **Strömungshindernis** dar, das etwa einer leichten bis mittelschweren Klappenstenose entspricht.
– Bei zahlreichen Patienten, besonders wenn sie nicht frühzeitig operiert wurden, liegt zusätzlich eine **Herzmuskelschädigung** vor. Die gleichen Mechanismen, die zur Herzklappenentzündung führen, können auch eine Herzmuskelentzündung bewirken. Hinzu kommt, daß durch die langjährige Mehrarbeit des Herzmuskels zur Überwindung des Strömungswiderstandes Schädigungen eingetreten sein können.
– Bei zahlreichen Patienten findet sich zusätzlich eine **koronare Herzkrankheit.** Nicht selten wird gleichzeitig mit der Klappenoperation eine Bypass-Operation (s. Abschn. 5.5.5.3) durchgeführt.
– Bei vielen Patienten liegt kein normaler Sinusrhythmus, sondern eine **absolute Pulsunregelmäßigkeit** (s. Abschn. 7.2.2) auf der Grundlage eines Vorhofflimmerns vor. Dies hat zur Folge, daß besonders unter Belastung der Puls einerseits schwer zu zählen ist, andererseits steigt er oft wesentlich höher an, als dies den Stoffwechselbedürfnissen entspricht. Der Pulsanstieg beim Vorhofflimmern unter Belastung wird vor allem von den Bedingungen der Überleitung der Flimmerwellen vom Vorhof auf die Herzkammer bestimmt. Solche hohen Pulsschlagzahlen wirken sich ungünstig auf die Dynamik der künstlichen Klappen aus.

Falls unter Belastung der Puls bei diesen Patienten wesentlich über 120/min ansteigen sollte, muß mit dem Arzt besprochen werden, ob nicht eine medikamentöse Pulssenkung, beispielsweise durch Betablocker oder Kalziumantagonisten (s. Abschn. 9.2.3), sinnvoll ist.

Die meisten Patienten mit künstlicher Klappe benötigen lebenslang eine **gerinnungshemmende Behandlung** (s. Abschn. 9.2.2). Verletzungen im Sport müssen daher vermieden werden. Kommt es beim Sport zu einer Verletzung und zu einer gefährlichen Blutung, so besteht die Gefährdung nicht nur durch die Blutung selbst, sondern auch durch die dadurch bedingte Notwendigkeit, die gerinnungshemmende Behandlung auszusetzen. In dieser Phase kann es dann leicht zu Embolien (s. Abschn. 2.4.2.2) kommen.

Aus den obigen Ausführungen ergeben sich eine Reihe von **Konsequenzen für die Bewegungstherapie** bei Klappenpatienten.

Die Belastbarkeit dieser Patienten ist im allgemeinen deutlich schlechter als die der Koronarpatienten. Hinzu kommt, daß besonders unter den Mitralklappenpatienten Frauen, die von Hause aus eine schlechtere Belastbarkeit mit sich bringen, überwiegen. Patienten nach Mitralklappenersatz sind meist schlechter belastbar als Patienten mit Aortenklappenersatz, von denen die letzteren in der Mehrzahl männlich sind. Die Klappenpatienten sind daher, wenn sie überhaupt hinreichend belastbar sind, überwiegend nur für die **Übungsgruppe** (s. Abschn. 5.5.6.3) geeignet. Nur wenige Klappenpatienten können in **Trainingsgruppen** aufgenommen werden.

Beim Sport sollten soweit als möglich Verletzungen vermieden werden. Selbst Sportarten wie Volleyball sind für diese Patienten nur mit Vorsicht möglich, da es hierbei zu Verletzungen und Gelenkergüssen kommen kann. Soweit diese Patienten an Trainingsgruppen teilnehmen, sind sie und die anderen Gruppenmitglieder ausdrücklich auf ein solches Risiko aufmerksam zu machen. Bei Klappenpatienten ist ein betontes Ausdauertraining nicht sinnvoll. Es muß davon ausgegangen werden, daß bei ihnen der Herzmuskel durch die jahrelange Mehrarbeit hypertrophiert ist. Dem Ziel der Rückbildung dieser Hypertrophie wird durch ein betontes Ausdauertraining entgegengewirkt. Im Regelfall ist für den Klappenpatienten ein Training, das von leichter Gymnastik und verletzungsungefährlichen Spielformen (z. B. kleine Spiele, Prellball etc.) gekennzeichnet ist, am günstigsten.

Es muß ausdrücklich darauf aufmerksam gemacht werden, daß die Betreuung des Patienten nach Klappenersatz in der Übungs- oder Trainingsgruppe besondere Erfahrung von Arzt und Sportlehrer erfordert. Patienten nach Klappenersatz neigen zu Selbstüberschätzung, da sie sich nach der Operation meist erheblich besser fühlen, obwohl die objektive Steigerung der Belastbarkeit hiermit meist nicht Schritt hält. Bei vielen dieser Patienten kommt es unter Belastung zu erheblichen Druckanstiegen in der Lungenarterie als Ausdruck einer Überbelastung des linken Herzens.

# 5.3
# Entzündliche Herz-Kreislauf-Erkrankungen

Entzündungen im Bereich des Herzens betreffen sowohl die Herzinnenhaut (Endokarditis), den Herzmuskel (Myokarditis) wie den Herzbeutel (Perikarditis). Bezüglich der **Endokarditis** wird auf Abschnitt 5.2.2 verwiesen, da sie die Ursache für erworbene Herzklappenfehler darstellt.

## 5.3.1
## Herzmuskelentzündung (Myokarditis)

Sie wird in den meisten Fällen durch die gleichen Bakterien hervorgerufen wie die Endokarditis, nämlich durch Streptokokken (s. Abschn. 5.2.2). Beide Erkrankungen kommen daher häufig gemeinsam vor (Endomyokarditis). Aber auch bei Viruserkrankungen sind Herzmuskelentzündungen möglich. Nicht selten treten sie bei **Herdinfektionen** auf, also

bei Infektionen durch Bakterien, die z. B. von einem vereiterten Zahn oder von einer vereiterten Kieferhöhle aus über die Blutbahn an den Herzmuskel gelangen.

Das Krankheitsbild der Myokarditis verläuft verhältnismäßig uncharakteristisch. Oft wird es vom Betroffenen überhaupt nicht bemerkt und stellt dann gerade für den jüngeren Menschen eine mögliche Ursache des plötzlichen Herztodes beim Sport aus scheinbar völliger Gesundheit heraus dar. Soweit Beschwerden auftreten, tun sie dies in Form uncharakteristischer Herzschmerzen oder Herzrhythmusstörungen. Das EKG kann neben Rhythmusstörungen Veränderungen der Rückbildung (s. Abschn. 10.5) aufzeigen. Die Herzmuskelentzündung kann folgenlos ausheilen, aber auch in einen chronischen Zustand mit immer neuen Entzündungen übergehen und zu einem zunehmenden Versagen des Herzmuskels führen (s. Abschn. 5.6 Herzinsuffizienz).

**Bewegungstherapie** ist im akuten Stadium jeder Herzmuskelentzündung absolut verboten, besonders solange noch Fieber oder andere Zeichen eines akuten Infektes bestehen. Eine aktive, über krankengymnastische Übungen hinausgehende Bewegungstherapie im Sinne von Sport sollte frühestens ein halbes Jahr nach der akuten Herzmuskelentzündung einsetzen. Bei der chronischen Myokarditis verhält man sich im wesentlichen ähnlich wie bei der koronaren Herzkrankheit (s. Abschn. 5.5.5).

## 5.3.2
## Herzbeutelentzündung (Perikarditis)

Sie tritt im wesentlichen durch die gleichen Erreger auf wie die Myokarditis, mit dieser gemeinsam, aber auch als isoliertes Krankheitsbild. Sie kann zu einer Wasseransammlung im Herzbeutel führen (**Perikarderguß**). Dieses Krankheitsbild ist lebensbedrohlich, wenn es nicht erkannt wird, da hierdurch das Herz am Pumpen gehindert wird. Eine abgelaufene Herzbeutelentzündung ohne Herzmuskelbeteiligung stellt für die Bewegungstherapie kein wesentliches Hindernis dar, da hierdurch die Pumpfunktion des Herzens nicht beeinträchtigt wird. Eine Ausnahme ist lediglich dann gegeben, wenn es zu einer Verkalkung des Herzbeutels kommt (Panzerherz), der dann operativ gesprengt wird.

## 5.3.3
### Gefäßentzündungen

Entzündungen der Schlagadern (Arteriitis) sind selten und von geringer praktischer Bedeutung. Als Ausnahme erwähnt sei die **Endangitis obliterans**, eine Entzündung der Schlagadern im Bereich der Beine, deren Ursache unbekannt ist und die vorwiegend jüngere Männer betrifft. Das klinische Bild entspricht weitgehend der arteriellen Verschlußkrankheit (s. Abschn. 5.5.2). Bewegungstherapie ist in ähnlicher Weise wie bei der arteriellen Verschlußkrankheit sinnvoll.

Von großer praktischer Bedeutung ist jedoch die **Venenentzündung (Phlebitis)**. Sie betrifft vorwiegend krankhaft im Sinne von Krampfadern erweiterte Gefäße, da sich in ihnen das Blut staut und die hiermit verbundenen Reizerscheinungen zu Venenwandentzündungen führen können. Im entzündlichen Bereich kommt es dann leicht zu Blutauflagerungen, Blutgerinnseln, zur Bildung von Thromben **(Thrombophlebitis).** Im akuten Zustand einer Venenentzündung ist jede Bewegungstherapie verboten, da sich solche Thromben ablösen und zu Embolien führen können. Erst 8 Tage nach dem Abklingen der akuten Entzündungszeichen kann davon ausgegangen werden, daß der Thrombus hinreichend mit der Gefäßwand verwachsen ist. Bewegungsübungen können frühestens erst dann wiederaufgenommen werden.

## 5.4
# Herz-Kreislauf-Erkrankungen unklarer Ursache

In diesem Abschnitt sollen besonders die **Kardiomyopathien** besprochen werden. Diese erfahren eine zunehmende Bedeutung angesichts der Tatsache, daß ihre Diagnose mit Hilfe der Echokardiographie (s. Abschn. 10.8) mit wachsender Häufigkeit gestellt wird. Man versteht hierunter, wie dies die wörtliche Übersetzung ausdrückt, Erkrankungen des Herzmuskels, deren Ursache noch nicht völlig geklärt ist. Hierbei spielen besonders die zwei im folgenden beschriebenen Formen eine wichtige Rolle.

### 5.4.1
### Hypertrophe Kardiomyopathie

Sie zeichnet sich durch eine krankhafte Hypertrophie des Herzmuskels aus, für die keine Ursache (z. B. Hochdruck) faßbar ist. Es handelt sich um eine erbliche Erkrankung, die besonders auch den jungen Menschen betrifft. Kommt es vor allem zu einer Verdikkung der Herzscheidewand, so kann diese in der Systole dazu führen, daß durch die Kontraktion des Septums der Ausfluß in die Hauptschlagader verlegt wird. Man spricht dann von einer obstruktiven Form (hypertrophe obstruktive Kardiomyopathie), die besonders gefährlich ist. Die Diagnose wird durch den Nachweis der verdickten Herzwände im Echokardiogramm gestellt.

Die hypertrophe Kardiomyopathie stellt eine häufige Ursache für den plötzlichen Herztod des scheinbar gesunden jungen Sportlers unter Belastung dar. Hierunter verbirgt sich fast immer eine gefährliche Rhythmusstörung, meist ein Herzkammerflimmern (s. Abschn. 7.2.5), das den Tod auslöst. Aus dieser Erfahrung heraus wird häufig dem Patienten mit einer hypertrophen Kardiomyopathie jede körperliche Belastung verboten. Eine solche Empfehlung muß jedoch stets unter Berücksichtigung des Schweregrades der Erkrankung getroffen werden. Körperliche Belastungen mäßigen Grades bei Patienten mit nichtobstruktiven Formen erscheinen zur Ökonomisierung der Herz-Kreislauf-Tätigkeit durchaus sinnvoll. Solche Patienten können gegebenenfalls auch in eine Herzgruppe aufgenommen werden. Eine endgültige Aussage zur Bedeutung der Bewegungstherapie für diese Patienten ist bisher noch nicht möglich. Auf jeden Fall sollte man aber auch bei leichten Formen, die zufällig bei Sportlern entdeckt werden, von leistungssportlichen Aktivitäten abraten, da nicht auszuschließen ist, daß hierdurch die Neigung des Herzens zur Hypertrophie verstärkt wird.

## 5.4.2
## Dilatative Kardiomyopathie

Sie ist im Gegensatz zur hypertrophen Form von einer Aufweitung der Herzkammern bei gleichzeitig dünner Herzwand gekennzeichnet. Die Ursache hierfür ist unklar. Es kommt zu einem zunehmenden Herzversagen. Die dilatative Kardiomyopathie ist eine der häufigsten Ursachen, die eine Herztransplantation notwendig machen. Bei schweren Formen, die in ein Herzversagen (Herzinsuffizienz) führen, ist Bewegungstherapie problematisch. Hierzu wird auf Abschnitt 5.6 verwiesen. Andererseits könnte sich bei leichteren und mittelschweren Formen die Ökonomisierung der Herz-Kreislauf-Tätigkeit für den Patienten positiv auswirken. Eine endgültige Stellungnahme ist bisher nicht möglich. Es erscheint nach dem derzeitigen Stand des Wissens jedoch vertretbar, Patienten mit leichter Form nach Rücksprache mit dem behandelnden Kardiologen in eine ambulante Herzgruppe aufzunehmen. Im Vordergrund sollten, wie auch für die hypertrophe Kardiomyopathie, Gymnastik und Spiele stehen, ausgeprägte Ausdauerbelastungen sind zu vermeiden.

## 5.5
## Arteriosklerotische Herz-Kreislauf-Erkrankungen

### 5.5.1
### Wesen der Arteriosklerose

Die zahlenmäßig wichtigste Gruppe der Herz-Kreislauf-Erkrankungen stellen Erkrankungen als Folge einer primären Gefäßveränderung, der Arteriosklerose, dar. Es muß ausdrücklich hervorgehoben werden, daß es sich hierbei um eine Erkrankung und nicht etwa um eine Alterserscheinung handelt, obwohl diese Erkrankung im Alter häufiger wird. Auch junge Menschen, schon Kinder, können unter ungünstigen Bedingungen arteriosklerotische Gefäßveränderungen entwickeln. Umgekehrt können ältere Menschen ein Gefäßsystem aufweisen, das völlig frei ist von entsprechenden Veränderungen.

Der Begriff **„Arteriosklerose"** bedeutet wörtlich übersetzt „Verhärtung der Arterien", ein Begriff, der ebensowenig korrekt ist wie der Alltagsbegriff der „Gefäßverkalkung". Das Wesen der Arteriosklerose besteht nicht primär in der Verhärtung der Arterien. Mit zunehmendem Alter kommt es zu einem generellen Wasserverlust der Körpergewebe und damit auch zu einer gewissen Verhärtung der Gefäßwände. Diese Veränderungen werden als **Physiosklerose** bezeichnet. Im Gegensatz zur natürlichen Physiosklerose ist die zu Krankheitserscheinungen führende Arteriosklerose dadurch gekennzeichnet, daß es zu einer Einengung der arteriellen Strombahn kommt (s. Abb. 5-5). Dies geschieht durch eine zunehmende Einlagerung von zunächst Wasser (Ödembildung), Eiweißen und dann auch Fetten in die Gefäßinnenhaut. Primär geht somit die Arteriosklerose nicht mit einer „Verkalkung" einher. Dies geschieht erst sekundär. Durch das zunehmende Eindringen von Fett (vor allem Cholesterin) (s. Abschn. 6.4.2) kommt es zu einer Überfüllung der Fettzellen. Diese können platzen, Fett kristallisiert aus, es kommt zu Gewebszerstörungen, die dann zu Kalkeinlagerung führen.

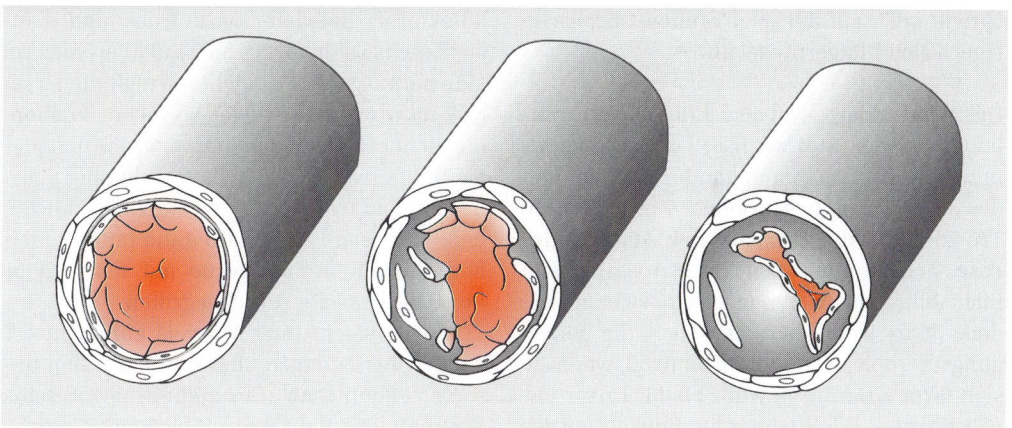

**Abbildung 5-5:**
Entwicklung der Arteriosklerose. Das Gefäß wird zunehmend durch die Einlagerung von Fett, Wasser und Eiweiß in die Wand eingeengt, bis kaum noch Blut durchfließen kann (*von links nach rechts*).

Solche fetthaltigen Herde werden als atherosklerotische Plaques bezeichnet. Der Begriff der **Atherosklerose** wird teilweise identisch mit dem ähnlich klingenden Begriff der Arteriosklerose verwendet. Er leitet sich ab von Atherom (Grützbeutel), also kleinen Hautgeschwülsten, die aus verstopften Talgdrüsen entstehen. Wenn diese aufbrechen, so findet man eine breiartige Fettmasse, die ähnlich im Bereich der Fettablagerungen bei der Arteriosklerose zu beobachten ist.

Das Wesen der Arteriosklerose besteht somit in einer zunehmenden Einlagerung von Flüssigkeit, Eiweißen und Fetten in die Gefäßwand und in einer dadurch bedingten Minderversorgung der Organe oder Extremitäten, die von der jeweiligen Arterie versorgt werden. Die Gefäßveränderung kann herdförmig auftreten, sie kann die ganze Gefäßwand konzentrisch einbeziehen (**konzentrische Stenose**), in anderen Fällen sind nur Teilbereiche betroffen (**exzentrische Stenose**). Bleiben im letztgenannten Fall Teile der Gefäßwand mit funktionsfähiger Arterienwandmuskulatur erhalten, so kann es durch eine Verkrampfung dieser Muskelanteile zu einem zusätzlichen Verschluß kommen, der dann als **dynamische Stenose** bezeichnet wird.

**Das arteriosklerotische Krankheitsbild** wird bestimmt von dieser zunehmenden Gefäßeinengung. Solange diese weniger als 50% des Lumens beträgt, entstehen keinerlei Krankheitszeichen. Wird die Einengung stärker, treten zunächst Beschwerden bei verstärktem Blutbedarf auf, also bei der arteriellen Verschlußkrankheit Beschwerden beim Laufen in den Beinen bzw. Herzbeschwerden während körperlicher oder psychischer Belastung bei der koronaren Herzkrankheit. Wird die Einengung stärker, kommt es zu Beschwerden bereits in Ruhe. Bei vollständigem Verschluß des Gefäßes stirbt der zu versorgende Bereich ab, es kommt zum Gewebstod (**Nekrose**). Zu einem solchen Gefäßverschluß können verschiedene Ursachen beitragen, beispielsweise ein zusätzlicher Gefäßkrampf (**Vasospasmus**) im Bereich einer dynamischen Stenose, das Aufquellen von Fetten, Eiweißen und Kohlehydraten im Bereich eines atherosklerotischen Plaques mit plötzlicher Wassereinlagerung und, eine der häufigsten Ursachen, ein Verschluß der restlichen Gefäßlichtung durch ein Blutgerinnsel, das sich auf einen solchen Plaque auflagert. Im Bereich der arteriosklerotischen Herde kann es zu einer Verletzung der glatten Gefäßinnenhaut durch Fettkristalle kommen, der Plaque

„bricht auf", auf der jetzt rauhen Oberfläche lagern sich Blutgerinnsel ab.

Die Arteriosklerose ist also eine Gefäßerkrankung, bei der Stoffwechsel- und Blutgerinnungsmechanismen ineinander greifen und die sehr genau beschrieben werden kann. Trotzdem ist die **Ursache der Arteriosklerose** nach wie vor unklar. Diese Aussage kann nicht hinreichend genug unterstrichen werden, denn jede Therapie, auch die Bewegungstherapie, ist nur dann sinnvoll, wenn sie sich ihrer Grenzen bewußt bleibt. Unser unvollständiges Wissen über die Entstehung der Arteriosklerose schränkt unsere Behandlungsmöglichkeiten ein. Da die Ursache (Causa) bisher nicht bekannt ist, kann jede Behandlung bisher nicht kausal sein, also die Krankheit an der Wurzel fassen, sondern nur symptomatisch, d. h. die Symptome bekämpfen. Dies gilt für operative Behandlungsmaßnahmen wie etwa den Einsatz von Umgehungskreisläufen (Bypass-Operation) wie für die medikamentöse und die Bewegungstherapie gleichermaßen.

Es hat in der Medizin eine Fülle von **wissenschaftlichen Hypothesen** über die Entstehung der Arteriosklerose gegeben. In der Mitte des vergangenen Jahrhunderts wurde von ROKITANSKY die wiederholte Ablagerung von Blutelementen auf der Gefäßwand herausgestellt, die zu einer Veränderung der Gefäßinnenhaut führen soll. Diese Theorie erlebt durch die Erkenntnisse um die Bedeutung der Ablagerung von Blutplättchen im Augenblick eine Neubelebung. Dies gilt auch für die Ansicht von VIRCHOW, der die Einlagerung von Lipiden in die Gefäßwand (Infiltrationshypothese) in den Vordergrund stellte. Auch Entzündungsvorgänge wurden ursächlich gesehen.

Die genannten Hypothesen sind aber bisher nur beschreibender Natur und geben keine ursächliche Erklärung.

Wir kennen eine große Reihe von **Risikofaktoren** (s. Abschn. 6), die die Entstehung der Erkrankung begünstigen. Nach unserem heutigen Wissen sind die wichtigsten dieser Risikofaktoren Rauchen, Hochdruck und Fettstoffwechselstörungen. Sie sind aber, dies sei klar herausgehoben, nicht letztlich die Ursache, da wir immer wieder Menschen kennen, die nicht rauchen, keinen Hochdruck und ideale Blutfettwerte haben, die regelmäßig Sport treiben und trotzdem einen Herzinfarkt erleiden. In diesen Fällen wird dann im allgemeinen Denken immer gerne auf den Faktor Streß als Ursache zurückgegriffen.

Hieran seien unter Verweis auf Kapitel 1 einige Überlegungen über die Diskussion unseres öffentlichen Gesundheitsbewußtseins geknüpft. Der Faktor Streß bleibt als Ursache für das Entstehen eines Herzinfarktes überaus unbefriedigend, da viele Menschen unter wesentlich mehr Streß keinen Herzinfarkt bekommen als andere bei nur geringer erkennbarer Belastung. In den USA, in denen die berufliche Belastung deutlich größer und die soziale Absicherung wesentlich schlechter ist als in der Bundesrepublik Deutschland, gehen die Zahlen des Todes am Herzinfarkt drastisch zurück, während sie hierzulande konstant bleiben. In Japan, dem Industrieland mit der höchsten Arbeitszeit und hohem psychosozialen Streß, ist die Herzinfarktrate die geringste unter den westlichen Industriestaaten (siehe Abb. 6-1). Der Erklärungsversuch mit Begriffen wie psychosozialem Streß etc. beruht auf dem Kausalitätsbedürfnis des Menschen. Zweifelsohne geschieht nichts ohne Ursache. Es muß unbefriedigend bleiben, wenn diese Ursache nicht bekannt ist. Aus diesem Grund werden in solchen Situationen scheinbar einsichtige Gründe in den Vordergrund geschoben, beispielsweise bei einem Herzinfarkt der Eintritt in das Pensionsalter, der Urlaub, eine sportliche Belastung, der Tod eines Angehörigen, berufliche Belastung etc. Trotzdem muß aus naturwissenschaftlicher Sicht festgestellt werden, daß etwas noch lange nicht richtig sein muß, nur weil es einsichtig ist. Für den mittelalterlichen Menschen etwa mit theologisch bestimmtem Weltbild war es zweifelsohne richtig, daß ein plötzlicher Tod durch „Herzschlag" als Strafe Gottes für ein sündhaftes Leben aufzufassen war, ohne daß dies im Einzelfall richtig sein mußte.

Dieser Aspekt wird hier hervorgehoben, weil die öffentliche Gesundheitsdiskussion fast immer von Risikofaktoren ausgeht, die als allgemein gültig angenommen werden, ohne in vielen Fällen medizinisch relevant zu sein. In der öffentlichen Gesundheitsdiskussion spielen heute die zahlenmäßig mit Abstand als am wichtigsten erkannten Risikofaktoren wie Rauchen, Hochdruck oder Fettstoffwechselstörungen nur eine untergeordnete Rolle im Vergleich zu Gefährdungen, die, teilweise nur scheinbar vorhanden, von den Medien in den Vordergrund gepuscht werden und epidemiologisch keine wichtige oder nachweisbare Bedeutung haben. So ist es für den Arzt teilweise immer wieder erstaunlich und nicht nachvollziehbar, mit welcher Hysterie Schadstoffe in Lebensmitteln, Luft oder Wasser verfolgt werden, während umgekehrt für das Zigarettenrauchen, das in der Bundesrepublik Deutschland jährlich für 200 000 Todesfälle verantwortlich sein dürfte, nach wie vor großplakatig geworben werden darf. Es erscheint angesichts der Situation im Gesundheitssystem heute kaum mehr vertretbar, durch die breite öffentliche Diskussion von gesundheitlichen Schein- oder Bagatellproblemen von den wirklich vorhandenen, leider teilweise gesellschaftlich akzeptierten und integrierten Gesundheitsproblemen abzulenken.

Die Arteriosklerose kann sich prinzipiell in allen Schlagaderbereichen abspielen. Im folgenden sollen die wichtigsten der arteriosklerotischen Krankheitsbilder aus der Sicht der Bewegungstherapie dargestellt werden.

## 5.5.2
## Arterielle Verschlußkrankheit (AVK)

### 5.5.2.1
### Krankheitsbild

Dieses arteriosklerotische Krankheitsbild wird an erster Stelle besprochen, da es einerseits das Krankheitsbild der Arteriosklerose beispielhaft besonders gut verdeutlichen läßt und da zum anderen hierbei die Bewegungstherapie schon immer von herausragender

Bedeutung war. Bei der AVK (neuerdings oft auch als PAVK = periphere arterielle Verschlußkrankheit bezeichnet) kommt es zu peripheren arteriosklerotischen Gefäßverschlüssen vor allem der die Beine versorgenden Arterien im Bereich des Beckens oder der Beine selbst, seltener sind die Arme betroffen. Diese Erkrankung betrifft vorzugsweise, aber keineswegs ausschließlich, Raucher. Die Folgen werden daher auch als **Raucherbein** (s. Abb. 5-6) bezeichnet. Aus diesem Grund sind vor allem Männer betroffen, oft bereits im Alter von 40 Jahren. Aber auch bei Nichtrauchern können arterielle Verschlüsse der Beinarterien vorkommen, dann allerdings meist erst in höherem Lebensalter. Die Frage, warum beim Raucher neben den Koronararterien vor allem die Beinarterien betroffen sind, während beim Hochdruckpatienten meist die Gehirnarterien betroffen sind, muß ebenso unbeantwortet bleiben wie die Frage, warum bei dem einen Raucher mehr die Koronargefäße und weniger die Beinarterien betroffen sind bzw. umgekehrt. Auch in dieser Unsicherheit zeigt sich wiederum unser unzureichendes Wissen über die letztliche Ursache der Arteriosklerose.

Die AVK wird nach Fontaine in verschie-

---

**Tabelle 5-1: Einteilung der arteriellen Verschlußkrankheit nach dem Schweregrad** nach Fontaine

| Stadium | Symptomatik |
|---------|-------------|
| I | – Keine Beschwerden |
| | – evtl. atypische Mißempfindungen |
| II | – Beschwerden beim Gehen eingeschränkte Gehstrecke |
| IIa | – – Gehstrecke > 250 m |
| IIb | – – Gehstrecke < 250 m |
| III | – Ruheschmerz |
| | – evtl. äußere Zeichen von Durchblutungsstörungen, Hautveränderungen etc. |
| IV | – Gewebsuntergang (Gangrän), meist verbunden mit starken Ruheschmerzen (außer bei Diabetes) |

dene Stadien eingeteilt (Tab. 5-1). Bei Gefäß-einengungen unterhalb 50 % bestehen keinerlei Beschwerden. Bei höhergradigen Einengungen kommt es zunächst zur Angabe von meist als dumpf im Wadenbereich empfundenen Schmerzen unter Belastung. Bei längerem Gehen entsteht das Symptom des sogenannten **zeitweiligen Hinkens (Claudicatio intermittens)**. Der Patient muß nach einer längeren oder kürzeren Wegstrecke stehenbleiben. Daher hat die Erkrankung einen weiteren beschreibenden Namen, nämlich **Schaufensterkrankheit**, da der Patient angeblich so tut, als müsse er ab und zu ein Schaufenster ansehen, um die eigentliche Ursache für das Stehenbleiben zu verschleiern.

Mit weiter fortschreitender Erkrankung verschlechtert sich die Durchblutung zunehmend. Es bestehen jetzt auch schon Beschwerden in Ruhe, die Pulse sind im Bereich der Füße kaum noch oder gar nicht mehr zu tasten, die Füße sind kalt. Kleinere Wunden heilen sehr schlecht. In diesem Bereich können sich chronische Geschwüre (**Ulcera**) bilden. Tritt schließlich ein kompletter Gefäßverschluß ein, so sterben je nach Lage Zehen, Teile des Fußes oder ein ganzes Bein ab. Da dieses abgestorbene Gewebe von Bakterien besiedelt wird und sich infiziert (**Gangrän**), ist eine Amputation notwendig. Jährlich fallen in der Bundesrepublik Deutschland dieser Erkrankung Zehntausende von Beinen zum Opfer.

Besonders bedroht sind durch die arterielle Verschlußkrankheit neben den Rauchern die Diabetiker. Hier sind vorzugsweise die kleinen Blutgefäße betroffen. Auf die Besonderheit der **Endangitis obliterans** wird verwiesen (s. Abschn. 5.3.3).

Die *Therapie der arteriellen Verschlußkrankheit* besteht in der Beseitigung bzw. Abschwächung vorhandener Risikofaktoren, insbesondere der Aufgabe des Rauchens. Gefäßerweiternde Medikamente sind meist nicht in der Lage, die arteriosklerotisch eingeengten Blutgefäße zu erweitern, sie können den Beinen jedoch über die Aufweitung von noch gesunden Gefäßen möglicherweise mehr Blut zuführen. In geeigneten Fällen kann eine Ge-

fäßprothese eingesetzt werden, d. h. das eingeengte Gefäßstück wird entfernt und durch ein Kunststoffrohr ersetzt. Diese Möglichkeit ist allerdings nur in solchen Fällen gegeben, in denen die Gefäßveränderungen nicht bis in die kleinsten Verästelungen hinein reichen. Neuerdings besteht auch die Möglichkeit, über Kathetertechniken Gefäße zu reinigen bzw. durch eine Ballondilatation (s. Abschn. 5.5.5.3) aufzudehnen. Die Ballondilatation im Bereich der Beinarterien wird als PTA (perkutane transluminale Angioplastie) bezeichnet.

### 5.5.2.2
### Bewegungstherapie

Besondere Bedeutung in der Behandlung der arteriellen Verschlußkrankheit kommt der **Bewegungstherapie** zu. Die Schwere der Erkrankung kann durch die Wegstrecke gemessen werden, die der Patient beschwerdefrei gehen kann. Durch Training gelingt es, diese Wegstrecke deutlich zu verlängern. Die AVK stellt daher wohl das arteriosklerotische Krankheitsbild dar, bei dem die Bewegungstherapie am längsten als anerkanntes Therapieverfahren integriert ist. Das erste systematische Bewegungsprogramm wurde bereits von ERB um die Jahrhundertwende (1898) empfohlen, in seiner Veröffentlichung: „Über das intermittierende Hinken und andere nervöse Störungen infolge von Gefäßerkrankungen" (Deutsche Zeitschrift für Nervenheilkunde, 13, 1, 1898). Man hatte hierzu die Vorstellung, daß durch die Sauerstoffnot, die unter körperlicher Belastung bewirkt wird, eine Tendenz zur verstärkten **Kollateralenbildung** initiiert wird. Hierunter (s. Abb. 5-6) versteht man die Aufweitung von bereits vorher vorhandenen kleineren Gefäßverbindungen und dadurch die Schaffung eines Umgehungskreislaufs um die Engstelle herum.

Entsprechende wissenschaftliche Untersuchungen haben aber gezeigt, daß solche Kollateralenbildungen zwar stattfinden, daß sie aber in ihrer Entwicklung durch ein Training nicht begünstigt werden. Offensichtlich versucht der Organismus, so gut er kann, Engstellen zu umgehen, eine Fähigkeit, die durch Training nicht weiter positiv beeinflußt wird.

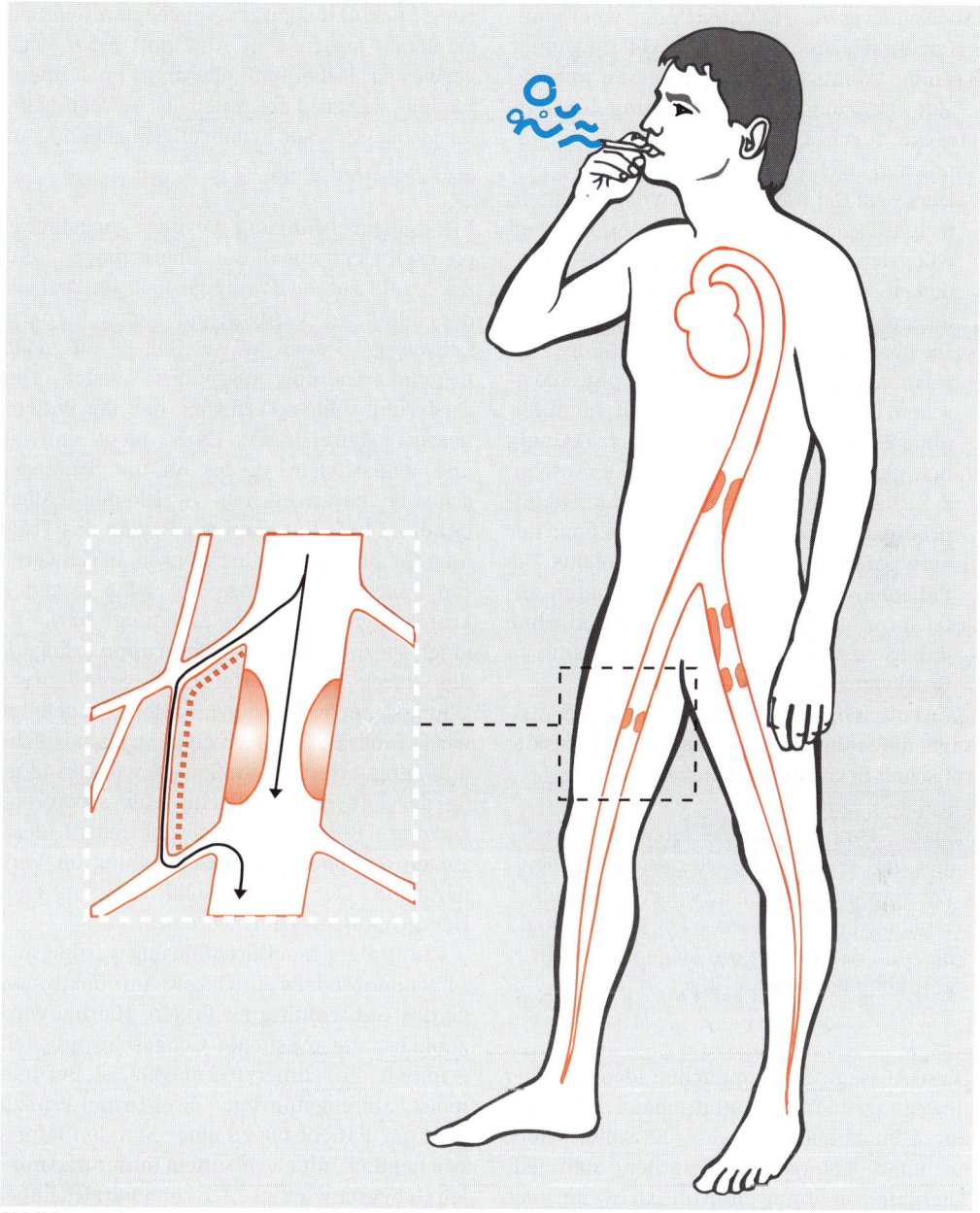

**Abbildung 5-6:**

Schematische Darstellung der arteriellen Verschlußkrankheit, auch als „Raucherbein" oder „Schaufensterkrankheit" bezeichnet.

Es finden sich an verschiedenen Stellen der Beinschlagadern sowie der absteigenden Hauptschlagader Einengungen. Links vergrößerte Darstellung einer solchen Einengung zur Demonstration der Kollateralenbildung. Die Äste, die die Arterie oberhalb und unterhalb der Engstelle abgibt, sind untereinander verbunden. Durch die Einengung kommt es dazu, daß solche Verbindungen mit der Zeit zunehmend durchblutet und aufgeweitet werden. Es entsteht ein Umgehungsweg (Kollaterale).

Auch eine verzögerte Entwicklung von Gefäßverschlüssen oder gar ihre Rückbildung unter Training konnte nicht nachgewiesen werden.

Zur Erklärung der **Verlängerung der Gehstrecke durch Training** lassen sich im wesentlichen zwei Mechanismen anführen:

– Durch ein Gehtraining lernen die Patienten, technisch geschickter zu gehen. Auch Gehen will gelernt sein! Für gleiche Gehgeschwindigkeit wird der Sauerstoffbedarf vermindert, die Gehstrecke wird verlängert.

– Darüber hinaus kommt es zu Stoffwechselanpassungen. Wie in den physiologischen Grundlagen erörtert und in Abbildung 2-3 gezeigt, kommt es durch Training bei gleichem Energieumsatz (s. Abschn. 2.1.2) zu einer Verminderung der Laktatproduktion bzw. zu einer Verschiebung der aerob-anaeroben Schwelle nach rechts. Die Patienten können somit einen höheren Anteil ihrer Maximalleistung bewältigen, ohne daß es zu Milchsäurebildung und damit zu Beschwerden kommt.

Zusammengefaßt bedeutet dies eine Aussage, die wahrscheinlich für alle arteriosklerotischen Erkrankungen zutrifft:

Bisher konnte nicht nachgewiesen werden, daß Training die arteriosklerotischen Veränderungen bei arterieller Verschlußkrankheit beeinflußt, es trägt jedoch dazu bei, daß der Patient die Folgen dieser Erkrankung besser bewältigt.

Diese Aussage ist für manchen Ideologen der Bewegungstherapie enttäuschend, der alles durch Sport heilen möchte. Es sollte jedoch nochmals unterstrichen werden, daß jede Therapie nur dann sinnvoll ist, wenn auch ihre Grenzen erkannt werden. Für den Patienten selbst ist die subjektive Beschwerdefreiheit bzw. die größere Leistungsfähigkeit an sich ein wesentliches Behandlungsziel, auch dann, wenn die zugrundeliegenden Gefäßveränderungen nicht beeinflußt werden. Neuere Untersuchungen haben hierzu jedoch zumindest für den Koronarkreislauf zeigen können, daß sich unter einer Lebensstiländerung Rückbildungen an eingeengten Gefäßen erreichen lassen. Auf Abschnitt 5.5.6 wird verwiesen. Dabei muß allerdings noch offenbleiben, wie groß der Anteil der Bewegung im Vergleich etwa zur Ernährungsumstellung an diesen Rückbildungen ist.

Für die **Durchführung** der Bewegungstherapie ergibt sich aus diesen Überlegungen, daß der lokale aerobe Trainingseffekt im Bereich der Beine im Vordergrund steht. Je nach Schweregrad sollte es als Geh-, Lauf- oder Ergometertraining ausgeführt werden. Die Dosierung sollte so erfolgen, daß der Patient beschwerdefrei bleibt. Es ist nicht sinnvoll und wünschenswert, bis an die Schmerzschwelle heranzugehen. In leichten Fällen (Stadium I bis IIa) kann der Patient das Training für sich alleine durchführen. In schwereren Fällen (ab Stadium IIb) sollte es unter krankengymnastischer Anleitung bzw. in einer speziellen **Gefäßsportgruppe** erfolgen, die durch einen erfahrenen Sportlehrer/ Übungsleiter/Krankengymnasten angeleitet wird. Eine ärztliche Präsenz ist dabei nicht unbedingt erforderlich. Soweit, wie dies häufig der Fall ist, gleichzeitig eine schwerere koronare Herzkrankheit besteht, steht diese wegen der potentiellen Gefährdung im Vordergrund. Der Patient sollte dann in eine Herzgruppe integriert werden.

Zur praktischen Durchführung wurden verschiedene Modelle entwickelt. Am effektivsten ist das **Gehtraining** im Freien. Hierbei wird zunächst die maximale Gehgeschwindigkeit ermittelt, die schmerzfrei möglich ist. Bei dem meist durchgeführten Zwei-Drittel-Prinzip geht der Patient bis zu einer Stunde fünfmal wöchentlich mit zwei Dritteln dieser maximalen Gehgeschwindigkeit. Es handelt sich dabei allerdings um eine Übernahme aus dem physiologischen Bereich, in dem mit zwei Dritteln der Maximalleistung trainiert werden sollte. Es ist nicht notwendigerweise logisch, daß bei pathologisch eingeschränkter Belastbarkeit nicht mit einem höheren Prozentsatz des individuell Möglichen trainiert werden sollte. Manche Gruppen belasten daher auch mit 80–90% der maximalen Gehgeschwindigkeit.

Als Alternative ist ein Training nicht nach der zurückgelegten Strecke pro Zeiteinheit, sondern unabhängig von der Schrittlänge nur nach der Schrittzahl möglich, die durch ein Metronom vorgegeben wird. Gehtraining in der Halle hat sich weniger bewährt, wahrscheinlich, weil durch die räumliche Beengung die eigentliche Vorwärtsbewegung und damit die Leistung geringer ist.

Vor allem bei schlechtem Wetter ist daher ein **pedalergometrisches Training** eine Alternative. Dabei tritt der Patient meist in liegender Position auf einem Ergometer. Hierdurch ist sichergestellt, daß die lokale und nicht die allgemeine Kreislaufbelastung im Vordergrund steht. Allerdings ist das pedalergometrische Training in seinen Ergebnissen dem Gehtraining unterlegen. Vermehrter Einsatz teurer Geräte garantiert also nicht unbedingt größere Therapieerfolge!

Neben einem solchen mehr unspezifischen Training werden in der Krankengymnastik **individuelle Bewegungsformen** durchgeführt, die sich je nach Lage des Verschlusses richten. Sie sind allerdings weniger für die Gruppentherapie geeignet. Bei Verschlüssen im Unterschenkelbereich werden Zehen-Fersen-Stände durchgeführt, bei Oberschenkelarterienverschlüssen Kniebeugen, bei Bekkenarterienverschlüssen Gehen und Radfahren. Dies hat den Vorteil, daß die Leistungsbegrenzung von der Durchblutung und nicht von anderen Faktoren wie Körpergewicht oder Gehtechnik bestimmt wird. Es bleibt allerdings noch nachzuweisen, ob sich hierdurch bessere Ergebnisse erzielen lassen. Grundsätzlich sollen dabei zwischen zwei Belastungsphasen jeweils „lohnende Pausen" von 3–5 Minuten eingebaut werden.

Abschließend muß unterstrichen werden, daß auch beim Gefäßpatienten das Training nicht nur aus der Sicht der Gefäße erfolgen sollte, da es sonst leicht langweilig wird. Das Ausdauertraining in Form von Laufen und Gehen steht stärker im Vordergrund als beim Koronarpatienten, jedoch sollte es durch Gymnastik und motivationsfördernde Spiele ergänzt werden.

## 5.5.3
## Zerebralsklerose, Apoplexie

### 5.5.3.1
### Krankheitsbild

Die Ausbildung einer Arteriosklerose im Bereich der Gehirngefäße (Gehirn = Cerebrum) wird als Zerebralsklerose bezeichnet. Durchblutungsstörungen in diesem Bereich führen zum Untergang von Gehirnzellen, die nicht mehr ersetzt werden können. Hieraus resultieren Veränderungen, die im allgemeinen als „typisch altersbedingt" angesehen werden. Das Gedächtnis läßt nach, und zwar speziell das Neugedächtnis, d. h. der alte Mensch kann sich an Ereignisse der letzten Tage nicht mehr erinnern, während er noch sehr gut Gedichte zitiert, die er in der Schule gelernt hat. Der Schlaf ist häufig gestört, es kommt zu Stimmungsveränderungen, speziell zu Depressionen. Manche Eigenschaften werden überspitzt, der früher Sparsame wird zum Geizigen etc. Besonders auch im motorischen Bereich treten Störungen auf, die koordinative Fähigkeit verschlechtert sich, technisch schwierige Bewegungen können nicht mehr ausgeführt und nur schwer neu erlernt werden. Nicht selten kann sich die **Parkinson-Krankheit** ausbilden, gekennzeichnet von Bewegungsarmut, Muskelstarre, vorgebeugtem Gang mit kleinen Schritten, herabgesetzter Gesichtsmimik und Ruhezittern. Betrifft die Durchblutungsstörung vor allem das Stirnhirn, kommt es zum Persönlichkeitsverlust, gefürchtet unter dem Namen der **Alzheimerschen Krankheit.**

Die schwerste Komplikation der Zerebralsklerose ist der **Schlaganfall (Apoplexie).** Im typischen Fall kommt es dabei zu einer schlagartig einsetzenden (daher der Name!) Blutung aus arteriosklerotisch veränderten Gefäßen in das Gehirn. Ausgelöst werden kann diese Blutung durch plötzliche Blutdruckanstiege, etwa beim Pressen bei maximalem Krafteinsatz wie Anschieben eines Autos oder Schneeschippen oder auch beim Pressen auf der Toilette. Die Druckanstiege können eine arteriosklerotische kleinere Arterie platzen lassen.

Ist eine solche Blutung sehr groß, zerstört sie weite Teile des Gehirns, es kommt zur Lähmung der Atem- und Kreislaufzentren und zum Tode. Der Schlaganfall ist neben dem Herzinfarkt für die meisten Todesfälle innerhalb der Gruppe der Herz-Kreislauf-Erkrankungen verantwortlich.

Kleinere Blutungen, die nicht tödlich enden, führen häufig zu einer Unterbrechung der **Pyramidenbahn,** über die die bewußten Bewegungen gesteuert werden (s. Abb. 5-7). Diese Bahn läuft von einer bestimmten Hirnwindung, der vorderen Zentralwindung, zum Rückenmark. Typisch für sie ist das Kreuzen der Seiten. Bewegungen der rechten Körperseite werden von der linken Hirnhälfte gesteuert und umgekehrt. Tritt nach einem Schlaganfall eine Lähmung der rechten Körperseite auf, so ist demnach die Hirnblutung links zu lokalisieren und umgekehrt. Die Tatsache, daß die meisten Menschen Rechtshänder sind, zeigt, daß normalerweise die linke Hirnhälfte überwiegt. Aus diesem Grund ist in dieser Hälfte auch das Sprachzentrum lokalisiert. Kommt es bei einem Rechtshänder zu einer Hirnblutung links und damit zu einer Halbseitenlähmung rechts, ist im allgemeinen auch eine Sprachstörung vorhanden. Eine Halbseitenlähmung links als Folge einer Blutung in die rechte Hirnhälfte geht dagegen bei einem Rechtshänder meist nicht mit einer Sprachschädigung einher. Beim Linkshänder liegen die Verhältnisse umgekehrt.

Das Bild des Schlaganfalls kann somit in sehr unterschiedlichem Schweregrad auftreten. Im typischen Fall kommt es zu einem plötzlichen Bewußtseinsverlust, der mit dem Tod endet oder, falls der Betroffene überlebt, mit einer **Halbseitenlähmung** mit bzw. ohne Sprachstörung. In leichten Fällen treten vorübergehende Lähmungserscheinungen oder kurzfristige Sprachstörungen ohne Bewußtseinsverlust auf. Die Ursache für einen solchen Zustand kann bei der Arteriosklerose neben einer Blutung auch eine Durchblutungsstörung im Bereich der Venen sein. Aufgrund des mangelnden Nachflusses aus den Schlagadern kommt es zu einer Verlangsamung der Blutströmung in die Venen und damit zu einer **Venenthrombose.** Sie entwickelt sich meist langsam und nicht in der typischen schlagartigen Form wie bei der Blutung. Ähnliche Zustandsbilder mit den Zeichen einer Hirnblutung bzw. einer plötzlichen Halbseitenlähmung können auch **andere Ursachen** haben und müssen hiervon unterschieden werden. Bei jüngeren Menschen denkt man beim Auftreten einer Halbseitenlähmung eher an eine Embolie, beispielsweise bei einem Mitralklappenfehler (s. Abschn. 5.2.2) oder an das Platzen einer angeborenen, sackartig aufgeweiteten Hirnarterie (*Aneurysma*). Auch Blutungen in einen Hirntumor oder Blutungen nach Schädelverletzungen unter die Hirnhaut (Subduralblutung) können die Ursache sein.

Das Krankheitsbild der Zerebralsklerose macht aus vielen, früher aktiven Menschen häufig Pflegefälle, Menschen, die desorientiert und hilflos, eventuell langjährig gelähmt und bettlägerig sind, die ein wenig lebenswertes Leben führen und für ihre Umwelt eine hohe Belastung darstellen. Aus diesem

**Abbildung 5-7:**
Mechanismus der Hirnblutung.
**a)** Seitenansicht. Die Schnittebene für b ist eingezeichnet. 1 weiße Hirnmasse; 2 Hirnkammer; 3 Kleinhirn; 4 Schläfenhirn; 5 graue Substanz; 6 Pyramidenbahn; 7 Rückenmark; 8 Vordere Zentralwindung; 9 Arterien; 10 Stirnhirn.
**b)** Querschnitt durch das Gehirn. Das Gehirn wird vor allem durch zwei Arterien (9) versorgt, die A. carotis interna (s. Abb. 2-21) und eine weitere Schlagader, die A. vertebralis, die an der Wirbelsäule entlang in den Schädel hineinzieht. Beim Schlaganfall reißt typischerweise ein arteriosklerotisch veränderter Ast dieser Arterien, es kommt zu einer starken Blutung in die weiße Hirnmasse (1). Hierdurch werden die Bahnen, die aus der vorderen Zentralwindung (8) als Pyramidenbahn (6) zum Rückenmark (7) absteigen, unterbrochen. Da die Pyramidenbahn die Seite kreuzt, entsteht, falls der Schlaganfall überlebt wird, eine Halbseitenlähmung auf der Gegenseite der betroffenen Hirnhälfte.

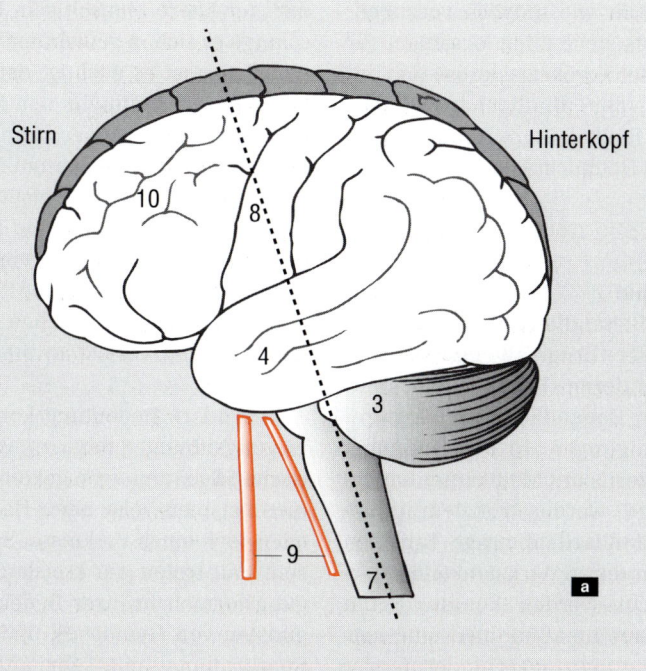

Stirn    Hinterkopf

a

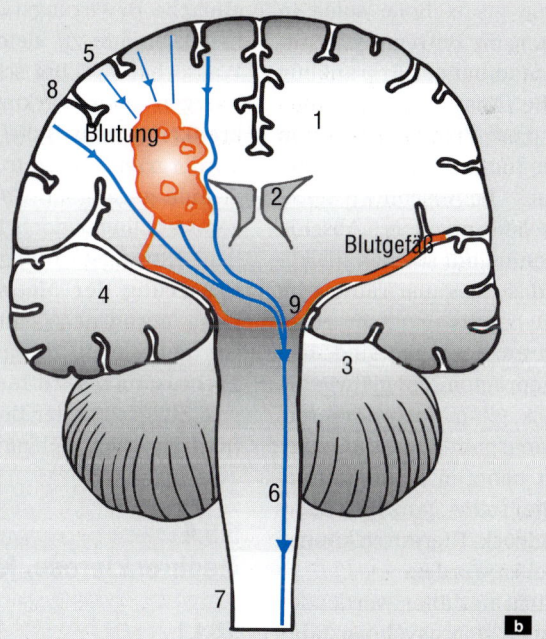

Blutung

Blutgefäß

b

Grunde sollte man versuchen, einer solchen Entwicklung so weit wie möglich vorzubeugen. Eine der entscheidenden Ursachen für die Entwicklung der Zerebralsklerose und der Apoplexie stellt der Bluthochdruck dar. Neben anderen Risikofaktoren muß daher auch ein leichter Hochdruck konsequent behandelt werden.

### 5.5.3.2
### Bewegungstherapie

Eine ursächliche Behandlung der Arteriosklerose im Bereich der Hirngefäße gibt es ebensowenig wie in anderen Gefäßgebieten. Dies gilt auch für eine Behandlung der eingetretenen Folgeschädigungen. In der Hoffnung, die Folgen des Alterns mit Medikamenten beseitigen zu können, werden trotzdem in diesem Bereich für Milliardenbeträge Tabletten eingenommen, für deren Wirksamkeit keinerlei Beleg erbracht werden konnte. Somit kommt den Allgemeinmaßnahmen eine herausragende Bedeutung zur Verhinderung der Zerebralsklerose sowie zur Überwindung ihrer Folgen zu. Eine große Rolle spielt in diesem Zusammenhang die Bewegungstherapie, die je nach dem Stadium der Erkrankung sehr unterschiedliche Ansatzpunkte haben kann. Sport trägt zur **Primärprävention** durch positive Einflußnahme auf Risikofaktoren wie Hochdruck (s. Abschn. 6.4.1.6) bzw. Fettstoffwechselstörungen (s. Abschn. 6.4.2.5) bei. Bei Patienten mit solchen Risikofaktoren steht ganz das Ausdauertraining im Vordergrund. Soweit bereits deutliche Hirngefäßveränderungen anzunehmen sind, beispielsweise bei ausgeprägtem, langjährig bestehendem Hochdruck, gilt in noch stärkerem Maße als beim Koronarpatienten, daß statische Haltearbeit mit höheren Kraftbelastungen vermieden werden sollte, ganz besonders der Einsatz von Preßdruck. Hierdurch können Hirnblutungen ausgelöst werden.

Gerade aus der Sicht des älter werdenden Menschen kommt auch der **psychosozialen Bedeutung des Sports** ein hoher Stellenwert zu. Die zerebralsklerotisch bedingten Versagenszustände machen sich zunächst immer dann bemerkbar, wenn neue Aufgaben auftreten. Dagegen ist es eine alte Erfahrung, daß der ältere Mensch sein Leben bewältigt, solange er sich in gewohnten Bahnen bewegt. Von daher ist es wichtig, daß sich der ältere Mensch rechtzeitig in der Sportgruppe ein Umfeld aufbaut, das er kennt, beherrscht, in dem er sich bewegen kann und das ihn durch Sport körperlich und geistig „fit" hält. Von erheblicher Bedeutung sind auch die koordinativen Auswirkungen regelmäßiger körperlicher Aktivität. Bewegungsformen, die die Koordination beanspruchen, beugen dem altersbedingten Verlust an motorischen Fähigkeiten vor.

Besondere Bedeutung kommt solchen Bewegungsübungen dann zu, wenn es zu motorischen Schädigungen gekommen ist, im Rahmen beispielsweise einer Halbseitenlähmung oder auch eines Parkinson-Syndroms. In diesem Fall treten die kreislaufbetonten Bewegungsformen in ihrer Bedeutung zurück zugunsten von Gymnastik und Spielformen. In Sportgruppen mit sehr alten Teilnehmern, beispielsweise in Altersheimen, dominieren einfache Bewegungsformen wie Hockergymnastik bis hin zu kleineren Spielen mit dem Wasserball etc. Bei schweren Halbseitenlähmungen oder Parkinson-Bildern steht die krankengymnastische Einzelbetreuung im Vordergrund. Hierdurch lassen sich zwar zugrunde gegangene Gehirnzellen nicht ersetzen, es gelingt jedoch, im Gehirn gewissermaßen „Umwegschaltungen" zu erreichen. Eine **Besserung der Motorik** kann noch bis zu zwei Jahren nach einem Schlaganfall erzielt werden. Neben dieser aktiven motorischen Verbesserung wird hierdurch auch eine passive Steigerung der Beweglichkeit durch Verhinderung von Gelenkversteifungen erreicht.

### 5.5.4
### Nephrosklerose, Niereninsuffizienz

### 5.5.4.1
### Krankheitsbild

Die Arteriosklerose kann sich auch an den Nierenarterien abspielen. Sie führt dann zu einem Untergang von Nierengewebe. Wenn sehr viel Nierengewebe zerstört wird, entsteht als Endzustand das Bild der **Niereninsuffizienz.** Dies ist allerdings selten nur allein auf eine Arteriosklerose der Nierengefäße zurückzuführen. Häufig führen auch andere, vor allem entzündliche Nierenerkrankungen zu dem Bild des Nierenversagens. Da die klinischen Konsequenzen von der primären Ursache letztlich wenig abhängen, soll die Bedeutung der Bewegungstherapie bei Niereninsuffizienz hier zusammenfassend erörtert werden.

Als wichtigste **Ursachen eines Nierenversagens** müssen neben der Nierenarteriosklerose die Zuckerkrankheit (Diabetes mellitus) sowie verschiedene Typen der Nierenentzündung genannt werden (s. Abschn. 6.4.1 und 6.4.3). Man unterscheidet bei den Nierenentzündungen die Nierenbeckenentzündung (**Pyelonephritis**), die über die Harnwege, also Harnröhre, Harnblase und Harnleiter aufsteigt, von der **Glomerulonephritis,** einer Nierenentzündung (Nephritis), die von den kleinen Blutgefäßknäueln (Glomerula) der Niere ausgeht. Ursache hierfür ist eine Überempfindlichkeitsreaktion, die oft als Folge eines rheumatischen Krankheitsbildes entsteht, also als Überreaktion auf Streptokokken, die bereits als Ursache für die Herzinnenhautentzündung (Endokarditis) genannt wurde (s. Abschn. 5.2.2). Bei der Zuckerkrankheit addieren sich sowohl Durchblutungsstörungen wie Entzündungen. Durch den Diabetes wird die Ausbildung von Durchblutungsstörungen begünstigt, andererseits entsteht eine Abwehrschwäche gegenüber Bakterien, die aufsteigende Harnwegsinfektionen leichter entstehen läßt. Verhältnismäßig typisch für alle Nierenerkrankungen ist die Tatsache, daß es hierbei zu Bluthochdruck kommt (s. Abschn. 6.4.1.3). Der erhöhte Blutdruck verschlimmert seinerseits wiederum die Arteriosklerose der Nierengefäße.

Nierenerkrankungen bleiben häufig lange unentdeckt. Erstes Zeichen ist nicht selten die zufällige Feststellung eines erhöhten Blutdrucks oder das Auftreten von roten bzw. weißen Blutkörperchen im Urin. Das zunehmende Nierenversagen führt schließlich in das Bild der Harnvergiftung (**Urämie**). Die Niere wird ihrer Ausscheidungsfunktion nicht mehr gerecht. Dies gilt vor allem für den Harnstoff. Ist dieses Stadium erreicht, so kann ein Weiterleben nur noch durch einen maschinellen Ersatz der Nierenfunktion (**künstliche Niere**) bzw. durch eine **Nierenübertragung (Nierentransplantation)** erreicht werden. Das Auswaschen der harnpflichtigen Substanzen wird als **Dialyse** bezeichnet. Inzwischen haben sich bereits einige Gruppen gebildet, in denen speziell Dialysepatienten oder Patienten nach Nierentransplantationen Sport betreiben. Daher sollen im folgenden die speziellen Aspekte der Bewegungstherapie für diese Patientengruppe erörtert werden.

### 5.5.4.2
### Bewegungstherapie

Der Dialysepatient ist durch eine Reihe von Punkten bei sportlicher Aktivität behindert. Der Vorgang der „Blutwäsche", d. h. das Auswaschen der sonst von der Niere auszuscheidenden harnpflichtigen Substanzen, geschieht durch den Anschluß des Blutkreislaufs des Patienten an ein entsprechendes Gerät. Hierzu muß eine Kurzschlußverbindung gelegt werden, ein „Shunt", der meist am Unterarm des Patienten eine Arterie mit einer Vene verbindet. Für den Sport entstehen die im folgenden beschriebenen Probleme:

Ein Patient, der bereits zwei- bis dreimal pro Woche für mehrere Stunden an der künstlichen Niere verbringen muß, hat oft nicht die **Zeit,** außerdem noch zwei- bis dreimal pro Woche zum Sport zu gehen. In den „Dialysegruppen" wird daher im allgemeinen nur einmal in der Woche Sport betrieben.

Die körperliche **Belastbarkeit** dieser Patienten ist häufig eingeschränkt. Eine wichtige Ursache hierfür ist die relative Blutarmut. Normalerweise produziert die Niere Hormone, die die Blutbildung anregen (Erythropoetin). Fällt dieses aus, entsteht eine deutliche Blutarmut (**Anämie**). Der Mangel an

Sauerstoffträgern führt zu einer Einschränkung der körperlichen Leistungsfähigkeit. Das Erythropoetin kann allerdings heute als Medikament ersetzt werden. Dadurch läßt sich die Belastbarkeit von Dialysepatienten häufig normalisieren. Auch die Zahl der Thrombozyten ist meist deutlich vermindert. Hierdurch kann eine vermehrte **Blutungsneigung** entstehen.

Dialysepatienten sind daher eher seltener in der Lage, ein Ausdauertraining zu betreiben. Probleme mit kraftbetonten Sportarten ergeben sich durch den oft vorliegenden **Hochdruck.** Verletzungegefährdende Sportarten, beispielsweise Mannschaftsspiele, verbieten sich durch die Blutungsneigung. Auch der Shunt kann sich negativ bemerkbar machen, beispielsweise beim Aufschlag im Volleyball.

Als für den Dialysepatienten **empfehlenswerte Sportarten** bleiben daher überwiegend Belastungsformen, wie sie im Rahmen der Übungsgruppe bei Koronarpatienten (s. Abschn. 5.5.6) betrieben werden, also gymnastische Übungen und kleine Spiele. Ein Trainingseffekt ist bei diesen Patienten meist nicht anzustreben. Als Ziel des Sports stehen die psychosozialen Effekte im Vordergrund, d. h. die Verbesserung der Lebensqualität trotz dieser erheblichen Behinderung.

Nach der Durchführung einer **Nierentransplantation,** also der Übertragung der Niere von einem Spender, bessern sich im allgemeinen Leistungsfähigkeit und Lebensqualität des Patienten dramatisch. Die Betreuung in einer Dialysegruppe ist häufig nicht mehr erforderlich, der Patient kann an regelmäßigem Breitensport teilnehmen. Trotzdem ist er auch in diesem Stadium nicht als „gesund" zu betrachten, da er lebenslang Medikamente einnehmen muß, die die Abstoßungsreaktion der gespendeten Niere verhindern. Leistungssport verbietet sich daher für solche Patienten selbstverständlich.

## 5.5.5
## Koronare Herzkrankheit/Herzinfarkt

Die koronare Herzkrankheit (KHK) stellt bisher in der Praxis die wichtigste Form der Arteriosklerose für die Bewegungstherapie dar. An dieser Erkrankung sterben in Deutschland jährlich etwa 170 000 Menschen, davon 100 000 am Herzinfarkt, die übrigen an den Folgen der KHK ohne Herzinfarkt. In der Bundesrepublik ereignen sich jährlich ca. 200 000 Herzinfarkte, d. h. 100 000 Herzinfarkte werden überlebt. Diese Gruppe stellt bisher die wichtigste Zielgruppe der Bewegungstherapie im Rahmen der inneren Erkrankungen dar. Der Patient mit einer KHK ist in besonderem Maße gefährdet, da durch körperliche Belastungen Komplikationen wie Herzinfarkt oder plötzlicher Herztod ausgelöst werden können. Der im Bereich der inneren Erkrankungen tätige Bewegungstherapeut muß also über diese Erkrankung, ihre Symptome und ihren Verlauf in besonderem Maße Bescheid wissen.

### 5.5.5.1
### Definitionen

Unter **koronarer Herzkrankheit** (KHK) versteht man die Krankheitsfolgen, die durch eine Arteriosklerose der Koronararterien (**Koronarsklerose**) entstehen. Diese führen zu einer verminderten Durchblutung der Koronararterien (**Koronarinsuffizienz**) und damit zu einer Mangeldurchblutung des Herzmuskels (**Myokardischämie**). Die Krankheit kann sich in unterschiedlichen Formen ausdrücken. Besonders zu Beginn der Veränderungen bei mäßigen Gefäßeinengungen wird sie oft vom Betroffenen nicht bemerkt. Man spricht von einer **asymptomatischen KHK.** Auch höhergradige Veränderungen können ohne Beschwerden einhergehen, sie bleiben klinisch stumm. Gerade neuere Untersuchungen haben ergeben, daß solche vom Patienten nicht bemerkte Durchblutungsstörungen (**stumme Myokardischämie**) häufig sind. Sie sind nicht zuletzt für die körperliche Aktivität im Rahmen der Vorbeugung gegenüber den Herz-Kreislauf-Erkrankungen von Bedeutung. Für viele Patienten kann der **plötzliche Herztod,** nicht selten unter körperlicher Belastung, gewissermaßen das erste Krankheitszeichen darstellen.

Im typischen Fall bemerkt der Patient zunächst in Ruhe keinerlei Beschwerden. Die Durchblutungsstörung macht sich erst unter körperlicher oder psychischer Belastung bemerkbar, und zwar in charakteristischer Form als sog. Brustenge (**Angina pectoris** oder mit dem griechischen Wort als *Stenokardie* bezeichnet). Werden die Veränderungen höhergradig, so treten die Beschwerden bereits in Ruhe auf. Kommt es zu einem kompletten Verschluß eines Koronararterienastes, so stirbt der dahinter gelegene Teil des Herzmuskels ab. Es entsteht eine Myokardnekrose mit dem Krankheitsbild des **Herzinfarktes.** Ein solcher Infarkt wird nicht selten dadurch ausgelöst, daß der letzte offene Rest eines Gefäßes durch ein Blutgerinnsel verschlossen wird, das sich auf der rauhen Gefäßoberfläche ablagert. Wir wissen heute aber auch, daß die Gefäßeinengung nicht nur mechanisch bedingt ist. Häufig kommt eine zusätzliche Gefäßeinengung durch einen Krampf der Gefäßwandmuskulatur hinzu (**Koronarspasmus**).

Die KHK ist eine der häufigsten **Todesursachen.** Als Grund hierfür kommt zum einen der akut auftretende Herzinfarkt in Frage. Plötzliche Todesfälle bei KHK können aber auch durch das Auslösen lebensbedrohlicher Herzrhythmusstörungen, speziell des Kammerflimmerns, bedingt sein (Abschn. 7.2.5). Dies kann, muß aber keineswegs immer mit einem Herzinfarkt verbunden sein. Zunehmende Gefäßeinengungen können auch dazu führen, daß nicht ein großer Teil des Herzmuskels im Sinne eines Herzinfarktes plötzlich zerstört wird, sondern daß langsam mehr und mehr einzelne Herzmuskelfasern absterben. In diesem Fall mündet die KHK in einer **Herzinsuffizienz** (s. Abschn. 5.6), d. h. das Herz wird seiner Aufgabe als Pumpe nicht mehr gerecht.

Die KHK kann sehr unterschiedlich ausgeprägt sein. Gemäß der Anatomie des Koronarkreislaufs (Abschn. 2.4.2.5) können

ein, zwei oder alle drei Hauptäste befallen sein. Man spricht entsprechend von einer **Ein-, Zwei- und Dreigefäßerkrankung.** Besonders gefährdet sind Patienten, bei denen der Hauptast der linken Koronararterie vor seiner Aufzweigung in den absteigenden und umschlingenden Ast eingeengt ist (**Hauptstammstenose**). Während Patienten mit einer Eingefäßerkrankung weniger gefährdet sind, stellt eine Dreigefäßerkrankung ein hohes Risiko dar. Der Bewegungstherapeut muß entsprechende ärztliche Angaben hinsichtlich der Gefährdung des Patienten einordnen können. Im folgenden sollen die hier zunächst summarisch aufgeführten Grundbegriffe näher erläutert werden.

### 5.5.5.2
### Symptomatik und Diagnostik der KHK

Die typischen Beschwerden des Koronarpatienten werden als **Angina pectoris** geschildert, als Brustenge, die häufig als Gefühl eines „Reifens um die Brust " beschrieben wird, aber auch als Druckgefühl hinter dem Brustbein, meist ausstrahlend in den linken Arm. Die Beschwerden können aber auch sehr untypisch verlaufen. Grundsätzlich lassen sich Schmerzen im Körperinneren viel weniger genau lokalisieren als solche an der Körperoberfläche. Nicht selten zeigt sich eine Angina pectoris auch in Form von Schmerzen, die in den Oberbauch oder die Zähne bzw. den Rükken ausstrahlen. Auch Atemnot ist eine häufige Angabe. Dies muß dem Bewegungstherapeuten bekannt sein. Die Angabe von belastungsabhängigen Beschwerden im rechten Arm darf also nicht dazu führen, diese als „nicht herzbedingt" anzusehen. Nicht selten können solche Durchblutungsstörungen auch völlig unbemerkt, „stumm" bleiben. Erstaunlicherweise verläuft jeder fünfte Herzinfarkt stumm, also ohne daß dies vom Patienten bemerkt wird. Solche **stummen Infarkte** werden dann bei gelegentlichen EKG-Kontrollen festgestellt. Umgekehrt sind Herzbeschwerden unspezifisch. Auch zahlreiche andere Herzerkrankungen (z. B. Herzmuskelentzündungen, s. Abschn. 5.3.1) können zu einem Gefühl der Angina pectoris führen, nicht zuletzt auch „nervöse Herzbeschwerden" (s. Abschn. 5.1).

Funktionelle oder nervöse Herzbeschwerden lassen sich meist daran erkennen, daß sie in Ruhe und unter psychischem Streß angegeben werden, nicht aber unter körperlicher Belastung. Für die typische Angina pectoris bei KHK ist dies im allgemeinen umgekehrt.

Die Feststellung einer KHK geschieht meist nach entsprechenden Beschwerdeangaben durch den Patienten, wobei die Erkrankung dann durch eine gezielte Untersuchung aufgedeckt wird. Häufig werden aber auch entsprechende Befunde zufällig erhoben, etwa bei Sportvorsorgeuntersuchungen. Da sich die Gefäßeinengung angesichts des geringen Blutbedarfs des Herzens in Ruhe kaum auswirkt, ist das Ruhe-EKG (Abschn. 10.5.1) wenig geeignet, die Erkrankung aufzudecken. Besonders wichtig hierzu ist das **Belastungs-EKG** (Abschn. 10.6). Unter Belastungsbedingungen zeigen sich dann die Durchblutungsstörungen in Form von ST-Senkungen. Allerdings kann auch das Belastungs-EKG falsch negativ verlaufen, d. h. trotz vorhandener Gefäßeinengungen fehlen entsprechende EKG-Zeichen. Bei Verdacht werden weiterführende Untersuchungen durchgeführt, besonders das Myokardszintigramm (s. Abschn. 10.9) und die Koronarographie (s. Abschn. 10.10).

Der Herzinfarkt stellt neben dem plötzlichen Herztod die dramatischste Konsequenz der KHK dar. Der Vollständigkeit halber muß vermerkt werden, daß ein solcher Untergang von Herzmuskelgewebe in selteneren Fällen auch andere Ursachen haben kann, beispielsweise entzündliche Verschlüsse der Koronararterien oder Verletzungen des Herzmuskels von außen als **traumatischer,** also verletzungsbedingter **Herzinfarkt.** Dies wird beispielsweise gelegentlich bei Fußballtorwarten beobachtet, die mit einem Gegner zusammenprallen.

Hierbei kann es zu Abrissen der Herzkranzarterien mit einem Infarkt kommen. Im typischen Fall stellt der Herzinfarkt den Höhepunkt der Entwicklung der KHK dar. Meist haben die Herzbeschwerden in den letzten Wochen vor dem Infarkt zugenommen, nicht selten tritt das Ereignis aber auch „aus heiterem Himmel" ein. Der Patient erleidet einen schweren Anfall von Angina pectoris, der charakteristischerweise als **Vernichtungsgefühl** beschrieben wird und mit **Todesangst** einhergeht. Es kommt zu **Kreislaufschockzeichen** wie Schwitzen, Erbrechen und Kollaps. Wie bereits betont, sind hier aber auch alle Abstufungen möglich, bis hin zum völligen Fehlen von Beschwerden.

Der Herzinfarkt ist nach wie vor ein lebensbedrohliches Krankheitsbild. Man muß davon ausgehen, daß die Hälfte aller Infarktfälle tödlich endet. Dabei kommen verschiedene mögliche **Todesursachen** in Frage: Geht ein sehr großer Teil des Herzmuskels als Folge des Verschlusses eines großen Gefäßes zugrunde, so kommt es zu einem Pumpversagen. Wenn der Tod nicht sofort eintritt, macht sich dies im Bild des **kardiogenen Schocks** bemerkbar. Wie beim Kreislaufschock pumpt das Herz nicht genug Blut, der Patient ist blaß, sein Puls schnell, Schweiß steht ihm auf der Stirn. Im Gegensatz zum Kreislaufschock (s. Abschn. 11.3.2), bei dem nicht genug Blut zum Herzen zurückkommt, zeichnet sich dieser Zustand jedoch dadurch aus, daß das Herz das angebotene Blut nicht bewältigen kann. Die Halsvenen erscheinen dick gestaut. In solchen Notfällen darf im Gegensatz zum Kreislaufschock der Patient nicht flach oder gar mit erhöhten Beinen gelagert werden (Schocklage), da es sonst zu einem Überangebot an Blut kommt, das sich in der Lunge vor dem linken Herzen staut. Es kann Blutflüssigkeit in die Lungenbläschen übertreten mit dem gefürchteten Bild des **Lungenödems.** Der Patient klagt über vermehrte Atemnot, man hört ein rasselndes Atemgeräusch, vor dem Mund kann sich Schaum bilden. In solchen Fällen sollte der Patient mit erhöhtem Oberkörper gelagert werden.

Eine weitere mögliche Todesursache besteht in einem **Riß des Herzmuskels** an der nekrotischen Stelle. Das Herz pumpt durch diesen Riß Blut in den Herzbeutel und erdrückt sich gewissermaßen selbst (**Herzbeuteltamponade**).

Während die bisher genannten Todesursachen mehr oder minder unvermeidlich sind, ist eine eher „unnötige" Todesursache die Herzrhythmusstörung, die durch einen Infarkt ausgelöst werden kann. Besonders gilt dies für das **Kammerflimmern** (s. Abschn. 7.2.5). Bei rechtzeitigen Erste-Hilfe-Maßnahmen (s. Abschn. 11.3.3) durch erfahrene ärztliche oder auch Laienhelfer könnten viele solcher Patienten gerettet werden.

Neben dem Kammerflimmern kann es im Verlauf des Herzinfarkts auch zu einem **Herzstillstand** (Asystolie) kommen, wenn der Sinusknoten in den Nekrosebereich einbezogen ist, oder auch zu einem Herzstillstand als Folge eines totalen Vorhof-Kammer-Blocks (s. Abschn. 7.4.3), wenn das Erregungsleitungssystem im Bereich des AV-Knotens betroffen ist.

Falls der Herzinfarkt überlebt wird, beginnt im Organismus der Aufräumungsprozeß. Man kann sich den Bereich des Herzfarktes so vorstellen, daß aus den Herzmuskelfasern eine abgestorbene strukturlose Eiweißmasse entstanden ist. Diese wird jetzt von den Randzonen des Infarktbereichs abgeräumt. Hier kommt es zu einer vermehrten Durchblutung. Aus den Blutgefäßen wandern weiße Blutkörperchen (Leukozyten) in den Nekrosebereich und transportieren das abgestorbene Eiweiß fort. Die entstandene Lücke wird durch Bindegewebe ausgefüllt, das von den Randzonen einwächst. Eine Neubildung der zugrundegegangenen Herzmuskelfasern ist nicht möglich. Mit der Zeit verfestigt sich das Bindegewebe, es entsteht im Verlauf von etwa 6 Wochen eine feste Narbe (s. Abb. 5-8).

Nicht selten kann es aber auch dazu kommen, daß diese Narbe dem Innendruck des pumpenden Herzens nicht gewachsen ist, sie „beult sich aus", mit dem Ergebnis einer Aussackung, eines **Herzwand-Aneurysmas.** In diesem Blindsack können sich dann Blutgerinnsel bilden.

Der Herzinfarkt kann sich, je nach dem betroffenen Gefäß, an verschiedenen Stellen des Herzens ausbilden. Man spricht entsprechend von einem Vorder-, Hinter-, Seitenwand- oder Septuminfarkt etc. Im Verlauf des akuten Infarktgeschehens kommt einer solchen Unterscheidung Bedeutung zu. Für die Bewegungstherapie ist sie weniger wichtig. Entscheidend ist nicht die Lokalisation des Infarktes, sondern seine Größe. Für das weitere Schicksal eines Patienten ist neben der Größe des Infarktes auch der zusätzliche Gefäßbefall entscheidend. Herzinfarkt — und auch dies sollte dem Bewegungstherapeuten klar sein — ist keineswegs gleich Herzinfarkt. Eine kleine Infarktnarbe bei einer Eingefäßerkrankung beeinträchtigt die Lebenserwartung und Leistungsfähigkeit des Patienten nicht nennenswert. Ganz anders sieht es aus bei einem großen Herzinfarkt, bei dem beispielsweise zusätzlich eine Dreigefäßerkrankung vorliegt, bei dem also auch die Gefäße, die nicht in das Infarktgeschehen einbezogen wurden, verändert sind. Hier ist die Möglichkeit eines erneuten Herzinfarktes (**Reinfarkt**) hoch.

Grundsätzlich stellt die Gruppe der Patienten nach Herzinfarkt (**Postinfarktpatienten**) eine Gruppe mit hohem Risiko dar. Man muß davon ausgehen, daß von 100 Herzinfarktpatienten, die einen Infarkt überlebt haben, in den nächsten Jahren jährlich zwischen drei bis fünf Patienten versterben. Je weiter der zeitliche Abstand von dem Infarkt, um so geringer wird diese „Absterberate". Unter allen Risikofaktoren, einen Herzinfarkt zu bekommen, ist der größte die Tatsache, daß bereits ein solcher Infarkt durchgemacht wurde. In einer Gruppe von Postinfarktpatienten ist die Häufigkeit eines erneuten Herzinfarkts 30mal größer als das Auftreten eines Erstinfarktes in einer gleichaltrigen Kontrollgruppe. Nachdem die Neubildung von Herzmuskelgewebe nicht möglich ist, ist auch eine „Wiedergesundung", also eine Wiederherstellung des ursprünglichen Zustandes, nicht möglich. Die Heilung geht also stets nur mit einem Narbenzustand einher. Man spricht daher nicht von Wiedergesundung (**Rekonvaleszenz**), sondern von **Rehabilitation,** also einer Anpassung an den bestehenden und zu akzeptierenden Defektzustand im Rahmen der vorhandenen Möglichkeiten. Eine Herzin-

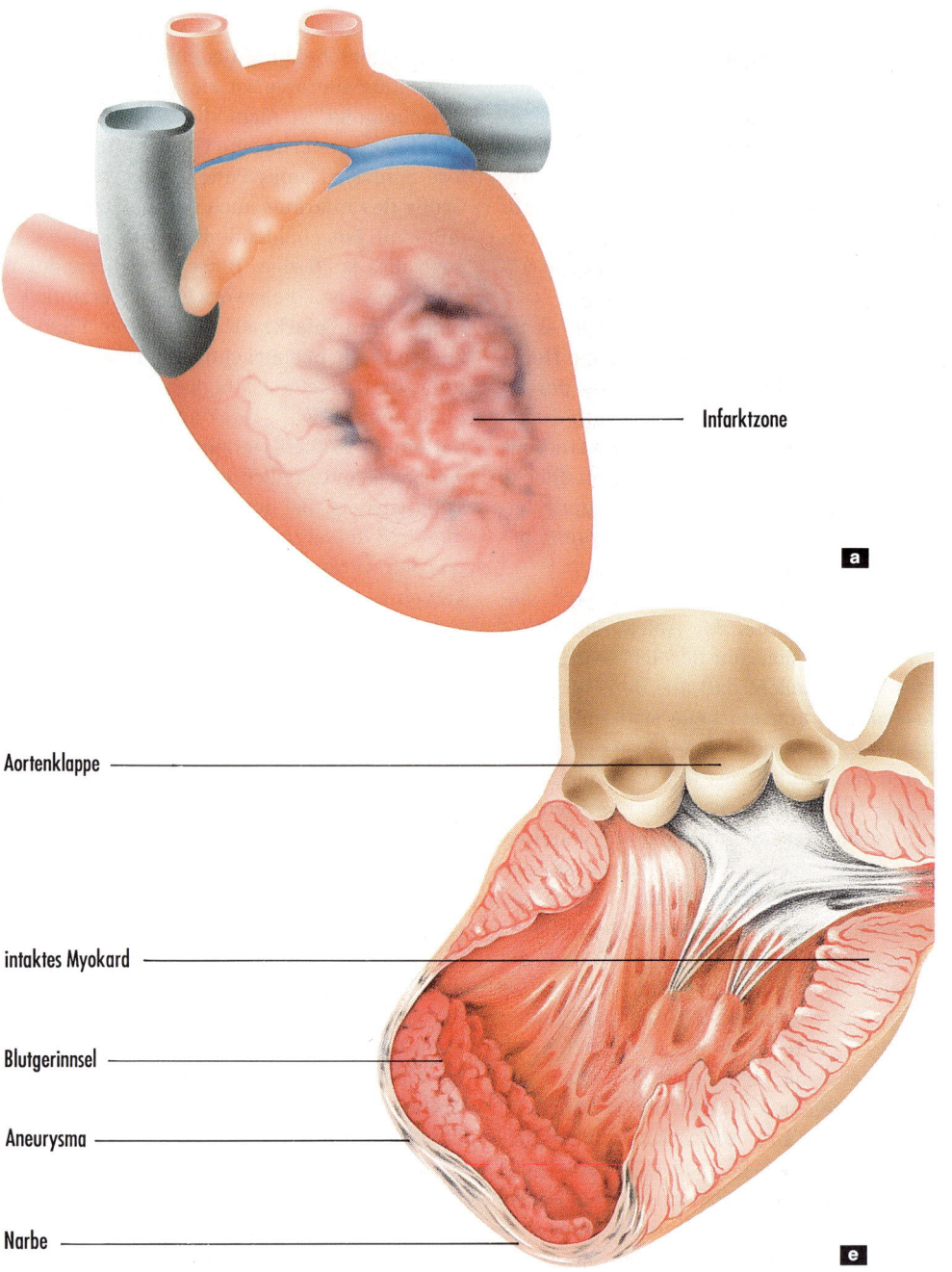

Infarktzone

a

Aortenklappe

intaktes Myokard

Blutgerinnsel

Aneurysma

Narbe

e

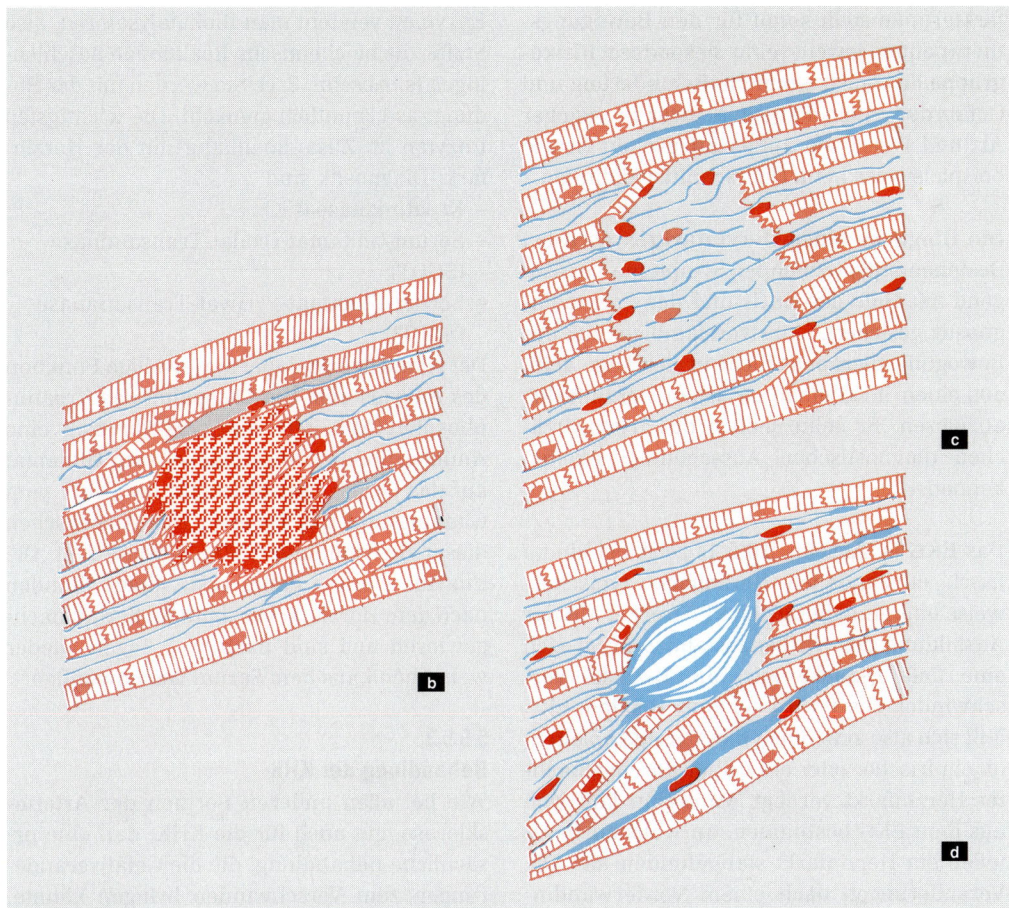

**Abbildung 5-8:**
Schematischer Ablauf des Herzinfarkts und der anschließenden Reparaturvorgänge (Narbenbildung).
**a)** Infarktzone. Durch die Durchblutungsstörung ist es zu einer Nekrose gekommen **(b).** Die normale Struktur der Herzmuskelfasern ist vernichtet, es liegt eine Infarktzone vor, totes Material. In der Randzone um den Infarktbereich werden vermehrt Blutgefäße eröffnet. Von hier aus wandern weiße Blutkörperchen (Leukozyten) aus dem zwischen den Muskelfasern gelegenen Bindegewebe in die Nekrosezone ein. Das tote Material wird abgeräumt und durch zunächst lockeres Bindegewebe ersetzt **(c)**. Dieses Bindegewebe verfestigt sich und bildet eine Narbe **(d)**. **e)** Bei sehr großen Narben kann durch den hohen Innendruck diese Narbe „ausgebeult" werden. Es entsteht ein Narbensack (Aneurysma), in dem sich ein Blutgerinnsel (Thrombus) ausbilden kann.

farktgruppe stellt somit für den Bewegungstherapeuten jeweils eine besondere Risikogruppe dar, auch wenn die Behinderung und Gefährdung dem Patienten nicht in gleicher Art und Weise von außen anzusehen ist wie beispielsweise beim Querschnittsgelähmten.

**Die Diagnose eines Herzinfarktes** wird bei Bestehen entsprechender Symptome vorwiegend mit Hilfe des EKGs und der Enzymdiagnostik gesichert. Selbstverständlich muß der Bewegungstherapeut nicht in der Lage sein, aus einem EKG einen „frischen Herzinfarkt" abzulesen. Er sollte jedoch die grundsätzlichen diagnostischen Aussagemöglichkeiten kennen.

Das **EKG** (s. Abschn. 10.5.1) zeigt bei einem frisch entstandenen Herzinfarkt typischerweise eine Anhebung der ST-Strecke. Mit der Ausbildung des Narbenzustandes prägt sich eine tiefe Q-Zacke aus, die R-Zacke verschwindet, das T wird negativ. Aus dem EKG läßt sich also zum einen die Aussage ableiten, ob ein frischer oder ein früher durchgemachter Herzinfarkt vorliegt. Weiterhin läßt sich aus dem EKG bestimmen, an welchen Herzteilen ein Herzinfarkt stattgefunden hat. Die Veränderungen nach einem Vorderwandinfarkt finden sich beispielsweise vor allem in den Brustwandableitungen. Bei einem Hinterwandinfarkt sind die Veränderungen vor allem in der Abteilung III zu sehen. Es kann allerdings auch vorkommen, daß sich nach einem durchgemachten Herzinfarkt die Zeichen völlig zurückbilden, so daß dem EKG keinerlei Veränderungen mehr anzusehen sind. Dies betrifft vor allem auch den Herzinfarkt, bei dem nicht alle Wandschichten zerstört wurden (**nicht transmuraler Herzinfarkt**).

Die Ergänzung der EKG-Diagnostik durch **Enzymbestimmungen** ist besonders deshalb wichtig, weil nicht jeder Infarkt im EKG gesehen werden kann. Bei der Zerstörung des Herzmuskels werden bestimmte Substanzen aus der abgestorbenen Muskulatur in die Blutbahn ausgewaschen und sind hier nachweisbar. Unter Enzymen versteht man Biokatalysatoren, also Stoffe, die biochemische Reaktionen beschleunigen (s. Abschn. 2.1). Sie werden mit der Endung -ase kenntlich gemacht. Die wichtigsten Enzyme im Zusammenhang mit der Herzinfarkt-Diagnostik sind:
– Kreatinkinase (CK)
– Serum-Glutamat-Oxalat-Transaminase (SGOT)
– Serum-Glutamat-Pyruvat-Transaminase (SGPT).

Der Name drückt dabei die jeweilige Funktion des Enzyms aus. Die CK spaltet das Kreatinphosphat (Abb. 2-1). Die SGOT überträgt eine Aminogruppe (Transaminase) vom Glutamat auf das Oxalat, entsprechend die SGPT vom Glutamat auf das Pyruvat. Das Auswaschen dieser Enzyme dauert eine gewisse Zeit. Die Enzyme werden daher erste einige Stunden nach dem Herzinfarkt erhöht im Serum nachgewiesen und sind nach 1–2 Tagen wieder weitgehend aus dem Serum verschwunden.

### 5.5.5.3
### Behandlung der KHK

Wie bei allen anderen Formen der Arteriosklerose, gilt auch für die KHK, daß eine ursächliche Behandlung, die die Gefäßveränderungen zum Verschwinden bringen könnte, nicht verfügbar ist. Eine Behandlung ist also stets nur symptomatisch. Sie zielt darauf ab, die Beschwerden des Patienten zu mindern bzw. die Risikofaktoren, die zu ihrer Entstehung beigetragen haben, abzubauen oder ganz zum Verschwinden zu bringen. Selbstverständlich muß vom Patienten gegebenenfalls das Rauchen eingestellt werden. Fettstoffwechselstörungen, Diabetes mellitus, Hochdruck müssen durch **Allgemeinmaßnahmen,** Bewegungstherapie und erforderlichenfalls medikamentös behandelt werden. Auf die entsprechenden Abschnitte wird verwiesen.

**Medikamentöse Therapie.** Unter den typischen **Koronarmedikamenten** versteht man solche, die das Mißverhältnis zwischen Sauerstoffangebot und Sauerstoffbedarf positiv beeinflussen. Dies kann entweder durch eine

Senkung des Sauerstoffbedarfs oder durch eine Erhöhung des Sauerstoffangebots geschehen. Im Prinzip stehen hierzu drei Gruppen zur Verfügung:
- Nitrate
- Betablocker
- Kalziumantagonisten.

Im einzelnen wird hierzu auf Kapitel 9.2.3 verwiesen. Reicht die Behandlung mit einem Medikament nicht aus, um dem Patienten zur Beschwerdefreiheit zu verhelfen, können die verschiedenen Gruppen zum großen Teil untereinander kombiniert werden.

Die Tatsache, daß Gerinnungsvorgänge beim völligen Verschluß des Gefäßes eine wichtige Rolle spielen, hat frühzeitig zu dem Gedanken geführt, auch in die Gerinnung therapeutisch einzugreifen. Im Verlauf des akuten Herzinfarktes behandelt man daher heute häufig mit Medikamenten, die das Blutgerinnsel auflösen können (z. B. **Streptokinase**), um die Nekrosezone kleiner halten zu können (Auflösung = **Lysebehandlung**). Dies muß rasch in den ersten Stunden nach Einsetzen der Beschwerden geschehen, um möglichst viel Herzmuskulatur zu retten. Auch der Bewegungstherapeut muß wissen, daß man einen Patienten mit Verdacht auf Herzinfarkt daher möglichst schnell in ein Krankenhaus bringen und nicht etwa erst noch eine „Nacht abwarten" sollte. Streptokinase aktiviert die Vorstufe des Plasmins, das Plasminogen, Plasmin wirkt fibrinolytisch (s. Abschn. 2.4.2.2).

In der Langzeittherapie wurde früher in großem Maße mit **Antikoagulanzien,** also gerinnungshemmenden Medikamenten, behandelt, speziell mit Marcumar. Bezüglich des Mechanismus wird ebenfalls auf Abschnitt 2.4.2.2 verwiesen, bezüglich der Beziehungen zum Sport auf die Abschnitte 2.7 und 9.2.2. Leider haben die Hoffnungen bezüglich der Antikoagulanzien weitgehend getrogen. Offensichtlich muß die Gerinnbarkeit des Blutes so stark abgesenkt werden, um einen Behandlungserfolg zu erzielen, daß hierdurch bereits Gefährdungen durch Blutungen (z. B. Hirnblutungen) entstehen können. Aus diesem Grund wurde die Antikoagulanzienbe-

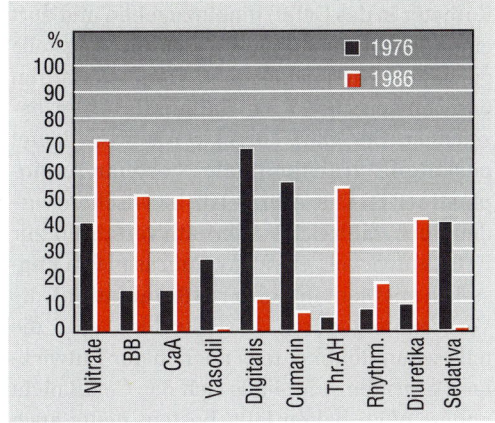

**Abbildung 5-9:**
Medikamente, die von den Mitgliedern der ambulanten Herzgruppen in Köln 1976 und 10 Jahre später, 1986, eingenommen wurden. Man beachte die teilweise erheblichen Veränderungen innerhalb von nur 10 Jahren! Nitro Nitrate; BB Betablocker; CA Kalziumantagonisten; Vasodil Vasodilatanzien; ThrAH Thrombozytenaggregationshemmer; Rhythm. Medikamente gegen Herzrhythmusstörungen; Sedativa Beruhigungsmittel.

handlung beim Postinfarktpatienten heute weitgehend verlassen (Abb. 5-9). Sie wird heute nur noch unter ganz speziellen Bedingungen eingesetzt. An die Stelle dieser Therapie sind inzwischen **Thrombozytenaggregationshemmer** (weitgehend gleich ASS, s. Abschn. 2.4.2.2) getreten, die das Zusammenballen der Blutplättchen verhindern.

Weiterhin werden in Abhängigkeit von den jeweiligen Symptomen Medikamente verordnet, die beispielsweise eine Herzinsuffizienz beseitigen (s. Abschn. 5.6.2 u. 9.2.1) oder die eventuell vorhandene Rhythmusstörungen positiv beeinflussen (s. Abschn. 7.3). Weitere Einzelheiten zur medikamentösen Behandlung des Koronarpatienten sind in Kapitel 9 dargestellt.

**Invasive Behandlungsverfahren.** Hierunter versteht man Behandlungsmethoden, die invasiv, also „in den Patienten eindringend" sind. Der Begriff ist nicht mehr nur mit „operativ" gleichzusetzen. Es ist heute möglich, bei günstig gelagerten Gefäßeinengungen mit einem

Katheter in das Gefäß hineinzugehen und dort einen Ballon aufzublasen, der die Engstelle gewissermaßen aufdrückt. Das Verfahren wird entsprechend als **Ballondilatation** bezeichnet. Der ganz korrekte Ausdruck lautet **perkutane transluminale Coronar-Angioplastie (PTCA)** (s. Abb. 5-10). Inzwischen wurden auch zahlreiche Alternativverfahren zur PTCA entwickelt, etwa das Auffräsen von Engstellen mit Diamantbohrern **(Rotablation),** die Verbrennung durch Laserstrahlen etc., die teils schon Routine, teils noch in der Entwicklung begriffen sind. Falls sich das Gefäß nicht anders offen halten läßt, besteht heute auch die Möglichkeit des Einsetzens eines kleinen Drahtröhrchens über einen Katheter an dieser Stelle, eines „**Stents**", gewissermaßen als äußere Schiene.

Nicht alle Engstellen lassen sich allerdings bereits mit einer solchen Sonde von außen erreichen. Falls dies sinnvoll und nötig erscheint, erfolgt in solchen Fällen daher eine **Bypass-Operation.** Dabei wird ein eingeengtes Gefäßstück durch ein künstlich eingesetztes Gefäß umgangen. Man entnimmt meistens im Bereich der Beine ein Venenstück und setzt es so ein, daß es von der Hauptschlagader aus zur Koronararterie unterhalb der Engstelle geleitet wird. Bei Bedarf werden auch mehrere solcher „Bypässe" eingesetzt. Durch den erhöhten Innendruck wandelt sich mit der Zeit das Venenstück in seiner Wand zur Arterie um. Die Bypass-Operation wird heute besonders bei schweren Dreigefäßerkrankungen und bei der linken Hauptstammstenose (s. Abschn. 5.5.5.1) als notwendig angesehen. Nur für diese Untergruppen konnte nachgewiesen werden, daß das Leben der Patienten effektiv verlängert wird. Im allgemeinen läßt sich hierdurch eine erhebliche Verbesserung der Belastbarkeit erreichen. Auch durch die Bypass-Operation wird allerdings die KHK nicht beseitigt. Häufig bestehen an anderen nicht versorgten Gefäßabschnitten noch Einengungen. Hinzu kommt, daß der Prozeß fortschreitet und zum Teil auch die künstlich eingesetzten, neuen Gefäße befällt.

Weitere operative Behandlungsverfahren kommen je nach Bedarf zur Anwendung. Ein Herzwandaneurysma (Abschn. 5.5.5.2) wird heute nur in seltenen Fällen entfernt (**Aneurysmektomie**). Man wird dies nur bei den Patienten tun, bei denen eine erhebliche Einschränkung der Leistungsfähigkeit vorliegt. Patienten nach Aneurysmektomie sind daher als ausgesprochene Risikopatienten zu betrachten.

Wenn die KHK zu einer Störung des Sinusknotens oder des AV-Knotens geführt hat, kann im Einzelfall auch der Einsatz eines künstlichen **Herzschrittmachers** notwendig werden (Abschn. 7.5). In ganz schweren Fällen, bei denen große Teile des Herzmuskels zerstört wurden, besteht heute die Möglichkeit, eine Herzübertragung (**Herztransplantation**) durchzuführen. Auch Patienten nach Herztransplantation sind bereits in ambulanten Herzgruppen zu finden, allerdings naturgemäß in geringer Zahl.

**Therapie des akuten Herzinfarktes.** Sie richtet sich nach den jeweiligen Symptomen. Kommt es zu lebensbedrohlichen Zuständen wie Herzstillstand oder Kammerflimmern, so werden die Maßnahmen der Ersten Hilfe wie Herzmassage und Atemspende bzw. Defibrillation angewendet (s. Abschn. 11.3.3). Im übrigen erfolgt die Behandlung im Krankenhaus durch Ruhigstellung. Eventuelle Herzrhythmusstörungen werden behandelt, bei Bedarf wird der Kreislauf unterstützt. In vielen Fällen erfolgt heute eine Streptokinase(Lyse-)behandlung (siehe oben).

Die Dauer der Krankenhausbehandlung richtet sich nach der Schwere des Herzinfarkts. Vor 25 Jahren wurden Patienten regelmäßig mindestens 6 Wochen streng im Bett gehalten, aus der Vorstellung heraus, daß die Bildung einer festen Narbe so lange dauern würde. Eine solche Bettruhe war allerdings auch mit einer Reihe erheblicher Nachteile verbunden. Sie führte häufig zu **thrombembolischen Komplikationen.** Hierbei bilden sich in den Beinvenen Blutgerinnsel, die als Embolie in die Lunge transportiert werden (Abschn. 2.4.2.2). Es kommt zu einem erheblichen Leistungsverlust, zu Knochenentkalkung bis hin zu Knochenbrüchen

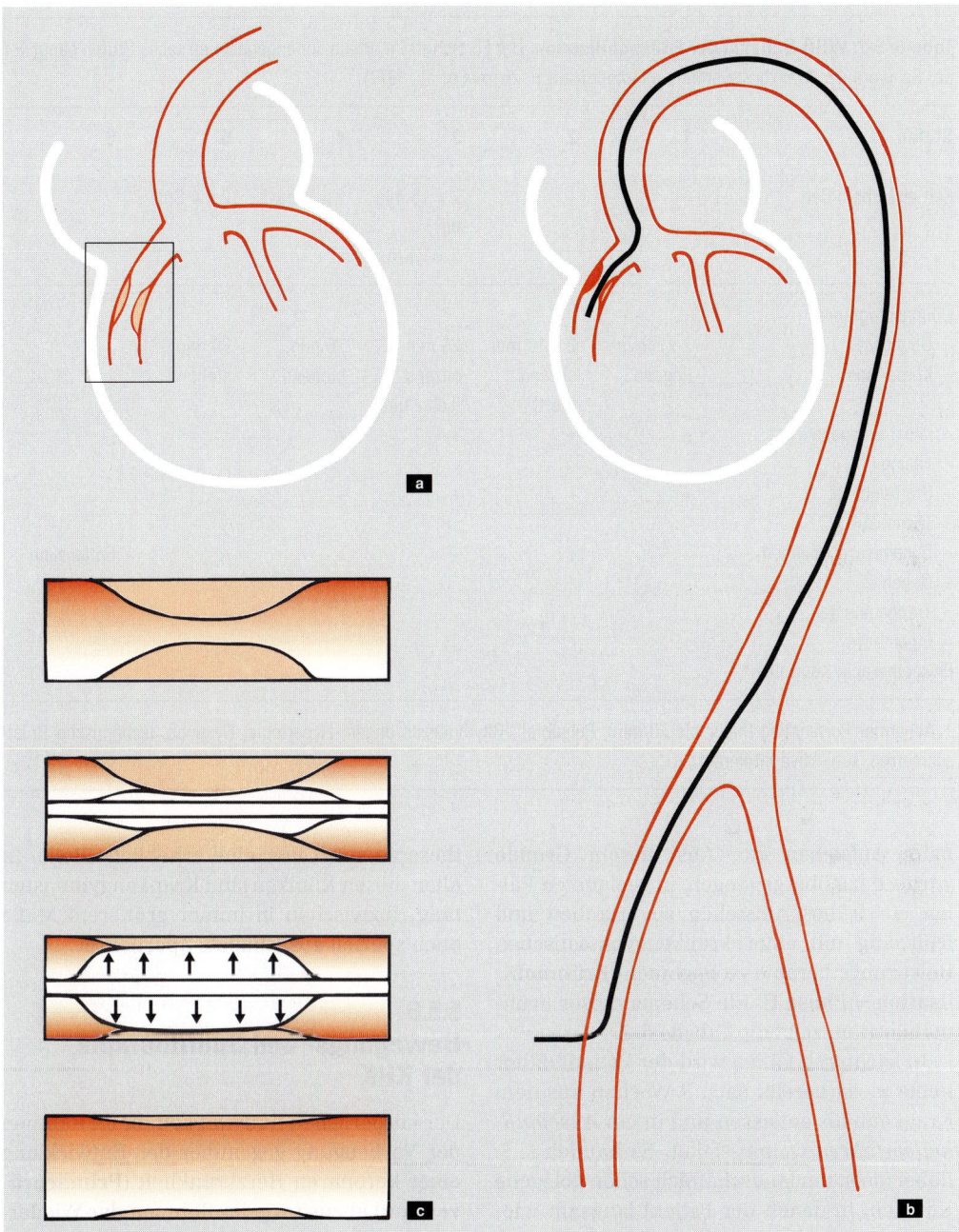

**Abbildung 5-10:**

Schematische Darstellung der „perkutanen transluminalen Coronar-Angioplastie" (Ballondilatation).

**a)** An der rechten Herzkranzarterie besteht eine deutliche Einengung.

**b)** Ein Herzkatheter wird über die Leistenbeuge in die Femoralarterie und durch den Aortenbogen bis zur rechten Kranzarterie vorgeführt und in diese geschoben.

**c)** Um diesen Katheter liegt ein Ballon, der mit hohem Druck aufgeblasen wird. Hierdurch werden die einengenden verkalkten Massen gewissermaßen in die Gefäßwand hineingedrückt. Die Kranzarterie ist wieder offen (siehe auch Abb. 10-24).

**Tabelle 5-2: WHO-Schema der Frühmobilisation.** Der Fortschritt innerhalb der angegebenen sechs Stufen hängt von der Schwere des Krankheitsverlaufs ab (modifiziert n. ZISTERER et al., 1977).

| Stufen | 1 | 2 | 3 | 4 | 5 | 6 |
|---|---|---|---|---|---|---|
| Zeit außerhalb Bett | – | – | 2 x 15 min bis 2 x 1 Std. | 2 x 2-2 x 3 Std. | 2 x 4 Std. | |
| Übungsprogramm | | | | | | |
| – Übungszeit | 2 x 5 min | 2 x 10 min | 20 min | 20 min | 30 min | |
| – Körperlage | liegend | sitzend (Bett) | sitzend (Lehnstuhl) | stehend | stehend | |
| – Atem-Entspannungs-Übung | + | + | + | + | | |
| – Stoffwechsel-Gymnastik | + | + | + | + | | |
| – Dynamische Übungen | | + | + | + | + | Entlassung |
| – Gehen | | | | + | + | |
| – Treppensteigen | | | | | + | |
| – Ergometrie | | | | | + | |
| Physiotherapie-Kontrollen* | | | | | | |

* Abnormer Pulsanstieg (mehr als 20/min), Pulsabfall, Rhythmusstörungen, Hypertonie, Dyspnoe, ischämische Brustschmerzen, subjektive Intoleranz.

beim Aufstehen etc. Aus diesem Grunde wurde dazu übergegangen, in geeigneten Fällen ein frühes Aufstehen zu erlauben und frühzeitig mit einer krankengymnastischen Bewegungstherapie zu beginnen (**Frühmobilisation = Phase I**). Ein Schema dieser Frühmobilisation zeigt die Tabelle 5-2.

In leichteren Fällen wird der Patient daher heute meist bereits nach 3 Wochen aus dem Krankenhaus entlassen und in ein *Anschluß-heilverfahren* weitergeleitet. Es handelt sich dabei meist um landschaftlich schön gelegene Kliniken, in denen der Patient langsam wieder an ein aktives Leben gewöhnt wird. Dort erfolgt die **Frührehabilitation (= Phase II)**, während der der Patient Gelegenheit hat, sich mit den Folgen seiner Krankheit auseinanderzusetzen, die Einschränkungen, die hierdurch gegeben sind, kennenzulernen bzw. die Möglichkeiten, die ihm verblieben sind, zu erfahren und zu verbessern. Die Bewegungs-

therapie spielt hier eine erhebliche Rolle. In allen diesen Kliniken sind Krankengymnasten tätig, inzwischen in immer größerem Maße auch speziell ausgebildete Sportlehrer.

## 5.5.6
## Bewegungs- und Sporttherapie der KHK

Der körperlichen Aktivität kommt im Rahmen der Vorbeugung gegenüber der Entwicklung einer koronaren Herzkrankheit (**Primärprävention**) ebenso wie im Rahmen der Wiederherstellung nach einem durchgemachten Infarktereignis (**Rehabilitation**) sowie in dem danach folgenden Bemühen der Verhinderung eines Zweitinfarktes (**Sekundärprävention**) eine erhebliche Bedeutung zu (bezüglich der Definition **Tertiärprävention** s. Abschn. 1.3). Wenngleich die Ziele von Primär- und Sekundärprävention in großen Bereichen identisch sind, so ist diese Identität jedoch keineswegs zwangsläufig gegeben. Wenn das Ausschalten von Risikofaktoren die Entstehung der KHK verhindern kann, so bedeutet dies nicht automatisch, daß dies nach bereits eingetretener Erkrankung auch das Fortschreiten der Erkrankung verhindern muß. Es wäre durchaus möglich, daß die Krankheit irgendwann eigenen Gesetzmäßigkeiten folgt, die von den primär auslösenden Risikofaktoren unabhängig sind. Während es im Rahmen der Primärprävention vor allem darum geht, die Krankheitsentstehung zu verhindern, kommt dem Sport in der Rehabilitation und Sekundärprävention besonders auch die Bedeutung zu, dem Patienten zu helfen, mit den Krankheitsfolgen besser fertig zu werden.

### 5.5.6.1
### Primärprävention

Die Primärprävention der KHK sowie der Arteriosklerose ganz allgemein stellt, wie im einzelnen in Kapitel 1 ausführlich erörtert, heute eine der großen gesundheitlichen Aufgaben unserer Zeit dar. Die Meinung, man könne dem Herzinfarkt gewissermaßen davonlaufen, ist weit verbreitet, körperliche Aktivität ist weitgehend als Medium der Primärprävention anerkannt. Andererseits ist der Wert des Sports aber auch umstritten. Zweifel an dem Stellenwert körperlicher Aktivität äußern sich in skeptischen Formulierungen wie: „Sportler leben zwar nicht länger, sie sterben dafür aber gesünder." Oder es wird Bezug genommen auf das bekannte Zitat von Churchill auf die Frage, warum er so alt geworden sei, bei solch erstaunlicher Gesundheit und Leistungsfähigkeit: „No sports, only whisky." Hinzu kommen die möglichen Nebenwirkungen des Sports, die in Kapitel 11 näher diskutiert werden. Sie führen dann häufig zu einer Diskreditierung des Sports mit Formulierungen wie: „Treib Sport oder bleib gesund."

Solcher Skepsis sollte der Sport-/Bewegungstherapeut nicht ideologischen Glauben entgegenhalten, sondern in der öffentlichen Diskussion, auch zur Begründung seiner eigenen beruflichen Basis, über ein adäquates Wissen zu dem derzeitigen Stand der wissenschaftlichen Diskussion um den Stellenwert des Sports verfügen. Die Schwierigkeiten beim Nachweis des präventiven Effekts körperlicher Aktivität sind weniger inhaltlich als wissenschaftlich-methodisch. Der gesundheitliche Stellenwert läßt sich nicht deshalb so schwer nachweisen, weil er nicht effektiv vorhanden wäre, sondern weil er sich üblichen, wissenschaftlichen Zugangsweisen entzieht. Die normale Methode, um den therapeutischen Effekt eines Medikamentes nachzuweisen, ist der Doppelblindversuch. Die Patienten erhalten in zufälliger Reihenfolge das echte Präparat (Verum) bzw. ein Scheinpräparat ohne Inhaltsstoff (Placebo). Weder Untersucher noch Patienten wissen über den Inhalt des jeweils erhaltenen Medikaments Bescheid (doppelblind). Aus den Ergebnissen läßt sich objektiv eine Aussage ableiten. Diese Methode läßt sich im Bereich lebensstiländernder Verfahren, speziell im Sport, nicht anwenden. Es ist nicht möglich, gewissermaßen „doppelblind Sport zu treiben".

Aus diesem Grunde wird der Stellenwert des Sports häufig bezweifelt. Ein möglicherweise besserer Gesundheitszustand von Sportlern wird damit begründet, daß es sich dabei nicht um eine eigentliche Schutzwirkung (Protektion) handele, sondern um die Auswahl (Selektion) besonders gesunder Kollektive. Dieser Zweifel läßt sich auf die Kurzformel bringen: „Sportler sind nicht deshalb gesund, weil sie Sport treiben, sondern Gesunde betreiben mehr Sport." Eine solche Selektion könnte auf zwei Arten geschehen:

– Zum einen könnten Sporttreibende von vornherein eine besonders positiv genetisch selektierte Gruppe darstellen.
– Zum anderen ist Sporttreiben mit einer gesundheitsbewußteren Lebensführung verbunden oder sollte es zumindest sein.

Eine geringere Häufigkeit der Herzinfarktrate bei Sportlern könnte somit möglicherweise nicht auf sportliche Tätigkeit zurückzuführen sein, sondern darauf, daß Sportler weniger rauchen (oder rauchen sollten) und sich vernünftiger ernähren.

Es muß zweifelsohne zugegeben werden,

daß angesichts der Schwierigkeit der Beweis-
führung heute noch zahlreiche Fragen nach
der gesundheitlichen Bedeutung des Sports
und nach seiner optimalen Durchführung nicht
mit der erforderlichen wissenschaftlichen Genauigkeit beantwortet werden können. Andererseits liegen so zahlreiche Daten vor, die
eine Verneinung der gesundheitlichen Bedeutung körperlicher Aktivität ebenso als unwis-
senschaftlich erscheinen lassen. Zum Nachweis stehen verschiedene Zugangswege zur
Verfügung. Zum einen handelt es sich hierbei
um experimentelle Untersuchungen zum Einfluß des Sports auf den Abbau von Risikofaktoren bzw. zum Aufbau von Schutzfaktoren.
Diese werden in den nachfolgenden Abschnitten behandelt. Sie sollen hier nur kurz zusammengefaßt werden:

● **Abbau von Risikofaktoren:** Der Sport
  nimmt positiven Einfluß auf die meisten der
  wichtigen externen und internen Risikofak-
  toren:
In diesem Zusammenhang wird auf folgende
Abschnitte verwiesen:
– Rauchen (Abschn. 6.3.1)
– Übergewicht (Abschn. 6.3.3)
– Bluthochdruck (Abschn. 6.4.1)
– Fettstoffwechselstörungen (Abschn. 6.4.2)
– Diabetes mellitus (Abschn. 6.4.3).

● **Aufbau von Schutzfaktoren:** Der Sport
  sollte keineswegs immer nur aus negati-
  vistischer Sicht im Abbau von Risikofaktoren begründet werden. Wichtig ist auch
  der Aufbau von Schutzfaktoren. Hier können genannt werden:
– Verbesserung des allgemeinen Gesundheitsbewußtseins, speziell positiver Einfluß
  auf die Rauchgewohnheiten.
– Verbesserung des HDL/LDL-Quotienten
  (Abschn. 6.4.2)
– Positiver Einfluß auf das Gerinnungssy-
  stem, Aktivierung der Fibrinolyse (Abschn.
  2.4.2.2)
– Ökonomisierung der Herz-Kreislauf-Funktion (Abschn. 5.5.6.2)
– Anhebung der „Flimmerschwelle" des Herzens. Bei Trainierten treten weniger häufig
  Fälle von Kammerflimmern auf als bei Untrainierten (Abschn. 11.1).

Obwohl solche Einzelaussagen von hoher Bedeutung sind, wäre es noch besser, den Stellenwert des Sports anhand effektiver Zahlen
über eine Verminderung der Häufigkeit von
Herz-Kreislauf-Erkrankungen bzw. der hierdurch bedingten Sterblichkeit nachweisen zu
können. Eine Verbesserung des HDL/LDL-
Quotienten muß nicht unbedingt die Lebenserwartung verbessern, da sich hier möglicherweise positive Effekte mit negativen (grö-
ßeres Risiko während des Sports) ausgleichen
könnten. Solche Bilanzaussagen lassen sich
durch epidemiologische Untersuchungen erbringen. Einige der wichtigsten dieser Untersuchungen sollen daher im folgenden dargestellt werden.

Die Problematik des *Selektionsfaktors*
zeigt sich in der ersten bekannt gewordenen
großen Studie dieser Art. In den 50er Jahren
ergab eine Untersuchung an Angehörigen der
Londoner Verkehrsbetriebe durch Morris,
daß Busfahrer um 50 % häufiger eine KHK
aufweisen als Schaffner, die vielfach täglich
die Treppen der Doppelstockbusse auf- und
absteigen. Dies wurde als Beweis der Schutzwirkung körperlicher Aktivität angesehen.
Die nachträgliche Analyse ergab jedoch, daß
die Fahrer schon bei Antritt ihrer Stelle mehr
Risikofaktoren (Hochdruck, Übergewicht etc.)
aufwiesen und möglicherweise gerade deshalb den für sie weniger belastend erschei-
nenden Fahrerplatz ausgesucht hatten.

Diese Untersuchung zeigt auch bereits die
Problematik des Stellenwerts **körperlicher
Aktivität im Beruf.** Obgleich heute nur noch
verhältnismäßig wenige berufliche Tätigkeiten mit größeren körperlichen Belastungen
einhergehen, stellt sich häufig die Frage, ob
beruflicher körperlicher Aktivität die gleiche
Schutzwirkung zuzubilligen ist wie sportlicher
Belastung. Hierzu existiert in der Literatur eine
große Fülle von Untersuchungen, in denen
ähnlich wie in der genannten ersten Morris-
Studie Berufsgruppen mit unterschiedlichen
körperlichen Aktivitätsgraden hinsichtlich der
Häufigkeit einer koronaren Herzkrankheit
miteinander verglichen wurden. Obwohl einzelne dieser Studien bei größerer körperlicher
Aktivität eine geringere Häufigkeit an Herzin-

farkt zeigen, wie insbesondere etwa die Paffenbarger-Studie an Bostoner Hafenarbeitern, so ist die Summe der Untersuchungen in ihren Ergebnissen insgesamt enttäuschend. In etwa der Hälfte entsprechender Vergleiche läßt sich bei im Beruf stärker körperlich belasteten Menschen keine geringere Häufigkeit des Herzinfarktes nachweisen.

Als Beispiel sei eine Untersuchung an finnischen Holzfällern von PUNSAR erwähnt, die trotz eines sehr hohen Kalorienverbrauchs im Beruf eine höhere Herzinfarktrate aufwiesen als finnische Büroangestellte. Die Antwort auf dieses enttäuschende Ergebnis läßt sich aus den Lebensgewohnheiten ableiten. Die finnischen Waldarbeiter wiesen wesentlich ungesündere Ernährungsgewohnheiten, insbesondere einen erheblich höheren Fettverbrauch auf als die Büroangestellten, ihr Zigarettenkonsum war beträchtlich höher. Dies weist auf den Stellenwert einer vernünftigen Lebensführung hin, die durch Sport induziert wird. Körperliche Belastung im Beruf geht keineswegs automatisch mit einer gesundheitsbewußten Lebensführung einher, im Gegenteil, sie motiviert häufig eher zu ungesunden Verhaltensweisen. Aus diesem Grund kann berufliche körperliche Aktivität aus präventiver Sicht sportliche Tätigkeit in der Freizeit nicht ersetzen.

Die gesundheitliche Bedeutung körperlicher Aktivität im Freizeit- bzw. Sportbereich kann daher nur durch einschlägige Untersuchungen zum Stellenwert solcher Aktivitäten beurteilt werden. Hierzu stehen uns besonders zwei große Studien zur Verfügung, die allerdings zu sehr einheitlichen Aussagen kommen. Beide Untersuchungen wurden 1979 bzw. 1980 veröffentlicht, in beiden Untersuchungen wurden jeweils ca. 17 000 Personen zur Frage der Häufigkeit des Auftretens einer KHK in Abhängigkeit von der körperlichen Aktivität über 10 Jahre hinweg beobachtet. Es handelt sich somit um wissenschaftlich besonders wertvolle „prospektive" Untersuchungen. In beiden Studien erhielten die Teilnehmer in regelmäßigen Abständen Fragebögen hinsichtlich ihrer körperlichen Aktivität und des Auftretens von Herzbeschwerden

bzw. -erkrankungen. Die eine Studie wurde von PAFFENBARGER an Absolventen der amerikanischen Harvard-Universität durchgeführt, die andere von MORRIS in London bei Angestellten.

Die Untersuchungsergebnisse von PAFFENBARGER zeigt graphisch die Abbildung 2-32. In dieser Studie wurde die körperliche Aktivität jeweils in Kalorienverbrauch bzw. in Stoffwechseleinheiten umgerechnet. Demnach ist die Häufigkeit eines Herzinfarkts und des Todes am Herzinfarkt deutlich vom Ausmaß der körperlichen Aktivität abhängig. Ein Minimum der Sterblichkeit am Herzinfarkt ergab sich, wenn pro Woche 2 000–3 000 Kilokalorien durch körperliche Aktivität zusätzlich zum normalen Energiebedarf verbraucht wurden. Dies entspricht einer täglichen körperlichen Aktivität „im Werte" von 300–400 Kilokalorien. Die Häufigkeit des Todes am Herzinfarkt war bei denjenigen, die dieses Optimum an körperlicher Aktivität aufwiesen, nur ein Drittel derjenigen, die bei Menschen ohne jede körperliche Aktivität gefunden wurde.

Praktisch gleichartige Aussagen lassen sich aus der Studie von MORRIS herausfiltern. Auch hier lag die Abnahme der Häufigkeit eines Herzinfarktes bei körperlich aktiven Menschen im gleichen Bereich. Die Ergebnisse dieser Studie sind teilweise in Tabelle 5-3 wiedergegeben. Interessant ist, daß eine gleichzeitige Untersuchung des Effektes körperlicher Aktivität im Beruf nicht den gleichen Erfolg erbrachte. Aus beiden Studien heraus lassen sich folgende wichtige Aussagen ableiten:

a) Die **Häufigkeit des Herzinfarktes** bzw. des Todes am Herzinfarkt liegt bei körperlich aktiven Personen um bis zu zwei Dritteln unter der durchschnittlichen Häufigkeit bei inaktiven Menschen. Dieser Effekt kann keineswegs nur als Folge einer Selektion erklärt werden. Aus der Untersuchung von PAFFENBARGER geht hervor, daß es sich hierbei nicht um eine primäre Selektion genetisch gesundheitlich positiv determinierter Menschen handelt. Die Gruppe derjenigen, die in der Jugend am Universitätssport teilnahmen, die also po-

**Tabelle 5-3: Ergebnisse einer prospektiven (voraus-schauenden) Untersuchung über das Auftreten einer koronaren Herzkrankheit bei 17 944 Männern im Alter von 40 – 60 Jahren,** durchgeführt von MORRIS bei Londoner Angestellten

| Zigarettenkonsum | Sportler | Nichtsportler |
|---|---|---|
| Nichtraucher | 1,5 % | 3,8 % |
| 11 – 20 Zigaretten tgl. | 4,6 % | 9,6 % |
| 21 und mehr Zigaretten tgl. | 4,6 % | 11,6 % |

sitiv hätten determiniert sein müssen, die den Sport aber später aufgaben, wiesen keineswegs ein erniedrigtes Risiko auf. Umgekehrt war bei Menschen, die mit dem Sport erst in höherem Lebensalter begannen, die sich also nicht von vornherein zu besonderer Gesundheit und sportlicher Tätigkeit berufen sahen, eine Schutzwirkung zu finden.

**b)** Beide Studien zeigen einheitlich, wenn auch quantitativ unterschiedlich, daß der Effekt des Sports nicht nur auf **positive Lebensführung** zurückzuführen ist. So weisen auch Menschen, die trotz sportlicher Tätigkeit weiterrauchen, einen Schutzeffekt auf. Dies geht auch aus Tabelle 5-3 hervor. Die Wahrscheinlichkeit, innerhalb von 10 Jahren einen Herzinfarkt oder einen Herztod zu erleiden, liegt bei rauchenden Nichtsportlern im Bereich von 11,6 %, bei sporttreibenden Rauchern im Bereich von 4,6 %. Auch der nicht gesundheitsbewußte Sportler erwirbt sich somit einen Schutzeffekt. Man kann allerdings nicht, wie dies mancher Raucher glaubt, das mit dem Rauchen verbundene Risiko durch Sport ausgleichen. Raucher, die Sport betreiben, haben immerhin noch das dreifache Risiko, das nichtrauchende Sportler aufweisen (1,5 %). Andererseits muß darauf verwiesen werden, daß Sport bei Rauchern unter körperlicher Belastung mit einem erhöhten Risiko verbunden ist (s. Abschn. 6.3.1 und 11.1).

**c)** Das **erforderliche Optimum** an körperlicher Aktivität scheint aus der Kurve von PAFFENBARGER (Abb. 2-32) mit 300 – 400 Kilokalorien pro Tag hervorzugehen. Empfehlungen zur optimalen körperlichen Aktivität gründen sich häufig auf diesen Befund. Einschränkend muß hierzu allerdings aus wissenschaftlicher Sicht gesagt werden, daß diese Frage bisher noch nicht genügend abgeklärt ist. Die Abflachung in der Kurve jenseits von 2 000 – 3 000 Kilokalorien pro Woche könnte nach Ansicht von PAFFENBARGER auch dadurch entstehen, daß die Zahl derjenigen älteren Akademiker, die täglich mehr als 300 – 400 Kilokalorien durch Sport verbrauchen, nur gering ist. In der bereits oben zitierten Studie an Hafenarbeitern des gleichen Autors fand sich, daß Arbeiter mit einem sehr hohen Kalorienverbrauch von täglich ca. 8 000 eine geringere koronare Erkrankungsrate zeigten als diejenigen, die mit einem Verbrauch von ca. 4 000 noch deutlich oberhalb des in der Harvard-Studie gefundenen Optimums lagen. Möglicherweise ist die Schutzwirkung körperlicher Aktivität um so höher, je intensiver sie betrieben wird.

Trotz dieser wissenschaftlichen Unsicherheit läßt sich aus didaktischen Gründen die Zahl für das Optimum von 300 – 400 Kilokalorien pro Tag gut verwenden, sie sollte lediglich nicht dogmatisiert werden. Das hiermit verbundene Ausmaß an Sport bzw. Bewegung ist hoch. 300 – 400 Kilokalorien entsprechen 30 – 40 Minuten Laufen oder 40 – 50 Minuten Tennis täglich (Tab. 2-3 und 2-4). Häufig wird deshalb argumentiert, daß eine zeitliche Belastung von täglich fast einer Stunde durch sportliche Aktivität bei vielen Berufstätigen nicht möglich ist. Prävention sei nur durch „Teilzeitjogging" erreichbar. Hierzu sind folgende Gesichtspunkte zu erwähnen: Auch derjenige, der sich weniger belastet, hat noch einen, wenn auch geringeren, Schutzeffekt. Darüber hinaus kann die tägliche Belastung auch sinnvoll in den Alltag integriert werden, beispielsweise durch den Weg mit dem Fahrrad zum Arbeitsplatz, das Vermeiden von Aufzügen zugunsten von Treppen etc.

**d)** Als **optimale Bewegungsformen** werden im allgemeinen heute nur Joggen bzw. Langlauf und in zweiter Linie andere Ausdauerbelastungen verstanden. Dies läßt sich wissenschaftlich nicht begründen. In den Zahlen von PAFFENBARGER wurden sämtliche körperliche Aktivitäten addiert. Eingehende Untersuchungen über den speziellen Stellenwert von Ausdauerbelastungen wurden von ihm zwar nicht durchgeführt, aus seinen Zahlen scheint jedoch hervorzugehen, daß es weniger die Belastungsform an sich ist, die den Nutzen mit sich bringt, als der jeweilige Kalorienverbrauch. Dabei ist es letztlich gleichgültig, ob die Belastung beispielsweise in Form von Treppensteigen oder Sport durchgeführt wird. Im Rahmen der Primärprävention scheint es somit weniger um den Kreislauftrainingseffekt als um den Kalorienverbrauch zu gehen. Für die Vorbeugung gegen den Herzinfarkt ist es somit weniger wichtig, ob man läuft, Tennis oder Volleyball spielt, wichtig ist, daß man sich überhaupt hinreichend körperlich belastet. Natürlich läßt sich durch eine Ausdauerbelastung der gleiche Kalorienverbrauch effektiv besser steuerbar und in kürzerer Zeit erreichen. Zusätzlich wird hierdurch ein Trainingseffekt im Sinne einer Verbesserung der Herz-Kreislauf-Leistung erzielt sowie eine Ökonomisierung der Herz-Kreislauf-Funktion, die vor allem dann eine Rolle spielt, wenn bereits Durchblutungsstörungen vorhanden sind. Im einzelnen wird hierzu auf den Abschnitt 2.7.1 verwiesen.

Die Vorstellung, daß es bei der Primärprävention vor allem um Stoffwechseleffekte geht, steht in einem (nur) scheinbaren Gegensatz zu älteren Feststellungen, die vor allem die Herz-Kreislauf-Effekte in den Vordergrund stellten. Dies lag darin begründet, daß positive Wirkungen des Sports im Stoffwechselbereich früher kaum nachweisbar waren, solange beispielsweise die Auswirkungen im Fettstoffwechselbereich (Stichwort: HDL, s. Abschn. 6.4.2) nicht bekannt waren. Es geht im Rahmen der Primärprävention weniger darum, die Herzfrequenz für gleiche Belastung zu vermindern, sondern darum, Risiko-

faktoren abzubauen, die Gefäßveränderungen herbeiführen, und diese liegen vorwiegend im Stoffwechselbereich (Fettstoffwechselstörungen, Kohlenhydrat-Stoffwechselstörungen gleich Diabetes mellitus und Hypertonie, die über das Übergewicht gleichfalls mit dem Stoffwechsel zusammenhängt). Diese neueren Vorstellungen sind sehr gut mit den Erkenntnissen über den inneren Zusammenhang der Stoffwechselrisikofaktoren untereinander im Rahmen des sog. **metabolischen Syndroms** (s. Abschn. 6.3.3) in Einklang zu bringen.

Diese Aussagen, die sich im Grunde schon alle aus den PAFFENBARGER- bzw. MORRIS-Untersuchungen ableiten lassen, werden durch eine Fülle neuerer Untersuchungsdaten bestätigt. Unter mehr als 100 einschlägigen epidemiologischen Untersuchungen zum Stellenwert körperlicher Aktivität haben POWELL und Mitarbeiter 54 ausgesucht, die hinreichend statistischen Anforderungen entsprachen und daraus im Rahmen einer sog. Metaanalyse die gleichen Daten herausgefiltert, die sich im wesentlichen bereits aus den Untersuchungen von PAFFENBARGER und MORRIS ergaben. Danach ist das koronare bzw. Herzinfarktrisiko bei körperlich Aktiven um den Faktor 1:2 niedriger als bei körperlich Inaktiven. Diese Schutzwirkung ergibt sich unabhängig von anderen Einflußgrößen, z. B. dem Faktor Rauchen. Nichtrauchende Sportler weisen somit im Vergleich zu nichtrauchenden Nichtsportlern die gleiche Schutzwirkung auf wie rauchende Sportler im Vergleich zu rauchenden Bewegungsmuffeln. Besonders groß wird, wie sich aus den Daten von MORRIS in der Tabelle 5-3 belegt findet, die Schutzwirkung natürlich bei einer Kombination positiver gesundheitlicher Verhaltensweisen (s. Tab. 5-3). Nichtrauchende Sportler weisen, und dies ergibt sich aus allen genannten Untersuchungen, eine um den Faktor 1:8 niedrigere Herzinfarktrate auf als rauchende Nichtsportler.

**Diese Aussage besagt letztlich, daß 7 von 8 Herzinfarkten im mittleren Lebensalter unnötig sind bzw. in ein höheres Lebensalter verschoben werden könnten.** Mit anderen Worten, die Verhinderung eines Herzinfarktes bei einem Menschen im Alter von 50 bis 60 Jahren schließt nicht aus, daß dieser dann im Alter von 85 Jahren doch einen Herzinfarkt erleidet oder einem Herzinfarkt erliegt. Doch ist dies für den einzelnen dann mit einem wesentlich geringeren Verlust an Lebensqualität verbunden und für die Gesellschaft mit geringeren Kosten. Es handelt sich dabei um den mehr oder minder biologisch bestimmten Lebensabschluß. Unter den zahlreichen Aphorismen, die den Wert von Bewegung und Sport in Zweifel ziehen, findet sich die Aussage, daß „Sportler zwar nicht älter werden, aber dafür gesünder sterben". Diese Formulierung läßt sich positiv interpretieren. Primärprävention kann heute angesichts der sowieso schon sehr langen Lebenserwartung nicht das primäre Ziel haben, das Leben um jeden Preis zu verlängern. Aufgabe der Prävention und einer vernünftigen Lebensführung ist es nicht, unbedingt „mehr Jahre an das Leben anzufügen, sondern mehr Leben in die Jahre hineinzubringen", also Gesundheit und Lebensqualität zu erhöhen. So gesehen kann es inzwischen als wissenschaftlich unhaltbar bezeichnet werden, den eigenständigen Wert des Sports im präventiven Bereich, ganz besonders aber auch den Wert von körperlicher Aktivität im Rahmen einer vernünftigen Lebensführung, abstreiten zu wollen. Die Aussage, daß 7 von 8 Herzinfarkten im mittleren Lebensalter verhindert werden könnten, ist angesichts der hohen Kosten des Gesundheitssystems heute von eminenter gesundheitspolitischer Bedeutung.

In diesem Zusammenhang wird häufig die Frage gestellt, wie Bewegung und Sport zu definieren seien. Tatsächlich sind die entsprechenden Daten von MORRIS und PAFFENBARGER jeweils auf die eigenen Angaben der Befragten bezogen und damit bis zu einem gewissen Grad unzuverlässig. Dies soll jedoch den Wert dieser Untersuchungen nicht in Frage stellen, da sich individuelle Fehler durch die große Zahl der Untersuchten wieder ausgleichen. Trotzdem wird in neueren Untersuchungen dieser Art der objektive Fitnessgrad zugrunde gelegt. Die untersuchten Personen werden vor Eintritt in eine prospektive Studie hinsichtlich ihrer Fitness in einem Leistungstest untersucht. Die Daten sind dann objektiver unter der Vorstellung, daß sich in den gemessenen Leistungswerten (der Fitness) der Grad an körperlicher Aktivität ausdrückt. Eine entsprechende Studie dieser Art wurde gleichfalls von der Paffenbarger-Gruppe durch den Autor BLAIR veröffentlicht. Diese Daten zeigen, daß unter ca. 13 000 Probanden diejenigen mit der größten Fitness in den nächten 8 Jahren eine um den Faktor 3,15 niedrigere Gesamtsterblichkeit aufwiesen. Die Sterblichkeit an Herz-Kreislauf-Erkrankungen lag, wie aus den vorausgehenden Studien bereits abgeleitet, um den Faktor 7,9 niedriger.

Ganz besonders bemerkenswert ist in diesen Untersuchungen auch, daß der Krebstod bei fitten Männern prospektiv um den Faktor 4 seltener eintrat. Hierin könnte sich eine Selektion ausdrücken (Sportler rauchen weniger, ernähren sich vernünftiger), aber auch der positive Einfluß von Bewegung und Sport auf das **Immunsystem** (s. Abschn. 2.4.2.1). Körperliche Aktivität führt zu Mikrotraumatisierungen des Gewebes und damit zu einer Aktivierung der körpereigenen Abwehr. Diese wird danach gewissermaßen „trainiert" und könnte auch Krebszellen besser erkennen und vernichten. Nach diesen Untersuchungen ist durch Sport prospektiv ein Optimum an Gesundheit bei einer Fitness in einem Bereich von „10 METs" zu erwarten, also dann, wenn der Stoffwechsel unter Belastung verzehnfacht werden kann (1 **MET** = 1 metabolische Einheit, entspricht dem Multiplikationsfaktor, um den der Grundumsatz unter Belastung gesteigert wird). Für europäische Bedingungen übersetzt bedeutet dies eine Leistungsfähigkeit von 2,5 Watt/kg Körpergewicht bezogen auf Männer im mittleren Lebensalter. Der 80 kg schwere Mann, der in einem fahrradergometrischen Test 200 Watt leisten kann, hat somit ein Minimun an Sterberate in den nächsten 8 Jahren zu erwarten (s. Abschn. 10.6). Interessant an diesen Untersuchungen von BLAIR ist ferner auch die Aussage, daß Sportler keineswegs eine höhere Gewaltsterblichkeit aufweisen, sie sterben nicht nur seltener am Herzinfarkt, sondern auch nicht häufiger aufgrund einer riskanteren Lebensführung (Sportunfälle, Autounfälle), wie oft argumentiert.

So wichtig solche Untersuchungen sind, so legen sie andererseits doch wieder die Gefahr nahe, den Erfolg von Bewegung auf das Erreichen von Fitness einzuschränken, also nur solche Belastungen als gesundheitlich positiv einzuordnen, die einen Trainingseffekt auf das Herz-Kreislauf-System mit sich bringen. Hierzu darf auf die vorausgegangenen Erörterungen verwiesen werden. Nach der PAFFENBARGER-Untersuchung sind auch solche Belastungen „gesund", die nicht zu einer Steigerung der Leistungsfähigkeit führen, wie Gehen und Treppensteigen.

Zusammenfassend ist zu dieser Literaturübersicht zu sagen, daß die häufig zu findende negative Diskussion um den gesundheitlichen Stellenwert des Sports, die sich meist nur auf Schlagwortebene („No sports, only whisky") abspielt, nicht gerechtfertigt ist und auf einen unter den heutigen Bedingungen nicht mehr zu verantwortenden Mangel an Wissen über die wissenschaftliche, speziell epidemiologische, aber auch experimentelle Datenlage zu beziehen ist.

### 5.5.6.2
### Sekundärprävention und Rehabilitation
Im Rahmen von **Sekundärprävention** und **Rehabilitation** werden folgende Ziele angestrebt:

Steigerung von Leistungsfähigkeit und Belastbarkeit. In der Rehabilitation stellt die Wiederherstellung der durch den längeren Krankheitsprozeß und die damit verbundene Immobilisierung eingetretenen Verminderung der Leistungsfähigkeit — natürlich unter Berücksichtigung des dauerhaften, krankheitsbedingten Schadensbildes — ein wichtiges Teilziel dar. Viele Patienten, die vor einem Infarkt oder einer Bypass-Operation nie Sport betrieben haben, können hierdurch wesentlich leistungsfähiger werden, als sie dies vorher waren.

Ökonomisierung der Herz-Kreislauf-Tätigkeit. Durch die trainingsbedingte Senkung der Pulsfrequenz benötigt das Herz für eine gleiche Belastung weniger Sauerstoff. Die Belastung, ab der Herzbeschwerden eintreten (Angina-pectoris-Schwelle), wird angehoben. Bezüglich der zugrundeliegenden Mechanismen wird auf Abschnitt 2.6 verwiesen.

Abbau von Risikofaktoren wie im Bereich der Primärprävention. (Abschn. 5.5.6.1)

Einfluß auf den Ablauf der KHK. Mit Beginn der Einführung der Bewegungstherapie bei der KHK waren Befunde aus Tierversuchen bedeutsam, die bewiesen, daß sich nach teilweiser Unterbindung von Koronararterien bei trainierenden Tieren besser Umgehungskreisläufe (**Kollateralen,** Abb. 5-6) bildeten als bei nicht trainierenden. Die Ergebnisse von gesunden Tieren lassen sich allerdings nicht bedingungslos auf den kranken Menschen übertragen. Die Entscheidung der Frage, ob sich durch Training beim Patienten nach Herzinfarkt vermehrt solche Umgehungskreisläufe bilden, würde bedeuten, daß jeweils vorher und nachher eine Koronarographie (Abschn. 10.10) durchgeführt wird. Aus diesem Grunde liegen bisher hierzu nur sehr wenige Untersuchungsergebnisse vor, die insgesamt eher zu einem negativen Ergebnis führen. Offensichtlich versucht der Organismus sein Möglichstes, Kollateralen zu schaffen, und kann in diesem Bemühen durch Training nicht mehr weiter unterstützt werden. Diese Ergebnisse widerlegen auch eine ältere These, die davon ausgeht, daß die durch Belastung verursachte Durchblutungsnot (Ischämie) des Herzmuskels der eigentliche Reiz für die Bildung von Kollateralgefäßen sei und daß man daher stets bis an die Grenze der Angina pectoris trainieren müsse, um Kollateralen bilden zu können. Aus heutiger Sicht sollten solche Belastungen, die zu Herzbeschwerden führen, vermieden werden, da hierbei Herzmuskelfasern zugrunde gehen können.

Auch ein **langsameres Fortschreiten** oder gar eine **Rückbildung von arterioskleroti-**

**schen Veränderungen** der Herzkranzarterien als Folge einer Bewegungstherapie konnte in den meisten der älteren Untersuchungen nicht nachgewiesen werden. Dies liegt darin begründet, daß im Einzelfall sehr schwer entschieden werden kann, welche Einflußnahme eine bestimmte Behandlungsmaßnahme auf den spontanen Krankheitsverlauf genommen hat. Berücksichtigt man jedoch die Bedeutung verminderter Risikofaktoren, so ergibt sich notwendigerweise, daß deren Abbau im Rahmen einer Sporttherapie zu einer Verbesserung der Lebenserwartung führen muß. Die Sterblichkeit von Patienten, die nach einem Herzinfarkt weiterrauchen, ist doppelt so hoch wie bei denjenigen, die aufhören. Berücksichtigt man, daß beispielsweise in den ambulanten Herzgruppen weniger als 10 % rauchen, während sonst umgekehrt zwei Drittel aller Patienten, die vor dem Infarkt geraucht haben, irgendwann später wieder damit beginnen, so liegt es auf der Hand, daß die durch den Sport induzierte, positive Lebensweise sich auf Dauer auch auf den Ablauf der KHK positiv auswirken muß. Letztlich ist es dabei eine zweitrangige Frage, ob es sich um einen direkten oder indirekten Effekt handelt. Diese Überlegungen werden durch neuere Untersuchungen gestützt. Zu nennen ist hier insbesondere die **Lifestyle-Study**, also die Lebensstiluntersuchung, die von ORNISH in San Francisco durchgeführt wurde und die große Aufmerksamkeit hervorgerufen hat. Dabei wurden Patienten nach Herzinfarkt einem sehr strengen lebensstiländernden Konzept unterzogen, verbunden mit intensiver körperlicher Belastung in Form von Joggen, aber auch psychologischem Training und insbesondere einer drastischen Ernährungsumstellung bei rein vegetarischer Kost etc. Die Patienten, die sich perfekt an dieses Konzept hielten, zeigten zum Teil sogar Rückbildungen an eingeengten Herzkranzgefäßen. Ähnliche, drastische Veränderungen im Lebensstil lassen sich unter deutschen Verhältnissen kaum erreichen. Wichtig ist es daher, daß von SCHULER in Heidelberg auch an Patienten, die unter den Bedingungen einer deutschen ambulanten Herzgruppe belastet

wurden, ähnliche Ergebnisse aufgezeigt werden konnten. Diese Resultate stimmen sehr hoffnungsvoll. Aus wissenschaftlicher Sicht ist allerdings anzumerken, daß die Zahlen bisher noch relativ klein sind und weiterer Bestätigung bedürfen. Sie sollten daher in der Argumentation um den Stellenwert des Sports im Rahmen der Sekundärprävention mit entsprechender Vorsicht eingesetzt werden. Auf der anderen Seite ist die Aussage für den Patienten, daß sich eventuell „Gefäßverkalkungen" auch bessern können, sehr hilfreich.

Psychosoziale Effekte. Bewegungstherapie, vor allem in der Gruppe ausgeführt, bringt eine Reihe positiver psychosozialer Effekte mit sich, die die Lebensqualität des Koronarpatienten erheblich verbessern. Durch die Erfahrung seiner Belastbarkeit, die oft wesentlich größer ist, als er dies vermutet hätte, lernt der Patient, daß er kein „Herzkrüppel" ist. Die Gruppe hilft und kontrolliert sich bei gemeinsamen Problemen wie Nichtrauchen, Gewichtsabnahme etc. Auch eventuelle Zwischenfälle in der Gruppe werden gemeinsam getragen. Diese Effekte werden häufig relativiert und in Frage gestellt, da sie „das Leben des Patienten nicht verlängern". Für den Patienten ist jedoch meist die Lebensverlängerung eher von sekundärer Bedeutung, verglichen mit der Art und Weise, in der er die Folgen seiner Krankheit bewältigen kann. Sein subjektives Befinden ist für ihn oft wichtiger als der objektive Befund. Die Verbesserung einer durch Krankheit eingeschränkten Lebensqualität ist ein wichtiges Behandlungsziel. Die große Bedeutung, die solche psychosozialen Effekte für den Patienten besitzen, zeigt die hohe Akzeptanz der ambulanten Herzgruppen.

Einfluß auf die Sterblichkeit bzw. Reinfarktrate. Der Kliniker fragt im allgemeinen nach den sogenannten „harten Daten", also nach Zahlen, die eine Lebensverlängerung als Folge der Bewegungstherapie oder eine Abnahme der Herzinfarktrate beweisen lassen. Solche Studien liegen bisher nur aus dem Ausland vor. Die ersten Untersuchungen dieser Art

**Tabelle 5-4: Zusammenstellung kontrollierter Studien über den Einfluß körperlichen Trainings auf die Sterblichkeit** (n. MAY). Angegeben sind die Art der Betreuung in der Kontrollgruppe (K), die Zeit nach dem Infarkt, die Form des Trainings sowie die Dauer der Überwachung. Der Sport wurde in Interventionsgruppen (J) betrieben. Die statistische Angabe der Irrtumswahrscheinlichkeit (p) zeigt, daß keine der Studien in sich signifikant war. Werden alle Studien zusammengefaßt, errechnet sich für die Interventionsgruppen eine signifikante Verringerung der Sterblichkeit um 20 %.

| Autor | Studien-design Kontroll-gruppe | Gesamt-zahl (rando-misiert) | Zeit nach Infarkt | Training | Dauer der Studie | n K | J | Todesfälle K | J | P |
|---|---|---|---|---|---|---|---|---|---|---|
| SANNE (1973) | übliche Therapie | 315 | 3 Monate | 3 x wö-chentlich, überwacht | 48 Monate | 157 | 158 | 35 | 28 | 0,38 |
| KENTALE (1972) | übliche Therapie | 298 | 6–8 Wochen | 2–3 x wö-chentlich, überwacht | 12 Monate | 146 | 152 | 32 | 26 | 0,37 |
| PALATSI (1976) | übliche Therapie | 380 | 2,5 Monate | täglich zu Hause | 29 Monate | 200 | 180 | 28 | 18 | 0,30 |
| KALLIO (1979) | übliche Therapie | 375 | nach Entlassung, Akutklinik | Training u. Gesundheits-beratung | 36 Monate | 187 | 188 | 56 | 41 | 0,093 |
| National Exercise and Heart Disease Project, NEHDP (1980) | übliche Therapie | 651 | 2–12 Monate | 3 x wö-chentlich, überwacht | 30–54 Monate | 328 | 323 | 24 | 15 | 0,20 |
| RCCHNITZCN (1983) | niodrigo Belastungs-intensität | 733 | < 12 Monate | 1 x wö-chentlich, überwacht | 48 Monate | 354 | 379 | 26 | 36 | 0,36 |

sind in Tabelle 5-4 zusammengefaßt. Dabei wurden Patienten entweder einer Trainings-gruppe oder einer nicht trainierenden Gruppe zugeteilt. In fünf von sechs dieser Studien war die Sterblichkeit in der Trainingsgruppe niedriger. Faßt man alle diese Resultate zusammen, so wurde eine Senkung der Sterblichkeit um ca. 20 % erreicht, die statistisch signifikant war. Diese Untersuchungen wurden inzwischen in größerer Zahl bestätigt. O'CONNOR et al. haben 1989 eine Metaanalyse an insgesamt 22 randomisiert ausgeführten Trainingsstudien bei 4 554 Postinfarktpatienten erstellt, die im Durchschnitt über 3 Jahre hinweg beobachtet wurden. In den Trainingsgruppen war die Gesamtsterblichkeit um 20 %, die Herz-Kreislauf-Sterblichkeit um 22 % und die Zahl der tödlichen Zweitinfarkte um 25 % niedriger. Der plötzliche Herztod nahm nach einer Beobachtung von einem

Jahr um 37 % ab, bei einer längeren Beobachtungszeit zeigte sich dagegen kein Unterschied mehr. Trotzdem können diese Studien bisher nicht als Beweis der Lebensverlängerung angesehen werden, da solche Gruppen stets „selektiert" sind. Hierunter wird verstanden, daß in den ambulanten Herzgruppen stets besonders motivierte Patienten teilnehmen. So läßt sich die Frage letztlich nicht entscheiden, ob die geringere Sterblichkeit in diesen Gruppen auf dem Sport beruht oder auf dem höheren Gesundheitsbewußtsein der hierin vertretenen Patienten. Die spezielle Selektion der Patienten in den Herzgruppen zeigt sich auch in der beruflichen Verteilung, die in Abbildung 5-11 dargestellt ist. Die Herzgruppenteilnehmer stammen vorwiegend aus den mittleren und oberen Gesellschaftsschichten. Beamte und Angestellte sowie freie Berufe sind überrepräsentiert. Obwohl in der Bundesrepublik Deutschland jeder dritte Herzinfarkt einen Arbeiter betrifft, sind diese in solchen Gruppen nur mit weniger als 10 % vertreten. Trotz dieser Einschränkung können die aufgeführten Statistiken als wichtige Argumentationshilfe dafür verwendet werden, daß über das höhere Gesundheitsbewußtsein durch die Bewegungstherapie auch eine Lebensverlängerung erzielt werden kann.

### 5.5.6.3
### Durchführung der Bewegungstherapie

Die Durchführung der Bewegungstherapie bei der KHK hängt von der Schwere der Erkrankung und dem jeweiligen Stadium ab. Im Bereich der Phase I (Abschn. 1.3) wird sie vorwiegend als krankengymnastische Einzelbehandlung ausgeführt. Bei Patienten nach einem Herzinfarkt folgt danach die Phase II meist in Rehabilitationszentren. Die Behandlung geschieht hier häufig in Form eines dosierten Ergometertrainings. Für viele Patienten ergibt sich anschließend die Möglichkeit einer Fortführung der Bewegungs- und Sporttherapie am Wohnort in einer ambulanten Herzgruppe (Phase III).

Als Voraussetzung für die Teilnahme an einer **Trainingsgruppe** wird eine Belastbarkeit von mindestens 1 Watt/kg Körpergewicht

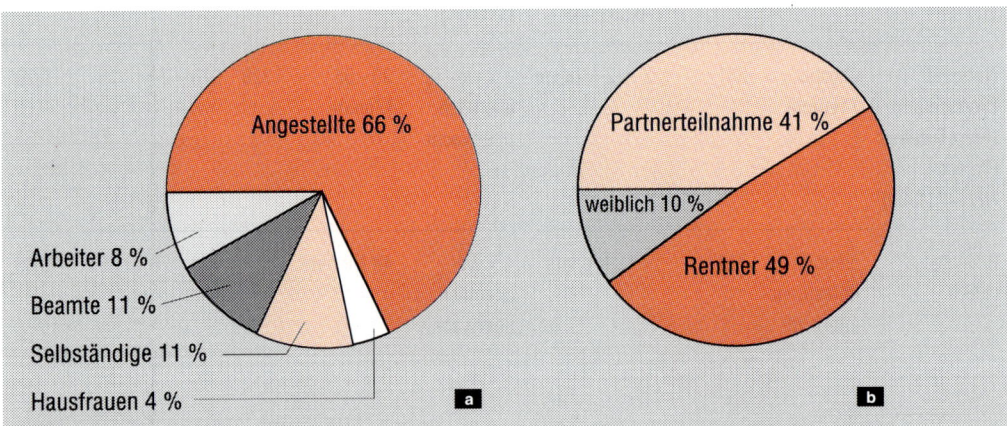

**Abbildung 5-11:**
Zusammensetzung der Kölner ambulanten Herzgruppen.
**a)** Die berufliche Aufgliederung zeigt, daß vorwiegend Angestellte (60 %) sowie Beamte und Selbständige (je 11 %) vertreten sind. Arbeiter (8 %) und Hausfrauen (4 %) sind erheblich unterrepräsentiert.
**b)** Zehn Prozent der Teilnehmer sind weiblich. Diese Zahl ist höher als die unter a) angegebenen 4 % Hausfrauen, da natürlich auch unter den Berufstätigen Frauen vertreten sind. Da inzwischen schon 40 % aller Infarktpatienten weiblich sind, sind Frauen auch in der Herzgruppe unterrepräsentiert. Bei 41 % unserer Teilnehmer nehmen die Ehepartner teil. Praktisch die Hälfte aller Teilnehmer ist berentet. (Um Mißverständnissen vorzubeugen, soll betont werden, daß in der rechten Kreisgraphik die Summe nicht 100 % ergeben muß.)

angesehen (Abschn. 10.6). Dies entspricht der Fähigkeit, zumindest locker traben zu können. Bei geringerer Belastbarkeit sind Trainingseffekte im Sinne einer Verbesserung von Organfunktionen nicht mehr zu erreichen. Hier können nur noch Übungseffekte erzielt werden, also koordinative Verbesserungen.

Patienten, die weniger belastbar sind als 1 Watt/kg Körpergewicht, können daher nur in **Übungsgruppen** Aufnahme finden. Als untere Grenze für die Aufnahme in eine Übungsgruppe kann eine Belastbarkeit von 0,5 Watt/kg Körpergewicht festgelegt werden. Patienten, die noch weniger belastbar sind (im allgemeinen also nur ca. 25 Watt), sind nicht mehr in der Lage, sich eine Stunde in einer Herzgruppe auf den Beinen zu halten. Soweit hier eine Bewegungstherapie durchgeführt wird, muß dies im Rahmen einer krankengymnastischen Einzelbehandlung erfolgen (s. auch Abschn. 5.6.2.2).

Nach den eingangs gegebenen Zielsetzungen des Sports soll durch die Bewegungstherapie keineswegs nur das Herz-Kreislauf-System, sondern der Koronarpatient in seiner gesamten Motorik und auch in seiner Psyche beeinflußt werden, um mit den Problemen des Alltagslebens und seiner Erkrankung besser fertig werden zu können. Ausdauerbelastungen haben den höchsten Trainingseffekt auf das Herz-Kreislauf-System. Mit ihnen sind die größten Wirkungen im Sinne einer Ökonomisierung der Herz-Kreislauf-Tätigkeit zu erzielen. Nachdem der Patient jedoch kein „Herz-Kreislauf-Stoffwechsel-Präparat" darstellt, steht zwar die Ausdauerbelastung im Zentrum des Sports, die Bewegungstherapie darf sich jedoch keineswegs hierauf beschränken.

In den Herzgruppen hat sich im allgemeinen folgende Dreiteilung durchgesetzt (s. Abb. 5-12): Das Programm besteht aus Gymnastik, Ausdauerbelastung und Spiel. In einer gezielten Gymnastik soll die gesamte Motorik einschließlich Koordination, Beweglichkeit und Kraft angesprochen werden. Die einzige Belastungsform, die sich für den Koronarpatienten völlig verbietet, sind Schnelligkeitsbelastungen, da sie per Definition stets mit einer Überforderung des Herz-Kreislauf-Systems verbunden sind.

Die **Ausdauerbelastung** wird dosiert und kontrolliert (Abschn. 10.6.5) durchgeführt, wobei sich als beste Form das Laufen durchgesetzt hat. Dies ist einmal aus Kreislaufgründen besonders günstig, da es ohne wesentlichen Krafteinsatz und damit ohne Blutdruckanstieg erfolgt (Abschn. 2.7.2.1). Aus rein praktischen Gründen läßt sich das Laufen mit einem geringen technischen Aufwand, also ohne notwendige Geräte und unabhängig von den Wetterbedingungen, ausführen. Das Spiel sorgt für die Motivation der Patienten sowie für die Abreaktion von psychischem Alltagsstreß. Gerade beim Spiel müssen Überforderungen verhindert werden. Bewährt haben sich Mannschaftsrückschlagspiele wie das Volleyballspiel, an vielen Orten auch Family-Tennis, Fußballtennis, Prellball, Faustball, Indiaca u. a. (Abschn. 2.7.2.11).

Neben diesem Standardschema werden an einigen Orten zusätzliche Sportangebote wie Skilanglauf, Radfahren, Schwimmen etc. durchgeführt. Bezüglich der Eignung dieser Sportarten wird auf Abschnitt 2.7.2 verwiesen.

In den **Übungsgruppen** wird im allgemeinen eine Laufbelastung nicht durchgeführt, da die Belastbarkeit der Patienten hierzu nicht ausreicht. Das Programm besteht aus leichter Gymnastik sowie Spielformen, besonders Prellball oder kleinen Spielen, die den Patienten nicht überfordern.

**Organisatorisch** sollte das bewegungstherapeutische Programm aus physiologischer Sicht am besten dreimal pro Woche angeboten werden, da dies einen optimalen Trainingseffekt gewährleistet (Abschn. 2.6.1). Für die Mehrzahl der Patienten und Organisatoren läßt sich dies nicht durchhalten. An den meisten Orten wird der Sport nur ein- oder zweimal pro Woche angeboten. In unseren Untersuchungen haben wir auch bei zweimal wöchentlichem Sport deutliche Leistungssteigerungen gefunden. Auch ein einmaliges Angebot pro Woche hat für den Patienten große Bedeutung, da der Sport nicht nur aus trainingsphysiologischen, sondern besonders auch aus psychosozialen Gründen heraus gesehen werden sollte. Psychosoziale Effekte können durchaus auch durch ein einmaliges Angebot pro Woche angestrebt werden.

Bei den Herzgruppen, also bei Gruppen, in denen Patienten mit einem relativ hohen Risiko Sport betreiben, muß stets die **Anwesenheit eines Arztes**, ausgerüstet mit entsprechenden Notfallmedikamenten und einem Defibrillator (Abschn. 11.3.3), gefordert werden. Für Patienten mit leichterer koronarer Herzkrankheit, bei denen es noch nicht zu kritischen Gefäßeinengungen gekommen ist, bzw. von denen noch kein Herzinfarkt durchgemacht wurde, ist der Sport durchaus auch ohne Anwesenheit des Arztes vertretbar. Im Einzelfall muß dies vom untersuchenden Arzt entschieden werden. Solche Patienten können auch in zunehmend aufgebaute sog. **Risikogruppen** oder **Präventivgruppen** aufgenommen werden. Hierunter werden Gruppen für Patienten mit Risikofaktoren wie Hochdruck, Übergewicht und Diabetes verstanden. Auch dieser Bereich stellt eine zunehmend wichtige Aufgabe für die Bewegungs- und Sporttherapie dar. In entsprechenden Modellen werden Risikoträgern Programme angeboten, in denen sie unter der Leitung eines ausgebildeten Übungsleiters gezielt Sport treiben können, in Verbindung mit Ernährungsberatung und Fortbildungsvorträgen über gesundheitsbewußtes Verhalten. Die regelmäßige Anwesenheit eines Arztes in solchen Präventivgruppen ist im allgemeinen nicht notwendig.

Nicht alle Koronarpatienten können körperlich belastet werden. Die wichtigsten Kontraindikationen werden nachfolgend aufgelistet. Sie werden nicht auf die KHK beschränkt, da inzwischen auch zahlreiche andere Patienten gemeinsam mit Koronarpatienten in Herzgruppen Sport treiben.

**Kontraindikationen gegen eine Bewegungstherapie**
- **Fehlendes Einverständnis des Hausarztes.** Der Hausarzt ist für die Therapie seines Patienten verantwortlich. Wenn das Einver-

ständnis des Hausarztes mit einer Bewegungsbehandlung, aus welchen Gründen auch immer, nicht vorliegt, kann sein Patient an einer Gruppe nicht teilnehmen.
- **Akute schwere kardiale Erkrankungen,** etwa ein akuter Herzinfarkt oder eine akute Herzmuskelentzündung etc.
- **Schwerer operationspflichtiger Herzfehler,** besonders eine schwere Aortenklappenstenose.
- Zeichen einer nicht ausreichend behandelten **Herzinsuffizienz** (s. Abschn. 5.6).
- **Nicht ausreichend eingestellter Bluthochdruck** (Werte bereits in Ruhe systolisch über 200 mmHg und/oder diastolisch 120 mmHg).
- **Gefährliche Herzrhythmusstörungen,** die nicht ausreichend behandelt sind (Abschn. 7).
- **Sonstige Erkrankungen,** die eine Teilnahme am Gruppensport nicht erlauben, wie z. B. schwere orthopädische Behinderungen, Sehstörungen, schwere Krebserkrankungen etc.

# 5.6 Herzinsuffizienz

## 5.6.1 Definitionen

Unter einer Herzinsuffizienz, also einem Herzversagen, wird die Unfähigkeit des Herzens verstanden, die erforderliche Pumpleistung zu erbringen. Das zum Herzen zurückfließende Blut wird nicht mehr vollständig weitertransportiert. Es handelt sich dabei um das Endstadium der verschiedensten organischen Herzerkrankungen, die in Abschnitt 5.2 bis 5.5 ohne Anspruch auf Vollständigkeit aufgelistet wurden. Eine Herzinsuffizienz entwickelt sich im allgemeinen im Rahmen eines jahrelangen schleichenden Prozesses mit zunehmender Verschlechterung der Herzfunktion. Sie kann jedoch auch akut eintreten, beispielsweise durch ein Herzversagen infolge

**Abbildung 5-12:**

Sport in der ambulanten Herzgruppe.

a) Gymnastik;

b) Ausdauerbelastung;

c) Spiel.

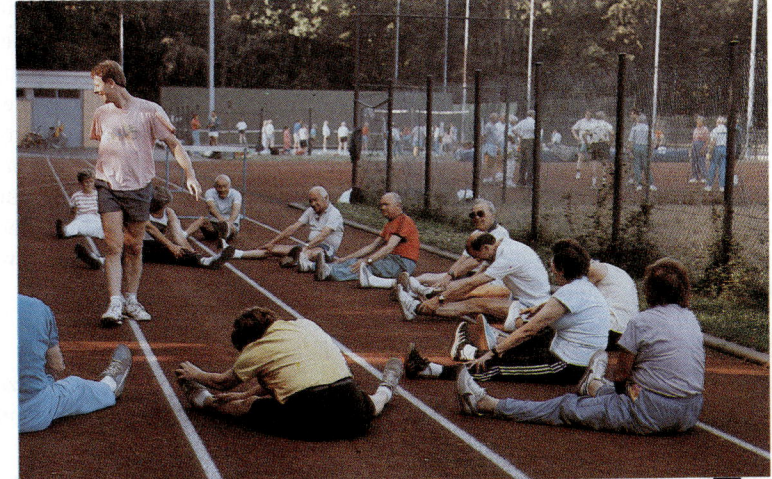

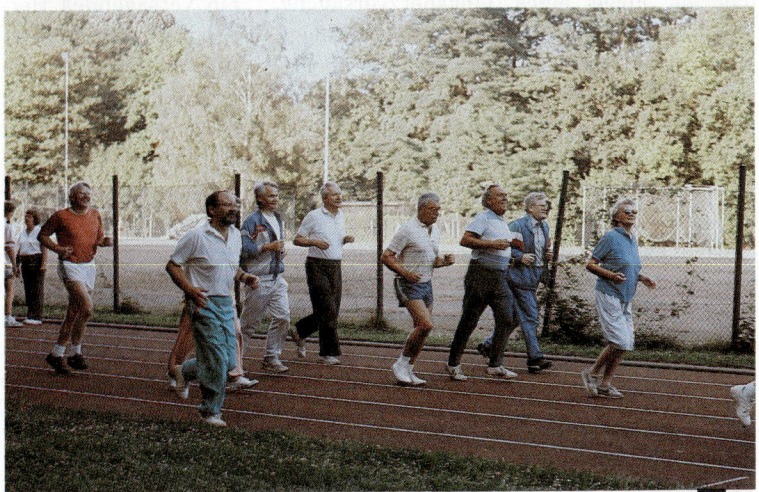

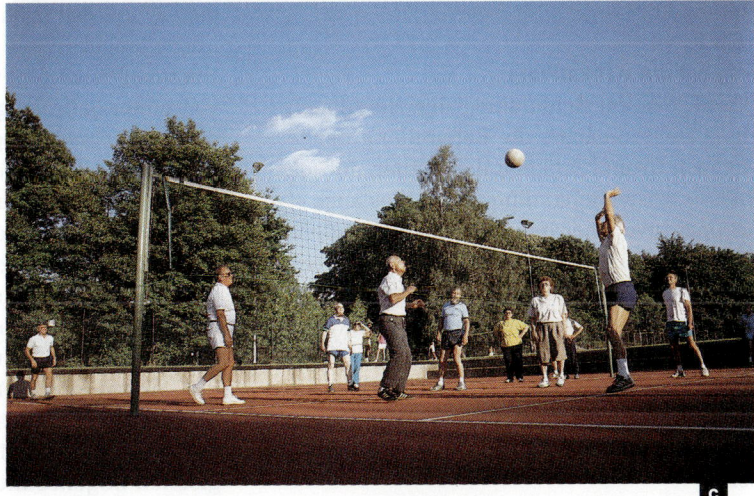

eines sehr großen Herzinfarktes (s. Abschn. 5.5.5.2). Aufgrund seiner höheren Belastung kommt es meist zunächst zu einem Versagen des linken Herzens (**Linksherzinsuffizienz**). Das Blut staut sich dann in die Lunge zurück, es kommt zu Atemnot, besonders unter Belastungsbedingungen, verbunden mit Leistungsschwäche durch das nicht ausreichende Herzminutenvolumen. Bei einem sehr ausgeprägten Herzversagen und hohem Rückstau in den Lungenkreislauf wird der Druck in den Lungengefäßen so groß, daß Flüssigkeit aus den Kapillaren austritt. Es entwickelt sich das gefürchtete **Lungenödem.** Auch das rechte Herz kann versagen (**Rechtsherzinsuffizienz**), primär oder meist sekundär als Folge eines Linksherzversagens. Wenn der Druck im Lungenkreislauf ansteigt, wird mit der Zeit auch das rechte Herz überlastet. Das Blut staut sich dann vor dem rechten Herzen zurück. Typische Symptome sind das Anschwellen der Leber, der Austritt von Flüssigkeit in den Bauchraum (Bauchwassersucht = **Aszites)** sowie in das Gewebe der Beine. Es entsteht das typische Symptom der Herzinsuffizienz, das Anschwellen der Beine („dicke Beine" = **Beinödeme)**. In das gestaute Gewebe lassen sich in ausgeprägten Fällen Dellen eindrücken.

## 5.6.2
## Therapie

### 5.6.2.1
### Allgemeine Behandlung

Die allgemeine Behandlung der Herzinsuffizienz stellt zunächst die Behandlung der jeweiligen Grundkrankheit dar. Neben der medikamentösen Behandlung kann dies auch eine operative Therapie darstellen, beispielsweise bei der koronaren Herzkrankheit eine Bypass-Operation, bei einem Herzklappenfehler ein Herzklappenersatz, bei zu langsamer Herzschlagzahl der Einsatz eines Herzschrittmachers. Als letztes Mittel steht heute die **Herztransplantation** zur Verfügung. Auf die entsprechenden Stichworte wird verwiesen.

Im Bereich der medikamentösen Behandlung wird versucht, die Herzleistung zu verstärken und gleichzeitig das Herz zu entlasten. Das klassische Medikament zur Verbesserung der Herzleistung ist das Digitalis, zur Entlastung des Herzens werden heute vor allem auch Diuretika und ACE-Hemmer eingesetzt. Auf die entsprechenden Stichworte in Abschnitt 9.2 wird verwiesen.

### 5.6.2.2
### Bewegungstherapie

Lange Zeit galt die Herzinsuffizienz — und gilt auch heute noch weitgehend — als Kontraindikation gegen Sport- und Bewegungstherapie. Tatsächlich erscheint es wenig sinnvoll, ein versagendes Herz noch zunehmend zu belasten. Inzwischen hat aber selbst in diesem Bereich ein Umdenken eingesetzt. Es hat sich nämlich gezeigt, daß viele Patienten trotz einer schlechten Herzfunktion oft noch erstaunlich gut belastbar sein können. In zahlreichen Übungsgruppen finden sich Patienten, deren Beschwerden der Definition einer Herzinsuffizienz entsprechen. Diese Beobachtung hat die Frage aufgeworfen, ob mit Erlaubnis zur Bewegung nicht auch bei Patienten mit Herzinsuffizienz großzügiger umgegangen werden könnte. Hierfür sprechen eine Reihe von Gründen:

- Die **typischen Symptome** der Herzinsuffizienz sind Leistungsschwäche und Atemnot unter Belastung. Dieses sind aber auch die Symptome von ausgeprägtem Trainingsmangel. Viele Patienten mit einer Herzinsuffizienz sind in ihrem Lebensstil von einem jahrelangen Bewegungsmangel gekennzeichnet. Möglicherweise sind ihre Beschwerden zum Teil mehr durch die Immobilisierung als durch die Einschränkung der Herzfunktion bedingt.
- Eventuell kann durch Bewegungstherapie sogar positiver Einfluß auf die Herzinsuffizienz genommen werden. Zu diesen Überlegungen haben neue Erkenntnisse über das Wesen der Herzinsuffizienz geführt. Diese ist nicht nur als reines Versagen einer Pumpe zu erklären. Es kommt zu **physiologischen Gegenreaktionen,** die sich für das

Herz auf die Dauer negativ auswirken. Der Körper setzt vermehrt Streßhormone (Adrenalin) frei, um das Herz zu einer vermehrten Leistung anzuregen. Dies verstärkt auf Dauer aber das Herzversagen. Im gleichen Sinne werden vom Körper vermehrt die Wirkstoffe Renin und Angiotensin freigesetzt, mit auf Dauer ebenfalls negativen Effekten. Wenn es durch Bewegung gelingt, diese Fehlreaktionen zurückzuregeln, könnte sich dies auch positiv auf die Herzfunktion auswirken. Auch die Pulsschlagzahl wird durch Training vermindert. Ein Herz, das langsamer schlägt, schlägt ökonomischer, so daß auch aus dieser Sicht eine dosierte Bewegungstherapie für das insuffiziente Herz von Vorteil sein könnte.

● **Psychosoziale Gründe:** Patienten mit Herzinsuffizienz sind in ihrer Lebensqualität erheblich eingeschränkt. Gerade dann, wenn es sich um jüngere Patienten (z. B. Patienten mit Herzfehler oder dilatativer Kardiomyopathie (s. Abschn. 5.4.2), handelt, ist die Erfahrung einer erhöhten Leistungsfähigkeit, ganz besonders in einer Gruppe, von hoher psychischer Bedeutung.

Aus diesen Gründen heraus wurden erste — positive — Erfahrungen mit der Bewegungstherapie bei herzinsuffizienten Patienten gesammelt. Entsprechende „Herzinsuffizienzgruppen" befinden sich allerdings noch im experimentellen Stadium. Auf keinen Fall sollte versucht werden, Patienten mit schwerer Herzinsuffizienz zu „trainieren". Die Belastung ist jeweils nach dem klinischen Stadium und einer optimalen medikamentösen bzw. eventuellen operativen Behandlung durchzuführen.


Die **klinische Einordnung der Schwere der Herzinsuffizienz** wird nach der sog. NYHA-Klassifizierung durchgeführt, die von der New York Heart Association erstellt wurde.

– NYHA I: Keinerlei subjektive Beschwerden, die Störung der Herzfunktion läßt sich nur objektiv feststellen, etwa mit Hilfe der Echokardiographie (s. Abschn. 10.8).

– NYHA II: Beschwerden treten nur bei stärkeren und ungewöhnlichen körperlichen Belastungen auf.
– NYHA III: Beschwerden schon bei geringen Alltagsbelastungen, etwas schnellerem Gehen oder Treppensteigen.
– NYHA IV: Beschwerden und Zeichen der Herzinsuffizienz schon in Ruhe.

Patienten der NYHA-Stadien I und II können zum Teil sogar in ambulanten Trainingsgruppen teilnehmen, Patienten der Stadien II und III finden sich teilweise in ambulanten Herz-Übungsgruppen. Besonders im Stadium III könnte dort allerdings bereits eine Überforderung stattfinden. In der von uns geleiteten Gruppe mit herzinsuffizienten Patienten findet ein sehr niedrig dosiertes Programm statt, das hier beispielhaft aufgeführt werden soll:

1. Leichte Gymnastik und gymnastische Spiele, vorwiegend im Sitzen. Dauer ca. 20 min.
2. 3 x 5 min Fahrradergometerbelastung gegen den Innenwiderstand des Geräts (Leerbelastung) oder mit 25 bis 50 Watt, je nach individueller Belastbarkeit.
3. Atemübungen und Entspannungstechniken. Die Atemübungen werden jeweils zwischen die 5-minütigen Ergometerbelastungen eingeschaltet.

Bevor eine solche Bewegungstherapie generell empfohlen werden kann, müssen allerdings noch weitere Erfahrungen gesammelt werden. Erste Erfahrungen zeigen andererseits, daß auch dem Patienten mit gut eingestellter Herzinsuffizienz nicht mehr grundsätzlich von jeder Bewegung abgeraten und zu größtmöglicher Schonung geraten werden muß.

# 6
# Risikofaktoren für die Arterioskleroseentstehung

## 6.1
## Definitionen

Der Begriff Risikofaktoren bezeichnet Faktoren, die statistisch mit bestimmten Erkrankungen in Zusammenhang stehen. Sie erhöhen das Risiko, von einer Erkrankung betroffen zu werden. Sie müssen damit nicht in einem ursächlichen Zusammenhang mit ihr stehen. Rauchen begünstigt beispielsweise die Entstehung des Herzinfarkts, Rauchen muß aber nicht die Ursache sein, da auch Nichtraucher einen Herzinfarkt bekommen können. Andererseits schließt die Tatsache, daß Nichtraucher einen Herzinfarkt bekommen, nicht aus, daß möglicherweise Rauchen doch einen ursächlichen Faktor darstellt, da vielleicht mehrere verschiedene Ursachen zur gleichen Erkrankung führen können.

Die Frage, ob Risikofaktoren auch Ursachen darstellen können, kann erst entschieden werden, wenn die Frage der Kausalität wissenschaftlich abgeklärt ist. Diese Zusammenhänge sind häufig nicht hinreichend bekannt. So argumentieren viele Raucher, daß Rauchen keine Bedeutung für die Entstehung des Infarks haben könne, da auch Nichtraucher eine solche Erkrankung bekommen könnten, während umgekehrt schwere Raucher oft davon verschont bleiben. Solche Einzelbeobachtungen führen nicht an der Tatsache vorbei, daß das Risiko für die Entstehung einer Arteriosklerose beim Raucher um das Doppelte erhöht ist.

Solange die Ursachen der Arteriosklerose nicht hinreichend bekannt sind, werden in der Öffentlichkeit Risikofaktoren meist nach ihrer Plausibilität beurteilt. Im Bedürfnis nach Kausalität werden häufig Faktoren wie Streß etc. herausgestellt (Abschn. 6.3.4). Ein wissenschaftlicher Beleg für die Bedeutung des Faktors Streß wurde bisher nicht erbracht. Der Streß wirkt wohl weniger direkt als indirekt. Streßgeplagte Menschen bewältigen nicht selten ihre Überbelastung durch den Griff zur Zigarette oder Fehlernährung, was dann das eigentliche Risiko darstellt. Dem Streß kommt dann nicht die Bedeutung eines Risikofaktors zu, sondern es handelt sich um einen **Risikoindikator**. Umgekehrt sind statistisch erwiesene Zuordnungen häufig nicht unbedingt rationell einsichtig. So finden sich etwa überraschenderweise mehr Herzinfarkte bei Menschen, die in Gegenden mit „weichem", also kalkarmem Wasser leben. Man hätte sich eher vorgestellt, daß kalkreiches Wasser vorzugsweise zu einer „Gefäßverkalkung" führt.

Man sollte sich also davor hüten, Krankheiten, die in ihrer Entstehung noch nicht hinreichend bekannt sind, subjektiv verstehen und erklären zu wollen, da dies leicht zu Irrtümern und fehlerhaften Konsequenzen führen kann. Es muß ferner darauf hingewiesen werden, daß diejenigen Risikofaktoren, die für die Entstehung einer Erkrankung verantwortlich sind (**primäre Risikofaktoren**), nicht identisch sein müssen mit denjenigen, die ihre Verschlimmerung bewirken (**sekundäre Risikofaktoren**).

Umgekehrt sollten den Risikofaktoren Faktoren gegenübergestellt werden, die die Gefahr einer solche Erkrankung vermindern (**Schutzfaktoren**). So wird heute im allgemeinen Bewegungsmangel als eigenständiger Risikofaktor nicht mehr anerkannt, da beispielsweise Frauen, die sonst keinen Risikofaktor aufweisen, auch bei völligem Bewegungsmangel kaum eine Arteriosklerose entwickeln. Andererseits kommt der Bewegung bei Risikofaktoren wie Übergewicht, Hochdruck oder Zuckerkrankheit die Bedeutung eines Schutzfaktors zu.

Die Risikofaktoren können in drei Gruppen eingeteilt werden:

- **Konstitutionelle Risikofaktoren**, auch als unveränderbare Risikofaktoren bezeichnet, wie Lebensalter, Geschlecht, Rasse.
- **Externe Risikofaktoren**, die sich aus den Lebensbedingungen ergeben, wie Rauchen, Streß, Fehlernährung.
- **Interne Risikofaktoren**, d. h. Zustände, die an sich schon eine innere Erkrankung darstellen und die das Risiko einer Arteriosklerose erhöhen, wie Hochdruck, Zuckerkrankheit oder Fettstoffwechselstörungen.

Es muß darauf hingewiesen werden, daß die Risikofaktoren nur selten isoliert auftreten und betrachtet werden können, sondern daß sie sich teilweise erheblich gegenseitig beeinflussen. So begünstigt Fehlernährung die Entstehung von Zuckerkrankheit, Übergewicht, Hochdruck und Fettstoffwechselstörungen. Bei der Zuckerkrankheit kommen Fettstoffwechselstörungen gehäuft vor. Die genannten Faktoren stehen untereinander in einem kausalen Zusammenhang (siehe **metabolisches Syndrom,** Abschn. 6.3.3). Aus diesem Grund ist selten nur ein einzelner Risikofaktor verantwortlich. Mehrere Risikofaktoren addieren sich nicht, sondern sie potenzieren sich. So verdoppelt sich beispielsweise das Risiko für einen Herzinfarkt bei einem Raucher. Liegen bei ihm drei Risikofaktoren vor, also beispielsweise Rauchen, Hochdruck und Fettstoffwechselstörungen, so beträgt das Risiko $2^3$, also etwa das achtfache Risiko eines Nichtrauchers mit normalem Blutdruck und Cholesterinwert. Ein Übergewichtiger, bei dem häufig auch Hochdruck und eine Fettstoffwechselstörung vorliegen, und der dann noch raucht, kann mit hoher Wahrscheinlichkeit davon ausgehen, daß ihn irgendwann der Infarkt ereilt. Diese Zusammenhänge müssen ihm rechtzeitig bewußt gemacht werden.

Schließlich ist darauf aufmerksam zu machen, daß den Risikofaktoren ein **unterschiedlicher Stellenwert** zukommt. Die häufig gehörte Meinung, „einen Risikofaktor könne man sich leisten", ist ebenso falsch wie die Ansicht, ein Schutzfaktor und ein Risikofaktor würden sich gegenseitig aufheben. Wer beispielsweise rauche, könne dies durch regelmäßige Waldläufe ausgleichen. Hier muß unterstrichen werden, daß den einzelnen Risikofaktoren ein sehr unterschiedlicher Stellenwert zukommt. Statistisch gesehen sind die **Risikofaktoren erster Ordnung** etwa gleichwertig.

- Hochdruck
- Zigarettenrauchen
- Fettstoffwechselstörung.

Diesen Risikofaktoren kommt in den unterschiedlichen Gefäßgebieten eine verschiedene Bedeutung zu. So weisen Raucher vorzugsweise eine Arteriosklerose im Bereich der Herzkranzarterien und der Beine auf, der Hochdruckpatient vor allem im Bereich der Gehirnarterien. Die Ursache für diese Unterschiede ist ebenso unbekannt wie die Ursache der Arteriosklerose. In der Bevölkerung bestehen hier häufig erhebliche Mißverständnisse. Der Bewegungsmangel als Risikofaktor ist sicher gegenüber dem Rauchen von einer weit untergeordneten Bedeutung. Außer den genannten drei Faktoren können daher alle anderen externen oder internen Faktoren als **Risikofaktoren zweiter Ordnung** bezeichnet werden.

Im folgenden sollen die genannten einzelnen Risikofaktoren näher beleuchtet werden.

## 6.2 Konstitutionelle Risikofaktoren

### 6.2.1 Lebensalter

Erhöhtes Lebensalter ist ein vermehrtes Risiko für die Entstehung einer Arteriosklerose; ältere Menschen erkranken häufiger an Schlaganfall und Herzinfarkt als jüngere. Trotzdem ist hohes Lebensalter nicht wie oft geglaubt die Ursache der „Gefäßverkalkung". Es gibt ältere Menschen mit völlig „sauberen Gefäßen", die dann erstaunlich jung wirken. Ein Lehrsatz sagt dies mit den Worten: „Der

Mensch ist so alt wie seine Gefäße". Andererseits gibt es bereits Kinder und Jugendliche, die unter ungünstigen Bedingungen, beispielsweise bei einer familiären Fettstoffwechselstörung, an einem Infarkt erkranken können.

## 6.2.2
## Geschlecht

Bei Frauen bildet sich wesentlich seltener und später eine Arteriosklerose aus als bei Männern. Dies erklärt die in der Bundesrepublik Deutschland im Durchschnitt um 7 Jahre höhere Lebenserwartung der Frau von durchschnittlich 79 Jahren gegenüber 72 Jahren für den Mann. Als Ursache hierfür wurde häufig eine Schutzwirkung der weiblichen Hormone, vor allem des Östrogens, gesehen. Entsprechende Untersuchungen in den USA, bei denen Männer mit Östrogenen behandelt wurden, haben allerdings nicht zu einer Senkung der Arterioskleresehäufigkeit beim Mann geführt. Die Ursache scheint aus heutiger Sicht weniger in dem Mehr an weiblichen Hormonen zu liegen als in den weniger vorhandenen männlichen Hormonen, speziell dem Testosteron oder zumindest in dem günstigeren Verhältnis von weiblichen zu männlichen Hormonen. Das „Schutzcholesterin" HDL (Abschn. 6.4.2) ist in seiner Konzentration negativ mit dem *Testosteron* korreliert. Frauen haben somit höhere HDL-Werte und damit eine geringere Arterioskleresehäufigkeit als Männer, weil sie über weniger Testosteron verfügen. Nach Eintritt der Wechseljahre (Menopause) ist auch die Frau verstärkt herzinfarktgefährdet.

Herzinfarkte bei einer Frau vor Eintritt der Menopause sind somit selten. Dieser relative Schutz kann allerdings durch Rauchen und die Einnahme **empfängnishemmender Tabletten („Pille")** durchbrochen werden. Aus diesem Grunde steigt die Herzinfarkthäufigkeit in den letzten Jahren besonders bei Frauen an. Jeder dritte Infarkt betrifft inzwischen bereits eine Frau. Während das Rauchen die Arterioskleresehäufigkeit verstärkt, beruht der Wirkungsmechanismus der Pille

auf ihrem Einfluß auf die Blutgerinnung. Sie führen zu einer verstärkten Zusammenballung der Thrombozyten (Thrombozytenaggregation, s. Abschn. 2.4.2.2). In allerdings seltenen Fällen verursachen solche empfängnisverhütenden Medikamente eine Zunahme der Gerinnbarkeit, die Blutgerinnungen auch in intakten Gefäßen bewirken. Besonders bei mit Hormonen behandelten Frauen findet man nach Infarkten bei der Gefäßdarstellung (s. Abschn. 10.10) oft völlig unauffällige Herzkranzarterien. Addieren sich Rauchen (Arteriosklerose) und „Pille" (erhöhte Gerinnbarkeit), nimmt naturgemäß das Risiko erheblich zu. Es sollte allerdings darauf hingewiesen werden, daß durch die Pille allein das Risiko nur so gering ansteigt, daß dies statistisch kaum nachweisbar ist.

## 6.2.3
## Rasse

Bestimmte Erkrankungen finden sich bei bestimmten Rassen häufiger als bei anderen. Von daher stellt sich auch die Frage des möglichen Einflusses rassischer Faktoren auf die Häufigkeit arteriosklerotischer Herz-Kreislauf-Erkrankungen. Dies soll anhand der 19-Länder-Studie diskutiert werden (Abb. 6-1), die die Häufigkeit des Herzinfarktes im mittleren Lebensalter in den wichtigsten westlichen Industrieländern aufzeigt. Von 100 000 Finnen sterben danach ca. 600 jährlich am Herzinfarkt, dagegen nur ca. 25 von 100 000 Japanern. Dies könnte mit rassischen Faktoren zu tun haben. Die Finnen an der Spitze sowie die Japaner am Ende der Tabelle sind jeweils im Gegensatz zu den anderen keine indogermanischen Völker. Eine nähere Analyse zeigt jedoch, daß es sich dabei nicht um ethnische Faktoren, sondern um Fragen der Lebensführung handelt. Die Häufigkeit des Herzinfarkts in Finnland hängt mit der nördlichen Lage des Landes zusammen. Eine gleich hohe Sterblichkeit zeigt sich inzwischen auch in Schottland und Nordirland. Im hohen Norden ist die Ernährung sehr fettreich, da Fett Wärme produziert. Weiterhin führen die Extrembedingungen des Nordens

**Abbildung 6-1:**
Statistik der Herzinfarkthäufigkeit in verschiede-
nen Industrieländern. Zahl
der Todesfälle pro 100 000
Einwohner bei Menschen
in mittlerem Lebensalter.

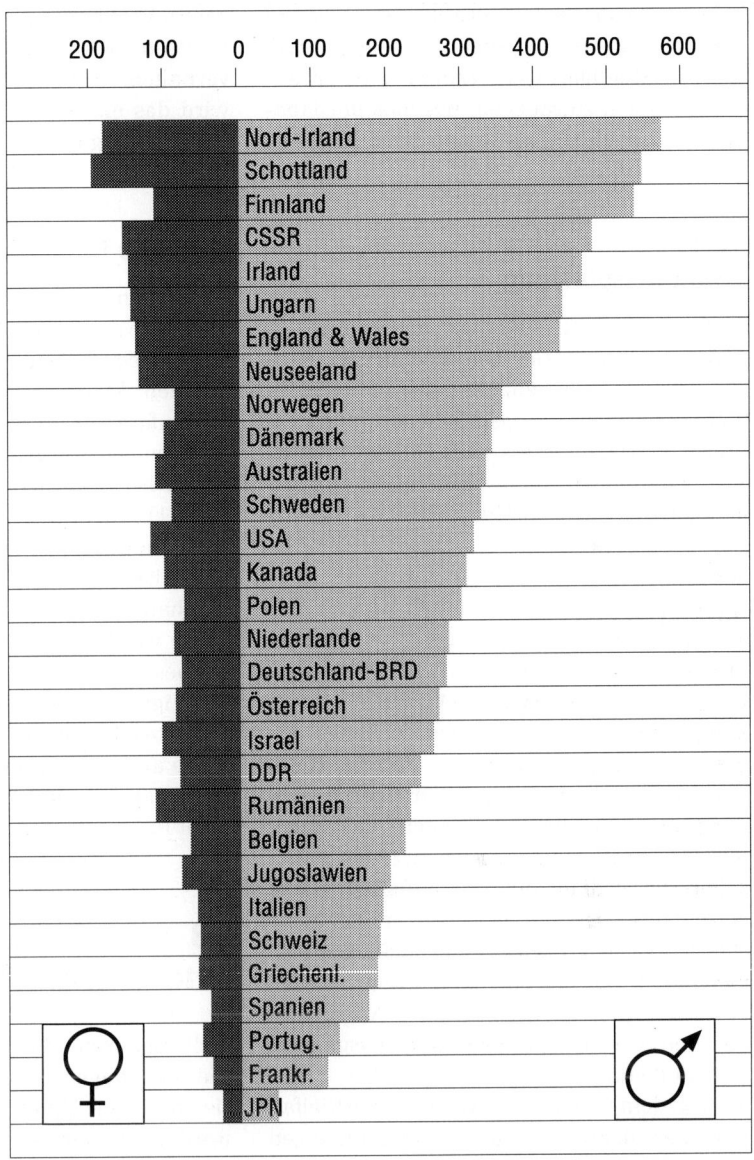

auch zu extremer Lebensführung im Hinblick auf Alkohol- und Nikotinkonsum.

Die niedrige Herzinfarktrate der Japaner geht verloren, wenn sie aus ihrem Mutterland auswandern und z. B. US-amerikanische Lebensgewohnheiten, speziell amerikanische Ernährungsgewohnheiten, übernehmen. Die Seltenheit des Herzinfarktes bei den Japanern beruht auf ihrer sehr günstigen, speziell herzinfarkt-feindlichen Ernährung. Die Japaner ernähren sich fettarm; sie essen viele Kohlenhydrate (Reis) und insbesondere Seefisch, der eine hochungesättigte Fettsäure, das sog. „Lachsöl", enthält (s. Abschn. 6.4.2). Andererseits weist die japanische Industriegesellschaft einen besonders hohen Streß auf. Die Arbeitszeit eines Industriearbeiters liegt um 25% über derjenigen eines deutschen Arbeiters, die Urlaubszeit ist wesentlich kürzer. Das Magengeschwür als Ausdruck eines hohen psychosozialen Stresses ist in Japan ein großes Problem. Es ist offensichtlich wesentlich wichtiger, sich vernünftig zu ernähren und nicht zu rauchen, wie dies die Japaner traditionell tun, als keinen Streß zu haben (s. Abschn. 6.3.4).

## 6.2.4
## Erbliche Belastung

Auch wenn man Familien ausschließt, in denen Risikofaktoren wie Hochdruck, Fettstoffwechselstörungen, Diabetes etc. vererbt werden, bleiben ausgesprochene „Infarktfamilien" übrig, in denen stark gehäuft Infarktfälle vorkommen, ohne daß hierfür eine erkennbare Ursache vorläge.

## 6.2.5
## Verhaltenstyp

Von ROSEMANN wurde das Typ-A/B-Konzept eingeführt. Unter dem Typ A wird derjenige verstanden, bei dem ausgesprochenes Erfolgsstreben mit Unruhe und Hetze verbunden ist. Typ B ist dagegen der eher Ausgeglichene. Beim Typ-A-Verhalten, das angeboren ist und kaum abgelegt werden kann, sollen sich gehäuft Infarktfälle finden. Dabei ist die Typ-A/B-Einteilung nicht als einfache Alternative im Sinne ja/nein gedacht, sondern es handelt sich um eine Skalierung mit fließenden Übergängen, wobei die A/B-Eigenschaften mehr oder minder stark ausgeprägt sein können.

Trotzdem wird diese Einteilung der Vielfalt der menschlichen Psyche kaum gerecht. Gegen eine solche Einteilung sprechen auch Beobachtungen, nach denen beispielsweise Menschen in Spitzenpositionen eher weniger Herzinfarkte bekommen als Arbeiter und Angestellte. Der früher für den Herzinfarkt benutzte Begriff „Managerkrankheit" war irreführend, da er aufgrund des Öffentlichkeitswertes eines Herzinfarktes bei Menschen in Spitzenpositionen fälschlicherweise suggerierte, daß dies bei Managern ein häufiges Schicksal sei. Das Gegenteil ist der Fall, da Menschen, die sich dank ihrer Intelligenz in solche Spitzenpositionen

gebracht haben, meistens auch die Intelligenz besitzen, sich gesundheitlich vernünftiger zu verhalten. Auch von psychologischer Seite wird das einfache A/B-Konzept daher heute meistens abgelehnt.

## 6.2.6
## Sonstige Risikofaktoren

Neben den bisher genannten Faktoren gibt es noch eine ganze Reihe anderer konstitutioneller Hinweise auf ein erhöhtes Infarktrisiko. So erleiden **kleine Menschen** häufiger einen Herzinfarkt als große. Die Herzinfarktrate bei Trägern der **Blutgruppe 0** ist deutlich niedriger als bei Trägern der Blutgruppe A (Abschn. 2.4.2.1). Menschen mit einer bestimmten **Falte im Ohrläppchen** sollen für den Herzinfarkt disponiert sein. Ein ursächlicher Zusammenhang ist hier nicht erkennbar. Möglicherweise werden infarktträchtige Eigenschaften auf bestimmten Genen gemeinsam mit anderen Eigenschaften vererbt wie mit einer bestimmten Blutgruppe. Diese sind dann Hinweise auf eine größere Arterioskleroseberitschaft, also eigentliche Risikoindikatoren und nicht Risikofaktoren.

## 6.3
## Externe Risikofaktoren

Risikofaktoren, die mit dem Lebensstil zusammenhängen, sind besonders wichtig, da sie durch eine Verhaltensänderung beeinflußt werden können. Gemeinhin begegnet man häufig der Tendenz, daß wegen des bisherigen Unvermögens der Medizin, die Arteriosklerose hinreichend zu erklären, alles als infarktgefährdend angeschuldigt wird, was Freude bereitet, also sämtliche Genußmittel (Rauchen, Alkohol, Kaffee), Streß, Leistungsstreben etc. Dies trifft keineswegs generell zu. Medizin sollte nicht durch Moral ersetzt werden. Wenn alles verboten wird, was das Leben schöner macht, entsteht leicht die Tendenz, alle Gesundheitsregeln gleichermaßen in den Wind zu schlagen. So ist beispielsweise

Zigarettenrauchen ein erheblicher Risikofaktor, für mäßigen Alkoholgenuß oder Kaffee wurde bisher eine Erhöhung des Arterioskleroserisikos nicht nachgewiesen. Die wichtigsten dieser vorhandenen bzw. diskutierten externen Risikofaktoren werden im folgenden erörtert.

## 6.3.1
## Rauchen

Das Zigarettenrauchen stellt den wichtigsten unter den verhaltensbedingten Risikofaktoren dar. Rauchen verdoppelt das Herzinfarktrisiko. Auch wenn ein Herzinfarkt eingetreten ist, verdoppelt das Weiterrauchen die Sterblichkeit im Vergleich zu Patienten, die nach dem Infarktereignis das Rauchen einstellen. Rauchen führt speziell zu Veränderungen an den Herzkranzgefäßen und den Beinarterien („Raucherbein", siehe Abschn. 5.5.2.1), weniger an den Hirnschlagadern. Rauchen begünstigt darüber hinaus die Entstehung des Bronchialkarzinoms (Abschn. 4.4) sowie anderer krebsartiger Erkrankungen im Bereich des Mundes, der Zunge, des Kehlkopfs, des Magens und der Harnblase. Es ist weiterhin an der Entstehung von Magenschleimhautentzündungen und Magengeschwüren beteiligt.

Wenn man davon ausgeht, daß die meisten der jährlich 400000 Herz-Kreislauf-Todesfälle in der Bundesrepublik Deutschland auf die Arteriosklerose zurückzuführen sind und hierfür jeweils per saldo zu einem Drittel jeder der drei „großen Risikofaktoren" Hochdruck, Rauchen und Fettstoffwechselstörungen verantwortlich ist, und wenn man ferner die zigarettenbedingten krebsartigen Erkrankungen, speziell das Bronchialkarzinom, berücksichtigt, so kommt man zu dem Schluß, daß in der Bundesrepublik Deutschland jährlich zwischen 100000 und 200000 Todesfälle auf das Rauchen zurückzuführen sind! Es ist erstaunlich, wie gelassen und ohne wesentliche Diskussion unsere Gesellschaft, die sonst auf jeden kleinsten Nahrungsmittel- und Umweltskandal fast hysterisch reagiert, diese Situation toleriert!

Der **Mechanismus**, über den das Rauchen die Arterioskleroseentstehung begünstigt, ist unbekannt. Es wurden verschiedene Modelle diskutiert, beispielsweise Adrenalinausschüttung und dadurch verstärktes Zusammenziehen der Gefäße (Vasokonstriktion). Eine echte Erklärung stellt diese Tatsache jedoch nicht dar, da Vasokonstriktionen aus anderen Ursachen heraus nicht zu einer Arteriosklerose führen. Ein wesentlicher Teilmechanismus scheint jedoch in der Absenkung des HDL-Wertes (Abschn. 6.4.2) zu liegen, der bei Rauchern zu beobachten ist. Im wesentlichen stellt das Rauchen den einzigen unabhängigen Risikofaktor dar. Während sich Hochdruck, Zuckerkrankheit und Fettstoffwechselstörungen gegenseitig beeinflussen und für viele Patienten eine schicksalhafte Konstellation darstellen, ist das Rauchen allein auf Fehlverhalten zurückzuführen und vom Raucher selbst am besten beeinflußbar.

Allerdings ist das **Aufgeben des Rauchens** für viele Menschen mit erheblichen Schwierigkeiten verbunden, da Raucher oft ein suchtartiges Verhalten zeigen und beim Aufhören ausgeprägte Entziehungserscheinungen aufweisen. Aus diesem Grunde ist es notwendig, gerade das Anfangen des Rauchens in der Jugend zu verhindern. Je eher mit dem Rauchen begonnen wird, um so länger ist einerseits die Zeit, in der man eine Krankeit erwerben kann, zum anderen reagieren jüngere Menschen auch in der Entwicklung von Krankheiten schneller als ältere. Hier kann dem **Sport** als Träger von Gesundheitsbewußtsein eine wichtige indirekte Gesundheitsfunktion zukommen unter dem Motto: „Sportler rauchen nicht".

Als Argumentationshilfe kann angeführt werden, daß der inhalierte Rauch Kohlenmonoxid enthält, das bis zu 10% der roten Blutkörperchen (Erythrozyten) blockieren kann und somit die Leistungsfähigkeit im Ausdauerbereich bis zu 10% vermindert (Abschn. 2.4.2.1). Andererseits gehen Raucher eine erhöhte Gefährdung unter körperlicher Belastung ein. In entsprechenden Statistiken betreffen bis zu 50% aller plötzlichen Todesfälle im Sport Raucher, wobei davon auszugehen ist, daß die Zahl der Raucher unter den Sportlern weit unter diesem Prozentsatz liegt.

Die Ursache hierfür liegt nicht nur darin, daß Raucher häufiger eine Arteriosklerose und damit eine koronare Herzkrankheit entwickeln, die unter Belastung gefährlich werden kann. Rauchen erhöht auch die Gerinnbarkeit des Blutes durch eine Verstärkung der Thrombozytenzusammenballung. Solche Zwischenfälle können somit also auch rauchende Sportler betreffen, bei denen sich noch keine Gefäßveränderungen entwickelt haben.

Die Drohung mit Erkrankung in ferner Zukunft schreckt im allgemeinen den jungen Menschen nicht vom Rauchen ab. Für ihn können jedoch die aufgeführten Argumente ein guter Grund sein, diese Unsitte zu lassen. Für den älteren Menschen, der um seiner Gesundheit willen Sport betreibt, gilt das Argument, daß es unsinnig ist, einerseits durch Sport etwas für seine Gesundheit zu tun, andererseits diesen Effekt durch das Rauchen mehr als ins Gegenteil zu verkehren. Der negative Effekt des Rauchens ist wesentlich größer als der positive der körperlichen Aktivität.

Sportler rauchen nicht. Dies führt zu einer Verschlechterung der Leistungsfähigkeit und zu einer gesundheitlichen Gefährdung beim Sport!

Im folgenden sollen einige der in diesem Zusammenhang am häufigsten gestellten Fragen beantwortet werden.

### Ab wie vielen Zigaretten wird das Rauchen gefährlich?

Natürlich steigt das Risiko mit der Zahl der gerauchten Zigaretten. Zwanzig Zigaretten pro Tag sind gefährlicher als 10, und 40 Zigaretten pro Tag sind „Selbstmord auf Raten". Trotzdem sollte schon auf die erste Zigarette täglich verzichtet werden, da sie eine „Einstiegsdroge" darstellt, die auf die Dauer gesehen zu einer ständigen „Dosiserhöhung" führt.

### Wie ist die Gefährlichkeit der verschiedenen Formen des Tabakgenusses einzuordnen?

Am gefährlichsten ist das Zigarettenrauchen, da der Zigarettenraucher inhaliert und dadurch gleichzeitig ein erhöhtes Risiko für das Bronchialkarzinom eingeht. Zigarren- bzw. Zigarilloraucher leben weniger gefährlich, da sie nicht inhalieren. Für den Infarkt besteht im Prinzip jedoch das gleiche Risiko, da das Nikotin über die Mundschleimhaut aufgenommen wird. Im allgemeinen sind jedoch Zigarrenraucher meist mehr Genuß- und weniger Suchtraucher, sie verbrennen selten die gleichen Tabakmengen wie der Zigarettenraucher. Das letztgenannte Argument gilt besonders auch für den Pfeifenraucher, der daher nur ein geringes Risiko aufweist. Bei ihm besteht ein etwas erhöhtes Risiko für den Lippenkrebs, der allerdings meist frühzeitig erkannt wird. Andere Formen wie Tabak-Schnupfen oder -Kauen spielen in unseren Breiten ihrem Vorkommen nach keine große Rolle.

### Wie lange ist der Exraucher gefährdet?

Aus der **Framingham-Studie** geht hervor, daß beim Genuß von 20 Zigaretten pro Tag nach Beendigung des Rauchens noch bis zu 10 Jahren ein erhöhtes Infarktrisiko besteht. Ab dann entspricht es wieder dem einer altersentsprechenden Vergleichsgruppe. Bei noch höherem Nikotinmißbrauch ist das erhöhte Risiko entsprechend länger vorhanden.

### Wie sollte man mit dem Rauchen aufhören?

Am besten sofort und vollständig. Das langsame Einschränken führt erfahrungsgemäß zu nichts. Es gibt eine Reihe von Hilfsmitteln wie Nikotinpflaster, Akupunktur etc., auf die hier nicht näher eingegangen werden kann. Sie können prinzipiell im Einzelfall helfen, haben aber keine zusätzliche Wirkung, wenn der Wille zum Aufhören nicht besteht.

Nach Beendigung des Rauchens entwickelt sich häufig Übergewicht. Dies liegt darin begründet, daß Rauchen zu einer chronischen Magenschleimhautentzündung führt und damit den Appetit mindert. Hier entsteht ein interessanter Kreislauf. Raucher sind häufig eher untergewichtig. Damit ist der Blutdruck niedrig. Durch das Rauchen kommt es zu einem Blutdruckanstieg, der Raucher fühlt sich wohler. Mit der Zeit entsteht eine chronische Magenschleimhautentzündung, der Appetit wird gehemmt etc. Wird dieser Kreislauf durch die Beendigung des Rauchens durchbrochen, nehmen naturgemäß Appetit und Gewicht zu. Häufig wird dann das Argument angeführt, daß der Nachteil des Übergewichts den Vorteil der Nikotinabstinenz ausgleicht. Dies stimmt keineswegs. Übergewicht ist viel weniger gefährlich als Rauchen (s. Abschn. 6.3.3).

**Wichtigste Ernährungsregeln:**
- Kalorisch ausgeglichen
- fettarm
- reich an Ballaststoffen (z. B. Gemüse, Vollkornbrot)
- kochsalzarm, soweit eine Neigung zum Hochdruck besteht

## 6.3.2 Fehlernährung

Neben dem Rauchen stellt in unserer Gesellschaft die Fehlernährung den wichtigsten externen Risikofaktor dar, der für die Häufigkeit der Herz-Kreislauf-Erkrankungen verantwortlich ist. In die öffentliche Ernährungsdiskussion werden häufig so viele vorhandene oder scheinbare Gefährdungen eingebracht, die hier nicht weiter aufgeführt werden sollen, daß das Gefühl entsteht, Essen in jeder Form sei gefährlich. Da man doch immer etwas falsch mache, sei es letztlich nutzlos, auf eine vernünftige Ernährung zu achten. Das Gegenteil ist der Fall. Es gibt nur wenige Grundregeln, die zu beachten sind. Der Hauptfehler in unserer Ernährung ist in dem Satz zusammenzufassen: „Wir essen zu viel, zu fett, zu faserarm und zu kochsalzreich". Zu vieles und zu fettes Essen führt zu dem häufigen Übergewicht; es begünstigt damit die Entstehung von Hochdruck, Zuckerkrankheit und Fettstoffwechselstörungen, die noch dazu durch den hohen Fettanteil verstärkt werden (s. auch metabolisches Syndrom, Abschn. 6.3.3). Der hohe Kochsalzgehalt ist besonders für denjenigen von Nachteil, der von seinen erblichen Voraussetzungen her zum Bluthochdruck neigt. Die Faserarmut, d. h. der Mangel an Ballaststoffen, begünstigt die in unserer Gesellschaft zu beobachtende Zunahme des Dickdarmkrebs. Eine vernünftige Ernährung sollte daher wie folgt aussehen:

Eine solche Ernährung wird alle andere Forderungen, beispielsweise nach hinreichender Vitaminzufuhr, automatisch abdecken.

## 6.3.3 Übergewicht und Adipositas (Fettsucht)

Der medizinische Stellenwert des Übergewichts hat in den letzten Jahren eine erhebliche Umwertung erfahren. Das „Schlankheitsideal" ist aus gesundheitlicher Sicht keineswegs eine absolute Notwendigkeit. Übergewicht stellt keinen eigenständigen Risikofaktor dar. Es begünstigt allerdings die Entstehung anderer Risikofaktoren wie Hochdruck, Zuckerkrankheit oder Fettstoffwechselstörungen. Man hat daher das Übergewicht als den „Risikofaktor der Risikofaktoren" bezeichnet. Übergewichtige ohne einen dieser Faktoren müssen sich nicht unbedingt zu einer Gewichtsnormalisierung zwingen. Nach neueren Statistiken haben mäßig Übergewichtige sogar die höchste Lebenserwartung. Dies darf aber für den Hochdruckkranken, Diabetiker etc. keine Ausrede sein, auf eine Gewichtsnormalisierung zu verzichten.

Die Begriffe „Übergewicht" und „Fettsucht" (Adipositas) sind dabei nicht identisch. Das Körpergewicht kann durchaus auch aufgrund einer Zunahme anderer Gewebe, z. B. der Muskulatur beim Gewichtheber, vergrößert sein. Fallen solche spezifischen Faktoren jedoch weg, so ist im allgemeinen das Übergewicht auf eine Zunahme des Fettanteils zu beziehen. Die Ausrede von den „zu schweren Knochen" trifft nicht zu, das spezifische Gewicht des Knochens ist für alle Menschen gleich. Das Ausmaß des Übergewichts wird im allgemeinen nach dem **Broca**-Index beurteilt. Dieser Index geht davon aus, daß das **Normalgewicht** der Körpergröße minus 100 (in kg) entsprechen sollte. Ein 180 Zentimeter langer Mensch, der 88 Kilogramm wiegt, hätte somit, bezogen auf den Broca-Index, 8 Kilogramm zuviel oder ein Übergewicht von + 10%. Aus Lebensversicherungstabellen wurde ein sogenanntes **Idealgewicht** errechnet, das für den Mann nochmals 10%, für die Frau 15% vom Normalgewicht abzieht. Für einen 180 cm langen Menschen wäre somit das Normalgewicht 80 Kilogramm, das Idealgewicht für den Mann 72 Kilogramm, für die Frau 68 Kilogramm. Dieses Idealgewicht hat sich allerdings im Nachhinein als Interpretationsfehler herausgestellt. Es hat, wie oben ausgedrückt, heute keine Gültigkeit mehr, wenn man es als ein aus gesundheitlicher Sicht „ideales" Gewicht interpretieren wollte.

Die Fettsucht stammt in den allerseltensten Fällen aus einer „Drüsenstörung", die viele Übergewichtige für sich in Anspruch nehmen. Solche Drüsenfunktionsstörungen kommen tatsächlich vor. Als Beispiel sei die **Cushing-Krankheit** genannt. Dabei produziert die Nebennierenrinde zu viele Hormone vom Typ der sogenannten Glukokortikoide. Es kommt zu einem charakteristischen Typ der Fettsucht, die vor allem den Körperstamm betrifft, weniger die Extremitäten. Am Bauch

finden sich durch die Hautüberdehnung oft „Schwangerschaftsstreifen". Typisch hierfür ist auch ein durch die Glukokortikoide bedingter Diabetes (s. Abschn. 6.4.3.1).

Als Risikofaktor gilt speziell die „typisch männliche Form des Übergewichts", die **androide Adipositas**. Beim Mann findet sich das Fett vor allem im Bereich des Bauches in Form des typischen männlichen „Spitz"- oder auch „Schmerbauches", auch als Birnenform bezeichnet (Abb. 6-2), während es sich bei der Frau vor allem am Gesäß, der Brust und den Hüften ablagert (Apfelform). Die männliche oder „androide" Form der Fettverteilung stellt ein erhöhtes Risiko für die Arterioskleroseentstehung dar im Gegensatz zum weiblichen, gynoiden Typ. Die männliche Form findet sich aber auch bei Frauen und umgekehrt.

Dem männlichen Übergewicht kommt heute im Rahmen des sog. **metabolischen Syndroms** eine zentrale Bedeutung zu, gerade auch aus der Sicht von Bewegungs- und Sporttherapie. Dieses Syndrom liefert die wissenschaftliche Begründung für das häufige gemeinsame Auftreten der Risikofaktoren Fettstoffwechselstörung (speziell erhöhtes Cholesterin, erhöhte Triglyzeride, erniedrigter HDL-Wert, s. Abschn. 6.4.2) mit Bluthochdruck und Zuckerkrankheit vom Typ II. Der gemeinsame Nenner ist eine erhöhte Konzentration an Insulin im Blut **(Hyperinsulin-**

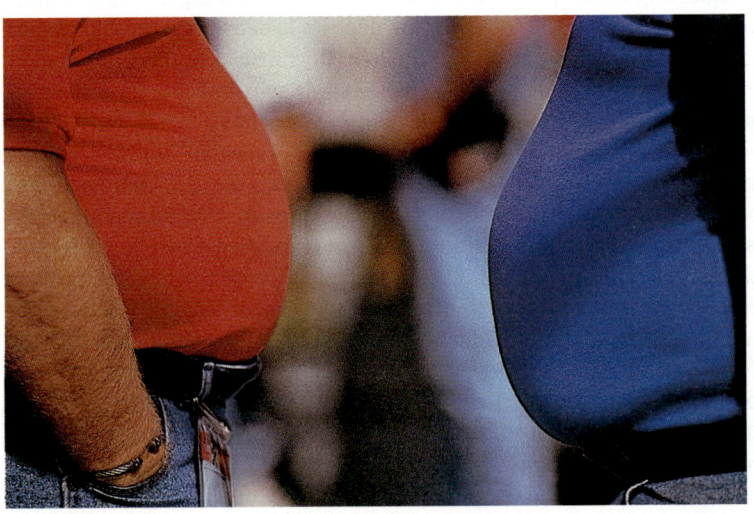

**Abbildung 6-2:**
Typische „androide" Fettsucht.

**Abbildung 6-3:**
Metabolisches Syndrom als Ergebnis eines „Karussels" der Risikofaktoren, in dem die „Hyperinsulinaemie" die zentrale Achse darstellt.

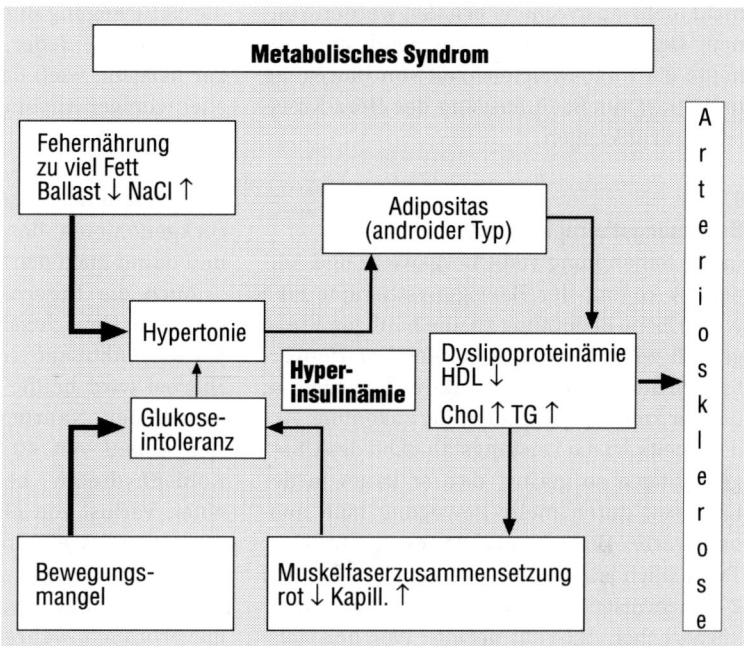

Metabolisches Syndrom

Fehernährung
zu viel Fett
Ballast ↓ NaCl ↑

Adipositas
(androider Typ)

Hypertonie

Hyper-
insulinämie

Dyslipoproteinämie
HDL ↓

Chol ↑ TG ↑

Glukose-
intoleranz

Bewegungs-
mangel

Muskelfaserzusammensetzung
rot ↓ Kapill. ↑

Arteriosklerose

**ämie).** Die Hyperinsulinämie drückt sich in der männlichen Fettverteilung aus. Sie kann durch das Verhältnis von Taillen- zu Hüftumfang abgeschätzt werden. Dieser Wert sollte normalerweise bei Männern unter 1 liegen, ist er über 1,2 erhöht, weist dies auf eine solche Stoffwechselstörung hin.

Die Ursache hierfür zeigt aus der Sicht der Sportmedizin die Abbildung 6-3. Unser Hauptproblem aus der Sicht der Herz-Kreislauf-Erkrankungen besteht in einer energetischen Dysbalance. Es wird zu viel Energie (Nahrung) aufgenommen und zu wenig verbraucht (Bewegungsmangel). Die Körperzellen, ganz speziell die Muskelzellen, die bis zu 30–40% der Körpermasse ausmachen, regeln die Aufnahmekapazität für die Energie herunter. Das Hormon, das für die Aufnahme von Glukose und damit Energie in die Zelle verantwortlich zeichnet, ist das Insulin (s. Abschn. 6.4.3). Die **Insulinempfindlichkeit** der Zelle nimmt ab. Die Zellen besitzen an ihren Oberflächen Insulinrezeptoren, deren Zahl und Empfindlichkeit vermindert wird. Als Folge dieser geringeren Insulinwirkung steigt der Blutzucker an, dies wiederum führt

reaktiv zu einer erhöhten Insulinfreisetzung, um den Blutzucker zu normalisieren. Die Hyperinsulinämie ist die Konsequenz.

Relative Insulinunempfindlichkeit (**Insulinresistenz**) bei erhöhtem Insulinwert ist das typische Vorstadium bzw. die Situation beim Typ-II-Diabetes (s. Abschn. 6.4.3). Gleichzeitig bedeutet der erhöhte Insulinwert für den Organismus ein Fehlsignal für das Zurverfügungstellen von mehr Energie. Es werden daher vermehrt Fette aus den Depots freigesetzt, die zu einem Anstieg der Blutfette führen. Weiterhin ist bekannt, daß Insulin bei entsprechender genetischer Belastung einen Manifestationsfaktor für eine Bluthochdruckerkrankung darstellt (s. Abschn. 6.4.1). Insulin wirkt ferner appetitsteigernd und begünstigt damit die Entstehung des Übergewichts. Es kommt somit zu einem Teufelskreis („Karussel") und im Ergebnis zur Arteriosklerose. Insulin ist weiterhin ein Wachstumsfaktor. Es begünstigt das Wachstum der Herzmuskelfasern; diese hypertrophieren, eine Vorbedingung für die Entstehung der Herzinsuffizienz (Abschn. 5.6), dann, wenn diese hypertrophierten Herzmuskelfasern nicht mehr ausreichend ernährt werden können. Das sog. metabolische Syndrom zeigt heute die Unausweichlichkeit von Bewegung und Sport zur Beeinflussung der Herz-Kreislauf-Erkrankungen.

### 6.3.3.1
### Bewegungstherapie/Sport

In der Behandlung von Übergewicht und Adipositas kommt der Bewegungstherapie eine wesentliche Bedeutung zu, die häufig in Frage gestellt wird. Einerseits sei der Kalorienverbrauch durch körperliche Aktivität so niedrig, daß ihr keine große Bedeutung zukomme. Andererseits sei die Leistungsfähigkeit des Übergewichtigen so gering, daß er kaum in der Lage sei, durch mehr Bewegung eine nennenswerte Gewichtsabnahme zu erzielen. Tatsächlich ist, wie dies die Tabellen 2-3 und 2-4 ausweisen, der Kalorienverbrauch unter körperlicher Aktivität gering. Wer beispielsweise 5 km in einer halben Stunde joggend zurücklegt, oder, für einen Übergewichtigen adäquater, in einer Stunde stramm gehend, hat ca. 300 Kalorien verbraucht. Nachdem ein Gramm Körpergewicht 6 Kalorien Energieinhalt besitzt, beträgt der Gewichtsverlust dabei somit nur 50 Gramm. Die Flasche Bier, die man geneigt ist, sich nach einer solchen „Strapaze" zu genehmigen, besitzt den gleichen Energiegehalt. Geht man von einem Kalorienverbrauch von 10 pro Minute Joggen aus, muß man somit zum Abbau von 10 kg Übergewicht 100 Stunden joggen oder bei einer Stundengeschwindigkeit von 10 km/h 1000 km zurücklegen!

Solche Rechnungen zeigen allerdings nur, daß Sport und Bewegung nur dann Sinn machen, wenn sie mit einer entsprechenden Kalorieneinschränkung bei der Nahrungsaufnahme einhergehen und auf Dauer durchgeführt werden.

Ein gewisses Maß an Bewegung ist offensichtlich erforderlich, um den Appetit zu regulieren. Bei Naturvölkern gibt es das Problem des Übergewichts offensichtlich nicht. Der Mechanismus wird durch das metabolische Syndrom verständlich. Von Übergewichtigen ist nicht selten als Ausrede zu hören, daß

durch Bewegung und Sport ja noch mehr Appetit entstehe. Jeder, der sich körperlich stärker belastet, weiß dagegen, daß er hinterher eher weniger Appetit hat als vorher. Dies liegt darin begründet, daß unter körperlicher Aktivität Blutzucker verbraucht wird, die Insulinsekretion in der Bauchspeicheldrüse wird zurückgenommen, der Insulinspiegel im Serum und damit auch der Appetit nehmen ab.

Auch die Berechnungen hinsichtlich der geringen Gewichtsabnahme durch die körperliche Aktivität sind nur teilweise richtig. Hierbei wird häufig vergessen, den Wassergehalt der Nahrungsmittel einzubeziehen. Der Abbau von 40 Kalorien in 10 Gramm Kohlenhydraten bedeutet in Wirklichkeit einen Verlust von nicht 10 Gramm, sondern 40 Gramm, weil ein Gramm Kohlenhydrate jeweils 3 Gramm Wasser bindet. Hinzu kommt die Tatsache, daß nicht nur der Energieverbrauch während Belastung betrachtet werden darf. Intensivere körperliche Aktivitäten erhöhen nämlich auch nachfolgend die Stoffwechselaktivität. Nach stärkeren Belastungen ist der Stoffwechsel bis zu 24 Stunden gesteigert. Das entscheidende Argument aber ist der **„Langzeiteffekt"**. Ein einstündiger Spaziergang im oben genannten Beispiel führt zwar nur zu einem Verbrauch von 300 Kilokalorien oder 50 Gramm Körpergewicht. Wird dieser jedoch konsequent über einen Monat hinweg durchgeführt, so sind dies 1,5 kg, über ein Jahr betrachtet kommt es zu einer „Massenvernichtung" von 18 kg!

Entscheidend ist, daß durch regelmäßig betriebenen Sport und Bewegung die Zelle es gewissermaßen „wieder lernt", Energie aufzunehmen. Das bedeutet, daß die Insulinempfindlichkeit ansteigt und damit die Insulinkonzentration im Blut abnimmt. Sportler besitzen eine ausgesprochene Insulinempfindlichkeit, d.h. die Injektion von Insulin führt bei ihnen zu einem wesentlich stärkeren Absinken des Blutzuckers als bei Untrainierten. Dies ist biologisch sinnvoll, da dadurch die hohen Energiemengen, die der Sportler aufnehmen muß, nicht mit einer Steigerung des Insulins im Blut beantwortet werden müssen. Wie die Abbildung 6-4 zeigt, werden bei

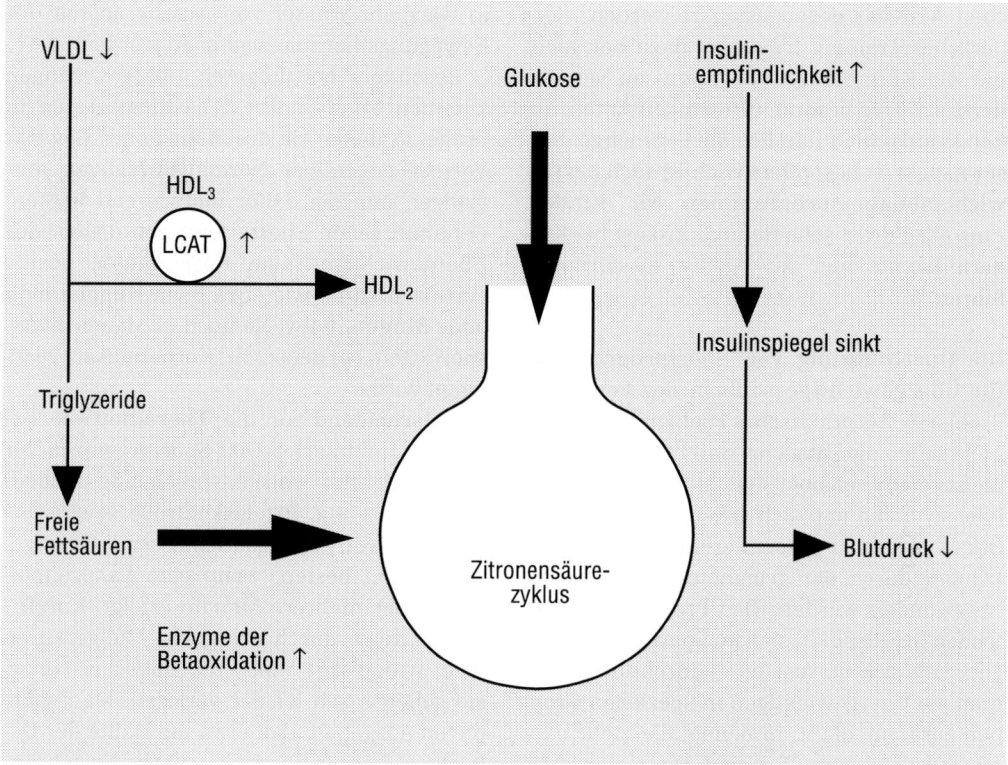

**Abbildung 6-4:**
Trainingseffekte beim metabolischen Syndrom. Die Insulinempfindlichkeit steigt, die Enzymkapazität der Fettverbrennung (Betaoxidation) nimmt zu, aus den Bruchstücken des Abbaus der VLDL entstehen die gesundheitlich positiven HDL. Das daran beteiligte Enzym (LCAT = Lecithin-Cholesterin-Acyl-Transferase) läßt sich bei Trainierten in verstärkter Aktivität nachweisen.

jedem Stoffwechselprozeß auch vermehrt Fette verbrannt. Hierzu wird auf Abschnitt 2.1.1 verwiesen. Die Fette verbrennen relativ schlecht, sie verbrennen „im Feuer der Kohlenhydrate". Die Enzyme, die dies regeln, die Enzyme der Betaoxidation, sind nur in geringem Maße verfügbar. Durch Training wird die Aktivität der fettverwertenden Enzyme erhöht. Beim Abbau der Fette werden aus den VLDL- und LDL-Molekülen gesundheitlich positive HDL-Moleküle aufgebaut. Siehe hierzu auch Abschnitt 6.4.2.

Bei einem Versuch, das Gewicht nur durch weniger Essen zu vermindern, nimmt der Cholesterinwert im Blut ab, damit aber häufig auch das positive Blutfett, der HDL-Wert. Weniger Essen und mehr Bewegung sind in ihren Auswirkungen also nicht identisch, sondern gehören zusammen wie die beiden Seiten einer Münze.

Körperliche Aktivität und Diätmaßnahmen zur Gewichtsabnahme ergänzen sich in idealer Form. Der Effekt einer reinen „Hungerkur" ist gering, da die hierunter auftretenden Appetitsteigerungen den Erfolg meist rasch wieder zunichte machen. Das einmal abgehungerte Gewicht wird rasch wieder aufgeladen („Jo-Jo-Effekt"). Durch körperliche Aktivität gelingt es wesentlich besser, den Appetit zu regeln. Hinzu kommt, daß bei ausgesprochenen Fastenkuren oft auch Muskeleiweiß eingeschmolzen wird. Es kommt zu einer **katabolen Situation.** Dem kann durch den muskelaufbauenden Effekt der körperlichen Aktivität gegengesteuert werden. Körperliches Training trägt also dazu bei, nicht nur die Körpermasse insgesamt zu vermindern, sondern besonders auch den Anteil, auf den es ankommt, nämlich die Fettmenge. Dieser Aspekt ist besonders wichtig auch bei **Gewichtsabnahmeprogrammen für Kinder.** Eine allzu drastische Reduktionskost bei Kindern könnte hier zu Wachstumsstörungen führen.

**Die Durchführung von Sportprogrammen für Übergewichtige** stößt in der Praxis auf Probleme. Als praktisches Problem ergibt sich nicht selten die Tatsache, daß Übergewichtige meist relativ sensibel sind, sich ihrer Körperfülle schämen und sich scheuen, diese in der Öffentlichkeit zu präsentieren. Diese Aspekte können durch ein geeignetes Sportangebot überwunden werden. Das Problem der fehlenden Bereitschaft, sich im Sportdress zu zeigen, läßt sich am besten dadurch lösen, daß man die Übergewichtigen in speziellen Gruppen zusammenfaßt, in denen alle mehr oder minder gleich betroffen sind. Die geringe körperliche Belastbarkeit kann durch die Auswahl geeigneter Sportformen gemeistert werden. Einem sehr stark Übergewichtigen ist es natürlich nicht möglich, angesichts seines Mißverhältnisses zwischen aktiver Muskelmasse und Fettmasse, sein Gesamtvolumen im Laufschritt vorwärts zu bewegen. Besser ist es, wenn das Körpergewicht getragen wird, beispielsweise beim **Radfahren.**

Besonders bewährt hat sich in dieser und auch in anderer Hinsicht das **Schwimmen** oder bei extremem Übergewicht der Aufenthalt im Wasser zumindest in Form von **Wassergymnastik.** Im Wasser erfährt der Übergewichtige Auftrieb, er braucht nur noch wenige Prozent seiner Körpermasse selbst zu tragen. Das Wasser verdeckt freundlich die als unangenehm empfundene Körpermasse. Auch aus der Sicht der bei Übergewichtigen häufigen Gelenkverschleißerscheinungen (Arthrosen) ist dies günstig. Hinzu kommt, daß der Adipöse im Wasser durch seine bessere Wärmeisolation einen Vorteil mitbringt. Selbst bei extremem Übergewicht kann somit vor allem

in warmem Wasser von Anfang an mit der Bewegungstherapie begonnen werden.

Besonders bei jüngeren Übergewichtigen kommen auch andere Belastungsformen in Frage, in denen sie durch ihr hohes Gewicht Vorteile gegenüber Normalgewichtigen mitbringen und die daher motivierend wirken. Genannt seien Sportarten, bei denen der Übergewichtige seine Körpermasse positiv einsetzen kann, wie etwa beim **Kugelstoßen** oder **Ringen,** teilweise auch in Mannschaftssportarten, bei denen mit Körpereinsatz gearbeitet wird.

Entscheidend für die **Therapietreue** bei einem kombinierten Diät-Sportprogramm für Übergewichtige sind entsprechende pädagogische Führung, Erfolgskontrolle sowie Vermittlung von Erfolgserlebnissen. Dies geschieht am besten, wenn eine Langzeitplanung über mehrere Monate erfolgt. Kurzfristige Erfolge durch drastische Hungerkuren sind, wie gesagt, meist nur optischer Natur, sie gehen rasch wieder verloren. Man sollte davon ausgehen, daß etwa die Hälfte der Gewichtsabnahme durch diätetische Einschränkung, die andere Hälfte durch Bewegung angestrebt wird. Hierzu sollte ein tägliches Bewegungsprogramm erstellt werden, das sich nach den jeweils bevorzugten Bewegungsformen richtet. Die Errechnung des Kalorienverbrauchs ist nach den Tabellen 2-3 und 2-4 möglich. Das Sportprogramm sollte dabei dem Prinzip der Steigerung folgen, d. h. man sollte mit geringen „Dosen" beginnen und entsprechend der zunehmenden Leistungsfähigkeit steigern.

Um vom bereits genannten Beispiel auszugehen, wird durch einen täglichen einstündigen Spaziergang eine Gewichtsabnahme von monatlich 1,5 kg Kilogramm erzielt. Diese könnte verdoppelt werden durch eine zusätzliche Nahrungseinschränkung von ebenfalls 300 Kilokalorien pro Tag. Man wird dabei den Einsparungseffekt durch die körperliche Aktivität von 300 Kalorien als Mittelwert für das gesamte Programm annehmen. Man kann beispielsweise mit einem täglichen halbstündigen Spaziergang beginnen und versuchen, den Energieverbrauch über die Dauer und später auch die Intensität zu steigern, wenn es möglich ist, nach der eingetretenen Gewichtsreduktion zu laufen. Die Therapietreue wird größer, wenn das Programm abwechslungsreicher gestaltet wird, beispielsweise durch zwischengeschaltete Einheiten von Radfahren oder Schwimmen. Je detaillierter das Programm ausgearbeitet ist und je häufiger die Gewichtskontrollen sind, um so größer wird der Erfolg sein. Tabelle 6-1 zeigt ein entsprechendes Beispiel.

### 6.3.3.2
### Bewegungstherapie bei Untergewicht

Untergewicht stellt keineswegs einen Risikofaktor für die Entstehung der Arteriosklerose dar. Trotzdem soll im Zusammenhang mit dem Übergewicht darauf hingewiesen werden, daß auch bei der Störung nach der anderen Seite hin Bewegungstherapie eine Behandlungsmöglichkeit darstellen kann. Ausgeprägtes Untergewicht kann, von zugrundeliegenden Krankheiten (z. B. Schilddrüsenüberfunktion, Krebs) abgesehen, in unseren Breiten überwiegend auf psychische Verhaltensstörungen zurückgeführt werden. Die **Magersucht (Anorexia nervosa),** vorwiegend bei jungen Frauen anzutreffen, ist als unbewußter Appell aufzufassen, der auf eine innere Notlage aufmerksam machen soll. Aus diesem Grund ist die (der) Untergewichtige im Gegensatz zu Übergewichtigen daran interessiert, seinen/ihren körperlichen Zustand der Öffentlichkeit zu präsentieren, er/sie unternimmt alle möglichen Strategien, um das Untergewicht zu steigern. Aus diesem Grunde haben viele Magersüchtige eine ausgeprägte Tendenz, sich körperlich zu belasten, um weiter abzunehmen, ohne sich dieser Zusammenhänge bewußt zu sein.

Dieser Mechanismus würde theoretisch körperliche Aktivität als ungünstig erscheinen lassen. Man kann ihn jedoch indirekt als Hilfsmittel nutzen. Es ist beispielsweise möglich, dem Untergewichtigen den von ihm angestrebten Sport als „Belohnung" für eine Gewichtszunahme zu versprechen. In diesem Fall sollten allerdings Sportformen mit geringem Kalorienverbrauch gewählt werden, bei-

spielsweise Spiele ohne größere Laufstrekken, speziell Mannschaftsrückschlagspiele wie Volleyball oder Einzelrückschlagspiele wie Tischtennis.

### 6.3.4
### Streß

Dem Faktor Streß wird in der Öffentlichkeit ein ganz anderer Stellenwert in der Arterioskleroseentstehung beigemessen als in der medizinischen Fachliteratur.

In der Öffentlichkeit wird Streß weitgehend als entscheidender Faktor angesehen, in der medizinischen Diskussion spielt er nur eine untergeordnete Rolle. Zunächst muß darauf hingewiesen werden, daß der Streßbegriff landläufig anders benutzt wird, als dies seiner primären Definition entspricht. Ursprünglich wurde Streß als Summe der von außen einwirkenden „Störgrößen", also von Licht, akustischen Reizen etc. definiert. Diese Reize führen zu entsprechenden Abwehr- und Anpassungsreaktionen, zur Ausschüttung von Streßhormonen wie Adrenalin oder Nebennierenrindenhormonen (Kortikoide). Isolierungsversuche haben gezeigt, daß zur Aufrechterhaltung des psychischen Gleichgewichts ein adäquates Ausmaß an Streßreizen erforderlich ist. Nur ein Übermaß an Streß führt zu einer Erschöpfung der Abwehrreaktionen und damit zu Überforderungen.

Im landläufigen Sinn wird Streß anders verstanden. Er wird vor allem als psychosozialer Streß, als Überforderung durch berufliche, soziale, familiäre und andere Faktoren gesehen. Die Logik, daß derjenige, der sich alles „zu Herzen nimmt", es dann auch „am Herzen hat", ist zwar einsichtig, aber damit noch keineswegs bewiesen. Bezüglich der Diskussion über die Wertigkeit des Stresses wird auch auf die Darstellung des Typ-A/B-Verhaltens in Abschnitt 6.2.5 verwiesen. Das Hauptproblem, den Stellenwert des Stresses zu untersuchen, liegt in der Schwierigkeit seiner Quantifizierbarkeit. Die gleiche kritische Belastung, die den einen überfordert, wird vom anderen problemlos toleriert. Viele psychische Belastungen werden auch als positiv

**Tabelle 6-1: Beispiel für eine konkrete Trainingsempfehlung zur Gewichtsreduktion bei einer 176 cm großen und 90 kg schweren Person.** Dabei werden die für Übergewichtige häufig günstigen Bewegungsformen Gehen, Laufen und Schwimmen zugrunde gelegt. Der Kalorienverbrauch für die Belastungszeit wurde nach den Angaben in den Tabellen 2-3 und 2-4 geschätzt. Der Vorschlag berücksichtigt die Prinzipien der zunehmenden Intensitätssteigerung mit wachsender Belastbarkeit im Verlauf des Programms sowie die Verringerung der Zahl der Trainingseinheiten. Je nach individuellen Neigungen könnten dem Trainingsplan auch andere Bewegungsformen zugrunde gelegt werden. Das Programm gilt als Ausgangsschema. Es sollte je nach Leistungsfortschritt oder eventuellen Erfolgen bzw. Mißerfolgen in monatlichen Abständen neu angepaßt werden.

### Ziel der Trainingsempfehlung

– Gewichtsnormalisierung auf 76 kg
– Gewichtsabnahme: 14 kg/7 Monate = 2 kg/Monat
– Gewichtsabnahme durch Sport: 7 kg bzw. 1 kg/Monat
– Erforderlicher Energieverbrauch durch Bewegung: 6000 kcal/Monat = 1400 kcal/Woche

### Durchführung der Trainingsempfehlung

| Monat | Wöchentlicher Kalorienverbrauch (kcal) | Beispiele für monatliche Trainingspläne | Kalorienverbrauch (kcal) |
|:---:|:---:|---|:---:|
| 1 | 1100 | 2mal/Woche 25 min Schwimmen<br>2mal/Woche 1 h Spazierengehen<br>(5 km/h) | 2 x 250 = 500<br><br>2 x 300 = 600 |
| 2 | 1200 | 2mal/Woche $^1\!/_2$ h Schwimmen<br>2mal/Woche 45 min Gehen/Traben im Wechsel | 2 x 300 = 600<br>2 x 300 = 600 |
| 3 | 1300 | 2mal/Woche $^1\!/_2$ h Schwimmen<br>2mal/Woche 40 min langsames Joggen (ca. 5 km) | 2 x 300 = 600<br>2 x 350 = 700 |
| 4 | 1400 | 1mal/Woche 1 h Schwimmen mit Pausen<br>2mal/Woche 45 min Joggen (ca. 7,5 km) | 500<br>2 x 450 = 900 |
| 5 | 1500 | 1mal/Woche 1 h Schwimmen<br>2mal/Woche 50 min Joggen | 500<br>2 x 500 = 1000 |
| 6 | 1600 | 1mal/Woche 1 h Schwimmen<br>2mal/Woche 55 min Joggen | 500<br>2 x 550 = 1100 |
| 7 | 1700 | 1mal/Woche 1 h Schwimmen<br>2mal/Woche 60 min Joggen | 500<br>2 x 600 = 1200 |

8 und folgende: Zum Erhalt je 1mal/Woche Schwimmen und Joggen nach Lust und Laune

betrachtet. Aus diesem Grund wird dem positiven **Eustreß** der negative, als überlastend empfundene **Disstreß** gegenübergestellt.

Bisher ist in keiner Weise bewiesen, daß dem Streß die Bedeutung eines primären Risikofaktors zukommen kann, daß Streß allein in der Lage ist, die Entstehung einer Arteriosklerose auszulösen. Hiergegen spricht beispielsweise die Tatsache, daß Manager weniger Herzinfarkte erleiden als Arbeiter bzw. daß in den USA, in denen aufgrund des härteren Arbeitsmarktes und der geringeren sozialen Absicherung der Streß wesentlich höher ist als hierzulande, die Infarktrate rückläufig ist. Die Abbildung 6-1 zeigt, daß in Japan, einem Land mit hohem psychosozialen Streß, der Tod am Herzinfarkt eine Rarität darstellt.

Streß kann jedoch sekundär zum Risikofaktor werden, wenn aufgrund beruflicher, familiärer und sonstiger Überlastungen arteriosklerosegefährdende Verhaltensweisen angenommen werden, beispielsweise der Griff zur Zigarette zum Zwecke der Streßbewältigung oder die Streßbewältigung „mit Hilfe des Eisschrankes", also unvernünftige Eßgewohnheiten aus Verärgerung über die Umwelt. Hier dürfen dann allerdings Ursache und Wirkung nicht miteinander verwechselt werden. Im Extremfall begegnet man Argumentationen wie beispielsweise der folgenden: Rauchen sei nur ein Risikoindikator, kein Risikofaktor. Der streßgeplagte Mensch greift danach zur Zigarette, der Herzinfarkt entsteht jedoch nicht, weil er raucht, sondern weil er Streß hat. Logischerweise sollte man dann das Rauchen keinesfalls verbieten, da hierdurch der Streß noch verstärkt wird. Somit wird die Argumentation ins Gegenteil verkehrt. Streß wird häufig als Ausrede zur Entschuldigung von arteriosklerosegefährdenden Verhaltensweisen benutzt. Den beruflichen Belastungen und sozialen Zwängen kann man häufig nicht ausweichen, wohl aber der Zigarette!

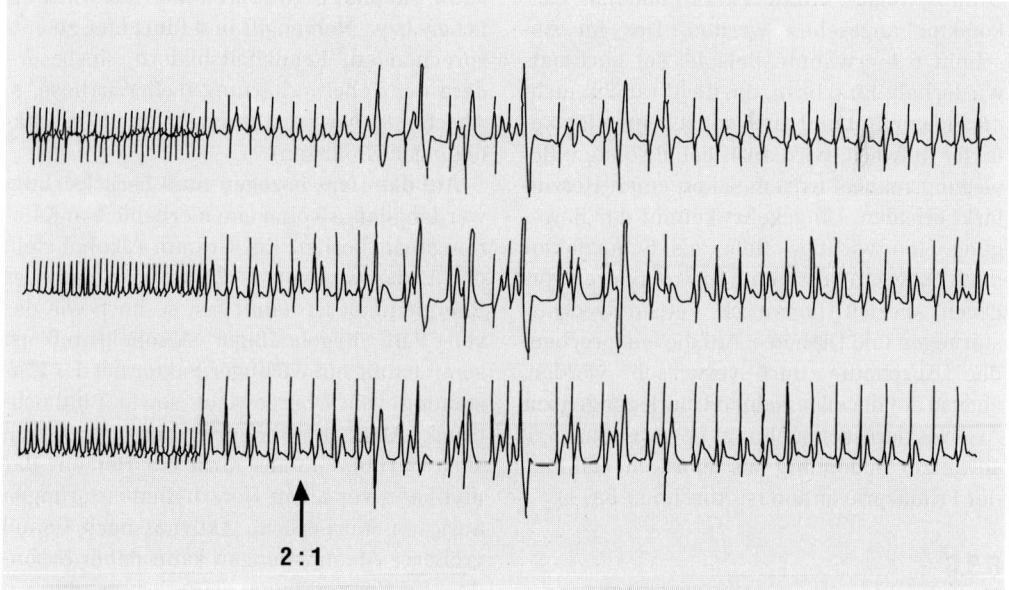

**2:1**

**Abbildung 6-5:**
Einfluß emotionaler Belastungen beim Sport auf die Herzfunktion. Die Abbildung zeigt ein EKG, das bei einem Herzinfarktpatienten während der Betrachtung des Fußballspiels um die Weltmeisterschaft zwischen Holland und Deutschland 1974 im Fernsehen aufgenommen wurde. Als ein Tor „in der Luft lag", wurde der Papiervorschub beschleunigt. Das 2:1 durch Gerd Müller führte zur Auslösung von leicht erkennbaren, erheblichen Herzrhythmusstörungen in Form von Extrasystolen unterschiedlicher Form, die sich nach wenigen Sekunden wieder rückbildeten.

Dem Streß kann zweifelsohne ferner eine Bedeutung für die Auslösung eines akuten kardialen Ereignisses wie eines Herzinfarktes zukommen. Entsprechende Beobachtungen (s. Abb. 6-5) zeigen, daß unter psychischer Belastung akute Rhythmusstörungen auftre- ten können, die dann zu einem Herzkammer- flimmern (s. Abschn. 7.2.5) oder zu Minder- durchblutungen des Herzmuskels durch einen Krampf der Koronaraterien (Koro- narspasmus) mit fatalen Folgen führen kön- nen.

> Die Bedeutung des Streß als primärer Risikofaktor für die Entstehung der Arteriosklerose ist umstritten. Streß kann arteriosklerosegefährdende Verhaltensweisen induzieren. Streß ist nicht nur negativ, er kann auch positiv sein. Die Streßreaktion, die Ausschüttung von „Streßhormonen" (Adrenalin, Noradrenalin, Kortikoide) auf drohende Gefahren, ist eine natürliche Reaktion. Der unter Sport auftretende psychische Streß führt somit Streßhor- mone ihrer naturgegebenen Verwendung zu. Sport stellt daher ein natürliches Ausgleichs- mittel für den Abbau eines unnatürlichen, durch die moderne Zivilisation bedingten psycho- sozialen Stresses dar.

## 6.3.5
## Bewegungsmangel

Ebenso wie Streß wird auch Bewegungsman- gel in seiner Bedeutung als Risikofaktor häu- fig erheblich überschätzt. Aus heutiger Sicht kann Bewegungsmangel kaum noch als Risi- kofaktor angesehen werden. Das im Ab- schnitt 6.1 erwähnte Beispiel sei nochmals wiederholt: Eine Frau, die nicht raucht, nicht die Pille nimmt und auch sonst keinen Risiko- faktor aufweist, wird auch bei absolutem Be- wegungsmangel extrem selten einen Herzin- farkt erleiden. Umgekehrt kommt der Bewe- gung eine wichtige Rolle als Schutzfaktor dann zu, wenn bestimmte Risikofaktoren vor- liegen, speziell Hochdruck, Fettstoffwechsel- störungen und Diabetes. Auf die entsprechen- den Abschnitte darf verwiesen werden, ebenso auf die allgemeinen Überlegungen zur Arterioskleroseentstehung (s. Abschn. 5.5) sowie zur Bedeutung des Sports im Rahmen der Primärprävention (s. Abschn. 5.5.6.1).

## 6.3.6
## Sonstige bzw. fragliche Risikofaktoren

**Alkohol.** Auch der Alkohol wird häufig als arteriosklerosefördernder Risikofaktor be- trachtet, bei vernünftigem Genuß jedoch zu Unrecht. Gelegentlich wird sogar behauptet, daß dem Alkohol die Bedeutung eines Schutz- faktors zukomme, da hierdurch die Serum- konzentration des „Schutzcholesterins" HDL (s. Abschn. 6.4.2) erhöht werde. Eine solche Argumentation ist nicht ungefährlich, da sie zu der Ansicht des „Viel-hilft-viel" führen kann. Alkohol in größeren Mengen wirkt als Leber- bzw. Nervengift und führt hier zu ent- sprechenden Krankheitsbildern, insbeson- dere der Leberverhärtung (Leberzirrhose, s. Abschn. 8), Nervenlähmungen und Hirnschä- digungen (Delirium).

Auf das Herz bezogen muß berücksichtigt werden, daß Alkohol einen erheblichen Kalo- riengehalt besitzt. Ein Gramm Alkohol stellt den Brennwert von 7 Kilokalorien dar. Der Energieinhalt ist damit fast so hoch wie der von Fett. Regelmäßiger Alkoholgenuß ist somit häufig ein wichtiger Faktor bei der Ent- stehung von Übergewicht sowie Bluthoch- druck. Alkohol in höheren Konzentrationen stellt darüber hinaus auch ein Herzgift dar und kann vor allem Herzrhythmusstörungen auslösen. Körperliche Aktivität nach Genuß größerer Alkoholmengen kann daher beson- ders für Herzpatienten gefährlich werden.

Trotz dieser Einschränkungen ist die Bot- schaft tröstlich, daß nicht alles, was Freude bereitet, gefährlich ist und nicht nur Askese das Leben verlängert. Diese Diskussion wird vor allem aufgrund der niedrigen Infarktrate in den Mittelmeerländern, ganz speziell in

Frankreich, geführt (s. Abb. 6-1). Die Ursachen hierfür sind vielfältig, vor allem darin begründet, daß in Mittelmeerländern, ähnlich wie in Japan, viel Kohlenhydrate (Spaghetti, Pasta), wenig Fleisch und damit Fett, viele ungesättigte Fettsäuren (Olivenöl) und Seefisch gegessen wird. Als eine der möglichen Ursachen wird allerdings auch der regelmäßige (aber mäßige) Genuß von Alkohol hervorgehoben. Alkohol soll den HDL-Wert erhöhen. Die Frage, ob dies nur den der negativ wirksamen $HDL_3$-Anteil betrifft oder auch den Schutzfaktor $HDL_2$, wird noch unterschiedlich bewertet. Als besonders günstig wird in letzter Zeit der Rotwein beurteilt. Dabei soll es weniger auf den Alkohol ankommen als auf die im Rotwein vorhandenen Farbstoffe. Diese wirken als „Radikalenfänger", sie fangen freie Sauerstoffradikale ab und verhindern, daß diese das LDL oxigenieren. Das oxidierte LDL soll sich im besonderen Maße in den Gefäßwänden ablagern. Die beliebte Frage, ob Weiß- oder Rotwein oder beide, muß zur Zeit allerdings als noch nicht wissenschaftlich geklärt angesehen werden. Gegen ein gelegentliches Glas, ja selbst das tägliche Glas Wein zum Essen, ist nichts zu sagen. Die für die gesunde Leber zulässige Obergrenze ist sogar erstaunlich hoch; sie beträgt für den Mann 60 Gramm, für die Frau 25 Gramm Alkohol pro Tag. Ein Liter Bier enthält 40 Gramm, ein halber Liter Wein 50–60 Gramm Alkohol. Diese Obergrenzen „müssen" keineswegs ausgeschöpft werden. Immerhin ist der Alkoholismus eines der größten gesundheitlichen Probleme der Industriegesellschaften. Die als „vernünftig" anzusehende Obergrenze des Alkoholgenusses liegt bei täglich 20 g, entsprechend etwa einem alkoholischen Getränk (1 Flasche Bier zu 0,5 l, 1 Glas Wein zu 0,2 l).

**Kaffee.** Auch Kaffee wird für alles mögliche als krankheitserregend beschuldigt, ohne daß dies je bewiesen werden konnte. Im Zusammenhang mit der Arterioskleroseentstehung wurde bisher lediglich nachgewiesen, daß bei erheblichem Nikotinmißbrauch durch zusätzlichen massiven Kaffeegenuß der HDL-Wert

noch weiter verschlechtert werden kann. Prinzipiell stellt jedoch Kaffee keinen Risikofaktor für die Entstehung einer Arteriosklerose dar.

**Empfängnisverhütende Medikamente** siehe Abschnitt 6.2.2.

# 6.4
# Interne Risikofaktoren

## 6.4.1
## Bluthochdruck (Hypertonie)

### 6.4.1.1
### Definition

Die Bedeutung eines erhöhten Blutdrucks als Risikofaktor ist einsichtig. Steht ein Rohr unter einem zu hohen Innendruck, so muß dies zu einem vorzeitigen Wandverschleiß führen. Der Blutdruck bestimmt darüber hinaus den Filtrationsdruck, ist also verantwortlich für den Druck, mit dem Flüssigkeit aus dem Gefäßinneren in die Gefäßwand hineingedrückt wird. Der Hochdruck stellt eine Erkrankung dar, die in unserer Gesellschaft in ihrer Bedeutung kaum zu überschätzen ist, die aber fast immer erheblich unterschätzt wird. Da der Hochdruck für die beiden wichtigsten Teilerkrankungen im Rahmen der Herz-Kreislauf-Erkrankungen, den Herzinfarkt und den Schlaganfall, gleichermaßen mitverantwortlich ist, stellt er diejenige Erkrankung dar, die in unserer Gesellschaft am häufigsten als Einzelkrankheit zum Tode führt. Man hat ihn daher als „Menkiller No. 1" bezeichnet. Die Häufigkeit des Bluthochdrucks in der erwachsenen Bevölkerung liegt bei 15–20%. Man kann somit davon ausgehen, daß die Zahl der Hochdruckkranken in der Bundesrepublik Deutschland zwischen 5 und 8 Millionen liegt.

Die meisten Hochdruckkranken werden nicht ausreichend behandelt. Das Besondere dieser Erkrankung ist, daß sie zunächst zu keinerlei Beschwerden führt. Beschwerden treten erst auf, wenn als Folgeerscheinung Gefäßveränderungen eingetreten sind. Dann ist es für eine effektive Behandlung bereits schon sehr spät. Viele Menschen wissen nicht um ihren Bluthochdruck. Viele, die darum wissen, lassen ihn nicht konsequent behandeln, eben weil sie keine Beschwerden verspüren. Der Tod infolge eines Herzinfarktes oder ein langjähriges Siechtum, gelähmt als Folge eines Schlaganfalls, ist dann häufig die unausweichliche Folge. Durch diese Angaben soll die Bedeutung der Erkrankung sowie die Notwendigkeit einer konsequenten Fahndung nach ihr und einer entsprechenden Behandlung unterstrichen werden. Der körperlichen Aktivität, der Bewegungstherapie bzw. dem Sport kommt gerade bei der Hochdruckbehandlung eine wichtige Rolle zu. Sport gehört seit jeher im Rahmen der Allgemeinmaßnahmen zu den Empfehlungen, die dem Hochdruckpatienten gegeben werden.

> **Definition.** Unter Hochdruck versteht man eine ständige (stabile) oder auch nur zeitweise auftretende (labile) Erhöhung des unter Ruhebedingungen gemessenen Blutdrucks über die oberen Normgrenzen von 140/90 mmHg. Die Erhöhung kann den systolischen oder den diastolischen oder beide Werte betreffen. Der systolische Druckbereich zwischen 145 und 160 mmHg bzw. diastolisch zwischen 90 und 95 mmHg wird auch als Grenzwerthypertonie bezeichnet.

Nach dieser Definition liegt somit ein Hochdruck vor, wenn der Blutdruck systolisch auf beispielsweise 170/80 mmHg oder diastolisch auf 140/100 mmHg erhöht ist oder wenn beide Werte mit 170/100 mmHg zu hoch liegen. Dabei ist jedoch zu berücksichtigen, daß der Blutdruck keine feste Größe darstellt. Er steigt physiologischerweise unter psychischer oder körperlicher Belastung an. Die einmalige Feststellung eines erhöhten Blutdrucks läßt noch nicht die Diagnose eines Hochdrucks stellen. Häufig mißt der Arzt beim ersten Kontakt mit dem Patienten psychisch überhöhte

Druckwerte, denen keine Bedeutung zukommt. Die Diagnose wird erst durch die wiederholte Feststellung erhöhter Druckwerte gestellt.

Der Hochdruck ist im allgemeinen nicht angeboren. Meistens kommt die Neigung hierzu erst in der vierten oder fünften Lebensdekade zum Vorschein. Viele Patienten, die früher normale oder sogar niedrige Druckwerte aufwiesen, sind überrascht, wenn zunächst gelegentlich (labiler Hochdruck) oder später dauernd (stabiler Hochdruck) erhöhte Drücke gemessen werden. Nicht selten findet sich jedoch auch schon beim Jugendlichen ein Hochdruck (**juvenile Hypertonie**), der sich in den späteren Lebensjahren wieder rückbilden kann. Als erstes Anzeichen hierfür gilt die Feststellung erhöhter Druckwerte unter den Bedingungen einer fahrradergometrischen Belastung. Dieser **„Belastungshochdruck"** stellt somit noch keinen eigentlichen Hochdruck dar, er weist jedoch auf die spätere Entwicklung dieser Erkrankung hin.

### 6.4.1.2
### Primärer Hochdruck

Die **Ursache der Hypertonie** ist nach wie vor weitgehend unbekannt. In 95% der Fälle läßt sich eine solche nicht finden. Man spricht von einer **primären** oder auch **essentiellen Hypertonie.** Rein formal nach dem Ohm'schen Gesetz (s. Abschn. 2.5.1) entsteht die Blutdruckerhöhung durch ein erhöhtes Herzminutenvolumen (**Volumenhochdruck**) oder durch einen zu hohen peripheren Widerstand (**Widerstandshochdruck).** Zum Beginn einer Hochdruckentwicklung ist vor allem der Volumenhochdruck zu finden, in späteren Phasen der Widerstandshochdruck. Die Ursache, die dieses Mißverhältnis zwischen Herzminutenvolumen und Widerstand bewirkt, ist damit jedoch nicht geklärt. Diese Ursache ist auch nicht, wie öfters geglaubt wird, eine Arteriosklerose. Die Arteriosklerose ist bis auf seltene Fälle wie bei der nachfolgend erwähnten Nierenarterienstenose Folge und nicht Ursache der Hypertonie. Bei der Entstehung des Hochdrucks spielen jedoch die folgenden Faktoren eine wichtige Rolle:

**Familiäre Belastung.** Die Neigung zur Krankheit Hochdruck ist erblich. Fast immer finden sich beim Hochdruckkranken in der Familie Hochdruckträger. Soweit früher der Blutdruck nicht gemessen wurde, wird oft angegeben, daß Eltern oder Großeltern an Herzinfarkt oder Schlaganfall verstarben.

**Kochsalz.** Dem Kochsalz kommt in der Ausprägung der Hochdruckkrankheit eine wichtige Bedeutung zu. So ist bekannt, daß bei den gleichen genetischen Voraussetzungen Südjapaner, die wenig Kochsalz essen, nur eine Hochdruckhäufigkeit von 10% aufweisen, Nordjapaner, die sehr viel Kochsalz zu sich nehmen, dagegen von bis zu 40%! Eskimos, die sich vor allem von nicht konserviertem Fisch ernähren und kaum Kochsalz zu sich nehmen, haben nur sehr selten Hochdruck. Hier spielen jedoch auch rassische Faktoren eine Rolle. So ist die Hochdruckkrankeit bei Schwarzen wesentlich häufiger als bei Weißen!

Der Mechanismus, über den das Kochsalz wirkt, ist unbekannt. Er dürfte jedoch mit der Kontraktionsfähigkeit der Gefäßwände zusammenhängen. Kochsalz spielt bei der Muskelkontraktion eine wichtige Rolle. Es ist verständlich, daß ein erhöhtes Kochsalzangebot dadurch eine Neigung zur Widerstandserhöhung in der arteriellen Gefäßwandmuskulatur begünstigt. Die große Häufigkeit des Hochdrucks in unseren Breiten hängt mit dem hohen Salzverbrauch zusammen. Während im Mittelalter Salz eine Kostbarkeit war und die vor allem auf pflanzlicher Grundlage beruhende Nahrung ein Verhältnis von Kaliumchlorid zu Natriumchlorid von 10:1 aufwies, hat sich durch die Umstellung der Ernährung vor allem auf Fleischbasis dieses Verhältnis umgekehrt. Inzwischen nehmen wir mit der Nahrung doppelt so viel Natriumchlorid auf wie Kaliumchlorid. Der tägliche Kochsalzbedarf wird mit 2–5 Gramm angegeben. Der effektive Kochsalzverbrauch in unserer Ernährung liegt zwischen 10 und 15 Gramm. Dies wird nicht zuletzt durch die Verwendung von konservierten Nahrungsmitteln begünstigt, da Konservenkost einen hohen Kochsalzanteil enthält. Hieraus darf allerdings nicht der Schluß gezogen werden, daß Kochsalz in der Ernährung grundsätzlich zu verbieten sei! Wer erblich nicht zum Hochdruck neigt, wird auch durch noch so hohe Kochsalzzufuhr keinen Hochdruck entwickeln.

**Übergewicht.** Bei einer Neigung zum Hochdruck stellt Übergewicht einen wichtigen begünstigenden Faktor dar. Die Höhe des Blutdrucks weist eine enge Verbindung mit dem Körpergewicht auf. Als Faustregel kann angegeben werden, daß der übergewichtige Hochdruckkranke durch eine Gewichtsabnahme von einem Kilogramm seinen Blutdruck um 3 mmHg systolisch und 2 mmHg diastolisch vermindern kann. Dies würde beispielsweise bedeuten, daß ein übergewichtiger Hochdruckpatient mit einem Druck von 170/110 mmHg, der sein Gewicht um 10 Kilogramm reduziert, eine Druckabnahme von 30/20 mmHg erfährt. Er wäre mit 140/90 mmHg allein hierdurch wieder im normalen Bereich. Da Übergewicht auch die Entstehung von Zuckerkrankheit und Fettstoffwechselstörungen begünstigt, kommen die Risikofaktoren Hochdruck, Hypercholesterinämie und Diabetes häufig kombiniert vor. In diesem Zusammenhang wird auf das **metabolische Syndrom** verwiesen (Abschn. 6.3.3). Hochdruck wird als Teil dieses Symptomenkomplexes in seiner Entstehung durch den zu hohen Insulinspiegel begünstigt. Dabei wirken viele Faktoren zusammen: Insulin verstärkt die Rückhaltung von Kochsalz in der Niere und wirkt als Wachstumsfaktor. Durch die Wachstumswirkung wird die Gefäßmuskulatur dicker; der Gefäßwiderstand und damit der Blutdruck steigen an. Wenn mehr körperliche Aktivität den Insulinspiegel im Blut senkt, nimmt damit der Blutdruck und der Appetit ab, über die Appetitminderung auch das Gewicht und damit indirekt wieder der Blutdruck.

### 6.4.1.3
### Sekundärer Hochdruck

Obwohl sie insgesamt nur 5% der Hypertonien ausmachen, sollen die sekundären Hochdruckformen erwähnt werden, da sie modellhaft den Mechanismus einer Hochdruckentstehung verdeutlichen können. Unter sekundärem Hochdruck versteht man einen erhöhten Blutdruck, bei dem die primäre Ursache bekannt ist und der Hochdruck sekundär entsteht. Dies soll aber nicht bedeuten, daß nicht auch der primäre Hochdruck eine Ursache hat, die nur bisher noch nicht bekannt ist. Folgende wichtige Formen eines sekundären Hochdrucks werden unterschieden:

**Renaler Hochdruck.** Bei zahlreichen Nierenerkrankungen (ren = Niere) tritt ein Hochdruck auf. Chronische Nierenentzündungen (Abschn. 5.5.4) führen beispielsweise zu Vernarbungen in der Niere und damit zu Durchblutungsstörungen. Die Niere kann ihrer Aufgabe der Harnausscheidung nicht mehr hinreichend gerecht werden. Dies versucht sie durch eine Steigerung des Blutdrucks auszugleichen. Zu diesem Zweck schüttet sie ein Hormon aus (**Renin**), das den Blutdruck erhöht. Eine häufige Ursache hierfür ist beispielsweise die Einengung der die Niere versorgenden Arterie (**Nierenarterienstenose**). Diese kann bereits beim Jugendlichen angeboren bestehen, sie kann sich aber auch erst als Folge einer Arteriosklerose entwickeln. Bei jedem Jugendlichen mit Hochdruck sollte man daher nach einer solchen Erkrankung fahnden. Bei der arteriosklerotisch bedingten Nierenarterienstenose kann ausnahmsweise die Arteriosklerose einmal Ursache und nicht Folge eines Hochdrucks sein. In der Hochdruckdiagnostik wird daher der Arzt stets als erstes den Urin auf verdächtige Substanzen (z. B. rote Blutkörperchen, weiße Blutkörperchen, Eiweiß) untersuchen, die auf eine solche nierenbedingte Hochdruckkrankheit hinweisen.

**Hormoneller Hochdruck.** Zahlreiche Hormone erhöhen den Blutdruck. Werden sie in krankhafter Form zu viel ausgeschieden, so führen sie zu einer Hochdruckkrankheit. Zwei typische Erkrankungen dieser Art seien erwähnt: Typische blutdrucksteigernde Substanzen sind die „Streßhormone" Adrenalin und Noradrenalin. Sie werden im Nebennierenmark gebildet. Entwickelt sich hier ein hormonbildender Tumor (**Phäochromozytom**), so entsteht ein Hochdruck. Auch die Nebennierenrinde kann krankhaft zu viel Hormone, beispielsweise Glukokortikoide bilden. Die hieraus entstehende Krankheit (**M. Cushing**) wurde bereits im Zusammenhang mit dem Übergewicht erwähnt (s. Abschn. 6.3.3). Typisch für sie ist auch das Vorliegen eines überhöhten Blutdrucks.

Die häufigste hormonale Ursache für Bluthochdruck stellt jedoch die Einnahme der **Pille** dar. Junge Frauen mit Hochdruck sollten daher nach der Einnahme empfängnisverhütender Medikamente gefragt werden.

**Gefäßbedingte Ursachen.** Es ist verständlich, daß auch eine mechanische Gefäßeinengung den Blutdruck erhöhen kann. Als typisches Beispiel wird die **Aortenisthmusstenose** genannt. Hierbei ist die Aorta angeboren nach dem Aortenbogen am Übergang zum geraden Teil der Brustaorta eingeengt. Bei Kindern und Jugendlichen mit Hochdruck sollte hieran unbedingt gedacht und gegebenenfalls eine operative Beseitigung dieser Engstelle vorgenommen werden.

### 6.4.1.4
### Einteilung des Hochdrucks

Gerade für die Bewegungstherapie bzw. für den Sport ist wichtig, daß Hochdruck keineswegs gleich Hochdruck ist. Es kommt entscheidend auf die Höhe des Blutdrucks an sowie auf die Dauer, während der die Druckerhöhung bereits besteht. Nicht die Blutdruckerhöhung an sich ist beim Sport gefährlich, sondern die hierdurch möglicherweise eingetretene Folgeschädigung. Der Hochdruck wird in die folgenden Stadien eingeteilt:

Stadium I: In diesem Stadium besteht nur eine Druckerhöhung, Gefäßveränderungen sind noch nicht eingetreten.

Stadium II: Es liegen bereits Gefäßveränderungen und Organschädigungen vor, die vorwiegend das Herz (Koronararterien) sowie Nieren- oder Gehirnarterien treffen können.

Stadium III: Im dritten Stadium entwickeln sich Zeichen von Organversagen. Bei längerfristigem Hochdruckverlauf sind vor allem folgende Organe betroffen:

- **Herz.** Hier kann durch die koronare Herzkrankheit ein Herzinfarkt entstehen oder es treten Zeichen eines Herzversagens (Herzinsuffizienz) auf (s. Abschn. 5.6).
- **Niere.** Die arteriosklerotischen Veränderungen im Bereich der Niere können zu Nierenversagen führen. Ein ausgeprägter Hochdruck ist eine der häufigsten Ursachen, die eine Urämie bedingen können (s. Abschn. 5.5.4.1).
- **Augen.** Typisch für eine ausgeprägte Hochdruckkrankheit sind Durchblutungsstörungen und Blutungen im Bereich der Netzhaut, die Sehstörungen bewirken. Die Hochdruckkrankheit wird daher nicht selten erstmals vom Augenarzt festgestellt, der entsprechende Veränderungen am Augenhintergrund erkennt. Die schwerste Folge kann eine Erblindung darstellen.

Stadium IV: Maligne (bösartige) Hypertonie: Von diesem Stadium spricht man bei einem sehr raschen Verlauf, der zu ausgeprägten Sehstörungen, Nierenversagen und ohne ausreichende Behandlung in relativ kurzer Zeit zum Tode führt.

## 6.4.1.5
### Behandlung des Hochdrucks

In der Hochdruckbehandlung ist nur in seltenen Fällen, bei sekundären Hochdruckformen, eine ursächliche (kausale) Therapie möglich, etwa bei der operativen Beseitigung einer Nierenarterienstenose oder eines Phäochromozytoms. In den allermeisten Fällen muß man sich mit einer symptomatischen Behandlung zufriedengeben, also mit einer Senkung des Blutdrucks ohne Beseitigung der eigentlichen Ursache. Hierzu stehen im Prinzip medikamentöse Verfahren und Allgemeinmaßnahmen zur Verfügung, die sich ge-

genseitig ergänzen. In zahlreichen Fällen machen die Allgemeinmaßnahmen jedoch eine medikamentöse Behandlung verzichtbar. Gerade bei der Mehrzahl der Hochdruckfälle, den leichteren Formen, kommt man häufig nur mit Allgemeinmaßnahmen zurecht. Oft besteht leider die Hochdruckbehandlung lediglich im automatischen Griff zum Rezeptblock und der Verordnung von Medikamenten. Von Hochdruckpatienten wird dies nicht selten gefordert, da die Einnahme eines Medikaments naturgemäß einfacher ist als die Umstellung der Lebensweise. Dabei muß allerdings berücksichtigt werden, daß einerseits die medikamentöse Behandlung solch großer Patientenzahlen erhebliche volkswirtschaftlich heute nicht mehr zu verantwortende Kosten verursacht, und daß auf der anderen Seite auch den Hochdruckmedikamenten, die im Prinzip nebenwirkungsarm sind, bei Anwendung in solch großer Zahl ein Risiko zukommt. In entsprechenden Untersuchungen kam es bei der Behandlung jugendlicher Hochdruckpatienten mit Diuretika, also kochsalzausscheidenden Medikamenten, vermehrt zu Herz-Kreislauf-Zwischenfällen und Todesfällen.

Im Rahmen der Allgemeinmaßnahmen kommt der **körperlichen Aktivität** ein besonders hoher Stellenwert zu. Aus diesem Grund ist in den letzten Jahren das Interesse an der Bedeutung von Sport- und Bewegungstherapie für Hochdruckkranke erheblich gewachsen. Dies sollte allerdings nicht bedeuten, daß man jedem Hochdruck „davonlaufen kann". Bei schwereren Hochdruckformen ist die Einnahme von Medikamenten unausweichlich. Auch in diesen Fällen gibt es bewegungstherapeutische Ansätze, da die körperliche Aktivität häufig das Medikament zwar nicht vermeiden läßt, aber eine Verringerung der eingenommenen Dosis erlaubt. Wenn Patienten unter Medikamenten Sport betreiben, ergeben sich spezielle Fragestellungen. Gerade für den körperlich aktiven Patienten werden als Mittel der ersten Wahl häufig **Betablocker** (s. Abschn. 9.2.3.3) verordnet, da sie besonders den unter Belastung erhöhten Blutdruck deutlicher senken als andere Hochdruckpräparate. Andererseits greifen diese Medikamente ausgeprägt in die Belastungsreaktionen ein. Auf die Möglichkeit für den Hochdruckkranken, unter solchen Medikamenten Sport zu betreiben bzw. auf die speziellen Gesichtspunkte, die hierbei zu berücksichtigen sind, wird im Kapitel 9 eingegangen.

Fragen bezüglich des Zusammenhangs zwischen körperlicher Aktivität und Hochdruck ergeben sich nicht nur aus therapeutischer Sicht. Viele Hochdruckpatienten wollen nicht nur wegen, sondern teilweise auch trotz ihres Hochdrucks „ihren" Sport weiter betreiben. Die Frage stellt sich daher häufig für den Arzt und Bewegungstherapeuten, ob ein Hochdruckkranker weiter seinem Tennissport nachgehen darf oder ob er weiter alpin Ski fahren kann. Im Zusammenhang mit Hochdruck und Sport ergeben sich also zahlreiche Probleme.

**Medikamentöse Therapie.** Für die Hochdruckkrankheit wurde in den vergangenen Jahrzehnten eine Reihe sehr guter Behandlungsprinzipien erarbeitet, die alternativ eingesetzt werden können, wobei die Auswahl von der individuellen Situation, dem Lebensalter und eventuell zusätzlichen Erkrankungen abhängig gemacht wird. Diese Medikamente werden, da sie teilweise auch für andere Indikationsbereiche eingesetzt werden, in Abschnitt 9.2 gesondert besprochen und sollen hier nur kurz erwähnt werden. Die zur Zeit wichtigsten Medikamentengruppen sind die Betablocker, Diuretika, Kalziumantagonisten und ACE-Hemmer.

Der Wirkungsmechanismus der **Betablocker** beim Hochdruck ist noch nicht genau bekannt. Etwas vereinfacht kann man sich vorstellen, daß sie die Herzleistung herabsetzen und damit auch den Blutdruck senken.

**Diuretika** erhöhen die Ausscheidung von Kochsalz, das bei der Hochdruckentstehung eine wichtige Rolle spielt (s. Abschn. 6.4.1.2). Sie vermindern darüber hinaus das Flüssigkeitsvolumen in den Gefäßen und damit den Druck, da gleichzeitig vermehrt Wasser ausgeschieden wird.

**Kalziumantagonisten** senken den Blutdruck über eine Weitstellung der Blutgefäße.

Ebenfalls gefäßerweiternd wirken die **ACE-Hemmer.** Bezüglich des Mechanismus wird auf Abschnitt 9.2.6 verwiesen. Eine Reihe von älteren, heute weniger gebräuchlichen Hochdruckmitteln enthalten darüber hinaus noch andere gefäßweitstellende Medikamente (**Vasodilatanzien)** oder **Reserpin,** eine Substanz aus einer indischen Pflanze, die heute wegen ihrer Nebenwirkungen weniger verwendet wird, sowie Medikamente, die im Gehirn (zentral) die Aktivität des sympathischen Nervensystems beeinflussen.

**Allgemeinmaßnahmen.** Die wichtigsten Allgemeinmaßnahmen sind die Diät und körperliche Aktivität. Bei der **Diät** stehen die Senkung eines eventuell vorhandenen Übergewichts sowie eine **Beschränkung der Kochsalzzufuhr** in der Ernährung im Vordergrund. Die entsprechenden Zusammenhänge wurden unter 6.4.1.2 dargestellt. Gelegentlich wird empfohlen, das Kochsalz durch **Kaliumsalze** zu ersetzen. Schaden kann dies nichts, ein positiver Beweis für die Wirksamkeit wurde jedoch noch nicht erbracht.

Zahlreiche andere Beschränkungen, die häufig Hochdruckkranken auferlegt werden, sind dagegen meist nicht notwendig. Im Gegensatz zur landläufig oft vertretenen Ansicht verändert regelmäßiger **Kaffeegenuß** die Blutdrucksituation weder bei normalen noch bei erhöhten Druckverhältnissen. Mäßiger **Alkoholgenuß** führt über eine Weitstellung der Blutgefäße eher zu einer Drucksenkung. Alkoholmißbrauch kann dagegen die Hochdruckentstehung begünstigen, nicht zuletzt schon über die durch die vermehrte Kalorienaufnahme bedingte Gewichtssteigerung.

Zu den Allgemeinmaßnahmen, die empfohlen werden, gehören ferner **streßarme Lebensführung**, Vermeidung von Schichtdienst, verlängerter Urlaub etc. Tatsächlich sinkt der Blutdruck in Kuraufenthalten unter Ruhigstellung häufig ohne medikamentöse Behandlung ab. Andererseits läßt sich Streß in unserer Leistungsgesellschaft kaum vermeiden. Durch die Durchführung von **Ent-**

**spannungstechniken** (Yoga, autogenes Training etc.) läßt sich zwar keine dauerhafte Senkung des Blutdrucks erreichen, jedoch ein vorübergehender Streßabbau.

Schließlich muß darauf hingewiesen werden, daß der Hochdruckpatient, der ja bereits einen wichtigen Risikofaktor für Herz-Kreislauf-Erkrankungen besitzt, ganz besonders daran interessiert sein muß, **zusätzliche Risikofaktoren** wie Hypercholesterinämie, Diabetes etc. zu reduzieren. Letztlich macht es medizinisch wenig Sinn, den erhöhten Blutdruck zu senken, wenn der Patient nicht gleichzeitig das Rauchen aufgibt!

## 6.4.1.6
### Bewegungstherapie/Sport

Durch körperliche Aktivität kann der Blutdruck unabhängig auch von den im folgenden zu diskutierenden indirekten Effekten gesenkt werden, wenngleich nicht sehr ausgeprägt. Wichtiger sind die indirekten Wirkungen. Durch Sport wird beispielsweise das Körpergewicht reduziert, damit sinkt auch der Blutdruck. Es ist häufig schwer zu entscheiden, ob der Sport hierfür verantwortlich ist oder die durch den Sport bedingte Gewichtsreduktion. Letztlich ist dies wohl mehr eine akademische Frage. Es gibt jedoch wissenschaftliche und epidemiologische Hinweise darauf, daß durch ein Training, speziell ein Ausdauertraining, ein eigenständiger drucksenkender Effekt erzielt werden kann. Man könnte sich dies beispielsweise über den Mechanismus der vermehrten Ausbildung von roten Muskelfasern durch das Training vorstellen. Hierdurch kommt es gleichzeitig zu einer Vermehrung der Gefäße, die diese Muskelfasern versorgen, und damit zu einer Senkung des Widerstandes. Entsprechende Befunde wurden in muskelbioptischen Untersuchungen erhoben. Die Ausbildung von mehr roten Muskelfasern ist auch im Zusammenhang mit der Abschwächung des **metabolischen Syndroms** zu sehen, bei dem umgekehrt eine Verschiebung zu den weißen Muskelfasern vorhanden ist (s. Abb. 6-3). Die Verminderung der Hyperinsulinämie, die im Rahmen dieses Syndroms durch die körperli-

che Aktivität erreicht wird und die einen Manifestationsfaktor für den Hochdruck darstellt, kann somit im Sinne eines direkten Drucksenkungsmechanismus angesehen werden (s. Abschn. 6.3.3 und 6.4.1.2). Unabhängig hiervon können folgende indirekte Ziele genannt werden, die letztlich auch durch andere Maßnahmen erreichbar wären, sich durch Sport jedoch besonders gut verwirklichen lassen:

– **Unterstützung der Gewichtsabnahme,** falls erforderlich (s. Abschn. 6.3.3.1).
– **Vermehrung der Kochsalzausscheidung** durch Schweiß.
– **Ökonomisierung des Herz-Kreislauf-Systems,** Umstellung von einer sympathikotonen zu einer vagoton bestimmten Reaktionslage (s. Abschn. 2.6 und 5.5.6.3).
– **Verbesserung des HDL/LDL-Quotienten** (s. Abschn. 6.4.2.1) und damit Verbesserung des für den Hochdruckpatienten besonders wichtigen Risikoprofils für die Entstehung arteriosklerotischer Herz-Kreislauf-Erkrankungen sowie positive Beeinflussung eventuell zusätzlicher Risikofaktoren auch im Rahmen des metabolischen Syndroms, neben Fettstoffwechselstörungen besonders eines eventuell vorhandenen Diabetes mellitus.
– **Verbesserung der Therapietreue (Compliance).** Gerade der Hochdruckpatient tendiert dazu, infolge des fehlenden „Leidensdrucks" die Ratschläge des Arztes in den Wind zu schlagen und die eventuell notwendigen Tabletten nicht einzunehmen, da er ja von seiner Erkrankung nichts bemerkt. Gerade durch die möglichen Nebenwirkungen der Tabletten fühlt sich der Patient hierunter häufig schlechter als vorher und läßt sie dann oft weg. Derjenige Patient, der die Disziplin aufbringt, zur Senkung seines Blutdrucks um seiner Gesundheit willen Sport zu betreiben, wird bei Aufklärung über die Zusammenhänge auch disziplinierter andere notwendige Allgemeinmaßnahmen durchführen und gegebenenfalls Medikamente einnehmen.

**Durchführung der Bewegungstherapie**. Bei der Durchführung der Bewegungstherapie ist anfangs ausdrücklich darauf hinzuweisen, daß dies individuell nach klinischem Stadium und sportlichen Vorerfahrungen bzw. Neigungen geschehen muß. Häufig begegnet man hier einem „Schubladendenken". Es wird nach dem Motto diskutiert: Langlauf ist für Hochdruckpatienten gut, Tennis und alpiner Skilauf sind kontraindiziert. Dies kann im Einzelfall sehr unterschiedlich aussehen. Bei Hochdruckpatienten im Stadium I, bei denen noch keinerlei Gefäßveränderungen vorhanden sind und nur der Druck zu hoch liegt, ist jeder Sport besser als kein Sport. Die Blutdrucksteigerung an sich ist bei fehlenden Gefäßveränderungen nicht gefährlich.

Der jugendliche Hochdruckpatient, der beim Tennis schwitzt, tut damit etwas gegen seinen Hochdruck. Man wird ihm alle Sportarten erlauben können. Natürlich wird man ihm Ausdauerbelastungen besonders empfehlen. Bei Patienten im Stadium II und ganz besonders im Stadium III wird man wesentlich vorsichtiger sein, mehr zu Ausdauerbelastungen raten und stark drucksteigernde Sportformen ablehnen. Im Stadium IV ist Bettruhe angezeigt und jede körperliche Aktivität verboten.

Vor diesem generellen Hintergrund können die allgemeinen Aussagen zu den günstigen und ungünstigen Belastungsformen aus der detaillierten Darstellung der Sportarten im Abschnitt 2.7.2 abgeleitet werden. Grundsätzlich möchte der Hochdruckpatient einen hohen Trainingseffekt auf das Herz-Kreislauf-System erreichen bei möglichst geringer Gefährdung, also bei möglichst geringem Blutdruckanstieg. Besonders günstig sind daher Ausdauerbelastungen mit wenig Krafteinsatz wie Langlauf oder Skilanglauf. Besonders ungünstig sind Belastungsformen mit hohem Druckanstieg wie ausgeprägte Kraftbelastung (Bodybuilding, leichtathletische Kraftbelastungen), hohem Streßanteil (wettkampforientierte Sportarten) und starken Kältereizen (Sprung ins kalte Wasser nach der Sauna, Wintersportarten).

Zwischen diesen Extremen liegen zahlreiche andere Sportarten, etwa Ausdauerbelastungen mit Krafteinsatz wie Rudern, oder Spielsportarten ohne allzu hohen psychischen Streß. Hier ist, wie oben ausgeführt, im Einzelfall zu entscheiden, was für den Hochdruckpatienten noch vertretbar ist. Aus didaktischen Gründen wurden die Sportarten aus der Sicht des Hochdruckpatienten in günstige, weniger günstige und ungeeignete tabellarisch aufgelistet (Tab. 6-2). Spezielle Anmerkungen sind zu zwei Sportarten notwendig:

**Schwimmen** wird von manchen wissenschaftlichen Autoren für Hochdruckpatienten abgelehnt, da sie eine spezielle „Schwimmerhypertonie" beobachtet haben. Dies wird damit begründet, daß einerseits beim Eintauchen ins Wasser der Blutdruck durch die hydrostatische Überlagerung des Wasserdrucks ansteigt, andererseits kommt es zu einer erhöhten Ausschüttung von Streßhormonen (Katecholaminen). Wir haben in unseren Untersuchungen an hohen Fallzahlen von Leistungssportlern keine größere Hochdruckhäufigkeit bei Schwimmern im Vergleich zu Nichtschwimmern feststellen können. Hochdruckpatienten sind häufig übergewichtig. Für sie ist daher das Schwimmen oft eine ganz besonders günstige Belastungsform. Im einzelnen wird hierzu auf die Abschnitte 2.7.2.4 und 6.3.3 verwiesen.

**Alpiner Skilauf**. Bei dieser Sportart wird häufig argumentiert, daß Hochdruckpatienten nicht alpin skilaufen dürften und generell größere Höhenlagen meiden müßten. Hier schwingt unbewußt die Vorstellung mit, daß der Blutdruck in der Höhe auch höher sein müßte. Dies trifft keineswegs zu. Die Blutdruckreaktion ist von der Höhenlage unabhängig. Entscheidend für die Gefährdung in der Höhe ist nicht der Hochdruck, sondern die möglicherweise eingetretene Gefäßschädigung. Inwieweit ein Hochdruckpatient alpin skifahren darf und gegebenenfalls bis zu welchen Höhen, ist daher nicht von dem Hochdruck abhängig zu machen, sondern von der Frage, inwieweit schon sekundäre Schädi-

**Tabelle 6-2: Eignung verschiedener Sportarten für Hochdruckpatienten:** Bei Anwendung der Tabelle ist der Schweregrad des Hochdrucks zu berücksichtigen. So können beispielsweise Jugendliche mit labilem Hochdruck durchaus auch Sportarten ausführen, die unter „ungeeignet" stehen, man würde solche Sportarten nur nicht aus therapeutischen Gründen empfehlen.

| Eignung | Sportarten |
|---|---|
| Gut geeignet | − Ausdauersportarten mit geringem Krafteinsatz (Skilanglauf, Laufen, Radfahren und andere)<br>− Mannschaftsspiele mit vergleichsweise geringerer körperlicher Belastung (Volleyball [eventuell in modifizierter Form], Prellball und andere) |
| Bedingt geeignet, je nach Schwere der Erkrankung und sportlicher Vorerfahrung | − Einzelspiele mit geringerer bis mittlerer Belastung (Tischtennis, Tennis und andere)<br>− Mannschaftsspiele mit mittleren Belastungen (Fußball, Handball und andere)<br>− Schwimmen<br>− Wanderrudern<br>− Sauna (ohne Sprung ins kalte Wasser) |
| Ungeeignet | − Einzelsportarten mit hohen Belastungen (Leichtathletik)<br>− Einzelspiele mit hoher Belastung (Badminton, Squash und andere)<br>− Mannschaftsspiele mit hoher Belastung (Eishockey, Basketball und andere)<br>− Kraftsportarten (Gewichtheben, Diskuswerfen, Bodybuilding und andere)<br>− Kampfsportarten (Boxen, Fechten und andere)<br>− Sportkegeln |

gungen wie beispielsweise eine koronare Herzkrankheit eingetreten sind (siehe Abschn. 2.7.2.6 und 2.7.2.7).

**Belastungsuntersuchung.** Da beim Hochdruckpatienten auf die Dauer gesehen Gefäßschädigungen zu erwarten sind, muß die Frage der Belastbarkeit von einer Belastungsuntersuchung abhängig gemacht werden. Der Hochdruckpatient geht unter körperlicher Belastung ein gewisses, erhöhtes Risiko ein. In den Statistiken der plötzlichen Todesfälle beim Sport sind Hochdruckpatienten überzufällig häufig vertreten. Im allgemeinen ist dies auf eine koronare Herzkrankheit zurückzu-

führen, die sich durch einen jahrelangen Hochdruck entwickelt hat. Zur Entdeckung ist daher ein Belastungs-EKG notwendig. Gleichzeitig ist aber speziell beim Hochdruckpatienten auch die Blutdruckreaktion unter Belastung zu beachten. Bei vielen Hochdruckpatienten steigt der Blutdruck nicht einfach parallel gegenüber dem Normalverhalten, sondern nach oben verschoben überschießend im Sinne eines **„Belastungshochdrucks".** Dann entsteht naturgemäß eine erhöhte Gefährdung, wenn Gefäßveränderungen vorhanden sind. In solchen Fällen wird man aus der Sicht des „Belastungshochdrucks" die Notwendigkeit einer medikamentösen Behandlung erneut überdenken. Bezüglich der Durchführung des Belastungstests wird auf Abschnitt 10.6 verwiesen.

## 6.4.2
## Fettstoffwechselstörungen

### 6.4.2.1
### Definitionen/Ursachen

Störungen im Fettstoffwechsel sind ein sehr häufiger Risikofaktor. Sie finden sich je nach Definition in unserer Gesellschaft bei mindestens jedem dritten Erwachsenen, legt man die neueren Grenzwerte von 200 mg% Cholesterin zugrunde, bei $2/3$ aller Erwachsenen. Man versteht hierunter eine zu hohe Konzentration der Fette im Blutplasma oder auch deren fehlerhafte Zusammensetzung. Meist ist beides miteinander kombiniert. Bei der Entstehung der Fettstoffwechselstörung spielen auf der einen Seite Erbfaktoren, auf der anderen Seite die Ernährung oder auch andere Erkrankungen eine Rolle.

Bei Patienten mit schwerer familiärer Hypercholesterinämie, bei denen angeboren sehr hohe Cholesterinwerte im Blut bis zu 500 mg% beobachtet werden, steht ganz die genetische Komponente im Vordergrund. Diese Patienten sind nicht in der Lage, Cholesterin entsprechend abzubauen bzw. sie produzieren zu viel Cholesterin. Selbst bei völlig cholesterinfreier Ernährung stellt ihr Organismus aus Kohlenhydraten mehr Cholesterin her als er abbauen kann. Solche schweren familiären Formen führen häufig schon in jungen Jahren zu Herz-Kreislauf-Erkrankungen.

Auf der anderen Seite der Skala stehen Menschen, deren Fettstoffwechsel so leistungsfähig ist, daß sie praktisch alles essen können, ohne daß die Blutfette ansteigen. Hierzu gehören stark Übergewichtige mit normalen Blutfettkonzentrationen. Zwischen diesen beiden Extremen liegt die Mehrzahl derjenigen, die eine gewisse Schwäche im Fettstoffwechsel aufweisen, die allerdings nur bei Fehlernährung zum Tragen kommt. Zu diesem Bereich gehört der größte Teil der Fettstoffwechselstörungen.

Die Fettstoffwechselstörung ist somit im wesentlichen ein Ernährungsproblem. Der wichtigste Fehler besteht in einer **zu kalorien- und zu fettreichen Ernährung.** Besonders hoch ist der Cholesterinanteil in tierischen Fetten. Pflanzenfette und manche Fischarten sind dagegen reich an hochungesättigten Fetten, die einen Schutzfaktor gegenüber der Arterioskleroseentstehung darstellen. Ein wichtiger Ernährungsfehler ist die Aufnahme zu großer Alkoholmengen. **Alkohol** ist allerdings differenziert zu betrachten, da für mäßigen Alkoholgenuß ein positiver Einfluß im Sinne einer Erhöhung der HDL-Konzentration (s. Abschn. 6.3.6) diskutiert wird. Neben der Ernährung spielen noch eine Reihe weiterer begünstigender Faktoren wie z. B. das **Geschlecht** eine Rolle. Frauen weisen höhere HDL-Werte auf als Männer (s. Abschn. 6.2.2). **Rauchen** erniedrigt die HDL-Konzentration. Auch **Streß** wurde als Risikofaktor für Fettstoffwechselstörungen angeschuldigt; dies ist jedoch schwer zu beweisen. Der unter der Ausschüttung von Streßhormonen (Adrenalin, Noradrenalin) zu beobachtende Anstieg der Blutfette stellt nur ein kurzfristiges Phänomen dar. Er kann nicht als generelle Fettstoffwechselstörung angesehen werden, die von einer dauernden Erhöhung der Blutfette charakterisiert ist. Streß kann allerdings indirekt die Fette erhöhen, wenn er mit Fehlernährung bewältigt wird. Auch **Bewegungsmangel** kann bei einer bestehenden Neigung zu Fettstoffwechselstörungen deren Manifestierung begünstigen: Bewegungsmangel wirkt sich negativ auf den Abbau der Fette und auf die Höhe des HDL-Wertes aus (s. Abschn. 6.3.3 und Abb. 6-4). Umgekehrt stellt Bewegung einen Schutzfaktor dar.

Neben den bisher erwähnten Faktoren sind eine Reihe primärer Erkrankungen zu nennen, die häufig mit einer Störung der Blutfettzusammensetzung verbunden sind. Ganz besonders gilt dies für die **Zuckerkrankheit (Diabetes mellitus)** (s. Abschn. 6.4.3). Durch die Störung der Energiebereitstellung aus Kohlenhydraten werden vermehrt Fette verbraucht, deren Konzentration daher im

Serum ansteigt. Erhöhte Blutfettwerte finden sich ferner typischerweise bei der **Schilddrüsenunterfunktion**. Durch die zu geringe Menge an verfügbarem Schilddrüsenhormon (Thyroxin) sinkt die Stoffwechselaktivität allgemein und damit auch die Abbaurate für Cholesterin. Da Fehlernährung die Entstehung von Übergewicht begünstigt, das wiederum zur Entstehung des Hochdrucks beitragen kann, sind somit die Risikofaktoren Hochdruck, Zuckerkrankheit und Fettstoffwechselstörungen häufig miteinander kombiniert. Hierauf wird besonders im Zusammenhang mit dem **metabolischen Syndrom** in Abschnitt 6.3.3 eingegangen.

### 6.4.2.2
### Zusammensetzung der Blutfette

Fette sind, ihren zahlreichen Aufgaben entsprechend, chemisch sehr unterschiedlich strukturiert. Die für die ernährungsabhängigen Erkrankungen sowie die Energiebereitstellung wichtigsten Fette sind das Cholesterin bzw. die Neutralfette (Triglyzeride), deren Formeln die Abbildung 6-6 zeigt.

**Triglyzeride.** Sie stellen im wesentlichen reine Energiespeicher dar. Eine Komponente ist das Glyzerin, ein dreiwertiger Alkohol. Dies bedeutet, daß er aus drei Kohlenstoffatomen aufgebaut ist, die jeweils eine OH-Gruppe enthalten. An jeder dieser OH-Gruppen kann eine **freie Fettsäure (FFS)** gebunden werden. Hierdurch wird die Fettsäure neutralisiert. Diese Verhältnisse erklären die Namensgebung **Neutralfette** bzw. Triglyzeride. Die Verbindung zwischen Fettsäure und Alkohol wird als „Ester" bezeichnet. Bei den Fettsäuren handelt es sich um sehr lange Ketten, bestehend aus 18 bis 26 Kohlenstoffatomen. Bei Bedarf werden diese Fettsäuren aus den Neutralfetten zur Energiebereitung abgespalten. Sie erscheinen dann als freie Fettsäuren im Serum und gelangen zur arbeitenden Muskulatur. Dort werden von diesen Ketten Zweiereinheiten abgespalten und als aktivierte Essigsäure in den Zitronensäurezyklus eingeschleust (s. Abschn. 2.1).

**Gesättigte und ungesättigte Fettsäuren.** Im Prinzip besitzt jedes Kohlenstoffatom vier Bindungsmöglichkeiten. Zwei davon werden durch die Einbindung in die Fette besetzt. Es bleiben somit noch zwei weitere, die durch Wasserstoffatome abgesättigt werden. Gelegentlich fehlen an manchen Kohlenstoffatomen solche Wasserstoffatome; zwei benachbarte Kohlenstoffatome gehen eine **Doppelbindung** ein. Sind solche Doppelbindungen in einer Fettsäure vorhanden, so spricht man von ungesättigten oder von hochungesättigten Fettsäuren. Da im biochemischen Bereich Doppelbindungen mit der Endung -en bezeichnet werden, wird auch die Bezeichnung **Polyensäuren** benutzt.

Die wichtigsten Beispiele für die **gesättigten Fettsäuren** sind die Palmitin- und die Stearinsäuren. Cocosfett enthält praktisch nur gesättigte Fettsäuren. Dies zeigt, daß keineswegs alle Pflanzenfette „gesund sind". Das wichtigste Beispiel für eine **einfach ungesättigte Fettsäure** ist die Ölsäure bzw. Oleinsäure. Sie ist Bestandteil vor allem des Olivenöls. Während früher den einfach ungesättigten Fettsäuren kein gesundheitlicher Wert zugebilligt wurde, stehen diese inzwischen ganz im Vordergrund des Interesses. Der hohe Anteil des Olivenöls an der Ernährung in den Mittelmeerländern wird als wichtiger Grund für die geringe Häufigkeit des Herzinfarktes angesehen, die dort zu beobachten ist (s. Abb. 6-1). Die **hoch ungesättigten Fettsäuren** können vom Organismus selbst nicht aufgebaut werden. Man hat sie daher auch als Vitamin F bezeichnet, ein nicht ganz richtiger Ausdruck, da Vitamine dadurch gekennzeichnet sind, daß sie nur in Spuren aufgenommen werden und kalorisch keine größere Bedeutung haben. Den hochungesättigten Fettsäuren kommt die Bedeutung eines Schutzfaktors gegenüber der Arteriosklerose zu, wobei bisher unklar ist, worin der Mechanismus besteht. Als wichtigste Beispiele sind die **Linol-** bzw. **Linolensäure** zu nennen, die in Pflanzenfetten wie Sonnenblumenöl, Distelöl etc. vorkommen. Als besonders günstig wird neuerdings eine hochungesättigte Fettsäure betrachtet, die sich in Fischöl findet, **Eikosa-**

**pentaensäure.** Obwohl diese auch unter dem Namen „Lachsöl" verkauft wird, findet sie sich vorzugsweise in den billigeren Makrelen und anderem Seefisch. Ein bis zwei Fischmahlzeiten pro Woche werden daher heute als sehr gesund angesehen.

**Cholesterin.** Im Gegensatz zu den Neutralfetten ist das Cholesterin nicht für die Energiebereitstellung von Bedeutung. Es stellt ein Strukturfett dar. Der Blick auf die Formel in Abbildung 6-6 zeigt, daß es sich um ein kompliziertes Ringsystem handelt, das im Prinzip einer flachen Scheibe entspricht. Dies weist auf die Funktion des Cholesterins hin, das vor allem im Aufbau der Zellwände eine wichtige Rolle spielt. Cholesterin ist also keineswegs nur negativ zu betrachten. Bei Cholesterinmangel können Krankheitserscheinungen auftreten. Angesichts unserer Ernährungsgewohnheiten ist aber naturgemäß nicht der Mangel an Cholesterin, sondern die Hypercholesterinämie das entscheidende gesundheitliche Problem. Ist der Anteil an Cholesterin im Blut zu hoch, so wird es vermehrt in der Gefäßwand abgelagert und trägt zur Arterioskleroseentstehung bei.

Die Grundstruktur des Cholesterins wird als **Steroidgerüst** bezeichnet. Es findet sich in der Natur in zahlreichen sehr wichtigen Substanzen. Genannt seien insbesondere Hormone wie das männliche Sexualhormon Testosteron und die weiblichen Sexualhormone Progesteron und Östrogen, aber auch Nebennierenrindenhormone wie Kortison. Diese Analogie erklärt die Geschlechtsabhängigkeit arteriosklerotischer Erkrankungen. Ähnlich strukturierte Substanzen finden sich auch im Bereich der Vitamine (Vitamin D), bei wichtigen Arzneimitteln (Digitalis), bei den Gallensäuren und anderen wichtigen biochemischen Verbindungen. Diese Beziehungen unterstreichen die biologische Wertigkeit des Cholesterins.

**Sonstige Fette.** Neben den genannten spielen auch eine Reihe anderer Fette im Körper eine wichtige Rolle, beispielsweise die **Phospholipide**, die in der Nervensubstanz vorkommen. Da sie aber keine wichtige Beziehung zu inneren Erkrankungen haben, werden sie hier nicht weiter erörtert.

**Lipoproteine.** Fette sind nicht in Wasser löslich. Damit sie trotzdem in der Blutbahn transportiert werden können, verbinden sich Cholesterin und Neutralfette mit Eiweißen zu großen Eiweiß-Fettkomplexen, den Lipoproteinen. Diese werden nach Molekülgröße bzw. spezifischem Gewicht (Dichte) eingeteilt. Größe und spezifisches Gewicht verhalten sich umgekehrt proportional, d. h. die größten Moleküle weisen die niedrigste Dichte auf und umgekehrt. Für die einzelnen Klassen werden im folgenden in Klammern die Durchmesser in Nanometer (nm) bzw. das spezifische Gewicht in Gramm pro Milliliter angegeben.

Die kleinsten Lipoproteine mit der höchsten Dichte (Durchmesser 7,5–10 nm, spezifisches Gewicht 1,063–1,2) werden als **High-**

**Abbildung 6-6:**
Wichtigste Blutfette, die bei Fettstoffwechselstörungen eine Rolle spielen:
**a)** Das Cholesterinmolekül stellt eine Art flache Scheibe dar, bestehend aus mehreren Ringsystemen. Dies unterstreicht seine Bedeutung als Strukturfett vor allem für die Zellwand. Das Ringsystem ist fettlöslich, die angehängte Kette wasserlöslich. Diese Ambivalenz prädestiniert Cholesterin gleichfalls für seinen Einbau in die Zellwände und die dort anfallenden Vermittlungsaufgaben
**b)** Die Triglyzeride sind dagegen vor allem Reservesubstanz. Sie entstehen aus der Verbindung eines dreiwertigen Alkohols (Glyzerin) mit freien Fettsäuren. Beispielhaft ist je eine wichtige gesättigte (Palmitinsäure), einfach (Ölsäure) und mehrfach ungesättigte (Linolensäure) Fettsäure aufgeführt.
**c)** Die Lipide kommen in der Blutbahn komplex mit Eiweißen verbunden als Lipoproteine vor. Die Zusammensetzung der wichtigsten Lipoproteine ist dargestellt.

Cholesterin

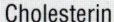

a

Triglyzeride
Glyzerin          Freie Fettsäuren

(Palmitinsäure)

Ölsäure

(Linolensäure)

b

Lipoproteine

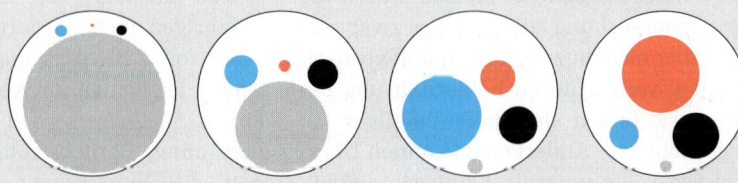

| | Chylomikrone | VLDL | LDL | HDL |
|---|---|---|---|---|
| Spez. Gew. g/ml | 0,9 – | 1,006 – | 1,063 – | 1,21 |
| Eiweiß | 2% | 7% | 21% | 47% |
| Cholesterin | 7% | 20% | 47% | 18% |
| Triglyzeride | 85% | 55% | 9% | 7% |
| Phospholipide | 6% | 18% | 23% | 28% |

c

Density-Lipoproteine (HDL) bezeichnet. Ihre biologische Funktion ist vor allem der Abtransport des Cholesterins aus den Zellen zur Leber. Nach dem spezifischen Gewicht werden inzwischen Unterklassen eingeteilt, von denen vor allem dem $HDL_2$ (spezifisches Gewicht 1,063–1,125) besondere Bedeutung als Schutzfaktor gegenüber der Arteriosklerose zugebilligt wird, weniger dem $HDL_3$ (1,125–1,21). Lipoproteine geringerer Dichte (1,006–1,063) mit einem größeren Durchmesser (20–22 nm) werden als Low-Density-Lipoproteine (LDL) bezeichnet, sind sie noch größer (Durchmesser 30–80 nm) und weniger dicht (0,95–1,006) als Very-Low-Density-Lipoproteine (VLDL). LDL und VLDL werden vor allem den Gefäßwandzellen angelagert und in die Gefäßwand aufgenommen. Sie stellen daher den eigentlichen Risikofaktor dar.

Als letzte Klasse seien schließlich noch die Chylomikronen genannt, sehr große Lipoproteine (Durchmesser 80–1 000 nm) mit sehr geringer Dichte, die vor allem die Transportform des Fettes nach seiner Resorption aus dem Darm bilden.

## 6.4.2.3
## Diagnose

Das Vorliegen eines abnormen Spektrums der Serumfettwerte kann nur durch eine Serumuntersuchung festgestellt werden. Durch die äußere Untersuchung läßt sich dies zwar vermuten, aber nicht beweisen. Fettstoffwechselstörungen werden durch Fehlernährung begünstigt, sie finden sich daher häufiger bei Übergewichtigen. Andererseits können Übergewichtige völlig normale Fettwerte aufweisen. Umgekehrt können sich bei schlanken Menschen schwere familiäre Fettstoffwechselstörungen finden. Gelegentlich können Fettablagerungen in der Haut, oft in Form gelber Flecke im Bereich der Augen (Xanthelasmen), ein Hinweis sein; sie sind dies aber ebensowenig zwangsläufig wie die gelegentlich in der Haut zu findenden Fettgeschwulste (Lipome). Nach dem 30. Lebensjahr sollte daher jeder Mensch ab und zu seine Serumfettwerte überprüfen lassen, ganz besonders, wenn entsprechende Hinweise auf ein erhöhtes Risiko, wie beispielsweise gehäufte Herz-Kreislauf-Erkrankungen in der Verwandtschaft, vorliegen.

Normalwerte. Diese sind im Augenblick sehr in der Diskussion begriffen. Die Obergrenze für die Triglyzeridkonzentration wird mit 200 mg% angegeben. Allerdings ist der Stellenwert der Triglyzeride als eigenständiger Risikofaktor umstritten. Ganz besondere Bedeutung kommt jedoch der Erhöhung des Serum-Cholesterins zu. Hier wurde früher als Obergrenze im allgemeinen 250 mg% angegeben. In der Diskussion werden, vor allem aus den USA kommend, heute bereits Obergrenzen von 200 mg% genannt. Danach müßten große Anteile der Bevölkerung als nicht mehr gesund angesehen werden. 200 mg% sind danach nicht als „Normwert" anzusehen, sondern als obere anzustrebende „Wunschgrenze". Es scheint, daß für das Cholesterin kein absoluter Grenzwert angegeben werden kann, wie dies etwa für den Blutdruck möglich ist, einen Wert, ab dem das Risiko zunimmt. Das Risiko scheint um so niedriger zu sein, je niedriger der Cholesterinwert ist und umgekehrt. Bei der Festlegung der Grenze, ab der behandelt werden muß, kann man praktischerweise von einem altersabhängigen Wert von 200 plus Lebensalter ausgehen. Danach würde ein Wert von 220 mg% bei einem 20jährigen noch toleriert werden können, ein Wert von 250 mg% allerdings nicht mehr. Dieser letztgenannte Wert würde jedoch bei einem 50jährigen noch akzeptabel erscheinen unter Berücksichtigung der Tatsache, daß die Entwicklung der Arteriosklerose einen jahrzehntelangen Prozeß darstellt. Der jüngere Mensch weist naturgemäß bei seiner größeren Lebenserwartung eine höhere Gefährdung selbst bei mäßig erhöhten Werten auf. Hierbei ist jedoch stets die Summe der Gesamtrisikofaktoren wichtig. Wenn gleichzeitig geraucht wird und ein Bluthochdruck vorliegt, sind auch 250 mg% als problematisch anzusehen.

Mindestens genauso wichtig oder eher noch wichtiger als der absolute Wert hat sich die Verteilung des Cholesterins auf den HDL-

bzw. LDL/VLDL-Anteil erwiesen. Die normale Menge an Cholesterin, die sich in dem HDL findet (HDL-Cholesterin), liegt bei 35–50 mg%. Frauen weisen dabei höhere Werte auf als Männer. Werte unterhalb 35 mg% müssen als eigenständiger Risikofaktor angesehen werden, selbst dann, wenn der absolute Cholesterinwert im Normbereich liegt. Der LDL-Wert sollte unter 150 mg% liegen. Wesentlich sind dabei auch die Beziehungen dieser Werte untereinander. Besonders günstig ist ein hoher HDL/LDL bzw. HDL/Gesamtcholesterin-Quotient. Eine weitere Einteilung erfolgte nach den Verhältnissen von Cholesterin, Triglyzeriden und Chylomikronen untereinander. Dieses Einteilungsprinzip nach FREDRICKSON geht von fünf verschiedenen Klassen aus, von denen insbesondere der Typ IV (erhöhtes VLDL) bzw. der Typ II A (erhöhtes LDL-Cholesterin) und II (erhöhtes LDL-Cholesterin und erhöhtes VLDL) häufiger vorkommen. Die übrigen Typen sind selten. Insgesamt gesehen hat diese Einteilung heute aber keine große praktische Bedeutung mehr.

### 6.4.2.4
### Behandlung

Wie beim Hochdruck auch, ergänzen sich Allgemeinmaßnahmen und medikamentöse Therapie. Den Allgemeinmaßnahmen kommt hier aber ein noch größerer Stellenwert zu. Durch Medikamente lassen sich zwar erhöhte Blutfette senken, d.h. Lipoproteine aus der Blutbahn entfernen. Es ist jedoch fraglich, ob dies auch die Entstehung der Arteriosklerose verhindert. Dies wurde bisher nur für wenige Medikamente nachgewiesen. Andererseits liegen Untersuchungen vor, die eine Verminderung der Sterblichkeitsrate zeigen, wenn eine diätetische Normalisierung der Fettwerte erreicht wurde. Das Medikament ist also nur letztes Mittel, wenn sich mit Allgemeinmaßnahmen kein zufriedenstellender Erfolg erreichen läßt. Medikamente sollten im wesentlichen schweren familiären Fettstoffwechselstörungen bzw. Patienten mit erhöhtem Risiko vorbehalten bleiben.

**Medikamente.** Hier stehen eine Reihe unterschiedlicher Substanzen zur Verfügung, deren Wirkweise zum Teil nur unvollständig verstanden wird. Die am häufigsten eingesetzten sind:
– Clofibrat,
– Cholesterin-Synthese-(CS)-Hemmer
– Cholestyramin,
– Nikotinsäure.

Früher wurden auch weibliche Hormone eingesetzt, aus der Beobachtung heraus, daß Frauen weniger zur Arteriosklerose neigen. Der Erfolg war allerdings enttäuschend (s. Abschn. 6.2.2). Auch rechtsdrehende Schilddrüsenhormone wurden verordnet. Eine Rückwirkung dieser Medikamente auf die Bewegungstherapie ist nicht vorhanden, so daß eine weitere Erörterung hier unterbleiben kann. Neuerdings kommen neue hochpotente Substanzklassen auf den pharmazeutischen Markt, die die Synthese von Cholesterin durch Enzymblockaden hemmen (CS-Hemmer, z.B. Lovastatin). Sie senken ausgeprägt den Serumcholesterinwert. Erfahrungen über den dadurch bedingten antiarteriosklerotischen Effekt und Langzeit-Nebenwirkungen müssen jedoch erst noch gesammelt werden. Neueste Studien, etwa die skandinavische sog. 4S-Studie, zeigen jedoch für den Bereich der Sekundärprävention, also bei Patienten nach bereits durchgemachtem Herzinfarkt, eine Senkung der Mortalität, wenn im Falle erhöhter Cholesterinwerte eine Behandlung mit Medikamenten aus dieser Substanzklasse durchgeführt wird.

**Allgemeinmaßnahmen.** Bei den Allgemeinmaßnahmen steht zunächst ganz die Diät im Vordergrund, die entsprechend den oben angegebenen Risikofaktoren ausgerichtet sein muß, also relativ kalorienarm, reich an ungesättigten Fettsäuren, Einschränkung des Alkoholverbrauchs. Gerade der Alkohol wird allerdings kontrovers diskutiert. Alkohol erhöht den HDL-Wert, aber vor allem den $HDL_3$-Anteil und nicht den eigentlich schutzwirksamen $HDL_2$-Anteil. Hierzu wird auf Abschnitt 6.3.6 verwiesen. Rauchen wirkt sich negativ auf den HDL-Wert aus, der bei starken Rauchern deutlich gesenkt ist. Rauchen sollte auch schon deshalb unterbleiben, weil hier zu dem Risikofaktor Fettstoffwechselstörung noch ein weiterer potenzierend hinzukommt. Selbstverständlich gehört zu den Allgemeinmaßnahmen auch die konsequente Behandlung sonstiger interner Risikofaktoren wie Hochdruck (s. Abschn. 6.4.1) und Diabetes (s. Abschn. 6.4.3), die, wie gesagt, häufig im Rahmen des metabolischen Syndroms gemeinsam mit Fettstoffwechselstörungen vorkommen.

### 6.4.2.5
### Bewegungstherapie/Sport

Bewegung unterstützt die diätetischen Maßnahmen bei Fettstoffwechselstörungen in besonders ausgeprägter Art und Weise. Diese Erkenntnis wurde erst durch neuere Untersuchungsmethoden möglich. Das Cholesterin als Strukturfett wird durch körperliche Aktivität wenig beeinflußt. Aus diesem Grund waren entsprechende Aussagen vor den Kenntnissen über die Bedeutung der Lipoproteine eher enttäuschend. Zwar wird durch körperliche Aktivität der Cholesterinwert kaum gesenkt, jedoch steigen der HDL-Wert und die Quotienten HDL/LDL sowie HDL/Cholesterin deutlich an. Zur Frage der zugrundeliegenden Mechanismen wird auf Abschnitt 6.3.3 bzw. Abb. 6.4 verwiesen. Bei jeder Steigerung der Stoffwechselaktivität werden automatisch auch Fette verbrannt. Aus den Bruchstücken werden dabei die positiven HDL-Moleküle aufgebaut. Einen deutlichen Effekt hat körperliche Aktivität ferner auf die Senkung der Triglyzeride, ein Befund, der angesichts der vermehrten Nutzung der „Dreifachfette" für die Energiebereitstellung verständlich ist.

Aus diesen Überlegungen ergibt sich hinsichtlich der **Form der optimalen Bewegung** die Konsequenz, daß letztlich jede Art von Bewegung für Patienten mit Fettstoffwechselstörungen günstig ist. Die Aussage, daß Fette erst nach 20 bis 30 Minuten Belastung zur Verbrennung herangezogen werden und daß daher nur Ausdauerbelastungen bei Fettstoff-

wechselstörungen erfolgreich seien, ist falsch. Erst nach der angegebenen Zeit erscheinen Fette aus den Depots in der Blutbahn, dort nachweisbar als freie Fettsäuren. Schon vorher werden aber Fette in der Muskulatur verbrannt, die dort gespeichert sind, da der Kohlenhydrat- und Fettstoffwechsel stets vernetzt ablaufen.

Hinsichtlich des **optimalen Umfangs** und der Form der Bewegung wird auch auf die Diskussion der Befunde von PAFFENBARGER in Abschnitt 2.6, speziell in der Abb. 2-32, verwiesen. Danach sollten täglich optimal 300–400 Kilokalorien durch Bewegung „ausgegeben" werden. Die Empfehlungen entsprechen weitgehend denen beim Übergewicht, sind jedoch nicht identisch, da Patienten mit Fettstoffwechselstörungen durchaus schlank und leistungsfähig sein können. Gerade den letzteren wird man trotz der obigen Überlegungen im besonderen Maße Ausdauerbelastungen empfehlen, da diese zu einer intensiven und kontrollierbaren Fettverbrennung führen, andererseits die Leistungsfähigkeit steigern. Günstig sind für solche Patienten also Laufen, Skilanglaufen, Radfahren, Schwimmen etc. Auch bei Patienten mit Fettstoffwechselstörungen gelten darüber hinaus allgemeine Ziele des Sports, die keineswegs nur die Erhöhung des HDLs bzw. die Senkung der Triglyzeride im Auge haben. Gymnastik und Spiel verbessern die Allgemeinmotorik sowie die Motivation, zusätzlich zu ihrem positiven Einfluß auf den Fettstoffwechsel.

Bei der **Durchführung des Sports** sollten **mögliche Zweiterkrankungen**, insbesondere Schädigungsfolgen einer jahrzehntelang bestehenden Cholesterinerhöhung, berücksichtigt werden. Oft ist bei Patienten mit Fettstoffwechselstörungen eine bis dahin unbekannte koronare Herzkrankheit vorhanden. Auf jeden Fall sollte bei Menschen mit erhöhten Blutfetten vor Aufnahme körperlicher Aktivität daher ein Belastungs-EKG zum Ausschluß bzw. zur Feststellung der Schwere einer koronaren Herzkrankheit durchgeführt werden. Schließlich ist zu berücksichtigen, daß die Hypercholesterinämie unter Belastungsbedingungen nicht nur durch sekundäre Gefäßveränderungen gefährlich werden kann, sondern auch durch einen Einfluß auf die Blutgerinnung. Zwischen den Blutfetten und dem Gerinnungspotential des Blutes bestehen interessante Querverbindungen.

Aus diesem Grund wird verständlich, daß es besonders bei sehr hohen ungewohnten Belastungen beim Patienten mit Fettstoffwechselstörungen zu einer Erhöhung der Gerinnbarkeit kommen kann, die dann für plötzliche Zwischenfälle beim Sport verantwortlich gemacht werden muß. Man sollte dem Patienten mit hohen Cholesterinwerten daher zu einer vernünftigen, dosierten und kontrollierten Ausdauerbelastung raten. Man sollte ihm andererseits von Extremen wie Marathonlauf ohne entsprechende Vorbereitung und Voruntersuchung etc. abraten.

## 6.4.3
## Zuckerkrankheit (Diabetes mellitus)

### 6.4.3.1
### Bedeutung als Risikofaktor

Der Zuckerkrankheit wird nur die Bedeutung eines Risikofaktors zweiter Ordnung zugebilligt. Hierfür sind zwei Argumente entscheidend. Zum einen stellt nicht die Zuckerkrankheit an sich, also die Störung des Kohlenhydratwechsels, den Risikofaktor dar, sondern die sekundäre Folge einer vermehrten Nutzung des Fettstoffwechsels, die zu einer Erhöhung der Serumfettwerte führt. Bei einer guten Bilanzierung des Zuckerhaushaltes durch eine ausreichende Therapie lassen sich Herz-Kreislauf-Komplikationen weitgehend verhindern. Zum anderen ist zwar in der Bundesrepublik Deutschland mit 3 % Zuckerkranken zu rechnen, entsprechend einer hohen Absolutzahl von ca. 2 Millionen Diabetikern. Gemessen an der Häufigkeit der Fettstoffwechselstörungen sowie des Hochdrucks ist diese Zahl aber noch verhältnismäßig gering.

Aus der Sicht der Bewegungstherapie kommt dem Diabetes nicht nur eine Bedeutung als Risikofaktor für die Arteriosklerose, sondern ein hoher Eigenwert zu. Seit jeher gilt körperliche Aktivität neben Diät und Medikament als eine der „drei Säulen der Diabetesbehandlung". Wie bisher wohl bei keiner anderen Erkrankung ist daher körperliche Aktivität bei Diabetes als Therapieprinzip anerkannt. Darüber hinaus ist die Grundstörung des Diabetes, die Störung des Energiestoffwechsels, im Grunde die gleiche, die die Grundlage der Arterioskleroseentstehung beim Stoffwechselgesunden darstellt. Der Übergang vom Risikofaktorenkomplex des metabolischen Syndroms (Abschn. 6.3.3) zum Typ-II-Diabetes ist fließend. Der Diabetes ist somit ein besonders interessanter Modellfall für die allgemeine gesundheitliche Bedeutung des Sports.

### 6.4.3.2
### Grundzüge des Kohlenhydratstoffwechsels

Die Zuckerkrankheit stellt eine primäre Störung des Kohlenhydratstoffwechsels dar. Um sie zu verstehen, ist es sinnvoll, zunächst dessen Grundzüge zu erörtern. Wie in anderen Bereichen auch, ist der Organismus bemüht, die Bilanz des Kohlenhydratstoffwechsels in engen Grenzen konstant zu halten. Der Blutzucker wird sorgfältig in einem Bereich zwischen 70 und 100 mg % geregelt. Zur Steuerung stehen Stoffwechselfühler (Chemorezeptoren) zur Verfügung. Sinkt die Glukosekonzentration im Blut, auch als **Blutzuckerspiegel** bezeichnet, unter normale Werte ab, so wird aus den Depots in Muskel und Leber Zucker freigesetzt. Steigt der Blutzucker durch vermehrte Zufuhr über die Nahrung an, so wird umgekehrt Glukose an die Zellen abgegeben und dort verbraucht bzw., soweit im Augenblick kein Bedarf für Energieverbrauch vorhanden ist, in Speichern abgelagert. Ist die Speicherkapazität in Form von Glykogen ausgeschöpft, so erfolgt eine Umwandlung in Fett.

Während dem Organismus zahlreiche Hormone zur Verfügung stehen, die den Blutzucker anheben, gibt es nur ein Hormon, das den Zuckerspiegel senkt. Dieses Hormon hat seinen Namen von seiner Produktionsstätte, den Zellinseln, die sich in der **Bauchspeicheldrüse (Pankreas)** (Abb. 6-7) finden, und die

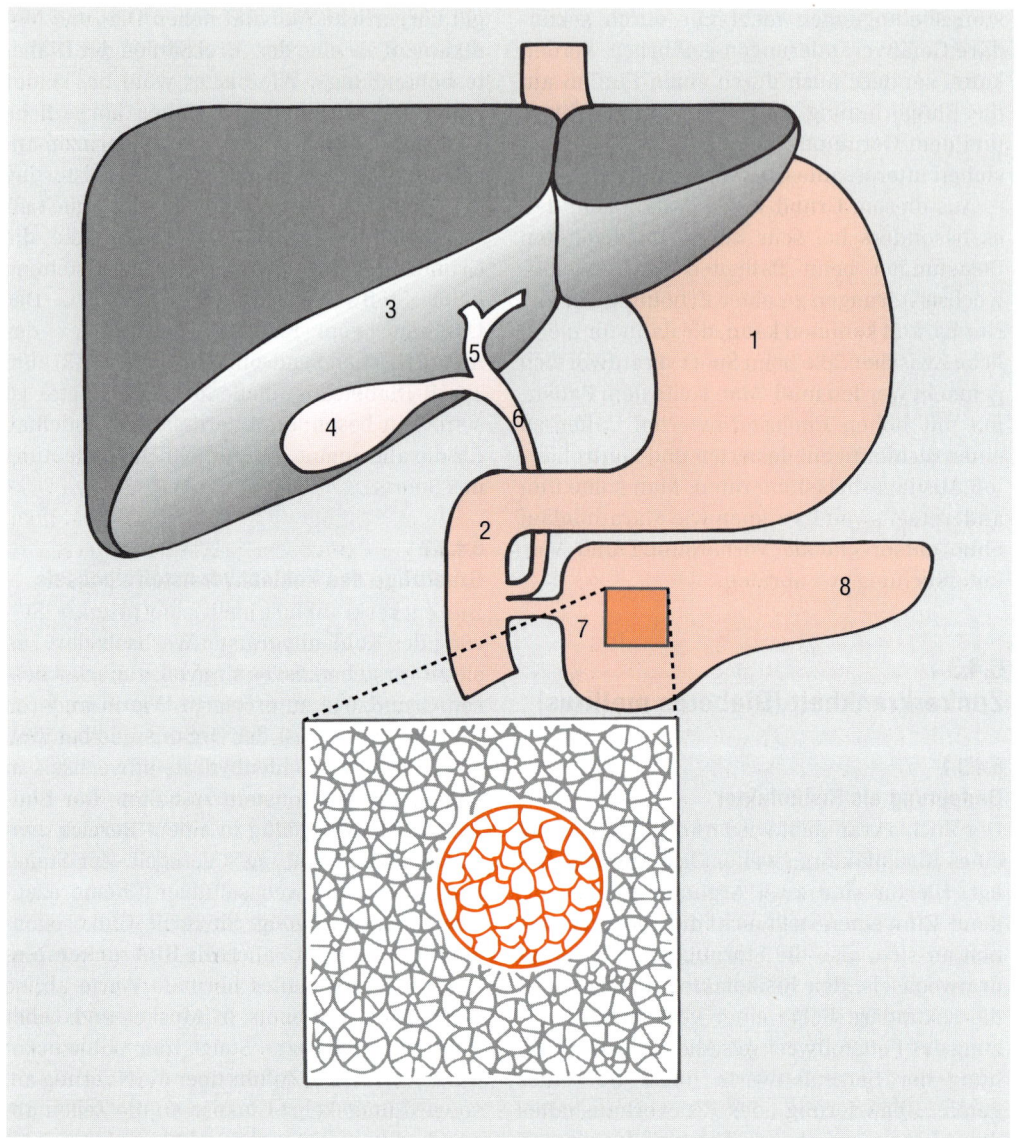

**Abbildung 6-7:**

Bildungsstätte des Insulin. Das Insulin wird in der Bauchspeicheldrüse (Pankreas [8] mit Pankreaskopf [7]) gebildet. Deren normale Funktion besteht in der Produktion eines dem Speichel ähnlichen Verdauungssaftes in typischen kleinen Drüsengängen (grau), die die Ausschnittsvergrößerung zeigt. Innerhalb dieser Drüsengänge finden sich völlig anders gestaltete Zellinseln, Langerhans-Inseln (rot), die das Insulin produzieren.

Zur Lage der Bauchspeicheldrüse: Ihr Ausführungsgang mündet gemeinsam mit dem Gallengang (6) in den Zwölffinger-darm (2), der die Fortsetzung des Magens (1) darstellt. Der Gallengang kommt aus der Leber (3), nach seinem Austritt aus der Leber (5) gibt er die Galle zunächst zur Speicherung in die Gallenblase (4) ab.

mit der eigentlichen Funktion des Pankreas, der Produktion von Verdauungssäften, nichts zu tun haben. Diese Inseln werden nach ihrem Erstentdecker als **Langerhans-Inseln** bezeichnet. **Insulin** nennt man das von ihnen produzierte zuckersenkende Hormon. Steigt die Zuckerkonzentration im Serum über die Normalgrenzen hinaus, wird Insulin, eine Eiweißsubstanz, ausgeschüttet. Dies führt zu einer vermehrten Einschleusung von Blutglukose in die Zellen, die den Zucker entweder verbrauchen oder speichern. Insulin führt ferner dazu, daß die Abgabe von Glukose aus dem gespeicherten Glykogen in der Leber sowie der Neuaufbau von Glukose aus Spaltprodukten wie Milchsäure, Laktat und Glyzerin (s. Abschn. 2.1.1), die **Glukoneogenese**, gehemmt werden. Auch diese Wirkung stimmt mit dem blutzuckersenkenden Gesamteffekt des Insulins überein. Dieser Mechanismus ist besonders für die Gefahr der Unterzuckerung beim sporttreibenden Diabetiker von Bedeutung (s. Abschn. 6.4.3.7).

Dem Insulin kommt wegen dieser Monopolstellung in der Entstehung des Diabetes mellitus daher eine zentrale Rolle zu. Seine Funktionsweise läßt sich am besten am Beispiel der **postalimentären Hypoglykämie** verstehen. Dieser Begriff bezeichnet folgendes häufige Phänomen: Nach einem Frühstück, das reich an leicht verdaulichen Kohlenhydraten wie Brötchen und Marmelade ist, steigt der Blutzucker an (Abb. 6-8). Dies führt als Reaktion zu einer Ausschüttung von Insulin. Nach 1–2 Stunden sinkt deshalb der Blutzucker unter normale Werte ab. Hierdurch wird die Ausschüttung an Insulin beendet, der Zucker pendelt sich wieder auf einen Normalwert ein. Diese **Unterzuckerung (Hypoglykämie)** nach einer Mahlzeit (postalimentär) erklärt die Erscheinung, daß man sich 1–2 Stunden nach einem ungeeigneten Frühstück müde fühlt („Büro- oder Seminarschlaf"). Besser wäre es daher, Kohlenhydrate in einer Form zu sich zu nehmen, die nur langsam aufgenommen werden können (z. B. Vollkornbrot) und die nicht zu einem so drastischen Anstieg des Blutzuckers mit entsprechend weniger ausgeprägter Gegenregulation

führt. Auch die Einnahme von Traubenzucker, der sehr rasch resorbiert wird, ist daher im Sport ungünstig. Günstiger wäre es, Kohlenhydrate zu sich zu nehmen, die aus mehreren Zuckermolekülen zusammengesetzt sind und langsamer aufgenommen werden, die aber nicht allzugroß sind (Oligosaccharide). Sie werden rasch, aber nicht „überstürzt" resorbiert (z. B. Haferflocken). Die wichtigsten Hormone, die den Blutzucker erhöhen, sind folgende:

– **Glukagon:** Dieses Hormon stammt ebenfalls aus den Langerhans-Inseln. Somit ist die Bauchspeicheldrüse in der Lage, den Blutzucker gewissermaßen zwischen zwei Zügeln zu steuern, wobei dem Glukagon die Aufgabe zukommt, ein zu starkes Absinken durch Insulinwirkung zu kompensieren.

– **Adrenalin/Noradrenalin:** Die im Nebennierenmark produzierten „Streßhormone" haben die Aufgabe, die Reaktion auf akute Belastung zu verbessern. Hierzu ist eine Steigerung der Energiebereitstellung, eine Erhöhung der Blutzuckerkonzentration, sinnvoll.

– **Kortison:** Nicht nur die Nebennierenmarkhormone, auch das Nebennierenrindenhormon Kortison erhöht den Blutzucker (s. M. Cushing, Abschn. 6.3.3).

– **Wachstumshormon** (HGH, Human Growth Hormon, STH, somatotropes Hormon): Der Wachstumsprozeß fordert erhöhte Energiebereitstellung. Somit steigert auch das aus der Hirnanhangsdrüse (Hypophyse) stammende Wachstumshormon die Zuckerkonzentration.

– **Schilddrüsenhormon** (Thyroxin): Das Schilddrüsenhormon erhöht ganz allgemein die Stoffwechselrate und damit auch die Blutzuckerkonzentration.

Dem Insulin kommt somit zusammenfassend eine Monopolstellung in der Blutzuckersenkung zu. Ihm stehen zahlreiche Hormone gegenüber, die den Blutzucker ansteigen lassen.

### 6.4.3.3
### Klinik der Zuckerkrankheit

Die Zuckerkrankheit wird in zwei im Prinzip recht unterschiedliche Formen, den Typ-I-

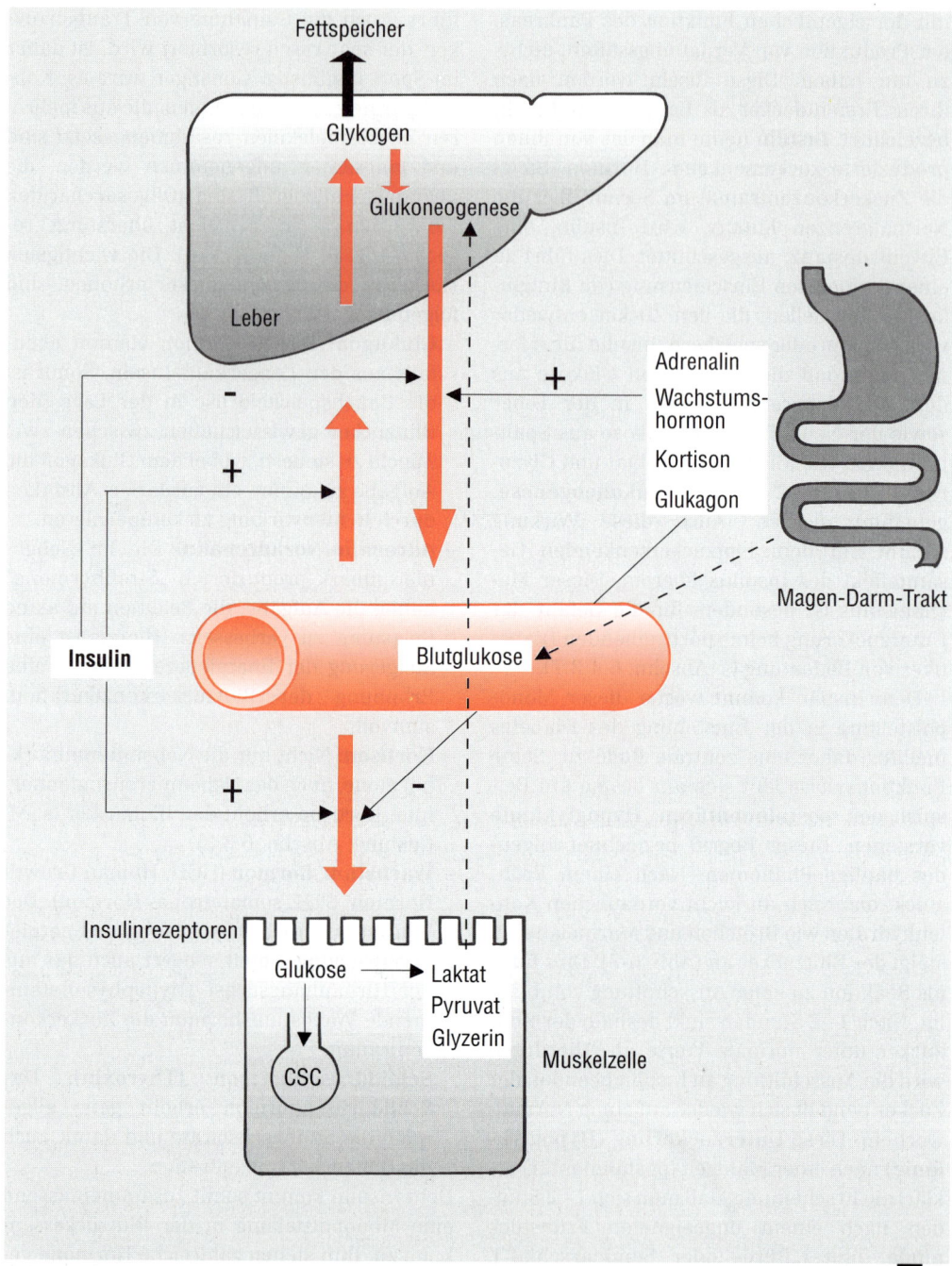

**Abbildung 6-8:**

Regelung des Blutzuckers.

**a)** Die im Blut vorhandene Konzentration an Glukose wird stets konstant gehalten. Werden durch die Ernährung aus Magen und Darm vermehrt Kohlenhydrate aufgenommen, steigt die Blutglukose an. Insulin sorgt dann dafür, daß Zucker vermehrt an die arbeitende Zelle abgegeben wird. Soweit dort keine Glukose benötigt wird, erfolgt die Abgabe, gleichfalls unter Mithilfe des Insulins, an die Leber, dort wird die Glukose in die Speicherform Glykogen überführt. Sind

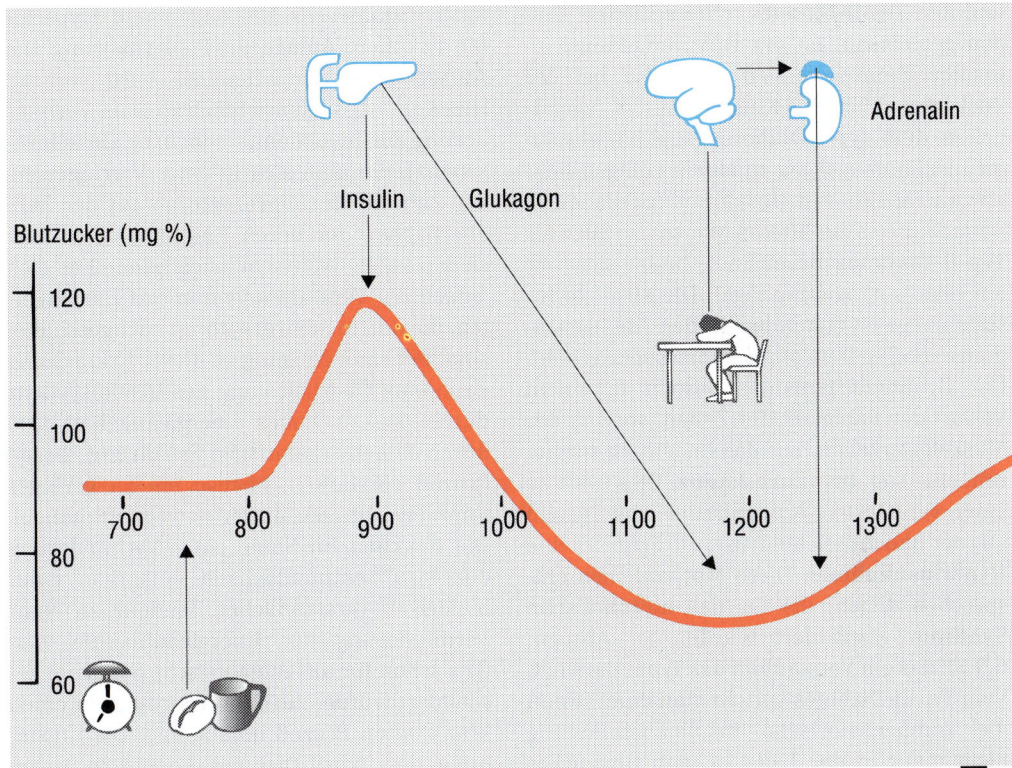

Adrenalin

Insulin   Glukagon

Blutzucker (mg %)

120

100

7⁰⁰    8⁰⁰    9⁰⁰    10⁰⁰    11⁰⁰    12⁰⁰    13⁰⁰

80

60

**b**

die Glykogenspeicher voll, so werden die Kohlenhydrate in Fette umgewandelt und in Fettspeichern, vor allem in der Bauchhaut etc., abgelagert. Im Bedarfsfall kann aus dem abgespeicherten Glykogen wieder neu Glukose gebildet werden. Eine solche Neubildung (Glukoneogenese) erfolgt auch aus Spaltprodukten der Glukose, die in der Zelle entstehen, wie Laktat, Pyruvat und Glyzerin. Auch die Glukoneogenese wird durch Insulin gehemmt. Insulin ist das einzige Hormon, das den Blutzucker senkt. Damit das Insulin wirksam werden kann, muß es von Insulinrezeptoren an der Zelle akzeptiert werden. Demgegenüber wirken eine Reihe von Hormonen (Adrenalin, Wachstumshormon, Kortison, Glukagon) erhöhend auf den Blutzuckerspiegel. Sie bewirken dies durch eine verstärkte Neubildung von Glukose aus Glykogen und Spaltprodukten in der Leber, zum Teil auch durch eine Hemmung der Abgabe der Blutglukose an die Zellen.

**b)** Darstellung der Regelungsvorgänge des Blutzuckers an einem typischen Beispiel, der „postalimentären Hypoglyk-ämie", d. h. der Unterzuckerung nach einer sehr kohlenhydratreichen Mahlzeit. Die Modellperson steht um 7 Uhr auf, frühstückt sehr kohlenhydratreich (Brötchen, Kaffee mit Zucker, Marmelade). Daraufhin steigt der Blutzucker stark an. Dies wird von den Meßstellen registriert, und Insulin wird ausgeschüttet. Der Blutzucker sinkt deutlich unter den Normalwert ab. Es kommt zur typischen „Büromüdigkeit" zwischen 11 und 12 Uhr. Bei dieser „kritischen Situation" wird als Notfallmaßnahme Adrenalin ausgeschüttet, das den Blutzucker wieder anhebt. Ähnlich können auch andere der in a) gezeigten Hormone zu einem Wiederanstieg des Blutzuckers führen, insbesondere das aus der Bauchspeicheldrüse selbst stammende Glukagon. Günstiger wäre es, weniger kohlenhydratreich zu frühstücken und insbesondere solche Kohlenhy-drate zu sich zu nehmen, die nur langsam aufgenommen werden (z. B. Vollkornbrot) und daher nicht zu einem ausgeprägten Zuckeranstieg führen.

und den Typ-II-Diatetes, unterschieden. Beiden gemeinsam ist ein relativer Mangel an Insulin. Beim juvenilen Typ, also bei der Zuckerkrankheit des Kindes und des Jugendlichen, **dem Typ-I-Diabetes,** liegt ein absoluter Insulinmangel bis zu einem völligen Fehlen an Insulin vor (Insulinmangeldiabetes). Beim Diabetes des älteren Menschen, auch als **Typ-II-Diabetes** bezeichnet, findet sich nur ein relativer Insulinmangel. Die absolute Insulinmenge ist zumindest in den Anfangsstadien beim Typ II im allgemeinen sogar erhöht. Der Grundmechanismus besteht in einem Verlust der Fähigkeit der Zellen, speziell der Muskelfaserzellen, auf das Insulin zu reagieren, eine sog. **Insulinresistenz.** Dies führt zu einer verstärkten Ausschüttung von Insulin aus der Bauchspeicheldrüse, die Folge ist eine **Hyperinsulinämie.** Diese Mechanismen entsprechen denen, die für das **metabolische Syndrom** geschildert wurden (s. Abschn. 6.3.3), das ein Vorstadium des Typ II darstellt. Vom Typ-II-Diabetes spricht man dann, wenn die kompensatorische Insulinausschüttung nicht mehr in der Lage ist, den Blutzucker innerhalb normaler Grenzen zu halten. Die verstärkte Belastung der Bauchspeicheldrüse kann auf die Dauer zu ihrem Versagen führen. Dann kann auch beim Typ-II-Diabetes ein absoluter Insulinmangel vorhanden sein. Bei der Entstehung des Typ-II-Diabetes wurde insbesondere früher auch ein erhöhter Anstieg der den Blutzucker erhöhenden Hormone angenommen, daher wurde auch von einem Gegenregulations-Diabetes gesprochen.

Die **Ursache der Zuckerkrankheit** ist zumindest für den Typ-I-Diabetes meist unbekannt. Erbliche Belastungen liegen hierbei oft nicht vor. Es kommt offensichtlich zu einer Zerstörung der Inselzellen. Als mögliche Ursache wird eine Virusinfektion angenommen. Es gibt spezifische Viren, die speziell die Speicheldrüsen attackieren, wie dies etwa bei Mumps, der Entzündung der Ohrspeicheldrüse, bekannt ist. Auch autoimmun-allergische Prozesse, also Angriff auf die eigenen Körperzellen durch die Immunabwehr, könnten von Bedeutung sein. Beim **Typ-II-Diabetes** sind die wichtigsten Faktoren, wie schon

für Fettstoffwechselstörungen und Hypertonie diskutiert, Anlage und Fehlernährung. Die Anlage zum Typ-II-Diabetes wird vererbt. Hier kommt es offensichtlich zu einer Verminderung der Insulinempfindlichkeit (Insulinresistenz), die man sich in einer Verringerung der Zahl der Insulinrezeptoren auf der Zelloberfläche oder deren Empfindlichkeit vorstellen kann. Wahrscheinlich handelt es sich jedoch um Veränderungen in den Enzymketten, die den Insulinrezeptoren nachgeschaltet sind. Bei einer Neigung zu dieser Erkrankung kann eine Überbelastung des Insulinsystems durch ein zu hohes Energieangebot, also durch eine überkalorische Ernährung, diesen Prozeß verstärken, ebenso ein zu geringer Energieverbrauch durch Bewegungsmangel. Die Reaktion im Sinne einer Verminderung der Insulinempfindlichkeit entspricht einer biologisch verständlichen Tendenz zu einer Verminderung der Energieaufnahme, wie dies schon für das metabolische Syndrom geschildert wurde, die dann allerdings in einen krankhaften Prozeß hineinführt. Die Entstehung des Typ-II-Diabetes könnte in vielen Fällen durch vernünftige Ernährung, Gewichtsnormalisierung und mehr Bewegung verhindert werden. Im gleichen Sinne könnte nach seiner Entstehung der Typ-II-Diabetes oft durch solche Allgemeinmaßnahmen wieder zum Verschwinden gebracht werden.

Nur in seltenen Fällen liegen **andere Ursachen einer Zuckerkrankheit** vor. Aus pathophysiologischen Gründen heraus ist von Interesse, daß Tumoren, die vermehrt gegenregulatorische Hormone produzieren, damit auch eine Zuckerkrankheit auslösen können, wie etwa die vermehrte Produktion von Kortison im Rahmen des **M. Cushing** (s. Abschn. 6.4.1.3) oder die vermehrte Produktion von Wachstumshormon durch Tumoren der Hypophyse. Auch die Einnahme von entsprechenden Hormonen als Medikamente kann den gleichen Effekt auslösen, beispielsweise die Behandlung mit Kortison im Rahmen des sog. „Steroiddiabetes".

**Die klinischen Zeichen** werden aus den physiologischen Verhältnissen verständlich.

Durch einen relativen Mangel an Insulin kann der Zucker nicht ausreichend aus dem Blutgefäß in die Zelle gelangen. Paradoxerweise ist trotz einer hohen Zuckerkonzentration im Blut die Zelle mit Glukose unterversorgt. Zu den **Frühsymptomen** gehören daher **Muskelschwäche** und **Müdigkeit**. Der Zucker stellt für den Organismus einen wichtigen Brennstoff dar. Normalerweise holt daher die Niere allen Zucker aus der Flüssigkeit, die sie als Urin ausscheidet, heraus. Ist allerdings die Zuckerkonzentration zu hoch, so bewältigt sie diese Aufgabe nicht mehr vollständig. Es erscheint Zucker im Urin, der positive Nachweis des **Urinzuckers** ist daher häufig der erste Hinweis auf das Vorliegen eines Diabetes. Zucker benötigt Wasser, um sich aufzulösen. Mit dem Anstieg der über die Niere verlorengegangenen Zuckermenge kommt es daher auch zu einem zunehmenden Wasserverlust. Dies muß durch entsprechende Trinkmengen ausgeglichen werden. Ein weit über den normalen Rahmen hinausgehendes **Durstgefühl** lenkt daher häufig erstmals den Verdacht auf eine Zuckerkrankheit. Das erhöhte Trinkbedürfnis bzw. die erhöhte Ausscheidung von zuckerhaltigem Urin gibt der Krankheit ihren Namen (Diabetes = vermehrte Urinausscheidung, mellitus = süß).

Bei weiterer Verschlimmerung der Erkrankung verschlechtert sich die Kohlenhydratverwertung zunehmend. Es kommt zu einer wachsenden Verwertung von Fetten. Die Blutfettwerte steigen an, mit dem Ergebnis eines erhöhten Arteriosklerosisikos. Andererseits ist eine ordnungsgemäße Verbrennung von Fetten ohne funktionierende Glukoseverwertung nicht möglich, denn „die Fette verbrennen im Feuer der Kohlenhydrate" (s. Abschn. 2.1). Wenn die aus den Fettsäuren abgespaltenen Bruchstücke nicht mehr ausreichend in den Zitronensäurezyklus eingeschleust werden können, werden sie zu **Ketokörpern** wie **Azeton** umgeformt. Der typische Azetongeruch in der Atemluft weist den erfahrenen Arzt auf eine Zuckerkrankheit hin. Ein positiver Nachweis von Azeton im Urin bei bekannter Zuckerkrankheit ist Hinweis auf eine schlechte Stoffwechseleinstellung. Der Sport-

lehrer, der einen solchen Geruch bei seinem Patienten wahrnimmt, sollte ihn für diese Übungsstunde aus der Bewegungstherapie herausnehmen.

Mit weiterem Anstieg des Blutzuckers werden die Hirnzellen, die in ihrem Stoffwechsel ganz entscheidend von Kohlenhydraten abhängig sind, zunehmend minderversorgt. Es entwickelt sich langsam eine tiefe Bewußtlosigkeit (**diabetisches Koma**), das bei fehlender oder unzureichender Behandlung mit dem Tode endet. Die langsame Entwicklung dieser Bewußtlosigkeit läßt sich leicht von der mehr oder minder schlagartig einsetzenden Bewußtlosigkeit als Folge einer **Unterzuckerung** unterscheiden, die als **hypoglykämischer Schock** im weiteren Verlauf beschrieben wird.

Durch die schlechte Energieversorgung wird auch die körpereigene Abwehr gestört. Es kommt zu einer **erhöhten Anfälligkeit gegenüber Infektionen,** etwa in Form von Hauteiterungen (Furunkeln) oder dem Angehen von Pilzinfektionen, die normalerweise gegenüber der gesunden Abwehr keine Chance haben. Das Auftreten von häufigen Furunkeln, Hautpilz und Pilzinfektionen z. B. in der Scheide ist daher ebenfalls ein wichtiger Hinweis auf eine Zuckerkrankheit.

Zusammengefaßt sind die wichtigsten **Frühsymptome des Diabetes:**
– Müdigkeit,
– Muskelschwäche,
– Starker Durst,
– Gewichtsabnahme,
– Abwehrschwäche gegenüber Infektionen,
– bei Kindern auch Wachstumsstörungen.

### 6.4.3.4
### Spätkomplikationen
Neben den akuten Symptomen sind für die Zuckerkrankheit besonders auch die Langzeitfolgen von Bedeutung, die früher fast immer eine Verkürzung der Lebenserwartung mit sich brachten. Durch die heute verfügbaren Behandlungsmethoden lassen sich bei guter Einstellung solche Langzeitfolgen vermeiden. Wie bei kaum einer anderen Erkrankung setzt dies jedoch eine entspre-

chende Mitarbeit und Führung des Diabeti-
kers voraus. Diese Langzeitfolgen betreffen
vor allem die im folgenden genannten Organsysteme.

Herz-Kreislauf-System. Es kommt zu arteriosklerotischen Erkrankungen als Folge der sekundären Fettstoffwechselstörung. Typisch
für den Diabetiker ist der Verschluß der kleinen Gefäße. Häufig kommt es daher zu
Durchblutungsstörungen im Bereich der
Haut, zur Ausbildung von Geschwüren im Bereich der Unterschenkel (Ulcera) bis hin zur
Notwendigkeit einer Amputation von Zehen
etc. sowie zu anderen Lokalisationen wie koronarer Herzkrankheit und Zerebralsklerose.

Nervensystem. Wie beschrieben, sind die
Nerven in der Energiefreisetzung entscheidend von den Kohlenhydraten abhängig. Sie
sind daher für Störungen im Kohlenhydratstoffwechsel sehr anfällig. Bei langjährigen
Zuckerkranken sind demnach Nervenstörun-
gen typisch, häufig im Bereich der Beine als
sogenannte **diabetische Polyneuritis.** Sie
äußern sich in Muskelschwäche und Empfin-
dungsstörungen, betreffen also gleichzeitig
die sensiblen und motorischen Anteile vieler
Nerven („Poly"neuritis). Dies muß bei der
Durchführung einer Bewegungstherapie Berücksichtigung finden. Auch die Herznerven
werden geschädigt. Dies macht es verständlich, daß Diabetiker häufig Durchblutungsstörungen der Herzkranzgefäße bis hin zum
kompletten („stummen") Herzinfarkt nicht bemerken (s. Abschn. 5.5.5.1).

Abwehrsystem. Wie beschrieben, ist oft auch
die körpereigene Abwehr geschädigt. Dies begünstigt chronische Infektionen, vor allem
das Aufsteigen von Bakterien über die Harnwege. Nierenentzündungen gehören daher
zum Bild der Zuckerkrankheit.

Nieren. Die Kombination von chronischen
Entzündungen und Durchblutungsstörungen
durch arteriosklerotische Nierengefäßverän-
derungen führt zu häufigen Nierenschädigun-
gen bis hin zum Nierenversagen. Der Weg in

die Urämie und damit an die künstliche Niere
(s. Abschn. 5.5.4) war daher früher für viele
Zuckerkranke vorgezeichnet.

Sehstörungen. Die Zuckerkrankheit kann auf
unterschiedlichen Wegen zu Sehstörungen
führen. Die Veränderungen in der Blutzusam-
mensetzung können eine Trübung der Augen-
linsen bewirken (grauer Star). Häufig kommt
es zu Veränderungen der Augenhintergrund-
gefäße mit Blutungen und Netzhautablösun-
gen, die dann Erblindung bewirken können.
Dies muß besonders auch bei der Bewegungstherapie berücksichtigt werden. Bei langjährigen Zuckerkranken sollten daher alle Belastungen vermieden werden, die zu einer Steigerung des Augeninnendrucks durch Preßdruck führen. Sehstörungen können sich bei
Diabetikern besonders bei Spielformen hin-
derlich auswirken.

Fortpflanzungsorgane. Bei Zuckerkranken
bestehen häufig Schädigungen der Fortpflanzungsorgane. Bei Frauen liegt nicht selten
Sterilität vor, Fehlgeburten sind häufig, auch
bei Männern kann es zu Störungen in der
Potenz und Fertilität kommen.

### 6.4.3.5
### Behandlung
In der Behandlung muß die physiologischerweise vorhandene sorgfältige Bilanzierung
von Energieaufnahme und Verbrauch künstlich reguliert werden. Dies setzt eine exakte
Abstimmung von Nahrungsaufnahme und
Energieverbrauch voraus, wobei im Bedarfsfall zusätzlich Medikamente eingesetzt werden müssen. Hieraus erklären sich die drei
eingangs erwähnten „Säulen der Diabetesbehandlung":
– Diät,
– Körperliche Aktivität,
– Medikamente.

**Diät.** Sie muß dem körperlichen Aktivitäts-
grad angepaßt sein. Wichtig sind die Gesamt-
kalorienzufuhr und der Kohlenhydratanteil.
Im allgemeinen wird nur der letztere vorgegeben, wobei davon ausgegangen wird, daß

er ca. 60% der Gesamtkalorienaufnahme ausmacht. Die Kohlenhydratmenge wird nach Broteinheiten berechnet. Eine Broteinheit (1 Scheibe Brot) entspricht 12 Gramm Kohlenhydraten oder ca. 50 Kilokalorien. Dem Zuckerkranken stehen Tabellen zur Verfügung, aus denen er verschiedene kohlenhydrathaltige Nahrungsmittel in Broteinheiten umrechnen und damit in seinen Diätplan einbeziehen kann. Beim meist übergewichtigen Typ-II-Diabetiker ist es wichtig, daß die Kalorienmenge knapp berechnet wird. Die Gewichtsabnahme ist hier ein entscheidendes Behandlungsziel. Viele Typ-II-Diabetiker würden nach einer Gewichtsnormalisierung ohne Medikamente auskommen.

**Medikamente.** Bei den Medikamenten stehen Insulin und „Tabletten" zur Verfügung. Insulin ist ein Eiweiß, das bei Aufnahme über den Magen durch die Magensäure zerstört würde. Es muß daher stets gespritzt werden. Die erforderliche Menge wird in Insulineinheiten berechnet. Der physiologische Insulinbedarf liegt bei etwa 40 Einheiten pro Tag. Im Einzelfall muß je nach der vorhandenen Restmenge an Eigeninsulin der zu spritzende Bedarf ausgetestet werden. Besonders beim Gegenregulationsdiabetes bzw. der erhöhten Insulinresistenz des Typ-II-Diabetikers kann dieser Bedarf sogar höher liegen als die angegebenen 40 Einheiten. Je nach Schwere der Erkrankung wird die tägliche Dosis auf 1–3 Injektionen verteilt. Neuerdings stehen auch Insulinpumpen zur Verfügung, die die erforderliche Insulinmenge den physiologischen Verhältnissen wesentlich besser angepaßt abgeben. Beim Typ-I-Diabetiker ist eine Insulinbehandlung im allgemeinen unumgänglich.

Beim älteren Typ-II-Diabetiker kommt alternativ häufig auch eine Tablettenbehandlung in Frage. Hierfür stehen verschiedene Substanzen zur Verfügung. In der Bundesrepublik Deutschland hat sich besonders das **Glibenclamid** (Handelsname **Euglucon**) durchgesetzt. Diese und ähnliche Substanzen, die im Prinzip chemisch den Sulfonamiden verwandt sind, bewirken, daß das in den Inselzellen vorhandene Insulin besser freigesetzt wird.

### 6.4.3.6
### Vorteile körperlicher Aktivität

Der körperlichen Aktivität kommt im Rahmen der Diabetes-Therapie entscheidende Bedeutung zu. Bereits vor der Insulin-Ära war körperliche Aktivität neben einer adäquaten Ernährung die einzig mögliche Behandlungsmaßnahme. Schon in den ältesten Lehrbüchern der Medizin, in der Antike, finden sich entsprechende Hinweise. So empfahl beispielsweise der indische Arzt Sosota, der als erster Beschreiber dieser Erkrankung in der Literatur gilt, in seinem jetzt über 3000 Jahre alten Lehrbuch der inneren Medizin Diabetikern körperliche Aktivität, und zwar in Form von Kampfspielen sowie Reiten auf Pferden oder Elefanten. Andererseits geht der Zuckerkranke unter körperlicher Belastung eine Reihe möglicher Risiken ein. Der Bewegungstherapeut sollte daher genau über Vor- und Nachteile informiert sein, um die körperliche Aktivität optimal zu steuern.

Akuter Effekt, Senkung des erhöhten Blutzuckers: Auch beim gesunden Nichtdiabetiker kommt es unter einer längeren körperlichen Belastung zu einer mäßigen Senkung des Blutzuckers im Bereich von 20–30 mg%. Nur extrem intensive, langandauernde Belastungen können hier gelegentlich Unterzuckerungszustände herbeiführen. Bei Diabetikern ist eine wesentlich ausgeprägtere Senkung zu beobachten. Unter körperlicher Belastung entnimmt die arbeitende Muskelzelle dem Blut vermehrt Glukose. Körperliche Belastung stellt somit ein hervorragendes Mittel zur Blutzuckersenkung dar. Umgekehrt kann es bei Immobilisierung von Diabetikern zu einer Entgleisung des Zuckerstoffwechsels, im Extremfall sogar zum Koma kommen (s. Abschn. 6.4.3.3).

Ursächlich für diese stärkere Senkung des Blutzuckers sind mehrere Faktoren:
- Der erhöhte Blutzuckerspiegel führt zu einem größeren Angebot an die arbeitende Muskelzelle.
- Beim insulinbehandelten Typ-I-Diabetiker kommt es durch die Insulinwirkung zu einer Hemmung der Glukoneogenese (s.

Abschn. 6.4.3.1). Die Neubildung von Glukose aus Spaltprodukten wie Laktat und Pyruvat sowie die Abspaltung aus Glykogen ist normalerweise als Pufferwirkung zu verstehen, die ein allzu drastisches Absinken des Blutzuckers verhindert.

– Unter körperlicher Belastung wird aus den Depots vermehrt Insulin freigesetzt, möglicherweise besonders dann, wenn das Insulin vor allem in Körperbereichen gespritzt wird, die an der Leistungserbringung beteiligt sind, also z. B. bei Läufern in die Beinmuskulatur.

Die im Vergleich zum Nichtdiabetiker wesentlich stärkere Zuckersenkung zeigt die Abbildung 6-9. Sie ist allerdings nur dann gegeben, wenn eine ausreichende Menge Insulin vorhanden ist. Fehlt diese, kommt es dagegen zu einem Anstieg des Blutzuckers.

Langfristige Verbesserung der diabetischen Stoffwechselsituation. Es kommt beim Zukkerkranken nicht nur zu einer Beeinflussung der aktuellen Stoffwechselreaktion, sondern

auch zu Trainingsanpassungen im Sinne einer Verbesserung der Glukosetoleranz. Hierunter ist zu verstehen, daß die gleiche aufgenommene Menge an Traubenzucker zu einem geringeren Anstieg des Blutzuckers bzw. die gleiche Insulinmenge zu einer stärkeren Zuckersenkung führt. Dieser Effekt läßt sich auch bei gesunden Trainierten nachweisen. Sie zeigen im Serum geringere Insulinspiegel als Untrainierte. Der biologische Sinn kann darin gesehen werden, daß hierdurch die Glukoneogenese in der Leber weniger gehemmt wird. Als Wirkmechanismus nimmt man eine Erhöhung der Zahl der an den Zellen vorhandenen Rezeptoren für das Insulin bzw. eine verstärkte Bindung zwischen Insulin und Rezeptoren (erhöhte Rezeptoraffinität) an. Solche Anpassungsvorgänge sind besonders für den Typ-II-Diabetiker wichtig, bei dem häufig eine Umempfindlichkeit der Zelle gegen Insulin zu beobachten ist (Insulinresistenz, siehe metabolisches Syndrom, Abschn. 6.3.3).

Ein weiterer Mechanismus für die verbes-

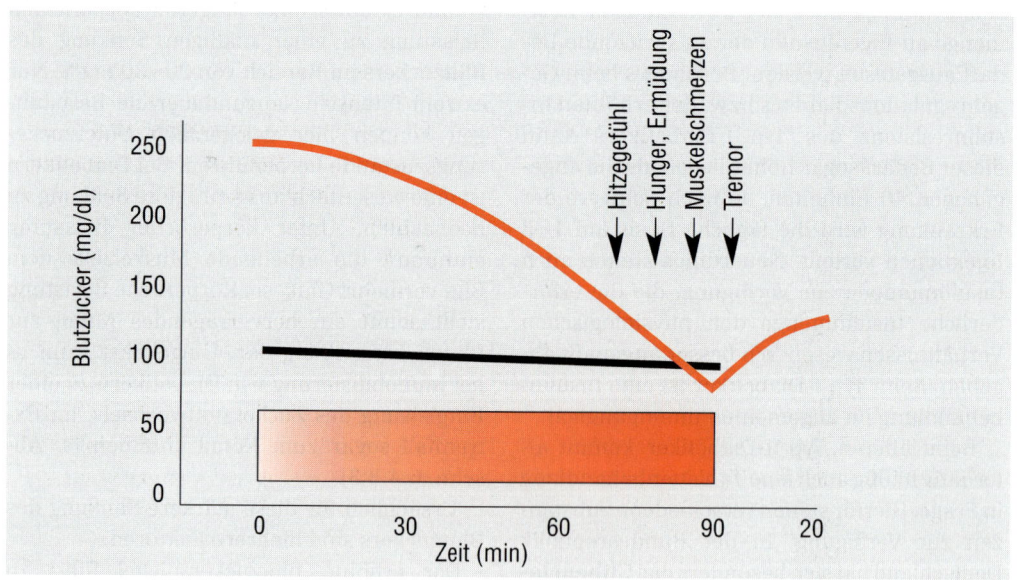

**Abbildung 6-9:**

Auswirkung körperlicher Belastung auf den Blutzucker bei einem Diabetiker (rot) im Vergleich zu einem Stoffwechselgesunden (schwarz). Beim Stoffwechselgesunden kommt es bei einer Dauerbelastung zu einem geringfügigen, langsamen Blutzuckerabfall, Beim Diabetiker wird ein wesentlich steilerer Zuckerabfall beobachtet, ausgehend von einem höheren Niveau, der in Unterzuckerungszustände mit entsprechenden Symptomen führen kann (modifiziert nach BAR-OR).

serte Glukosetoleranz wird in der Notwendigkeit einer Wiederauffüllung von Glykogenvorräten in Leber und Muskulatur nach längerer Belastung gesehen. Man beobachtet eine Steigerung des Enzyms, das das Glykogen aufbaut (Glykogensynthetease). Durch die Wirkung dieses Enzyms sinkt der Glukosespiegel.

Unter Training kommt es ferner zu einer Abnahme der gegenregulatorisch wirksamen Hormone wie Katecholamine, Glukagon und Kortisol.

Verminderung der Gefahr einer Ketoazidose. Durch körperliche Aktivität wird, wie oben beschrieben, Glukose besser verbrannt. Die Gefahr ist daher geringer, daß Spaltprodukte der Glykolyse zur Bildung von Milchsäure führen und damit die Gefahr einer Übersäuerung (Azidose) mit sich bringen. Durch die bessere Verwertung der Glukose werden weniger Fette mobilisiert. Aus unzureichend verstoffwechselten Spaltprodukten der Fette entstehen Ketokörper wie Azeton. Diese gefürchtete Stoffwechselsituation der „Ketoazidose" bildet häufig den ersten Schritt ins diabetische Koma.

Senkung des Körpergewichts. Wie bei den ursächlichen Faktoren hervorgehoben, ist beim Typ-II-Diabetiker die Verminderung des meist vorhandenen Übergewichts ein wichtiges Behandlungsziel. Hierzu trägt körperliche Aktivität in hohem Maße bei. Dies ist vor allem über eine Senkung des erhöhten Insulinspiegels im Blut, der Hyperinsulinämie beim Typ-II-Diabetes, zu erklären, da diese den Appetit verstärkt (s. Abschn. 6.3.3 metabolisches Syndrom)

Einfluß auf sonstige Risikofaktoren und Sekundärkomplikationen. Die Zuckerkrankheit ist häufig mit weiteren Risikofaktoren wie Fettstoffwechselstörungen, Hochdruck und Übergewicht kombiniert (siehe metabolisches Syndrom in Abschn. 6.3.3). Da sich solche Faktoren nicht nur addieren, sondern potenzieren, ist es besonders wichtig, daß durch körperliches Training der HDL/LDL-Quotient verbessert wird. Über eine Gewichtsabnahme und eine Senkung der Hyperinsulinämie kann der vorhandenen Tendenz zum Hochdruck vorgebeugt werden. Hierdurch wird der Entwicklung der arteriosklerotischen Folgeerkrankungen entgegengewirkt.

Psychosoziale Effekte. Die moderne Behandlung des Zuckerkranken strebt keineswegs nur eine Normalisierung des Blutzuckers an, sondern eine Normalisierung des Lebensstils. Die Langzeitprognose des Zuckerkranken hängt entscheidend von seiner eigenen Mitarbeit ab. Gerade beim älteren Typ-II-Diabetiker ist das erforderliche Gesundheitsbewußtsein oft nur schlecht ausgeprägt. Körperliche Aktivität trägt zur Verbesserung der Therapietreue (Compliance) bei. Entscheidend wichtig ist hierbei der Verstärkereffekt durch gruppendynamische Prozesse, wenn der Sport in einer Diabetikergrupe betrieben wird. Der einzelne wird mit dem Problem des Übergewichts und der Diät häufig viel schlechter fertig als die Gruppe. Es haben sich bereits eine Reihe von Diabetikergruppen in Analogie zu den Herzgruppen gebildet. Leider ist bisher der Impuls zur Teilnahme an solchen Gruppen wesentlich geringer als bei den Herzgruppen.

Nicht zuletzt sind beim jugendlichen Typ-I-Diabetiker diese psychosozialen Effekte von herausragender Bedeutung. Für ihn bedeutet die Zuckerkrankheit eine lebenslange Einschränkung. Körperliche Aktivität stellt unter allen Behandlungsmaßnahmen die einzige dar, die ihm keine Einschränkung auferlegt, sondern eine Bereicherung des Lebens anbietet. Zuckerkranke können sogar, auch wenn dies keineswegs anzustreben ist, im Einzelfall Leistungssport betreiben. Gerade für den kindlichen und jugendlichen Diabetiker, den seine Krankheit außerhalb der Gemeinschaft Gleichaltriger stellt, bildet der Sport ein wichtiges sozialintegratives Moment.

## 6.4.3.7
## Mögliche Risiken der körperlichen Aktivität

### Hypoglykämische Zustände

Im Gegensatz zur natürlichen Zuckerregulation kann nach Insulininjektionen die vorhandene Insulinmenge nicht mehr zurückgenommen werden, wenn dies ein erhöhter Energieverbrauch beim Sport erforderlich macht. Der Blutzucker kann unter eine kritische Grenze absinken. Es kommt zur Unterzuckerung, der Hypoglykämie. Diese wird dadurch verstärkt, daß die Freisetzung von Glukose aus Leberglykogen (Glukoneogenese) durch das im Körper vorhandene Insulin unterdrückt wird (s. Abschn. 6.4.3.1). Sinkt der Blutzucker sehr stark ab, ist die Versorgung der Gehirnzellen mit Energie nicht mehr gewährleistet. Es kann sich ein Ohnmachtszustand oder Krampfanfall ausbilden (**hypoglykämischer Schock**). Die Entwicklung solcher Schockzustände erfolgt im Gegensatz zum Koma (s. Abschn. 6.4.3.3) relativ rasch und kann hierdurch vom Koma leicht unterschieden werden.

Es gibt eine Reihe von **Warnsymptomen,** die der Diabetiker meist sehr gut kennt und die auch der Bewegungstherapeut kennen sollte. Sie zeigen sich in Form von Heißhunger, Schweißausbruch, aber auch in psychischen Auffälligkeiten. Abnorme Verhaltensweisen, Aggressivität etc. sollten hieran denken lassen. Beim Auftreten entsprechender Symptome sollten sofort Kohlenhydrate eingenommen werden, beispielsweise in Form von Brot oder zuckerhaltigen Getränken.

Für den **Notfall** müssen bei der Betreuung einer Diabetikergruppe injizierbare Glukoselösungen, Traubenzuckerinfusionen und das gegenregulatorisch wirksame Glukagon verfügbar sein. Die Neigung zu solchen Unterzuckerungszuständen ist sehr unterschiedlich. Bei manchen Diabetikern treten sie so gut wie nie auf. Der Diabetes ist sehr stabil eingestellt. Umgekehrt können jugendliche Diabetiker unter extremen Zuckerschwankungen leiden (labiler Diabetes). Dies kann manchmal eine Teilnahme an Bewegungstherapie und Sport unmöglich machen.

**Maßnahmen zur Verhinderung der Unterzuckerung**

– Der Sport sollte möglichst **regelmäßig** betrieben werden, am besten stets zur gleichen Tageszeit und mit gleicher Intensität. **Ausdauerbelastungen** sind vorzuziehen, da sie besser steuerbar sind.
– An Tagen, an denen Sport betrieben wird, sollte die **Insulindosis** vor der Belastung um ca. 20 % vermindert werden. Man kann aufgrund entsprechender Tabellen (z. B. Tab. 2-3 und 2-4) genau errechnen, wieviel Broteinheiten die körperliche Belastung entspricht und danach die notwendige Reduktion der Insulindosis angeben. Für die Praxis ist ein solches Verfahren jedoch meist zu theoretisch (s. Abschn. 6.4.3.8).
– Vor der sportlichen Belastung sollten **kleinere Kohlenhydratmahlzeiten,** bei Ausdauerbelastungen zusätzlich alle 30 Minuten Kohlenhydratzwischenmahlzeiten, etwa in Form von 10 Gramm Kohlenhydrat als Obst oder Fruchtsaft, aufgenommen werden.
– Der Sport sollte nicht zum Zeitpunkt der **maximalen Insulinwirkung** durchgeführt werden.
– Eine Reihe von Autoren raten, das Insulin **nicht im Bereich arbeitender Körperteile** zu injizieren, also beim Läufer besser in die Bauchhaut als in die Haut am Oberschenkel. Im Bereich der arbeitenden Extremitäten besteht nach dieser Ansicht eine vermehrte Durchblutung und dadurch ein beschleunigter Abtransport des Insulins. Diese Meinung wird jedoch nicht von allen Fachleuten geteilt.
– Der Diabetiker sollte am besten **in einer Gruppe** oder mit einem Partner zusammen Sport betreiben, der um die Symptome der Hypoglykämie Bescheid weiß und im Notfall adäquat reagieren kann.

**Entwicklung einer Ketoazidose.** Wie oben beschrieben, kann sich unter einer ungünstigen Situation körperliche Aktivität auch negativ auswirken, dann nämlich, wenn keine ausreichende Insulinmenge zur Verfügung steht. Die Zelle kann dann den Traubenzucker nicht aufnehmen, die Energie wird ausschließlich über Fette freigesetzt. Es entwickeln sich Ketokörper mit dem Bild einer gleichzeitigen Übersäuerung (Ketoazidose). Die als Streßhormone freigesetzten Katecholamine (Adrenalin, Noradrenalin) steigern gegenregulatorisch den Blutzucker noch weiter. Dies kann die Entwicklung eines diabetischen Komas einleiten. Als kritische Blutzuckergrenze, ab der eine Belastung gefährlich werden kann, gilt ein Wert von ca. 350 mg%. Im Zweifelsfall sollte vor Beginn einer Trainingseinheit der Blutzucker überprüft werden. Entsprechende Geräte, die auch vom Patienten selbst bedient werden können, stehen zur Verfügung. Auch wenn der Azetonnachweis im Urin positiv ist (einfach mit einem Urinstäbchen durchführbar), sollte keine körperliche Aktivität betrieben werden.

**Gefährdung durch Begleiterkrankungen,** insbesondere durch arteriosklerotische Folgeerkrankungen. Da der Diabetes einen Risikofaktor darstellt, ist die Wahrscheinlichkeit für ein Vorliegen entsprechender Folgeerkrankungen, speziell einer koronaren Herzkrankheit, groß. Wie oben ausgeführt, bemerkt der Zuckerkranke seine Herzdurchblutungsstörung häufig nicht. Aus diesem Grunde ist die Feststellung der Belastbarkeit besonders beim Typ-II-Diabetiker auf der Grundlage eines Belastungs-EKGs unabdingbare Voraussetzung der Bewegungstherapie.

**Erhöhte Infektionsneigung.** Bei Diabetikern besteht eine erhöhte Gefährdung für Infektionen, bei Laufsportarten besonders für Fußinfektionen. Verstärkt wird dies durch eine möglicherweise vorhandene Durchblutungsstörung (arterielle Verschlußkrankheit) bzw. durch Schädigungen der sensiblen Nerven (Polyneuritis, s. Abschn. 6.4.3.4). Der sogenannte „**diabetische Fuß**" ist ein großes Problem der Zuckerkranken und damit potentiell auch in der Sport- und Bewegungstherapie. Der Diabetiker in der Sportgruppe sollte daher besonders sorgfältig auf Fußhygiene achten.

### 6.4.3.8
### Praxis von Sport- und Bewegungstherapie

Die Durchführung der körperlichen Aktivität kann im Einzelfall organisatorisch sehr unterschiedlich sein, je nach Schwere des Diabetes bzw. der Folgeerkrankungen, den individuellen Voraussetzungen und den organisatorischen Möglichkeiten. Viele Patienten mit einem leichteren Typ-II-Diabetes, auch insulinabhängige jüngere Typ-I-Diabetiker betreiben für sich Breitensport oder gelegentlich sogar Leistungssport. Kinder und Jugendliche mit Diabetes sollten am Schulsport teilnehmen. Spezielle Diabetikergruppen finden sich in Rehabilitationseinrichtungen, zunehmend auch im ambulanten Bereich. Die Notwendigkeit einer sportlichen Betätigung, die vor allem für den Typ-II-Diabetiker gegeben ist und für diesen noch wichtiger ist als für den Koronarpatienten, hat sich allerdings bisher noch keineswegs mit der gleichen Selbstverständlichkeit durchgesetzt wie die Herzgruppen. Hierbei handelt es sich um einen Entwicklungsprozeß, bei dem noch viel Informationsarbeit notwendig ist.

Inhaltlich sind für den Diabetiker vor allem Belastungsformen günstig, die einen möglichst großen Stoffwechseleffekt mit sich bringen und möglichst gut steuerbar sind, also vor allem Ausdauerbelastungen. Wegen der potentiellen Gefährdung durch überhöhte Blutdruckanstiege bei bereits bestehender koronarer Herzkrankheit oder Augenhintergrundveränderungen sind überhöhte Druckanstiege zu meiden. Dies betrifft dynamische Belastungen mit hohem Krafteinsatz wie Rudern, streßbetonte Wettkampfsportarten wie Tennis oder Kraftbelastungen wie Bodybuilding.

Eine solche Aussage gilt jedoch nur als Grundregel. Im Einzelfall kann dem stabil eingestellten Diabetiker ohne schwerere Gefäßveränderungen durchaus auch eine primär weniger geeignete Sportart wie z. B. Tennis erlaubt werden. Körperliche Aktivität, Diät und Insulin sind dabei optimal aufeinander abzustimmen. Am günstigsten ist regelmäßige, am besten tägliche Belastung. Soweit dies nicht möglich ist, sollte besonders beim insulinpflichtigen Patienten am Sporttag die Kalorienzufuhr erhöht (beim normal- bis untergewichtigen Diabetiker) bzw. die Insulindosis vermindert werden (beim übergewichtigen Diabetiker). Im Einzelfall kann der zu erwartende Kalorienbedarf je nach Sportart und Dauer des Trainings nach entsprechenden Tabellen (Tab. 2-3 und 2-4) errechnet und in Kalorien umgerechnet werden. Ein halbstündiger Dauerlauf benötigt beispielsweise 300 Kilokalorien. Geht man davon aus, daß hiervon 60% in Form von Kohlenhydraten aufgenommen werden, entspricht dies 180 Kilokalorien bzw. etwa 45 g Kohlenhydrate oder ca. 4 Broteinheiten. Der Diabetiker könnte somit den ungefähren Mehrbedarf an Nahrung errechnen und zu sich nehmen oder, unter Zugrundelegung eines Insulinbedarfs von einer Einheit auf 2 Gramm Kohlenhydrate, 20 Einheiten weniger spritzen.

In der Praxis sind solche Rechnungen aber wenig brauchbar angesichts der unterschiedlichen individuellen Reaktionslagen sowie des teilweise sehr variablen Ablaufs in einzelnen Sportarten (s. auch 6.4.3.7). Man sollte dem Diabetiker daher anraten, seine individuellen Erfahrungen mit dem Sport zu sammeln. Um diese kennenzulernen, empfiehlt es sich, zu Beginn eines Trainingsprogramms weniger Insulin zu spritzen und die Reaktion durch Überprüfung des Blutzuckers nach Belastung auszutesten.

## 6.4.4
## Hyperurikämie/Gicht

Traditionellerweise gilt auch die Konzentration der Erhöhung an Harnsäure (acidum uricum) im Blut als Risikofaktor für die Entstehung der Arteriosklerose, obwohl diese Zusammenhänge nur locker sind. In der Praxis ist der Stellenwert des Risikofaktors Hyperurikämie sicher nicht vergleichbar mit beispielsweise der Hypercholesterinämie. Harnsäure entsteht als Stoffwechselendprodukt der sogenannten Kernsäuren (DNS, RNS), die wichtige Bestandteile der Zellkerne bilden und dort für die Übertragung des Erbgutes verantwortlich sind. Das Endprodukt der

Harnsäure muß über die Niere ausgeschieden werden. Normalerweise beträgt die Konzentration im Blut bis zu 7 mg% für den Mann und 6 mg% für die Frau. Steigt diese Konzentration an, so fällt die Harnsäure in Kristallform besonders in den Gelenken aus und führt dann zu den charakteristischen Beschwerden der Gicht, schmerzhafte **Gelenkschwellungen,** die vor allem das Grundgelenk der Großzehe betreffen. Auch in den ableitenden Harnwegen kann Harnsäure ausgefällt werden und dann zur **Nierensteinbildung** führen. Der Mechanismus, durch den die erhöhte Harnsäure zu einer verstärkten Arteriosklerose beiträgt, ist bisher nicht bekannt.

Erhöhungen der Harnsäure kommen, ähnlich wie für die Risikofaktoren Hypercholesterinämie (s. Abschn. 6.4.2.1) und Diabetes (s. Abschn. 6.4.3) bereits ausgeführt, sowohl auf der Basis einer angeborenen Stoffwechselstörung sowie von Ernährungsfehlern vor, wobei beide Bereiche sich stark überschneiden können. Wer zu erhöhten Harnsäurewerten neigt, sollte vor allem Nahrungsmittel mit viel Zellkernen meiden. Dies sind ganz besonders Drüsengewebe wie Leber und das in Süddeutschland als Bries bezeichnete Thymusgewebe. Auch Fleisch enthält viel Zellkerne. Zur Erhöhung der Harnsäure trägt weiterhin Alkohol bei. Reicht die Ernährungsumstellung nicht zur Normalisierung der Harnsäure aus, können Medikamente eingesetzt werden **(Allopurinol),** die die Harnsäureausscheidung erhöhen. Wesentliche Beziehungen zur Bewegungstherapie ergeben sich nicht. Im Sportbereich kann es wichtig sein, darauf hinzuweisen, daß bei einer Tendenz zu erhöhten Harnsäurewerten durch hohe Flüssigkeitsverluste während des Schwitzens, beispielsweise beim Marathonlauf, der Entstehung von Nierensteinen Vorschub geleistet werden kann.

# 7
# Herzrhythmusstörungen

## 7.1
## Definitionen/Ursachen

Herzrhythmusstörungen sind unspezifisch. Sie treten bei den verschiedenen bisher besprochenen Herzkrankheiten, ferner auch als sekundäres Symptom von Krankheiten, die sich primär an anderen Organen abspielen, als Nebenwirkung einer medikamentösen Behandlung sowie häufig auch ohne faßbare Ursache auf.

Herzrhythmusstörungen werden besonders auch durch sportliche Betätigung ausgelöst. Hierbei spielen unterschiedliche Faktoren eine Rolle, zum einen die erhöhte sympathische Nervenaktivität und die hiermit verbundene Ausschüttung der „Streßhormone" Adrenalin und Noradrenalin, zum anderen Durchblutungsstörungen, die sich unter dem Sauerstoffmehrbedarf des Herzens bei Belastung verstärken. Auch mechanische Faktoren, plötzliche Veränderung der Herzlage, können Rhythmusstörungen herbeiführen. So werden bestimmte Rhythmusstörungen wie Extraschläge (7.2.1) oder Herzjagen (7.2.4) oft bei ganz speziellen Bewegungen, beim plötzlichen Drehen des Oberkörpers oder beim Sprung ins Wasser ausgelöst. Nicht nur die körperliche Belastung trägt im Sport zur Entstehung von Herzrhythmusstörungen bei, auch die psychische. Nach einer einschlägigen Untersuchung lösen psychische Belastungen doppelt so häufig Rhythmusstörungen aus wie körperliche (siehe auch das Beispiel in der Abb. 6-5). Ein weiterer möglicher auslösender Faktor sind Elektrolytverluste, speziell Kalium- und/oder Magnesiumverluste mit dem Schweiß.

Diese Störungen des Herzrhythmus im Sport können unter ungünstigen Bedingungen gefährlich werden. Der plötzliche Herztod beim Sport geht in den meisten Fällen auf eine plötzliche Rhythmusstörung in Form des Kammerflimmerns zurück (s. Abschn. 7.2.5). Dies ist unabhängig von der Grundkrankheit, z. B. koronarer Herzkrankheit, hypertropher Kardiomyopathie, Herzmuskelentzündung oder Aortenklappenstenose. Weiterhin führen manche Rhythmusstörungen zu speziellen Problemen im Sport, beispielsweise zu einer erschwerten Beurteilung der Belastungsintensität durch die Pulsfrequenz, oder sie schränken die Sportfähigkeit ein, beispielsweise nach Einsatz eines Herzschrittmachers.

Aus diesen Gründen soll den Rhythmusstörungen beim Sport ein eigener Abschnitt gewidmet werden. Es ist jedoch hierbei ausdrücklich zu vermerken, daß die Rhythmusstörung keinesfalls losgelöst von der jeweiligen Grundkrankheit gesehen werden darf. Die folgenden allgemeinen Aussagen müssen daher jeweils auf die speziellen Aspekte der einzelnen Herz-Kreislauf-Erkrankung bezogen werden. Hinsichtlich des Nachweises von Rhythmusstörungen und ihrer Darstellung in verschiedenen EKG-Registriermöglichkeiten, speziell im Langzeit- und Belastungs-EKG, wird auf Abschnitt 10.5 verwiesen.

**Veränderungen im Herzrhythmus** treten auch **unter physiologischen Bedingungen** mit großen Schwankungsbreiten auf. Unter Belastung steigt die Herzschlagzahl bis auf Werte von 200/min und mehr an; durch Training kann sie unter Ruhebedingungen auf 30/min absinken. Besonders bei Jugendlichen findet sich häufig eine atemsynchrone Unregelmäßigkeit des Herzschlags, die durch den atmungsabhängigen Einfluß von Sympathikus und Parasympathikus auf den Sinusknoten entsteht (**respiratorische Arrhythmie**). Auch **Extraschläge (Extrasystolen)** (s. Abschn. 7.2.1) treten durchaus noch im physiologischen Bereich auf. Man versteht hierunter Herzaktionen, die nicht vom Sinusknoten ausgelöst werden. Grundsätzlich ist die gesamte Herzmuskulatur, speziell das Erregungsleitungssystem, in der Lage, Erregungen zu bilden. Unter Einfluß der sympathischen Herznerven können auch beim Herzgesunden gelegentlich vorzeitig von Bereichen außerhalb des Sinusknotens Erregungen ausgelöst werden, die das Herz zu einem Schlag veranlassen, bevor die Erregung des Sinusknotens wirksam wird. In einem 24-Stunden-EKG von Gesunden findet man in mehr als der Hälfte der Fälle seltenere oder häufigere Extraschläge, manche auch in Salvenform, d. h. es folgen mehrere Extraschläge direkt aufeinander. Der Übergang von den physiologischen Veränderungen des Herzrhythmus zum Krankhaften erfolgt fließend.

Bei der **Bewertung der Herzrhythmusstörungen** muß somit zum einen von der Form ausgegangen werden, in der sie auftreten, also von Fragen nach der Häufigkeit, nach der Art, ob sie einzeln oder in Gruppen zu beobachten sind, sowie nach der Schwere einer eventuell zugrundeliegenden Herzkrankheit. Herzrhythmusstörungen bei einem ansonsten gesunden Herzen, also etwa beim Sportler, werden im allgemeinen auch dann, wenn sie formal bedrohlich erscheinen, als harmlos angesehen. Beim schwer vorgeschädigten Herzen treten gefährliche Rhythmusstörungen häufiger auf. Sie sind darüber hinaus in der Lage, ein Herzkammerflimmern (s. Abschn. 7.2.5) auszulösen. Aus diesem Grund müssen sie wesentlich ernster genommen werden.

Nach der Form kann man tachykarde von bradykarden Rhythmusstörungen unterscheiden, also Rhythmusstörungen, die entweder die Herzschlagfolge beschleunigen (**Tachykardie**) oder sie verlangsamen (**Bradykardie**).

## 7.2 Tachykarde Rhythmusstörungen

Unter einer **Tachykardie** versteht man definitionsgemäß Herzfrequenzen von mehr als 100 pro Minute. Die Beschleunigung der Herzschlagfolge kann sich jedoch auf einzelne Herzaktionen beschränken, also den vorzeitigen Einfall einzelner Herzschläge, die oben als Extrasystolen definiert wurden.

### 7.2.1 Extrasystolen

Die **Extrasystole** ist dadurch gekennzeichnet, daß sie von irgendeinem Teil des Herzens ausgehend vor der zu erwartenden Sinusaktion einfällt. Sie kommt zu früh, außerhalb (extra) der normalen Reihenfolge. Es handelt sich also nicht — oder nur in seltenen Fällen — um einen zusätzlichen Schlag, der in die normale Herzschlagfolge eingeschoben ist (dieses würde man als interponierte Extrasystole bezeichnen). Da das Herz schon erregt ist, wird die nächste Sinusaktion meist nicht wirksam; es entsteht bis zum übernächsten Herzschlag eine kurze Pause. Diese wird dann vom Patienten häufig — aber keineswegs immer — bemerkt und als „**Herzstolpern**" oder „**Aussetzer**" empfunden.

Extrasystolen werden nach der Form und der Häufigkeit ihres Auftretens eingeteilt. Bezüglich der EKG-Bilder wird auf Abbildung 10-7 verwiesen. **Supraventrikuläre Extrasystolen (SVES)** haben ihren Ursprungsort in den Herzvorhöfen. Da sie den normalen Weg über den AV-Knoten nehmen und beide Kammern gleichzeitig erregen, sehen sie in der Form wie normale Kammeraktionen aus, die lediglich zu früh einfallen und keine P-Welle aufweisen. Stammen diese Extrasystolen aus einer Herzkammer (**ventrikuläre Extrasystole, VES**), so muß die Nachbarkammer über die Arbeitsmuskulatur erregt werden, da das normale Leitungssystem hierzu nicht zur Verfügung steht. Dieser Vorgang braucht mehr Zeit, die Herzkammeraktion ist stark verbreitert. Wenn die Extraschläge nur von einem Ort des Herzens stammen (**monotop**), so weisen sie stets die gleiche Form auf; sie sind **monomorph**. Umgekehrt können Extraschläge auch von sehr unterschiedlichen Stellen kommen; sie sind **polytop** und damit auch sehr unterschiedlich in der Form (**polymorph**).

Extraschläge können sehr selten sein, etwa 1–2 Extrasystolen in 24 Stunden. Sie können aber auch sehr häufig auftreten, beispielsweise nach jeder normalen Herzaktion. Der Rhythmus Normalschlag—Extraschlag wird als **Bigeminus** (Zwilling) bezeichnet. Treten mehrere Extrasystolen direkt hintereinander auf, so zeigt dies ein besonders reizbares Herz an. Zwei solcher Schläge werden als **Couplet** bezeichnet, drei als **Triplet**. Folgen von Extrasystolen ab drei und mehr werden **Salven** genannt.

Ein weiteres Kriterium der Extraschläge stellt der Zeitpunkt des Einfallens dar. Extraschläge, die sehr frühzeitig nach der vorausgegangenen Herzaktion beobachtet werden, sind besonders geeignet, ein Herzkammerflimmern (s. Abschn. 7.2.5) auszulösen. Als besonders gefährlich gelten solche, die in die vorausgehende T-Welle einfallen (**R- auf T-Phänomen**).

Auf der Grundlage der bisher gegebenen Kriterien wurde von Lown ein **Einteilungsschema** für die Bewertung von Extrasystolen gegeben, das nur die Kammerextrasystolen einbezieht (Tab. 7-1).

Von ernsthaften Rhythmusstörungen spricht man ab dem Schweregrad Lown IVa. Dieses Schema ist allerdings noch nicht voll befriedigend, da die Häufigkeit der Extrasystolen hierbei nicht in die Überlegungen einbezogen ist. So macht es einen Unterschied,

**Tabelle 7-1: Einteilung des Schweregrades ventrikulärer Extrasystolen nach Lown**

| Klasse | EKG-Befund |
|---|---|
| 0 | Keine ventrikulären Extrasystolen |
| I | Weniger als 30 ventrikuläre Extrasystolen pro Stunde |
| II | Mehr als 30 ventrikuläre Extrasystolen pro Stunde |
| III (a und b) | Multiforme Extrasystolen und Bigeminie |
| IV (a und b) | a) Couplets<br>b) Triplets, Salven und kurzdauernde Kammertachykardien |
| V | R-auf-T-Phänomen |

ob eine Rhythmusstörung Lown IVa einmal oder hundertmal pro Tag auftritt. Es ist ferner nicht berücksichtigt, ob die Rhythmusstörungen nur in Ruhe oder auch unter körperlicher Belastung ausgelöst werden. Die früher häufig vertretene Ansicht, daß Extrasystolen, die in Ruhe auftreten und unter Belastung verschwinden, harmlos, und umgekehrt solche, die erst unter Belastung auftreten, gefährlich seien, kann heute in dieser Form nicht mehr aufrechterhalten werden. Auch ernstzunehmende Extrasystolen können unter Belastung verschwinden, wenn der Sinusrhythmus schneller wird und das Extrasystoliezentrum überspielt.

Für den Bewegungstherapeuten sind folgende Aussagen wichtig:

Extrasystolen können in sehr unterschiedlicher Form und Häufigkeit auftreten und unter Belastungsbedingungen ausgelöst werden. Nicht selten werden sie zufällig bei der Pulskontrolle während Belastung entdeckt. In jedem Einzelfall müssen sie hinsichtlich ihrer Schwere durch ein EKG, gegebenenfalls ein Belastungs- und/oder Langzeit-EKG, abgeklärt werden. Der Arzt muß entscheiden, ob er unter Berücksichtigung der Schwere der Grundkrankheit und der Form der Rhythmusstörung eine medikamentöse Behandlung veranlaßt. Im allgemeinen wird Bewegungstherapie als kontraindiziert angesehen, wenn unter Belastung trotz ausreichender medikamentöser Behandlung Extrasystolen ab Typ Lown IVa auftreten.

## 7.2.2
## Vorhofflimmern (Abb. 10-7)

Bei dieser Rhythmusstörung flimmert der Vorhof in sich, die Erregungswellen werden in sehr unregelmäßiger Reihenfolge an den AV-Knoten herangebracht und auf die Kammern übergeleitet. Im Gegensatz zur Extrasystolie, bei der ein regelmäßiger Grundrhythmus vorhanden ist, ist daher der Herzrhythmus beim Vorhofflimmern völlig unregelmäßig (**absolute Arrhythmie**). Dies läßt sich schon beim Pulsfühlen sehr einfach feststellen. Die Ursachen sind unterschiedlich. Häufigste Ursache beim Herzpatienten ist eine Überdehnung des linken Herzvorhofs infolge eines Mitralklappenfehlers (s. Abschn. 5.2.2). Bei herzklappenoperierten Patienten ist daher die absolute Arrhythmie in der Sportgruppe sehr häufig. Weitere Ursachen sind ein Herzversagen (Herzinsuffizienz, s. Abschn. 5.6), aber auch eine Schilddrüsenüberfunktion. Darüber hinaus kommt eine solche Rhythmusstörung auch ohne erkennbare Ursache relativ häufig beim älteren Menschen vor.

**Auswirkungen auf die Belastbarkeit.** Bei Vorhofflimmern ist die regelmäßige Abfolge von Vorhof- und Kammeraktion nicht mehr gewährleistet. Der Vorhof kann seiner Aufgabe, die Kammer zusätzlich zu füllen, nicht gerecht werden. Dies wird aber meist erstaunlich gut toleriert. Entscheidend für die Belastbarkeit ist viel weniger das Vorhofflimmern an sich, sondern die zugrundeliegende Erkrankung und die Herzfrequenz. Bei Menschen mit ansonsten gesundem Herzen und Vorhofflimmern mit einer niedrigen Kammerfrequenz besteht im allgemeinen eine normale Belastbarkeit. Für die Herzfunktion ist es dagegen ungünstig, wenn die Flimmerwellen sehr rasch übertragen werden und hohe Herzfrequenzen im Bereich von beispielsweise 150–200/min bewirken.

**Probleme bei der Bewegungstherapie.** Die Herzschlagzahl unter Belastungsbedingungen ist nicht mehr wie bei einem normalen Sinusrhythmus unbedingt Ausdruck der Belastungsintensität. Durch den erhöhten sympathischen Reiz unter Belastung werden die Vorhofflimmerwellen oft sehr rasch übergeleitet, es entstehen sehr hohe Herzschlagzahlen bei geringer Stoffwechselbelastung.

Liegt eine Durchblutungsstörung der Herzkranzgefäße vor, so kann dies durch den erhöhten Sauerstoffbedarf des Herzens gefährlich werden. Das gleiche gilt bei künstlichen Herzklappen, deren Schwingungsfähigkeit bei hohen Herzfrequenzen eingeschränkt ist (s. Abschn. 5.2.6). Hinzu kommt, daß für den Patienten die Herzfrequenz durch die Unregelmäßigkeit des Pulses mit einzelnen oft nur sehr schwach tastbaren Schlägen schwerer zu beurteilen ist.

Für den Bewegungstherapeuten gilt folgende Aussage:

> Vorhofflimmern führt zu einer absoluten Pulsunregelmäßigkeit. Im Einzelfall muß der Arzt entscheiden, ob unter Berücksichtigung der zugrundeliegenden Erkrankung sowie der Herzfrequenz eine Behandlung notwendig ist oder nicht. Für die Bewegungstherapie ergeben sich Probleme hinsichtlich der Bewertung der Herzfrequenz als Maß der Belastungsintensität. Im Zweifelsfall muß auf andere Belastungsparameter (Belastungsempfinden, Atmung, Laktat) zurückgegriffen werden.

## 7.2.3
## Vorhofflattern

Bei dieser Rhythmusstörung flimmert der Vorhof nicht in sich, sondern er schlägt regelmäßig, aber sehr schnell mit Frequenzen um ca. 300/min. Diese hochfrequenten Vorhoferregungen werden teils regelmäßig, teils unregelmäßig auf die Herzkammern übergeleitet, aber keineswegs alle. Unter Belastung können Probleme auftreten. Wenn beispielsweise bei einer Vorhoffrequenz von 300/min jede dritte Erregung übergeleitet wird, so liegt eine Herzkammerschlagzahl von 100/min vor. Trotz weiter ansteigender Belastungsintensität kann diese konstant bleiben. Die Überleitung kann sich dann aber auch plötzlich auf einen 2:1-Rhythmus umstellen. Es kommt dann unter Belastung zu Sprüngen in der Herzfrequenz, etwa im obigen Beispiel zu einer momentanen Änderung der Herzschlagzahl auf 150/min. Ein Vorhofflattern ist daher für den Sport ungünstig. Man wird bestrebt sein, es durch eine Behandlung zu beseitigen oder zumindest in ein Vorhofflimmern überzuführen.

## 7.2.4
## Anfallsweises Herzjagen (paroxysmale Tachykardie) (Abb. 10-7).

Gelegentlich treten schlagartig sehr schnelle Herzschlagfolgen auf, im Bereich zwischen 150/min und 250/min, bei denen man sich vorstellen muß, daß eine Erregung ständig zwischen den Vorhöfen und den Herzkammern kreist. Die Erregung läuft vom Vorhof auf die Kammer, von dort wieder auf den Vorhof zurück und wieder zur Kammer etc. Die supraventrikulären Formen, also diejenigen, bei denen der Ausgangsherd im Bereich der Herzvorhöfe liegt, sind meist harmlos und treten auch bei jungen, sonst gesunden Sportlern auf. Als besonders gefährlich gelten diejenigen Formen, die von den Herzkammern ausgehen (**Kammertachykardie**). Sie werden nur bei Patienten mit schwerer Herzkrankheit beobachtet. Bei ihrem Auftreten kann man versuchen, sie durch einen Vagusreiz zu unterdrücken, beispielsweise durch einen Druck auf den Karotissinus der Halsschlagader (s. Abschn. 2.4.2.6), auf die Augäpfel bei geschlossenen Augen oder durch Preßdruck (bezüglich des Vagusreizes nach dem Valsalvamanöver s. Abschn. 2.5.2.3).

Häufig können hinter solchen Tachykardien auch bestimmte Anomalien im EKG stecken, wie das **WPW-Syndrom** (Wolff-Parkinson-White-Syndrom). Bei dieser, besonders auch bei Sportlern vorkommenden und meist harmlosen Anomalie besteht neben dem AV-Knoten ein zusätzliches Leitungsbündel zwischen Herzvorhöfen und Kammern. Hierdurch wird einerseits das EKG-Bild charakteristisch verändert, andererseits wird das Kreisen der Erregung, das die Anfälle auslöst, begünstigt. In Einzelfällen kann das WPW-Syndrom auch gefährlich werden, daher ist in jedem Fall eine Abklärung erforderlich. Tritt ein anfallsweises Herzjagen auf, so hat der Sportler, der dies meist schon kennt, im allgemeinen gelernt, die oben genannten Techniken zur Unterdrückung anzuwenden. Bei längerem Anhalten ist eine Vorstellung beim Arzt erforderlich. Bei Herzkranken sollte jeder Patient mit Herzjagen sofort in ärztliche Behandlung gebracht werden, da stets mit einer gefährlichen Kammertachykardie gerechnet werden sollte, die in ein Kammerflimmern übergehen kann.

## 7.2.5
## Kammerflimmern/Kammerflattern (Abb. 10-7)

Hierbei handelt es sich um die gefährlichste, lebensbedrohliche Rhythmusstörung. Beim **Kammerflattern** schlägt die Kammer in sehr schneller Folge mit ca. 300 Schlägen pro Minute und mehr. Hierdurch ist die Herzfüllung nicht mehr gewährleistet. Der Übergang zum **Kammerflimmern,** bei dem die Kammer in sich selbst flimmert und jede Muskelfaser unkoordiniert zuckt, ist fließend. Unter einer solchen Situation kann das Herz nicht mehr pumpen, es tritt innerhalb weniger Sekunden Bewußtlosigkeit ein und nach wenigen Minuten der Tod. Eine effektive Behandlung muß innerhalb der ersten 5 Minuten einsetzen, da auch dann, wenn es nach einer längeren Frist gelingt, den Patienten wiederzubeleben, bleibende Gehirnschädigungen eintreten. Der angegebene Zeitraum von 5 Minuten verlängert sich, wenn der Notfall unter Kältebedingungen (beim Skifahren, Schwimmen) auftritt, da dann die Stoffwechselaktivität ganz allgemein verzögert ist und sich auch Schädigungen erst später entwickeln. Ein solches Kammerflimmern kann unter den verschiedensten Bedingungen ausgelöst werden, etwa im Verlaufe eines akuten Infarktgeschehens, aber auch durch Extrasystolen, die unter ungünstigen Bedingungen einfallen (s. Abschn. 7.2.1), bei den verschiedensten Herzkrankheiten unter körperlicher Belastung (s. o.), durch Elektrolytstörungen, speziell Kaliummangel, bei Stromunfällen etc. Da diese lebensgefährliche Rhythmusstörung unter Belastungsbedingungen auftreten kann, muß der Bewegungstherapeut um sie und besonders um die **Erste-Hilfe-Maßnahmen** sehr genau Bescheid wissen. Hinsichtlich der Notfallmaßnahmen wird auf Abschnitt 11.3.3 verwiesen.

## 7.3
## Therapie der tachykarden Rhythmusstörungen

Die Behandlung hängt von der Schwere der Grundkrankheit, der Form der Rhythmusstörung sowie den subjektiven Beschwerden des Patienten ab. Da die meisten Herzrhythmusstörungen harmlos sind, wird man im allgemeinen ohne Medikamente auskommen. Zu einer medikamentösen Behandlung wird man sich nur bei einer schweren zugrundeliegenden Herzkrankheit und ernsthaften Rhythmusstörungen (ab Lown IVa) entschließen.

Gelegentlich können aber auch Patienten durch das Auftreten an und für sich harmloser Extrasystolen so verunsichert sein, daß dies ein Grund zur medikamentösen Behandlung sein kann. Grundsätzlich klaffen Schwere der Rhythmusstörung und subjektives Empfinden häufig weit auseinander. Viele Patienten bemerken schwerste Rhythmusstörungen nicht, andere stört der kleinste „Aussetzer". Dies kann dann ein Grund zur medikamentösen Behandlung sein. Im allgemeinen wird man jedoch zunächst versuchen, den Patienten von der Harmlosigkeit der Rhythmusstörung zu überzeugen.

Falls eine Rhythmusstörung behandelt werden muß, wird man, wenn möglich, die auslösende Ursache beseitigen, beispielsweise einen **Elektrolytmangel.** Gerade bei Sportlern mit Extrasystolen hat sich häufig der Einsatz von Kalium bzw. von Magnesium bewährt. Wird eine medikamentöse Behandlung erforderlich, so greift man gerne zum **Betarezeptorenblocker.** Dieser wirkt sich besonders auf Herzrhythmusstörungen aus, die unter Belastung aufgrund von Durchblutungsstörungen oder erhöhtem sympathischen Antrieb ausgelöst werden (s. Abschn. 9.2.3.3). Ist dies nicht erfolgreich, stehen zahlreiche Rhythmusmedikamente zur Verfügung, die die Erregbarkeit der Herzmuskelfaser herabsetzen. Einige **Kalziumantagonisten,** speziell solche vom Typ des Verapamil, wirken rhythmusstabilisierend. Bezüglich dieser Medikamente wird auf Abschnitt 9.2.3.2 verwiesen. Kommt man hiermit nicht zurecht, werden spezielle Rhythmusmedikamente (Antiarrhythmika) wie Mexiletin oder Propafenon notwendig. Für den Bewegungstherapeuten besitzen sie keine Konsequenzen, da sie — von der Rhythmusstörung abgesehen — keine wesentliche Parameter der Belastungsreaktionen verändern. Der Bewegungstherapeut sollte jedoch, wenn er auf entsprechende Medikamente stößt, an eine potentiell erhöhte Gefährdung des Patienten denken.

Grundsätzlich ist zu sagen, daß Rhythmusmedikamente im allgemeinen die Problematik der Rhythmusstörung kaum lösen, da der Patient weniger durch die Rhythmusstörung als durch die Schwere der Herzkrankheit gefährdet ist, die diese Rhythmusstörungen auslöst. Die Erwartungen, die in Rhythmusmedikamente hinsichtlich einer möglichen Lebensverlängerung gesetzt wurden, haben bisher enttäuscht.

Für die notfallmäßige Behandlung von Rhythmusstörungen stehen Medikamente auch zur Injektion zur Verfügung. Die wichtigste Substanz unter ihnen ist das **Lidocain,** das in keinem Notfallkoffer ambulanter Herzgruppen fehlen darf.

In besonderen Fällen ist auch eine **elektrische Behandlung** von tachykarden Rhythmusstörungen möglich. Dabei wird das Herz von außen einem Stromstoß ausgesetzt, durch den alle Muskelfasern gleichzeitig entladen werden. Im günstigen Fall übernimmt dann anschließend der natürliche Schrittmacher, der als erster die nächste Erregung bewerkstelligt, also der Sinusknoten, die Führung. Eine solche elektrische Umstellung des Herzrhythmus **(Elektrokonversion)** kann man beim Vorhofflimmern versuchen, notfallmäßig auch bei gefährlichen Anfällen von Herzjagen, speziell Kammertachykardien. Absolut lebensrettend ist eine solche Maßnahme beim Kammerflimmern. Da in solchen Fällen kein Grundrhythmus mehr vorhanden ist, der umgestellt werden kann, spricht man von **Defibrillation (Entflimmerung)** (s. Abschn. 11.3.3.2). Für Patienten, bei denen solche Zustände häufiger auftreten, stehen inzwischen Herzschrittmacher (s. Abschn. 7.5) zur Verfügung, die bei Bedarf einen inneren Stromstoß abgeben und das Herzkammerflimmern beseitigen.

# 7.4
# Bradykarde Rhythmusstörungen
(Abb. 10-8)

Als **Bradykardie** bezeichnet man eine Herzschlagzahl von weniger als 60 pro Minute. Physiologischerweise kann sie als Folge eines Ausdauertrainings auftreten **(Trainingsbradykardie)**. Zu krankhaften Bradykardien kommt es bei Störungen im Bereich der Erregungsbildung und -leitung. Diese können als Folge der verschiedensten Herzkrankheiten, auch als Folge einer Durchblutungsstörung bei koronarer Herzkrankheit, beobachtet werden. Sie können aber auch Folge isolierter Degenerationserscheinungen in den Muskelfasern des Erregungsleitungssystems sein.

Ist die Pulsfrequenz dauernd zu langsam, so kann die Herzleistung möglicherweise nicht mehr ausreichen. Es entsteht das Bild einer Herzinsuffizienz, besonders dann, wenn auch die Herzmuskulatur in ihrer Leistungsfähigkeit geschädigt ist. Falls die Herzmuskulatur intakt ist, ist durch die Bradykardie zumindest die Anpassung an Belastungsbedingungen gestört.

Treten solche Leitungsstörungen nur vorübergehend auf, sollte, wenn ein übergeordnetes Zentrum wie z. B. der Sinusknoten aussetzt, die Herzführung von den nachgeordneten Zentren, z. B. dem AV-Knoten, übernommen werden (s. Abschn. 2.4.2.4). Bis diese Zentren „anspringen", vergeht jedoch nicht selten eine gewisse Zeit, in der das Herz stillsteht und das Gehirn nicht durchblutet wird. Der Patient fällt in Ohnmacht **(Adams-Stokes-Anfall)**. Dies kann (z. B. beim Autofahren) sehr unangenehme Folgen haben.

Im einzelnen werden hierzu folgende Krankheitsbilder unterschieden:

## 7.4.1
## Karotissinus-Syndrom

Hierbei liegt die eigentliche Störung außerhalb des Herzens. Bei älteren Menschen besteht häufig aufgrund einer Gefäßverkalkung eine Überempfindlichkeit des Karotissinus. Bei Drehbewegungen des Kopfes entsteht eine zu starke Bremsung des Herzens über die im Karotissinus enthaltenen Rezeptoren; es kommt zu Schwindelanfällen bis hin zu Ohnmachtszuständen. Da solche Zustände nicht selten sind, sollte man bei älteren Menschen mit extremen Drehungen des Halses im Rahmen von Gymnastik vorsichtig sein.

## 7.4.2
## Sinusknoten-Syndrom

Hierbei ist der Sinusknoten geschädigt. Die Pulsfrequenz ist bereits in Ruhe zu niedrig, unter Belastung steigt sie nicht ausreichend an. Häufig treten aber auch im Wechsel mit den langsamen Phasen tachykarde Rhythmuszustände auf.

## 7.4.3
## Totaler Vorhof-Kammerblock
## (AV-Block III. Grades)

Der Vorhof bildet Erregungen, die dauernd oder zeitweise nicht auf die Herzkammern übergeleitet werden. Die Herzkammer schlägt in einem von ihr selbst ausgehenden Eigenrhythmus.

## 7.5
# Herzschrittmacher

Es gibt zwar eine Reihe von **Medikamenten,** die bis zu einem gewissen Grade in der Lage sind, die Herzschlagzahl anzuheben; in den meisten Fällen wird bei schwereren bradykarden Rhythmusstörungen jedoch ein Herzschrittmacher notwendig, besonders wenn Ohnmachtszustände auftreten oder wenn als Folge der Bradykardie eine ungenügende Herzleistung (bradykarde Herzinsuffizienz) besteht.

## 7.5.1
### Technische und medizinische Voraussetzungen

Die Frage, inwieweit mit einem künstlichen Herzschrittmacher Sport betrieben werden kann, wird häufig gestellt, obwohl sie in der Praxis keine allzu große Rolle spielt. Dies liegt darin begründet, daß zwar in der Bundesrepublik Deutschland bereits ca. 100 000 Menschen mit einem Herzschrittmacher versorgt sind, die meisten sind jedoch über 70 Jahre alt und kommen für eine Sportgruppe kaum mehr in Frage. Trotzdem finden sich auch in Herzgruppen immer wieder Schrittmacherpatienten. Die wichtigsten Aspekte im Zusammenhang mit künstlichem Schrittmacher und körperlicher Aktivität sollen daher hier aufgeführt werden. Zum Verständnis ist zunächst die Kenntnis der Funktion sowie der Indikation zu einer Schrittmacherbehandlung notwendig.

Der Schrittmacher stellt im Prinzip eine kleine Batterie dar, die im allgemeinen im Bereich des großen Brustmuskels unter die Haut eingesetzt wird (Abb. 7-1). Von ihm führt ein elektrisches Kabel **(Schrittmachersonde)** über die Vene unterhalb des Schlüsselbeins durch den rechten Vorhof in die rechte Kammer. Die Spitze dieser Sonde wird bei modernen Schrittmachern heute mittels einer Drahtwendel fest in die Herzmuskulatur eingeschraubt. Im einfachsten Fall registriert diese Sonde ständig die Impulse des Herzens und meldet sie an den Schrittmacher zurück. Solange das Herz schlägt, tut der Schrittmacher nichts. Wenn das Herz eine vorher bestimmte Zeit, beispielsweise eine Sekunde, aussetzt, gibt der Schrittmacher einen elektrischen Impuls ab, der das Herz zum Schlagen bringt. Es handelt sich bei diesem Modell um eine Funktion nach Bedarf, man spricht daher auch von **Bedarfs- oder Demandschrittmachern,** im medizinischen Code als VVI-Schrittmacher bezeichnet.

Ein solcher Schrittmacher hat allerdings den Nachteil, daß er stets nur die Herzkammer erregt. Eine geordnete Abfolge von Vorhof- und Kammerkontraktion ist daher nicht möglich. Das Herz kann sich auch nicht an die Bedingungen einer körperlichen Belastung anpassen. Man hat daher heute moderne Schrittmachersysteme entwickelt, die die normale Herzfunktion weitgehend nachahmen. Solche **physiologischen Schrittmacher** haben jeweils eine Sonde im Vorhof und in der Kammer. Der Schrittmacher registriert die Erregung von Vorhof und Kammer und gibt beim Ausbleiben Impulse an beide oder je nach Bedarf nur an Vorhof oder Kammer einen Impuls ab (DDD-Schrittmacher). Auch ein solcher Schrittmacher ist aber nicht in der Lage, die Herzaktion der Belastung anzupassen, wenn z.B. bei einem Sinusknotensyndrom die Herzfrequenz unter Belastung nicht adäquat ansteigt. Für diese Fälle sind heute bereits eine Reihe von Schrittmachertypen entwickelt worden, die sich körperlicher Belastung anpassen können. Der gebräuchlichste dieser Schrittmacher geht dabei von der mechanischen Erschütterung aus. Er registriert beispielsweise die Erschütterung, die durch das Laufen im Körper entsteht und regelt danach die Herzschlagzahl. Andere Schrittmachermodelle richten sich nach der Atemaktivität oder der Bluttemperatur, die beide ebenfalls unter Belastung ansteigen.

Abschließend sei nochmals erwähnt, daß es inzwischen auch schon Schrittmacher gibt, die im Fall eines Herzkammerflimmerns einen „inneren" Stromstoß abgeben, also eine „innere" Defibrillation durchführen (s. 7.3).

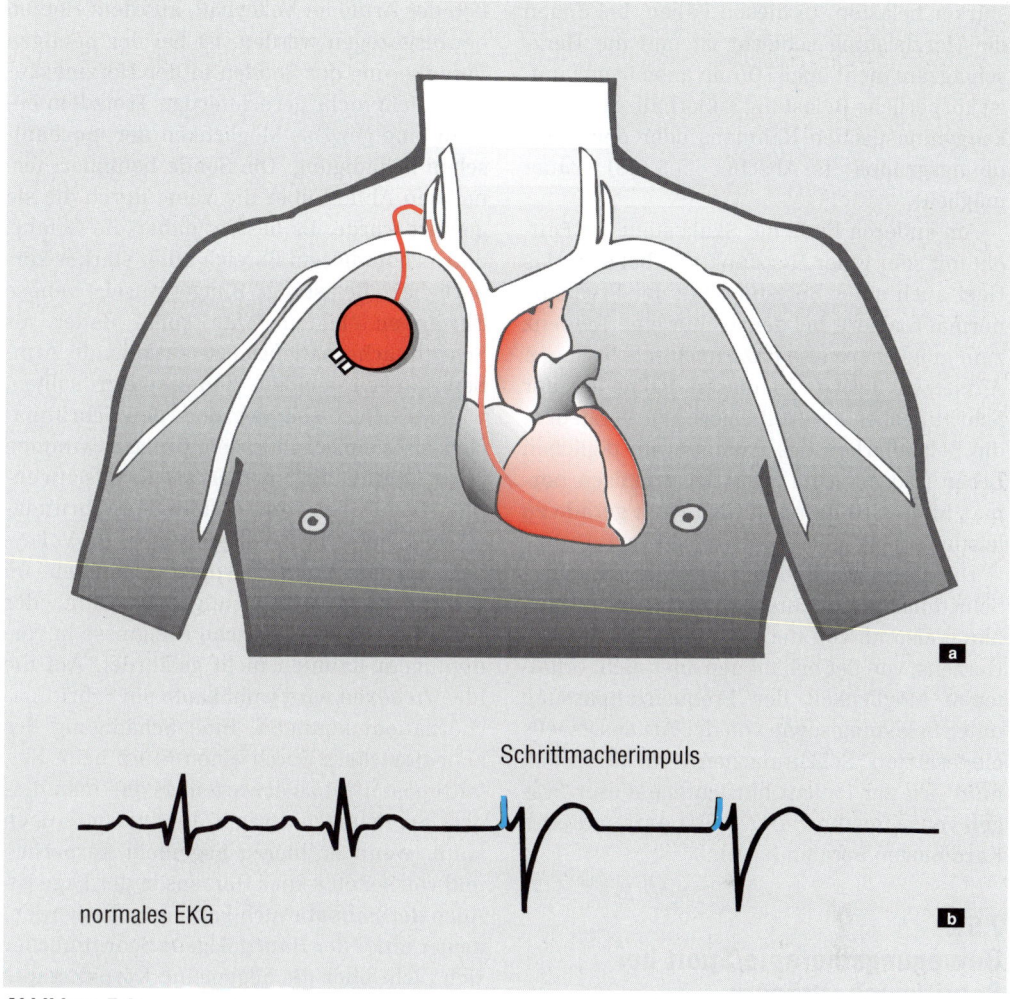

**Abbildung 7-1:**

Künstlicher Herzschrittmacher.

**a)** Unter die Haut wird, meist auf der rechten Seite, ein kleines, batteriebetriebenes Aggregat eingesetzt. Von dort führt eine Sonde über die Hals- und obere Hohlvene in die rechte Herzkammer, die dort verankert wird. Sie registriert ständig das EKG. Bleibt der EKG-Impuls länger als eine vorher gewählte Zeit aus, beispielsweise länger als eine Sekunde, so gibt das Aggregat elektrische Impulse ab, die zu einer Erregung des Herzens führen.

**b)** Das typische EKG zeigt, daß die elektrischen Herzaktionen bei Schrittmacheraktivität im Vergleich zur Normalkurve verbreitert sind, da die Erregungen nicht den normalen, besonders gut leitenden Bahnen des Erregungsleitungssystems folgen.

**Die Auswahl des geeigneten Schrittmachers** sowie die Möglichkeit, Sport zu betreiben, hängt jeweils von den Umständen ab. Auf der einen Seite der Skala steht derjenige Patient, bei dem das Herz ohne Schrittmacher dauernd zu langsam schlagen würde und bei dem die Herzmuskelfunktion schlecht ist.

Wenn es sich dabei um einen älteren Menschen handelt, wird man meist einen Demand-Schrittmacher einsetzen, der die Herzschlagzahl auf 70/min anhebt, dem aber sonst keine Anpassungsmöglichkeiten unter Belastung zur Verfügung stehen müssen, da sich solche meist ältere Patienten sowieso nicht stärker belasten. In diesen Fällen, bei denen die Herzleistung schlecht ist und die Herzschlagzahl nicht über 70/min ansteigen kann, ist körperliche Belastung außerhalb des krankengymnastischen Rahmens oder der Herzübungsgruppe (s. Abschn. 5.5.6.3) kaum möglich.

Am anderen Ende der Skala steht der Patient mit sehr guter Herzfunktion, bei dem das Herz auch unter Belastung mit der Frequenz normal reagiert, bei dem es nur eine Tendenz zum möglicherweise dazu noch sehr seltenen Aussetzen besitzt. In diesen Fällen ist der Schrittmacher als Notfallgerät zu verstehen, die Belastbarkeit des Patienten im täglichen Leben und auch im Sport ist praktisch normal. Man wird ihm natürlich nicht gerade zu leistungssportlichen Aktivitäten raten.

Die Frage nach den Möglichkeiten eines Schrittmacherpatienten, Sport zu betreiben, hängt also ab von der Leistungsfähigkeit des Herzens, von der erhaltenen oder nicht erhaltenen Möglichkeit der Frequenzanpassung unter Belastung sowie von der Art des jeweils eingesetzten Schrittmachers. Im Einzelfall muß sich der Patient hinsichtlich dieser Fragen von seinem behandelnden Arzt und/oder Kardiologen beraten lassen.

## 7.5.2
## Bewegungstherapie/Sport bei Schrittmacherträgern

Folgende allgemeine Gesichtspunkte ergeben sich für die Bewegungstherapie bei Schrittmacherpatienten. Wenn die Herzfrequenz unter Belastung nicht ausreichend ansteigt, so ist die Beurteilung der Belastungsintensität aus der Pulsfrequenz stark eingeschränkt. Wenn beispielsweise die Herzfrequenz ständig bei 70 pro Minute bleibt, so kann hieraus nicht geschlossen werden, der Patient „strenge sich nicht an". Man muß hier andere Parameter wie Atmung oder Belastungsempfinden berücksichtigen.

Bei der Durchführung des Sports ist auf den Schrittmacher und die Sonde Rücksicht zu nehmen. Die Angst, die Sonde könne bei plötzlichen Bewegungen, etwa beim Hochreißen der Arme im Volleyball, aus dem Herzen herausgezogen werden, ist bei der heutigen Verankerung der Sonden in der Herzmuskulatur nicht mehr gerechtfertigt. Trotzdem besteht eine gewisse Möglichkeit der mechanischen Schädigung. Die Sonde behindert ferner den Abfluß über die Vene, durch die sie geführt wurde. Es besteht daher die Gefahr, daß sich in diesem Bereich unter starker körperlicher Belastung Blutgerinnsel, venöse Thromben, bilden. Man sollte daher als Schrittmacherpatient allzu ausladende Armbewegungen meiden. Tennisspieler sollten, wenn sie Rechtshänder sind, den Schrittmacher links einsetzen lassen. Brustschwimmen ist in diesem Fall besser als Kraulschwimmen. In der Herzgruppe ist für den Schrittmacherpatienten Prellball günstiger als Volleyball, um nur einige Beispiele zu nennen. Im übrigen werden die heutigen Schrittmacher jedoch durch mechanische Ereignisse in vernünftigem Rahmen nicht gefährdet. Auf die Idee zu boxen wird wohl kaum ein Schrittmacherpatient kommen. Eine Schädigung des Schrittmachers durch einen Sturz beim Skifahren ist nicht zu erwarten, so daß man dies dem Schrittmacherträger durchaus erlauben kann, wenn er hierzu allgemein körperlich und von seiten seines Herzens in der Lage ist. Auch der Saunabesuch kann erlaubt werden, da der unter der Haut gelegene Schrittmacher sich nicht über die allgemeine Körpertemperatur hinaus erwärmt.

**Beurteilung der Belastbarkeit.** Die Belastbarkeit des Schrittmacherpatienten, speziell die Belastungsreaktionen seines Herzens, sollten vor Aufnahme der körperlichen Aktivität durch ein Belastungs-EKG überprüft werden. Ein „schönes Schrittmacher-EKG" in Ruhe, also ein EKG, bei dem der Schrittmacher regelmäßig seine Impulse abgibt, die vom Herzen mit einer Reaktion beantwortet werden, ist keineswegs ausreichend. Die Belastungsreaktion kann individuell sehr unterschiedlich sein. Im günstigen Fall wird das Herz unter Belastung mit seiner eigenen Frequenz ansteigen, der Schrittmacher wird „überspielt" und setzt aus. In weniger günstigen Fällen kommt es nicht zu einer Übernahme der Führung durch die Eigenaktivität des Herzens, der Patient ist auf seine Schrittmacherfrequenz angewiesen — in Abhängigkeit vom Schrittmachertyp. In besonders ungünstigen Fällen reagiert das Herz unter dem verstärkten Antrieb des Sympathikus und dem Zwang zu einem höheren Pumpvolumen ohne Herzfrequenzsteigerung mit gefährlichen Extrasystolen, die eine medikamentöse Behandlung zusätzlich zum Schrittmacher erforderlich machen können, bevor an Sport- und Bewegungstherapie gedacht werden darf.

Die Belastbarkeit des Herzschrittmacherträgers hängt von vielen Gesichtspunkten ab, vom Grund für die Implantation, von der Güte der Pumpfunktion des Herzens, von der Frage, ob die eigene Frequenz des Herzens unter Belastung ansteigt oder nicht, sowie von der Art des eingesetzten Schrittmachers und seiner Fähigkeit, sich Belastungen anzupassen. Im Einzelfall muß die Frage der Belastbarkeit vom Arzt aufgrund eines Belastungs-EKG entschieden werden. Die Durchführung des Sports sollte auf mögliche Schädigungen des Schrittmacher Rücksicht nehmen. Allzu ausladende Bewegungen im Schrittmacherbereich sind zu vermeiden.

# 8
# Chronische Lebererkrankungen

Obwohl bisher noch keine größeren Erfahrungen zur Frage der körperlichen Aktivität von chronisch Lebererkrankten vorliegen, sollte dieser Bereich zumindest erwähnt werden, da es auch hier in den letzten Jahren zu einem deutlichen Wandel in der Einstellung gekommen ist.

Chronische Lebererkrankungen haben vielfältige Ursachen. Die häufigste ist eine chronisch verlaufende Virusinfektion der Leber **(chronische Hepatitis),** die aus einer akuten Infektion (infektiöse Gelbsucht) heraus entstehen kann, bei der aber oft eine solche primäre Erkrankung dem Betroffenen nicht bekannt ist. Besonders gefährlich ist hier das Hepatitisvirus B, das vor allem mit Blut übertragen wird, im Gegensatz zum weniger gefährlichen Typ A, dessen Aufnahme mit der Nahrung erfolgt. Der chronische Entzündungsprozeß macht sich durch das vermehrte Auftreten von Enzymen wie SGOT, SGPT (s. Abschn. 5.5.5.2) aus der Leber in die Blutbahn bemerkbar.

Weitere mögliche Ursachen stellen insbesondere Alkoholmißbrauch, aber auch vermehrte Fettaufnahme und erhöhte Blutfette dar, die zu einer Leberzellverfettung **(Fettleber)** führen. Mit der Zeit gehen mehr und mehr Leberzellen zugrunde, sie werden durch Bindegewebe ersetzt, es kommt zu einem Umbau der normalen Leberstruktur mit dem Bild einer Leberverhärtung **(Leberzirrhose).** Dadurch staut sich das Blut vor der Leber, besonders im Bereich der Speiseröhre. Hier bilden sich daher Krampfadern aus, die zu lebensgefährlichen Blutungen führen können **(Ösophagusvarizen).** Verstärkt wird diese Blutungsneigung dadurch, daß durch die Störung der Leberfunktion die Gerinnungseiweiße nicht mehr ausreichend hergestellt werden können.

Zur Standardbehandlung des Leberpatienten gehörte früher die Anweisung, sich körperlich weitmöglichst zu schonen, um der Leber Gelegenheit zur Ausheilung zu geben. Inzwischen hat sich herausgestellt, daß dies eher nachteilige Folgen mit sich bringt. Durch die Inaktivität fühlt sich der Patient zusätzlich leistungsunfähig, er wird gewissermaßen zum „Leberneurotiker". Die körperliche Inaktivität trägt zum Abbau von Muskulatur bei, hierdurch fallen vermehrt stickstoffhaltige Substanzen an, die normalerweise von der Leber „entgiftet" werden. Umgekehrt benötigt die Muskulatur bei ihrer Aktivität zum Aufbau und Erhalt ihrer Substanz Stickstoff. Die körperliche Bewegung nimmt der Leber somit einen Teil ihrer entgiftenden Funktion ab.

Aus diesen Gründen soll auch dem chronisch Leberkranken heute durchaus körperliche Aktivität empfohlen werden. Dies soll allerdings unter Kontrolle der oben genannten Leberenzyme erfolgen. Solange sie unter der körperlichen Aktivität nicht ansteigen, kann die Belastung fortgesetzt werden. Wissenschaftliche Untersuchungen zur optimalen Durchführung der Bewegungstherapie bei Leberkranken existieren bisher noch nicht. Aus den oben ausgeführten Argumenten sind vor allem Sportformen zu empfehlen, bei denen es zu einem Muskelaufbau kommt. Ferner ist der psychische Aspekt der Überwindung der bei Lebererkrankungen sehr häufigen vegetativen Beschwerden wichtig. Von daher empfehlen sich Gymnastik und Spielformen. In fortgeschritteneren Stadien der Erkrankung ist die erhöhte Blutungsneigung zu berücksichtigen, die im Falle einer Verletzung zu Problemen führen kann.

# C
# Allgemeine klinische Aspekte der Bewegungstherapie

# 9
# Medikamente und körperliche Aktivität

## 9.1
## Allgemeine Probleme

Die Bewegungstherapie kann nie isoliert betrachtet werden, sondern sie ist stets eingebettet in die gesamte medikamentöse bzw. operative Behandlung. Die chirurgischen Behandlungsmaßnahmen werden jeweils im Zusammenhang mit den einzelnen Krankheitsbildern besprochen, da sie spezifisch sind. Dies gilt auch für bestimmte Medikamente, soweit diese bei ganz bestimmten Erkrankungen eingesetzt werden, etwa Insulin beim Diabetes. Zahlreiche Medikamente finden jedoch bei verschiedenen Erkrankungen Anwendung und werden daher aus der Sicht der körperlichen Aktivität übergreifend erörtert.

Besonders Herz-Kreislauf-Patienten nehmen häufig eine Vielfalt von Medikamenten ein, da die Erkrankungen meistens nicht ursächlich behandelt werden können und daher versucht werden muß, eine Vielzahl unterschiedlicher Symptome und Risikofaktoren modikamentös anzugehen. Beispiele sind in Abbildung 5-9 wiedergegeben.

Die Abbildung zeigt auch den erheblichen Wandel des medikamentösen Spektrums in nur 10 Jahren. So nahmen beispielsweise Mitte der 70er Jahre noch 70% unserer Patienten **Digitalis,** ein Medikament, das bei Herzversagen (Herzinsuffizienz) sinnvoll ist. Bei den meisten Koronarpatienten besteht jedoch keine Einschränkung der Pumpfunktion des Herzens, sondern nur eine Einschränkung der Durchblutung. Treibt man ein solches Herz unnötig mit Digitalis an, verbessert man seine Funktion nicht, man erhöht jedoch seinen Sauerstoffbedarf. Diese wissenschaftliche Erkenntnis hat sich in einer Änderung der Verschreibungsgewohnheiten niedergeschlagen.

Vor 20 Jahren nahmen noch mehr als die Hälfte der Patienten blutgerinnungshemmende Mittel (**Antikoagulanzien**) vom Typ des Marcumars ein (s. Abschn. 9.2.2). Inzwischen haben epidemiologische Studien die hiervon erwartete Lebensverlängerung nicht belegen können. An die Stelle dieser Substanzen sind weitgehend die **Thrombozytenaggregationshemmer** getreten. Da gerinnungshemmende Medikamente wegen der Verletzungsgefahr für die Praxis des Sport wichtig sind, ist diese Entwicklung auch für die Bewegungstherapie bedeutsam.

Gleiches gilt für die Einstellung zu den **Betablockern** (9.2.3.3), den aus der Sicht der Bewegungstherapie wichtigsten Medikamenten mit den größten Auswirkungen auf die Sportpraxis. Mitte der 70er Jahre nahmen nur 20% der Patienten solche Medikamente ein, weil man befürchtete, daß der Patient mit vorgeschädigtem Herzen durch blockierende Medikamente möglicherweise in eine Herzinsuffizienz hineingedrängt werden könnte. Diese Furcht hat sich nicht bestätigt. Entsprechende Studien belegten im Gegenteil, daß Betablocker weitgehend Medikamente sind, die das Leben des Patienten nach einem Herzinfarkt bewiesenermaßen verlängern können, was bisher nur von ganz wenigen anderen Medikamenten gleichfalls festgestellt werden kann. Daher nehmen inzwischen 50% aller Patienten Betablocker ein.

Aus der Sicht des Sports ist ferner interessant, daß noch Mitte der 70er Jahre 40% aller Patienten Beruhigungsmittel erhielten, heute dagegen praktisch keiner mehr. Auch hierin zeigt sich der Wandel von der Therapie der Ruhigstellung hin zur dosierten Belastung.

Die Veränderungen zeigen, daß die Bewegungstherapie nicht nur den Einfluß der Medikamente auf die körperliche Aktivität berücksichtigen muß, sondern daß dieses medikamentöse Spektrum ständig einer Neuanpassung bedarf und stetig im Wandel begriffen ist. Damit wird auch deutlich, daß die Medizin ihre Methoden kritisch überdenkt und gegebenenfalls Konzepte verwirft, die zwar theoretisch sinnvoll sind, sich in der Praxis aber nicht bewähren, wie beispielsweise die Antikoagulanzientherapie. Die gleiche Kritikfähigkeit ist auch bei anderen Therapieformen, etwa bei der Bewegungstherapie, zu fordern. Auch sie muß in ihrem Wert bewiesen und nicht ideologisch begründet werden.

Die aufgezeigten zahlreichen Medikamente müssen zwangsläufig die Belastbarkeit und Belastungsreaktion des Patienten beeinflussen. Im Prinzip sind folgende Interferenzen möglich:

**Veränderung der Belastbarkeit:** Die pathologisch eingeschränkte Leistungsfähigkeit des Patienten kann durch Medikamente sowohl verbessert als auch verschlechtert werden.

Im Regelfall ist für viele Medikamente eine **Verbesserung der Belastbarkeit** das Ziel der Behandlung. Wenn beispielsweise durch ein Koronarmedikament, etwa ein Nitrat (s. Abschn. 9.2.3.1), die Durchblutungssituation des Herzens verbessert wird, so steigt damit auch seine Belastbarkeit.

Bei anderen Medikamenten muß gelegentlich aus der Sicht eines übergeordneten Behandlungsziels eine **Verschlechterung der Belastbarkeit** in Kauf genommen werden. Als Beispiel seien die Antikoagulanzien (s. Abschn. 9.2.2) genannt: Die Belastbarkeit des Patienten, zumindest in spezifischen verletzungsgefährdenden Sportarten wie z. B. Skifahren, wird durch eine erhöhte Blutungsgefahr verschlechtert.

Obwohl Betablocker (s. Abschn. 9.2.3.3) beim koronarinsuffizienten Patienten die Belastbarkeit verbessern können, klagen doch manche Patienten aufgrund der eingeschränkten Anpassungsmöglichkeit von Kreislauf und Stoffwechsel unter ihrer Einwirkung über Leistungsschwäche. Dies kann

gelegentlich der Grund sein, auf ein anderes Medikament überzuwechseln. Das gleiche Medikament Betablocker kann also je nach Ausgangslage des Patienten leistungseinschränkend oder leistungsfördernd wirken.

**Veränderung der belastungsinduzierten Reaktionen:** Medikamente können zahlreiche Reaktionen verändern, nach denen der Arzt und Bewegungstherapeut oder auch der Patient selbst gewohnt sind, die Belastungsintensität zu steuern. Das wichtigste Beispiel hierfür ist zweifelsohne die **Senkung der Herzfrequenz** durch Betablocker (s. Abschn. 9.2.3.3). Andere Medikamente können, wenn auch in geringerem Maße, unter Belastung den Herzschlag beschleunigen, beispielsweise Kalziumantagonisten vom Typ des Nifedipins (s. Abschn. 9.2.3.2).

Auch andere Reaktionen werden verändert, nach denen Belastungsintensitäten gesteuert werden. Genannt sei beispielsweise die **Schweißbildung,** obwohl sie einen sehr schlechten Meßwert für die Belastung darstellt, da die individuelle Fähigkeit zur Schweißproduktion sehr unterschiedlich ausgeprägt ist. Unter Betablockern findet sich bei Belastung eine deutliche Zunahme der Schweißneigung. Ein weiterer subjektiver Steuerungsparameter ist die Gesichtsrötung. Durchblutungssteigernde Medikamente verändern die **Gesichtsrötung.**

Auch das **Belastungsgefühl** kann verändert werden. So unterdrücken beispielsweise Betablocker beim insulinbehandelten Zuckerkranken die Reaktionen, die eine Unterzuckerung (Hypoglykämie) signalisieren. Die Unterzuckerung ist auch beim nichtdiabetischen Sportler für den Körper ein wichtiger Hinweis auf eine beginnende Erschöpfung.

**Interferenz von Medikamentenwirkung und körperlicher Aktivität:** Die Effekte von Medikamenten und Bewegungstherapie können sich gleichsinnig verstärken (Synergismus) oder gegensinnig abschwächen (Antagonismus). Nicht selten kann das gleiche Medikament aus einer Sicht als Synergist, an anderer Stelle als Antagonist wirken. So wirken beispielsweise **Betablocker** (s. Abschn. 9.2.3.3) und Sport im Sinne einer Senkung der Pulsfrequenz und damit der Öknomisierung der Herz-Kreislauf-Tätigkeit gleichsinnig. Bezüglich des Fettstoffwechsels wirken sie gegensinnig. Körperliche Aktivität senkt die Blutfettwerte und erhöht den HDL-Anteil (s. Abschn. 6.4.2.5). Betablocker bewirken das Gegenteil. Hieraus läßt sich ableiten, daß es für den Patienten unter Betablockern günstig ist, Sport zu betreiben, um gewissermaßen der Verschlechterung seines Fettstoffwechsels „davonzulaufen".

Ähnliche Überlegungen gelten für **harntreibende Medikamente (Diuretika)** (s. Abschn. 9.2.5). Sie haben ihren primären Effekt in der vermehrten Kochsalzausscheidung. Körperliche Aktivität wirkt gleichsinnig durch das Schwitzen. Hinsichtlich des Fettstoffwechsels ist auch bei den Diuretika ein negativer Effekt festzustellen, so daß hier wie bei den Betablockern eine gegensinnige Wirkung zur körperlichen Aktivität zu beobachten ist.

**Veränderung der Wirkung von Medikamenten durch körperliche Aktivität:** Die Wirkung einer medikamentösen Behandlung unter Ruhe- und Belastungsbedingungen ist teilweise unterschiedlich. Bekannt ist dies besonders für den Blutdruck. Zahlreiche Medikamente senken den Ruheblutdruck recht gut, sie nehmen jedoch auf den Belastungsblutdruck nur einen unwesentlichen Einfluß. **Betablocker** senken dagegen vor allem den erhöhten Belastungsblutdruck. Körperliche Aktivität kann daher ein Grund sein, bestimmte Medikamente vorzuziehen.

Diese Überlegung gilt auch für **Antikoagulanzien.** Will beispielsweise ein Patient Ski-Abfahrtslauf betreiben, so kann dies angesichts der ohnehin fraglichen Wirksamkeit dieser Substanzen hinsichtlich der Lebensverlängerung ein Grund sein, auf Thrombozytenaggregationshemmer überzugehen.

Bei Patienten mit einer schnellen Form der absoluten Arrhythmie (völlige Pulsunregelmäßigkeit, s. Abschn. 7.2.2), wirkt sich **Digitalis** unter Ruhebedingungen sehr gut aus. Die Belastungsherzfrequenz beim Vorhofflimmern

wird dagegen durch Digitalis nur geringfügig gesenkt. Dies ist besonders wichtig bei Patienten, die mit künstlichen Herzklappen Sport betreiben, da bei diesen aus Gründen der Klappenmechanik die Anzahl der Herzschläge nicht über 120/min ansteigen sollte (s. Abschn. 5.2.6). Hier müßte aus der Sicht der körperlichen Aktivität möglicherweise ein anderes oder zusätzliches Medikament, etwa ein Betablocker oder ein **Kalziumantagonist** vom Typ des **Verapamils,** gegeben werden.

**Einfluß auf die Trainierbarkeit:** Häufig wird die Frage gestellt, ob bei einer Abnahme der Herzfrequenz unter **Betablockern** überhaupt noch eine Trainierbarkeit besteht, da ja keine „trainingswirksamen Frequenzen" mehr erreicht würden. Diese Ansicht beruht auf einem Irrtum, da die Trainingswirksamkeit nicht vom Herzfrequenzanstieg abhängig ist, sondern von einer bestimmten Stoffwechselaktivierung. Der Herzfrequenzanstieg ist dafür nur ein Indikator. Wird dieses „Anzeigegerät" verändert, entfällt damit nicht die Trainingswirksamkeit. Im allgemeinen werden Medikamente, die die Belastbarkeit steigern, auch die Trainierbarkeit verbessern und umgekehrt.

Nach diesen allgemeinen Gesichtspunkten sollen im folgenden Abschnitt die wichtigsten Aspekte für die einzelnen Medikamentengruppen zusammengefaßt werden.

# 9.2
# Spezielle Medikamente

## 9.2.1
## Digitalis

Digitalis (Digitoxin, Digoxin) ist eine Substanz aus dem in der Volksmedizin schon lange bekannten Fingerhut (Digitalis purpurea). Vor mehr als 200 Jahren wurde sie von WITHERING in England aus einem Pflanzensaft isoliert und wird seither von Ärzten verwendet. Über lange Zeit war Digitalis das wichtigste, ja das einzige Allheilmittel für Herzkrankheiten. Dieses Beispiel zeigt, daß der oft vermutete Gegensatz zwischen „Naturheilmitteln" und Schulmedizin häufig überspitzt gesehen wird. Heute ist die Verwendung von Digitalis allerdings rückläufig, da auf zahlreichen Gebieten wirkungsvollere Substanzen zur Verfügung stehen. Hauptsächliche Indikation war und ist auch heute noch die Behandlung des Herzversagens (**Herzinsuffizienz**, s. Abschn. 5.6). Unbestritten ist die Gabe von Digitalis nach wie vor auch zur Senkung einer erhöhten Herzfrequenz bei **Vorhofflimmern** (s. Abschn. 7.2.3).

Aus der Sicht der Bewegungstherapie kann einer Digitalisbehandlung Bedeutung zukommen. Die **Belastungsherzfrequenz** wird nur um wenige Schläge pro Minute gesenkt. Dies spielt für die Praxis keine große Rolle. Auf die Beziehung zwischen Digitalis und Belastungsherzfrequenz bei *Vorhofflimmern* wurde oben eingegangen (Abschn. 9.1). Eine praktische Bedeutung besteht vor allem im Einfluß von Digitalis auf das **Belastungs-EKG**. Durch das Medikament können hier Durchblutungsstörungen vorgetäuscht werden, die zu einer Fehlbeurteilung des Patienten führen können (Abschn. 10.6). Bei manchen Patienten kann Digitalis auch **Herzrhythmusstörungen** (Extrasystolen, Abschn. 7.2.1) auslösen, die dann besonders unter Belastungsbedingungen auftreten. Bei Verdacht auf eine der genannten Störungen ist es günstig, einen „Auslaßversuch" durchzuführen, also zu überprüfen, ob die Phänomene nach Weglassen des Medikaments ausbleiben.

## 9.2.2
## Gerinnungsbeeinflussende Medikamente

Auf die Wirkung von **Antikoagulanzien** und **Thrombozytenaggregationshemmern** wurde bereits in Abschnitt 2.4.2.2 eingegangen. Eine Reihe von Hinweisen findet sich ferner jeweils bei den Darstellungen verletzungsgefährdender Sportarten (Abschn. 2.7.2), daher soll diese Medikamentengruppe hier nur kurz angeschnitten werden.

Selbstverständlich ist es für den Sport- und Bewegungstherapeuten wichtig zu wissen, ob bei seinem Patienten im Falle einer Verletzung erhöhte Gefährdung besteht. Dies gilt ganz besonders für die Antikoagulanzien, weniger für die Thrombozytenaggregationshemmer. Die Stärke einer gerinnungssenkenden Behandlung muß daher ständig überprüft werden, die Dosierung wird den Ergebnissen angepaßt. Vereinfacht ausgedrückt, sollte der anzustrebende Gerinnungs-, der sog. Quick-Wert zwischen 15 und 25% liegen, wenn die normale Gerinnungsfähigkeit 100% beträgt. Diesen Wert sollte der Sportlehrer kennen. Wenn ein Patient also angibt, daß sein **Quick-Wert** nur 5% war, so ist dies unbedingt ein Grund, ihm von der Teilnahme am Sport bis zur medikamentösen Neueinstellung abzuraten.

Eine wichtige Substanz unter den Antikoagulanzien ist das **Phenprocoumon**, im Handel als **Marcumar**. Thrombozytenaggregationshemmer sind in verschiedenen Formen auf dem Markt, speziell **Azetylsalizylsäure (ASS)**.

Schließlich sei noch erwähnt, daß man in der akuten Phase eines Herzinfarkts versucht, das meist eine Koronararterie verschließende Blutgerinnsel durch einen speziellen, aus Bakterien (Streptokokken) stammenden Stoff (Streptokinase) aufzulösen. Da sich hieraus für die Bewegungstherapie keine Konsequenzen ergeben, soll hier nicht weiter auf diese sog. Lysetherapie eingegangen werden (siehe auch Abschn. 5.5.5.3).

## 9.2.3
## Koronartherapeutika

Unter dieser Überschrift werden Medikamente zusammengefaßt, die die Durchblutungssituation des Herzmuskels verbessern. Dabei muß allerdings gesagt werden, daß diese Medikamente auch noch aus anderen Gründen eingesetzt werden, auf die jeweils hingewiesen wird.

### 9.2.3.1
### Nitrate

Die Wirkungsweise der Nitrate bei Angina pectoris ist bereits seit mehr als 100 Jahren bekannt, nachdem festgestellt worden war, daß Patienten mit koronarer Herzkrankheit, die in Nitroglyzerinfabriken arbeiteten, vorzugsweise dann Anfälle verspürten, wenn sie nicht an ihrem Arbeitsplatz waren, also nicht unter der Einwirkung von Nitratdämpfen standen. Lange Zeit waren die Nitrate vorzugsweise **Notfallmedikamente** und sind es auch heute noch. Immer wenn ein Herz-Kreislauf-Patient plötzlich eine Kapsel zerbeißt oder sich ein Medikament aus einer Spraydose zuführt, so ist dies meist ein Nitrat, mit dem ein akuter Angina-pectoris-Anfall beseitigt werden soll. Der Bewegungstherapeut muß dies wissen und den Patienten, wenn er einen solchen Vorgang beobachtet, nach seinen Beschwerden fragen. Darüber hinaus werden Nitrate aber inzwischen auch in der Dauerbehandlung erfolgreich eingesetzt, da es durch entsprechende pharmakologische Aufbereitung gelang, **längere Zeit wirksame Medikamente** zu schaffen. Dies erklärt die gestiegene Verwendung von Nitraten in den Koronargruppen (Abb. 5-9). Sie stellen das am häufigsten eingenommene Medikament und somit eine Basistherapie dar. Auf dem Markt sind sie inzwischen in vielen Präparaten erhältlich, die hier nicht genannt werden können. Auch die zahlreichen von Patienten getragenen **medikamentösen Pflaster** sind weitgehend Nitropräparate, bei denen die Substanz durch die Haut aufgenommen wird.

**Die Wirkungsweise der Nitrate** besteht in ihrer Gefäßaktivität. Sowohl Venen als auch Arterien werden erweitert. Durch die Weitstellung der Venen wird dem Herzen weniger Blut zugeführt **(innerer Aderlaß),** durch die Weitstellung der Arterien sinkt der Kreislaufwiderstand und damit der Blutdruck. Die Herzarbeit wird somit in beiden Komponenten — Herzminutenvolumen und Blutdruck — vermindert, das Herz wird entlastet, sein Sauerstoffbedarf sinkt.

**Für die Sportpraxis** haben die Nitrate keine größere Bedeutung. Die Herzfrequenz unter Belastung wird nur zu Anfang der Einnahme erhöht, später bleibt sie unverändert.

Die typische Nebenwirkung der Nitrate besteht im Auftreten von Kopfschmerzen durch die Erweiterung der Hirnhautgefäße **(Nitratkopfschmerz).** Zu Beginn einer entsprechenden Behandlung werden diese Kopfschmerzen besonders unter Belastungsbedingungen leicht ausgelöst. Die Beschwerden verschwinden jedoch meist rasch nach Überwindung der Anfangsphase.

### 9.2.3.2
### Kalziumantagonisten

sind eine relativ neue Klasse von Wirkstoffen und haben inzwischen einen beachtlichen Stellenwert in der Behandlung von Herz-Kreislauf-Erkrankungen erreicht (Abb. 5-9). Wie der Name sagt, hemmen sie Kalzium, und zwar beim Eintritt in die Zelle. Kalzium ist notwendig für die energiebereitstellenden Prozesse. Hierdurch wird vor allem die glatte Muskelzelle in der Gefäßwand gehemmt, und es kommt zu einer Gefäßweitstellung im arteriellen Bereich. Kalziumantagonisten werden deshalb überwiegend in der Behandlung des **Hochdrucks** und der **koronaren Herzkrankheit** eingesetzt.

In der Hochdruckbehandlung ergibt sich die Begründung durch die Senkung des Widerstands bei Weitstellung der Schlagadern. Im Rahmen der Behandlung der koronaren Herzkrankheit kommen mehrere Gesichtspunkte zum Tragen. Zum einen ist auch hier die Senkung des Gefäßwiderstandes, damit des Blutdrucks und der Herzarbeit, von Bedeutung. Zum anderen werden auch die Koronararterien weitgestellt. Dieser Gesichtspunkt hat sich in der Diskussion erst langsam durchsetzen müssen. Ursprünglich war man davon ausgegangen, daß ein „verkalktes Rohr" wie die arteriosklerotische Herzkranzarterie nicht mehr weitgestellt werden könnte. Neuere Untersuchungen haben jedoch gezeigt, daß häufig nicht die Schlagader in ihrem Gesamtumfang **(konzentrische Stenose),** sondern nur stellenweise betroffen ist (**exzentrische Stenose**). Ein Teil der Wand besitzt somit häufig noch Muskelzellen, die erschlaffen können. Unter solchen Bedingungen kann es auch zu einer krampfhaften Einengung der Koronararterien kommen (**Koronarspasmus**). Bei diesen Formen sind Kalziumantagonisten in besonderem Maße indiziert (Abschn. 5.5.5.1).

Die Kalziumantagonisten werden in zwei Gruppen eingeteilt:
– Bei den Medikamenten vom Typ des **Nifedipins** steht ganz die Gefäßwirksamkeit im Vordergrund.
– Mit den Medikamenten vom Typ des **Verapamils,** zu denen auch das **Diltiazem** gerechnet wird, ist neben der geringer ausgeprägten Gefäßwirksamkeit eine Beeinflussung von Rhythmusstörungen möglich.

Für die **Sportpraxis** sind Kalziumantagonisten beider Typen nur von theoretischem Interesse. Nifedipin erhöht die Herzfrequenz bei gleicher Belastung geringfügig, Verapamil wirkt sich eher gegenteilig aus. Diese Verschiebungen sind allerdings verhältnismäßig gering, so daß sie praktisch ohne größere Bedeutung sind. Stoffwechselnebenwirkungen, wie für die Betablocker (s. u.), sind nicht bekannt.

### 9.2.3.3
### Betarezeptorenblocker

Diese Substanzen sind aus der Sicht der Sportpraxis und auch aus sportmedizinischer Sicht die wichtigsten Medikamente im Zusammenhang mit körperlicher Aktivität. Der Betablocker blockt die sympathische Aktivität ab, die unter Belastungsbedingungen besonders ausgeprägt ist. Seine Wirkung wird somit unter Belastung besonders deutlich. Betablocker wirken nach dem Prinzip der **kompetitiven Hemmung,** das auch bei anderen Medikamenten, etwa dem Marcumar (Abschn. 2.4.2.2), zum Tragen kommt.

Um das Prinzip der Betablocker zu verstehen, sei der Mechanismus der Nervenimpulsübertragung kurz dargestellt. Im Bereich des vegetativen sympathischen Nervensystems wird der Impuls von der Nervenfaser auf das Erfolgsorgan, z. B. das Herz oder die Gefäßwand, durch einen aus der Nervenfaser freigesetzten Überträgerstoff weitergeleitet. Dieser verbindet sich am Erfolgsorgan mit einem entsprechenden Rezeptor. Unter Blokkern versteht man Substanzen, die dem Überträgerstoff (Adrenalin bzw. Noradrenalin) chemisch ähnlich, aber nicht in der Lage sind, die eigentliche Reaktion auszulösen. Der Blocker setzt sich am Rezeptor fest und verhindert damit das Wirksamwerden der eigentlichen Überträgersubstanz (Abb. 9-1). Blocker und Überträgerstoff stehen in Konkurrenz miteinander. Steht unter Belastung mehr Adrenalin bzw. Noradrenalin zur Verfügung, so wird dieses seinerseits wiederum den Blocker teilweise verdrängen (**kompetitive Hemmung**). Hierdurch wird deutlich, warum beispielsweise die Herzfrequenz trotz einer Betablockade unter Belastung ansteigt, wenngleich auch in geringerem Maße.

Die Rezeptoren sind in den einzelnen Organbereichen unterschiedlich und werden von verschiedenen chemischen Substanzen geblockt. Man unterscheidet zwei Hauptgruppen, Alpha- bzw. Beta-Rezeptoren, wobei jedoch bereits zumindest für die Gruppe der Betarezeptoren zwei Untergruppen, nämlich Beta$_1$ ($\beta_1$) und Beta$_2$ ($\beta_2$) unterschieden werden. Am Herzen finden sich vor allem $\beta_1$–**Rezeptoren.** Unter einer Betablockade schiebt sich gewissermaßen der Blocker zwischen das Nervensystem und das Herz. Bei einem erhöhten sympathischen Antrieb, etwa unter körperlicher oder psychischer Belastung, kommt es nicht zu einer wesentlichen Steigerung der Herzaktion und damit des Sauerstoffbedarfs des Herzens. Unnötige Belastungsspitzen für das Herz werden hierdurch „abgeblockt".

Sogenannte **unspezifische Blocker** blokken sowohl $\beta_1$- als auch $\beta_2$-Rezeptoren. Sie blocken damit nicht nur das Herz, sondern beispielsweise auch die Rezeptoren im Bereich der Bronchien. Unter Sympathikuseinwirkung kommt es daher nicht, wie sonst üblich, zu ihrer Weitstellung. Bei Patienten mit Asthma kann dies die Anfallsneigung verstärken. Substanzen, die nur $\beta_1$-Rezeptoren

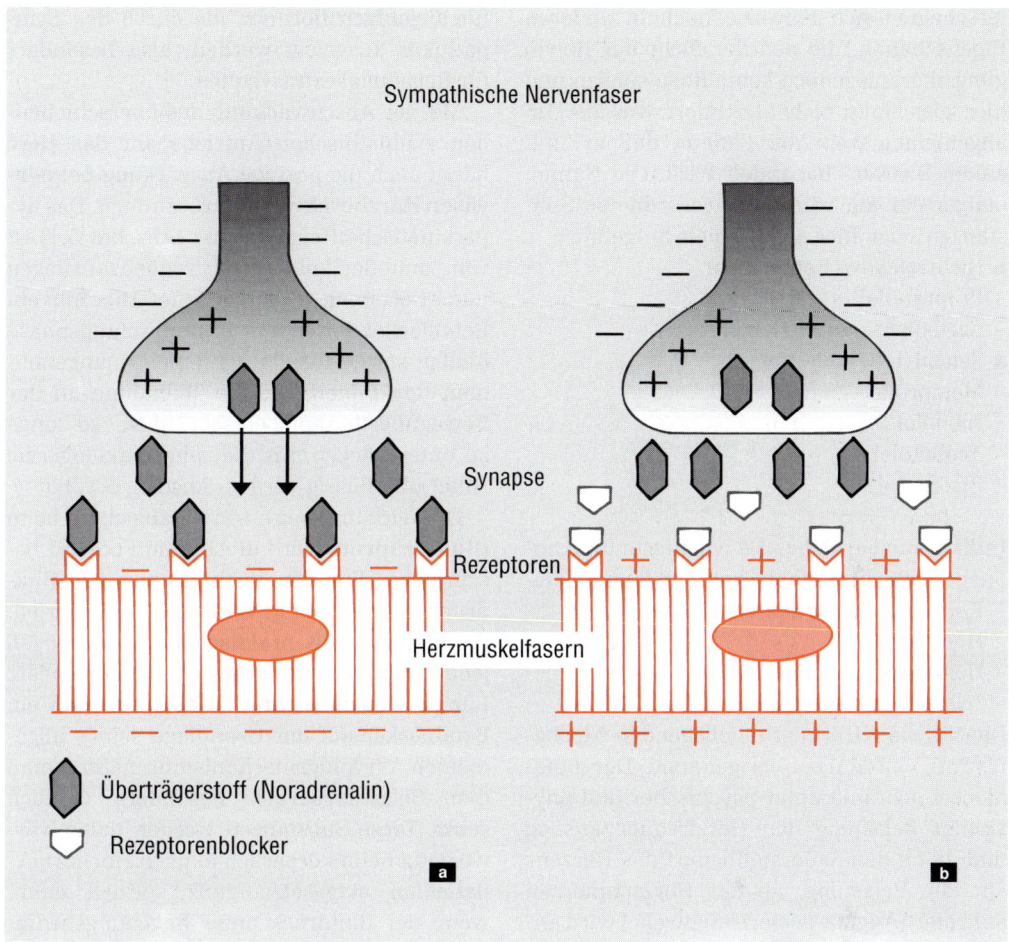

**Abbildung 9-1:**

Schematische Darstellung der Wirkung eines Rezeptorenblockers am Beispiel eines Betablockers.

**a)** Die Erregung stellt einen elektrischen Vorgang dar. Die erregte Struktur, hier beispielsweise das Ende einer Nervenfaser am Übergang zu einer Herzmuskelfaser (Synapse), zeichnet sich dadurch aus, daß sie außen negativ gegen innen positiv geladen ist (s. Abb. 2-16). Die Erregung wird allerdings nicht direkt elektrisch übertragen, sondern durch einen Überträgerstoff, bei der sympathischen Nervenfaser ist dies Noradrenalin. Dieser Transmitter wird von Rezeptoren, zu denen er „wie ein Schlüssel zum Schloß" paßt, wahrgenommen und löst die Erregung der Herzmuskelfaser aus.

**b)** Rezeptorenblocker sind Substanzen, die dem Transmitter chemisch ähnlich, aber nicht völlig identisch mit ihm sind. Sie besetzen die Rezeptoren, ohne an ihnen eine Erregung auszulösen, und blockieren sie damit gegenüber der eigentlichen Überträgersubstanz. Allerdings besteht hier ein Wettbewerb (kompetitive Hemmung). Wird beispielsweise unter Belastung sehr viel Überträgerstoff frei, so kann der Transmitter den Blocker von den Rezeptoren verdrängen.

blockieren, werden daher auch als „**herzspe-zifisch" (kardioselektiv)** bezeichnet. Die Spezifität der Blockade ist aber nur eine relative und keine absolute, so daß nach wie vor auch viele Patienten mit nichtselektiven $\beta_1$/$\beta_2$-Rezeptorenblockern behandelt werden. Wegen der großen Bedeutung der Betablok-kade sind inzwischen zahlreiche Medika-mente im Handel, die wegen ihrer Vielfalt hier nicht aufgeführt werden können. Sie unterscheiden sich teilweise noch in anderen Eigenschaften, die aus der Sicht der Bewegungstherapie jedoch keine Rolle spielen und hier gleichfalls nicht diskutiert werden. Im allgemeinen weiß der Patient, daß er „mit einem Blocker" behandelt wird. Die Namen einiger der am häufigsten verordneten Substanzen seien hier als Beispiele aufgeführt:

● Nichtselektive Betablocker
– Propranolol
– Carteolol
● Selektive Betablocker
– Metoprolol
– Atenolol
– Acebutolol
– Bisoprolol

**Indikationsbereiche.** Als wichtigste Indikationsbereiche für Betablocker sind zu nennen:
– Koronare Herzkrankheit (KHK),
– Hochdruck,
– Herzrhythmustörungen,
– „Nervöse Herzbeschwerden".
Die für die KHK zugrundeliegenden Mechanismen wurden bereits genannt. Der Betablocker schränkt unter psychischer und physischer Belastung den Herzfrequenzanstieg und damit den Sauerstoffbedarf des Herzens ein, die Belastung, ab der Herzschmerzen auftreten (Angina-pectoris-Schwelle) wird angehoben. Betablocker haben bei der KHK auch deshalb in erheblichem Maße Anwendung gefunden, weil, wie ebenfalls bereits erwähnt, gezeigt werden konnte, daß bei Infarktpatienten unter ihrer Einwirkung die Sterblichkeitsrate in der Langzeitbeobachtung gesenkt werden kann (s. Abschn. 5.5.5.3).

Entscheidend hierfür dürfte besonders der Einfluß auf **Herzrhythmusstörungen** sein. Die Erregbarkeit des Herzens wird herabgesetzt und damit auch die Anfälligkeit gegen Kammerflimmern (Abschn. 7.2.5). Hiermit ist aber nicht gesagt, daß jeder Herzinfarktpatient mit einem Betablocker behandelt werden muß. Dies gilt nur für Patienten, bei denen eine erhöhte Gefährdung erkennbar ist. Die Unterdrückung von Herzrhythmusstörungen (speziell Extrasystolen) gilt besonders für diejenigen Formen, die durch den Sympathikus ausgelöst werden, also besonders für Belastungsextrasystolen.

Mit der Abschwächung des überschießenden sympathischen Antriebs auf das Herz hängt auch die positive Auswirkung bei **nervösen Herzbeschwerden** zusammen. Das hyperkinetische Herzsyndrom (Abschn. 5.1) ist von unnötig hohen Pulsfrequenzanstiegen unter Belastung gekennzeichnet. Hier hilft ein Betablocker besonders in der Anfangsphase häufig, solche für den Patienten unangenehmen Reaktionen, die die Teilnahme an der Bewegungstherapie einschränken, so lange zu unterdrücken, bis die „pharmakologische Hilfe" überflüssig wird (s. Abschn. 5.1.3).

Die Wirkungsweise von Betablockern beim **Bluthochdruck** wird in Abschnitt 6.4.1.5 beschrieben. Für die Mechanismen der Blutdrucksenkung gibt es verschiedene Theorien, die hier mangels praktischer Konsequenzen jedoch nicht weiter dargestellt werden sollen. Für die Praxis wichtig ist dagegen, daß ein Betablocker auf der Grundlage seines allgemeinen Wirkungsmechanismus naturgemäß den Belastungsdruck besonders deutlich senkt. Diese Substanzen werden daher vorwiegend beim körperlich aktiven Hochdruckpatienten eingesetzt, ganz speziell dann, wenn der Blutdruck unter Belastungsbedingungen überschießend ansteigt (**„Belastungshochdruck"**). Wie im einzelnen in Abschnitt 6.4.1 dargestellt, ist eine solche zwingende Behandlung des „Belastungshochdrucks" bei sonst gesundem Gefäßsystem in der Frühphase des Bluthochdrucks nicht unbedingt erforderlich. Hier wird gelegentlich unnötig die Leistungsfähigkeit vor allem jüngerer Hochdruckpatienten eingeschränkt.

**Auswirkungen auf die Sport- und Bewegungstherapie.** Die Auswirkungen der Betablockade unter Belastungsbedingungen sind von großer Bedeutung deshalb, weil die meisten der aufgeführten Indikationen einmal sehr häufige Erkrankungen und zum anderen oft gleichzeitige Indikationen für Betablockade und Sport sind (KHK, Hochdruck, nervöse Herzbeschwerden). Sehr viele Patienten

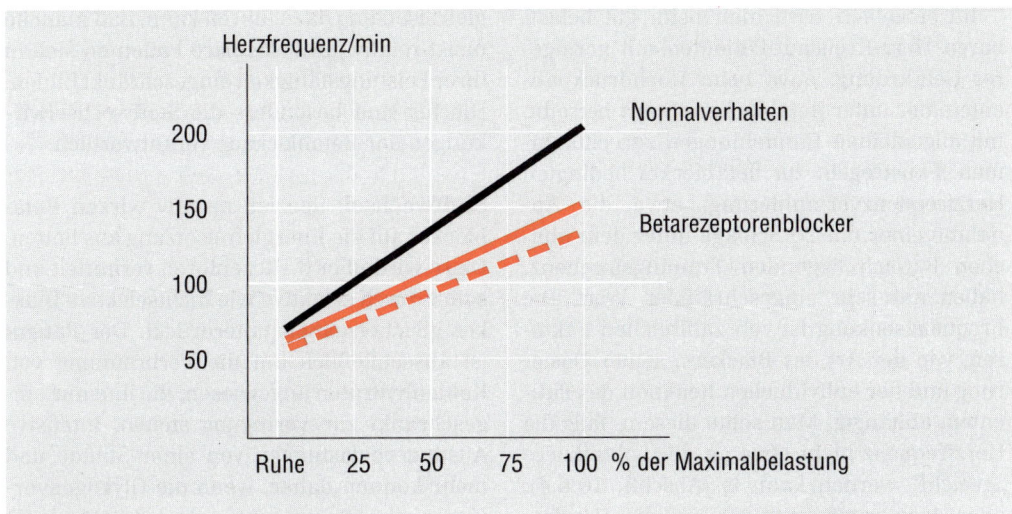

**Abbildung 9-2:**
Einfluß von Betarezeptorenblockern auf die Herzfrequenz unter Belastungsbedingungen. Die Herzfrequenz steigt viel geringer an als im Normalzustand. Dies erklärt sich aus der Tatsache, daß der Betablocker den Sympathikus abblockt, der besonders unter Belastungsbedingungen aktiviert wird. Andererseits besteht ein Wettbewerb zwischen Blocker und Überträgerstoff um den Rezeptor (s. Abb. 9-1). Mit zunehmender Belastung und damit sympathischer Aktivität steigt die Konzentration des Transmitters, damit wird der Rezeptorenblocker teilweise verdrängt. Dies erklärt, warum die Herzfrequenz überhaupt ansteigt. Die Auswirkung der Betablockade kann je nach gewähltem Blocker oder auch nach Dosierung der Substanz unterschiedlich ausgeprägt sein. Dies soll durch die durchgezogene bzw. gestrichelte rote Linie verdeutlicht werden.

werden also unter einer Betablockade Sport betreiben. Nachdem die Blockade unter Belastungsbedingungen besonders wirksam wird, ist die praktische Auswirkung dieser Medikamentengruppe für die körperliche Aktivität groß. Die Eingriffe in Belastungsreaktionen und die Belastbarkeit sind erheblich, sie wurden im einzelnen beispielhaft bereits in Abschnitt 9.1 erwähnt. In den folgenden Abschnitten sollen in diesem Zusammenhang spezielle Gesichtspunkte behandelt werden.

**Einfluß auf die Herzfrequenz.** Die Frequenzsenkung durch Betablocker ist unter Belastung wesentlich deutlicher ausgeprägt als in Ruhe. Abbildung 9-2 zeigt, daß sich mit zunehmender Intensitätssteigerung durch das wachsende „sympathische Defizit" die Schere der Frequenzsenkung immer stärker öffnet. Während in Ruhe die Frequenzsenkung nur 5–10 Schläge beträgt, erreichen im Maximalbereich die meisten Patienten je nach Präparat und Dosierung kaum mehr als 130–140 Schläge pro Minute. Dies wirkt sich erheblich auf die Steuerung der Bewegungstherapie aus. Das Argument, unter Betablockern sei die Pulsfrequenz als Steuergröße unbrauchbar, trifft allerdings nicht zu. Unbrauchbar sind lediglich allgemeine Regeln, die von physiologischen Verhältnissen ausgehen, wie etwa die Angabe einer **Trainingsherzfrequenz** von 180 minus Lebensalter. Unter Betablockade muß die Trainingsherzfrequenz unter Berücksichtigung anderer Parameter für die Belastungsintensität, wie subjektives Belastungsempfinden, Atemgrößen und Stoffwechselgrößen (Laktat), festgelegt werden. Im einzelnen wird hierzu auf die Abschnitte 10.6.4 und 10.6.5 verwiesen. Unter dieser Voraussetzung ist die Herzfrequenz ein gleichermaßen gut verwendbarer Kontrollparameter.

Im einzelnen wird man beim gut belastbaren Herz-Kreislauf-Patienten mit geringerer Gefährdung, etwa beim Hochdruckpatienten, der unter Betablockern Sport betreibt, mit allgemeinen Empfehlungen zurechtkommen. Faustregeln zur betablocker-bedingten Herzfrequenzverminderung, etwa die Annahme einer um 20 Schläge unter dem üblichen Bereich liegenden Trainingsfrequenz, haben nur sehr eingeschränkten Wert. Die Frequenzsenkung ist von zahlreichen Faktoren, wie der Art des Blockers, seiner Dosierung und der individuellen Reaktion des Patienten, abhängig. Man sollte diesem, falls die Herzfrequenz nicht etwa an der Laktatkurve „geeicht" werden kann (s. Abschn. 10.6.4), eher dazu raten, weniger auf die Herzfrequenz als auf die Atmung zu achten. Als Hilfen können Formeln dienen wie „Laufen ohne zu schnaufen" oder „sich noch mit dem Nachbarn unterhalten können". Man kann auch zu subjektiven Bewertungen greifen: Die Belastung sollte gemäß der Borg-Skala zwar als „etwas anstrengend", aber noch nicht als „schwer" empfunden werden (s. Abschn. 10.6.4). Beim Patienten mit stärkerer Schädigung, bei dem es auf eine möglichst exakte Dosierung der Belastungsintensität ankommt, etwa im Rahmen der Herzgruppe, ist eine individuelle Festlegung der Trainingsfrequenz nach den in Abschnitt 10.6.4 angegebenen Richtlinien erforderlich.

**Leistungsfähigkeit und Belastbarkeit.** Der Einfluß der Betablockade auf die Leistungsfähigkeit bzw. die Belastbarkeit des Patienten ist vielfältig (s. Abschn. 9.1). Im Leistungssport werden Betablocker von Schützen und anderen Sportlern sogar zu Dopingzwecken eingenommen, um unangenehme sympathische Überreaktionen, wie Herzklopfen und Muskelzittern, zu unterdrücken. Dies ist vergleichbar mit der Verbesserung der Belastbarkeit des Patienten mit „nervösen Herzbeschwerden". Auch beim Patienten mit koronarer Herzkrankheit, Herzrhythmusstörungen und Hochdruck wird die Belastbarkeit verbessert. Andererseits ist es verständlich, daß der negative Einfluß des Betablockers auf die Energiefreisetzung dazu führen kann, daß manche meist relativ gut belastbare Patienten sich in ihrer Leistungsfähigkeit eingeschränkt fühlen. Hierfür sind besonders die Stoffwechselwirkungen der Betablockade verantwortlich.

**Stoffwechsel.** Speziell negativ wirken Betablocker auf die Energiefreisetzung aus Fetten. Diese wird über $\beta_1$-Rezeptoren vermittelt und somit durch selektive wie nichtselektive Blocker gleichermaßen unterdrückt. Der Patient ist ausschließlich auf die Verbrennung von Kohlenhydraten angewiesen, die ihm nur eingeschränkt zur Verfügung stehen. Intensive Ausdauerbelastungen von einer Stunde und mehr können daher, wenn die Glykogenvorräte erschöpft sind, unter einer Betablockade zur **Hypoglykämie** führen. Man sollte daher Hochdruckpatienten, die unter Betablockern trainieren, von langen Ausdauerbelastungen abraten. Hinzu kommt, daß das Herz ständig gezwungen wird, mit erniedrigter Schlagzahl zu arbeiten. Um dies auszugleichen, muß es mit größerer Füllung pumpen, d. h., den **Starling-Mechanismus** in Anspruch nehmen (s. Abschn. 2.5.2.1). Es besteht die Gefahr, daß es auf die Dauer überdehnt wird und sich eine unphysiologische Herzvergrößerung entwickelt. Für den Patienten mit schwereren Herz-Kreislauf-Erkrankungen stellen sich wegen seiner geringen Belastbarkeit solche Probleme meistens nicht. Klagt er trotzdem über das Gefühl einer Leistungseinschränkung, so stehen für alle Indikationsbereiche medikamentöse Alternativen zur Verfügung.

Einen gewissen Vorteil unter Belastung aus der Stoffwechselsicht bringt der **kardioselektive Blocker.** Im Gegensatz zur Fettverbrennung wird nämlich die Glykogenverbrennung über $\beta_2$-Rezeptoren stimuliert. Sie wird durch einen selektiven $\beta_1$-Blocker wenig beeinflußt. Umgekehrt können nichtselektive Blocker zu einer Verstärkung der Hypoglykämieneigung führen, da sie zusätzlich zur Fett- die Zuckerverbrennung einschränken. Bei dem Gefühl der Leistungseinschränkung durch eine nichtselektive Betablockade kann daher versuchsweise auf einen selektiven Blocker ausgewichen werden.

Ganz spezielle Probleme ergeben sich beim insulinpflichtigen Diabetiker, der sich körperlich belastet. Hier können durch die oben genannten Mechanismen bei Betablockade unter Belastung schwere Unterzuckerungszustände auftreten. Da die Warnsymptome für die Hypoglykämie (Hungergefühl, Zittern etc.) über den Sympathikus vermittelt werden, führt dessen Blockade dazu, daß der Patient die drohende Gefahr nicht mehr bemerkt. Es treten daher unvorhergesehen Unterzuckerungszustände auf, aus denen der Patient nur sehr schlecht wieder herauskommt. Wenn überhaupt, sollte hier ein selektiver Blocker zur Anwendung kommen.

## 9.2.4
## Betarezeptorenstimulanzien

Auch eine Anregung der Betarezeptoren kann therapeutisch ausgenutzt werden. Man könnte hierzu die natürlichen Überträgersubstanzen Adrenalin bzw. Noradrenalin verwenden, würde dabei aber ungewollt auch eine Stimulation der Alpharezeptoren in Kauf nehmen. Eine Anregung der Betarezeptoren wird vor allem bei asthmatischen Atemwegserkrankungen durchgeführt (s. Abschn. 4.2.2). Sie bewirkt eine Weitstellung der Bronchien. Entsprechende Medikamente wie z. B. **Fenoterol** und **Salbutamol** werden vor allem in Form von Inhalationssprays beim Anstrengungsasthma verwendet. Sie sind daher für die Bewegungstherapie bedeutsam. Als Nebenwirkung wird in Kauf genommen, daß auch die Betarezeptoren des Herzens stimuliert werden. Dies führt zu einem teilweise erheblichen Anstieg der Herzfrequenz auch unter Belastungsbedingungen. Der Bewegungstherapeut im Rahmen asthmatischer Erkrankungen muß also wissen, daß eine erhöhte Herzfrequenz unter Belastung möglicherweise auf solche Medikamente zurückzuführen ist und nicht unbedingt die wahre Belastungsintensität ausdrückt.

Soweit solche Medikamente dauernd eingenommen werden, ist die **Trainingsherzfrequenz** darauf einzustellen. Im Prinzip kommen hierbei die gleichen Beurteilungskriterien zur Anwendung, wie sie bereits für die Betablocker erwähnt wurden, nämlich Belastungsempfinden, metabolische Kriterien und Hyperventilation, wobei die Verschiebung in umgekehrter Richtung erfolgt. Die Erhöhung der Herzfrequenz darf jedoch nicht unkritisch akzeptiert werden. Beim jüngeren, koronar gesunden Asthmatiker wirkt sich auch eine verhältnismäßig hohe Herzfrequenz nicht gefährlich aus. Beim älteren, möglicherweise bereits koronarkranken Asthmatiker können zu hohe Frequenzen durch den dadurch gesteigerten Sauerstoffbedarf des Herzens gefährlich werden. Die Festlegung der Herzfrequenz muß daher im einzelnen sorgfältig auf der Grundlage des Belastungs-EKGs erfolgen. Soweit entsprechende Medikamente nur notfallmäßig im Sport eingenommen werden, sollte besonders der ältere Asthmapatient wegen der potentiellen koronaren Gefährdung mit dem Sport so lange aussetzen oder zumindest die Intensität reduzieren, bis sich die Frequenz wieder annähernd normalisiert hat.

## 9.2.5
## Diuretika

Diuretisch wirksame Substanzen erhöhen die Wasserausscheidung über die Niere. Da gleichzeitig damit auch vermehrt Salz ausgeschieden wird, werden sie auch als **Saluretika** bezeichnet. Durch die kochsalzausscheidende Wirkung werden sie vor allem beim Hochdruck eingesetzt. Über die Beziehung zwischen **Hochdruck** und Kochsalz siehe auch Abschn. 6.4.1.2. Die zweite Indikation stellt die **Herzinsuffizienz** dar (s. Abschn. 5.6.2.1). Durch die Wasserausscheidung wird das Volumen in den Blutgefäßen verkleinert, das Herz muß weniger Blut transportieren, das versagende Herz wird somit entlastet.

Für den Sport ganz allgemein stellen die Diuretika im Leistungssportbereich problematische Substanzen dar. Sie werden als **Dopingmittel** insbesondere in Sportarten eingenommen, bei denen es gilt, das Gewicht in bestimmten Klassen zu halten (z. B. Boxer, Gewichtheber). Hier werden oft sehr hohe

Mengen eingenommen. Dies kann durch den Salz-, speziell Kaliumverlust, zu Störungen in der Skelett- und Herzmuskulatur führen, die sich als Muskelkrämpfe und Leistungseinbruch bis hin zu Todesfällen zeigen können. Bei der chronischen Behandlung des Herz-Kreislauf-Patienten in normalen Dosierungen ergeben sich in der Bewegungstherapie meist keine Probleme. Auch hier kann es allerdings zu Kaliumverlusten über die Niere kommen, die sich in Muskelschwäche und vermehrter Neigung zu Extrasystolen zeigen. Auf eine entsprechende Kaliumzufuhr in der Ernährung, z. B. durch Obst, ist Wert zu legen. Auf die Beziehungen zwischen Fettstoffwechsel und Diuretika wurde bereits im allgemeinen Teil verwiesen (Abschn. 9.1). Probleme für die Energiefreisetzung ergeben sich jedoch hieraus nicht. Auch die Herzfrequenz wird nicht nennenswert verschoben.

## 9.2.6
## ACE-Hemmer

Die ACE-Hemmer stellen eine neuartige Substanzgruppe dar, deren wichtigste Wirkung in der **Weitstellung der arteriellen Blutgefäße** besteht, die somit den **Vasodilatatoren** zuzurechnen sind. Sie werden daher besonders zur Behandlung des **erhöhten Blutdrucks** (s. Abschn. 6.4.1.5) eingesetzt, aber auch zur Behandlung der **Herzinsuffizienz** (s. Abschn. 5.6.2.1). Die erste dieser im breiten Rahmen therapeutisch anwendbaren Substanzen, das Captopril, wurde erst 1977 entwickelt. Inzwischen haben sie sich gewissermaßen rasant als neues Prinzip in der ärztlichen Behandlung etabliert. Das Besondere an diesen Substanzen ist neben ihrer guten Wirksamkeit der Wirkungsmechanismus, der in wichtige Regulationsvorgänge des Blutdruckverhaltens eingreift und zum Verständnis der Substanzgruppe beiträgt.

**Wirkungsmechanismus.** Unter dem Begriff ACE-Hemmer verbirgt sich die Abkürzung für Angiotensin-I-Conversions-Enzym-Hemmer. Zum Verständnis muß das sogenannte Renin-Angiotensin-System (RAS) bekannt

sein. Nierenerkrankungen führen zu Bluthochdruck (siehe Abschn. 6.4.1.3). Ursache hierfür ist ein Enzym, das von der Niere bei Mangeldurchblutung ausgeschieden wird, das sogenannte Renin, das inzwischen übrigens auch in zahlreichen anderen Organen nachgewiesen wurde. Das Renin wandelt ein kohlenhydrathaltiges Eiweiß, das aus der Leber stammende Angiotensinogen, in das sogenannte Angiotensin I um. Beide Stoffe haben keine wesentliche Gefäßwirksamkeit. Die eigentlich gefäßwirksame Substanz, das Angiotensin II, entsteht aus Angiotensin I erst durch ein Umwandlungsenzym, eben das Angiotensin-Conversions-Enzym, abgekürzt ACE. Gebildet wird ACE vor allem in der Gefäßinnenhaut der Lungenstrombahn.

Das Angiotensin II ist eine der stärksten gefäßwirksamen Substanzen, es führt zu einer Verengung der Arterien und damit zu einer deutlichen Blutdrucksteigerung. ACE wirkt aber auch noch an einer anderen Stelle, es beschleunigt den Abbau von nur im Gewebe vorkommenden Hormonen, den sogenanten Kininen. Diese erweitern die Blutgefäße, sie verstärken die Wasser- und Salzausscheidung und wirken damit im Sinne einer Blutdrucksenkung und positiv bei einer Herzinsuffizienz. Kinine entstehen aus Vorstufen (Kininogene) unter Einwirkung eines Enzyms, des Kallikreins, das gleichzeitig auch wiederum die Entstehung von Renin aus einer Vorstufe begünstigt. Hier liegt eine weitere Querverbindung zwischen dem RAS und den Gewebskininen vor.

Diese Querverbindungen sollen in der Abbildung 9-3 verdeutlicht werden.

Angesichts der Wirkungen des ACE lag es auf der Hand, zur Blutdrucksenkung, aber auch zur Behandlung von Herzinsuffizienz, also zur vermehrten Ausscheidung des dabei zurückgehaltenen Wassers und Kochsalzes, gezielt nach Substanzen zu suchen, die dieses Enzym hemmen. Erstmals gefunden wurde ein solcher Stoff in dem Gift einer brasilianischen Schlange, Bothrops jacaraca. Die erste auch als Medikament in breitem Rahmen einsetzbare Substanz war, wie oben erwähnt, **Captopril.**

Mögliche Folgen einer im Anfang zu hohen Dosierung waren Nebenwirkungen wie Unterdrückung der Blutzellbildung im Knochenmark, Nierenschädigung und Geschmacksverlust. Nachdem unter niedrigeren Dosierungen diese Nebenwirkungen weitgehend vermieden werden konnten, haben sich die ACE-Hemmer in letzter Zeit mit großer Geschwindigkeit durchgesetzt. Inzwischen sind weitere Vertreter dieser Gruppe mit zum Teil unterschiedlicher Pharmakokinetik verfügbar (z. B. **Enalapril, Lisinopril).**

Aufgrund des Wirkungsmechanismus werden die ACE-Hemmer besonders gern mit Diuretika kombiniert, z. B. **Renacor.** Beide Substanzgruppen wirken bei **Hochdruck** und **Herzinsuffizienz** gleichermaßen. Sie führen beide zu einer vermehrten Wasserausscheidung. Unter Diuretika wird das Renin-Angiotensinsystem stimuliert, ein Effekt, der die Blutdruckwirkung teilweise wieder zunichte macht. ACE-Hemmer verhindern aufgrund ihrer oben gezeigten Eigenschaften diesen Effekt.

Auch aus psychologischer Sicht kommt den ACE-Hemmern Bedeutung zu. Erwähnenswert ist insbesondere, daß für sie nachgewiesen wurde, daß sie die **Stimmungslage des Patienten** verbessern können.

Bei Herzinsuffizienz konnte bisher nicht nur eine Verbesserung der Schwere des Krankheitsbildes, sondern auch durch **Enalapril** eine Verlängerung der Lebenserwartung erzielt werden. Sie führen insbesondere beim stark vorgeschädigten erweiterten Herzen zu dessen Entlastung und gelten hier inzwischen als Standardbehandlung.

Aus diesen Gründen werden in Zukunft zunehmend Patienten auch in Herzgruppen mit ACE-Hemmern behandelt werden. Als Indikationen sind hier zu nennen die Behandlung

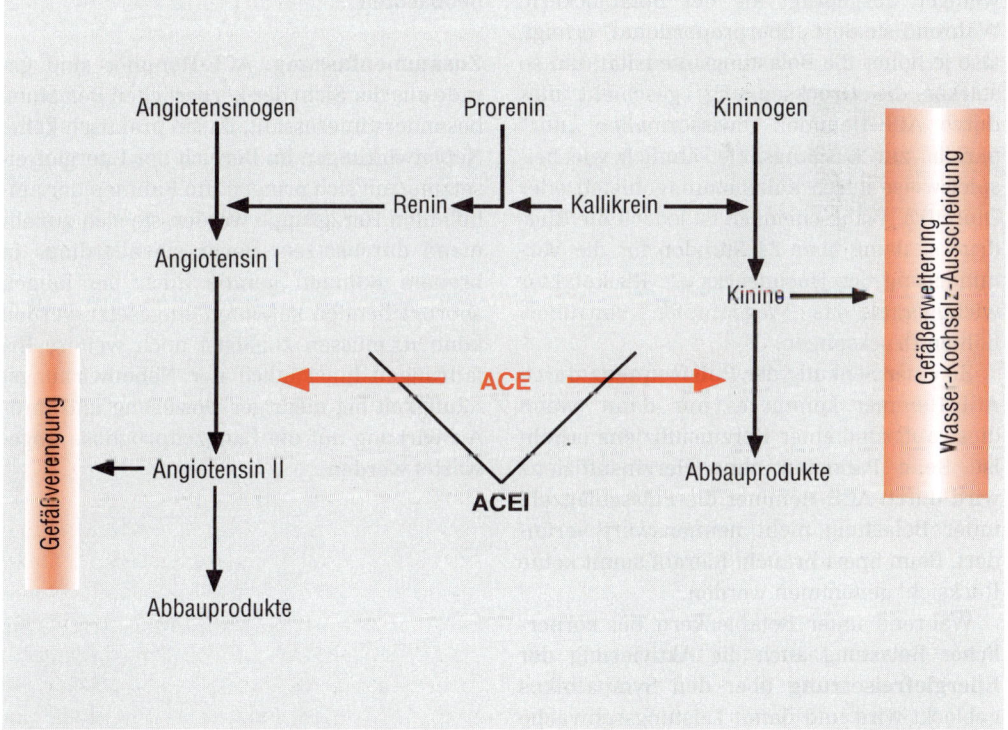

**Abbildung 9-3:**
Wirkungsweise des Angiotensin-Conversions-Enzyms (ACE) bzw. der ACE-Hemmer (ACEI), modifiziert nach Borchard.

der Herzinsuffizienz wie auch der gerade bei Koronarpatienten häufig vorkommenden Hypertonie.

**Auswirkungen auf die Sport- und Bewegungstherapie.** Angesichts ihrer zunehmenden Bedeutung ist nach den Auswirkungen der ACE-Hemmer auf Belastungsreaktionen zu fragen. Auch aus dieser Sicht können die ACE-Hemmer prinzipiell als sehr „attraktive" Medikamente angesehen werden, da sie im wesentlichen nur das tun, was von ihnen erwartet wird, nämlich den Blutdruck zu senken oder die Herzfunktion zu verbessern, während sie auf andere Systeme, insbesondere auf die Energiefreisetzung, keinen Einfluß nehmen. Sie sind **„stoffwechselneutral".**

Der Blutdruck wird auch unter Belastungsbedingungen gesenkt, die Herzfrequenz jedoch im Gegensatz beispielsweise zu den Betablockern nicht erniedrigt. Allerdings ist die **Blutdrucksenkung** unter Belastung deutlich weniger ausgeprägt als bei Betablockern. Während sie dort „überproportional" erfolgt, also je höher die Belastungsintensität, um so stärker die Drucksenkung, geschieht dies durch ACE-Hemmer gewissermaßen „nur" parallel zur Ausgangslinie, ähnlich wie beispielsweise durch Kalziumantagonisten oder Diuretika. Wahrscheinlich ist jedoch die Blutdrucksenkung über 24 Stunden für die Verminderung des Hochdrucks als Risikofaktor wichtiger als das „Wegdämpfen" von überhöhten Druckspitzen.

Zu einer Senkung der **Pulsfrequenz** durch ACE-Hemmer kommt es nur dann, wenn diese aufgrund einer Herzinsuffizienz erhöht ist. Beim Patienten ohne Herzinsuffizienz wird durch ACE-Hemmer die Pulsschlagzahl unter Belastung nicht nennenswert verändert. Beim Sport braucht hierauf somit keine Rücksicht genommen werden.

Während unter Betablockern bei körperlicher Belastung auch die Aktivierung der **Energiefreisetzung** über den Sympathikus geblockt wird und damit Leistungsschwäche und Unterzuckerung vorkommen können, sind ähnliche Wirkungen bei den ACE-Hemmern nicht zu befürchten.

Eine weitere Wirkung, die heute bei der Bewertung von Medikamenten zur Hochdruckbehandlung besonders wichtig ist, ist der Einfluß auf die Entwicklung einer **Herzhypertrophie.** Diese Frage ist besonders auch aus der Sicht der körperlichen Aktivität bedeutsam, da diese, zumindest bei extremer sportlicher Belastung, im Sinne einer Sportherzbildung zur Hypertrophieentwicklung beitragen kann. Die Hypertrophie des Herzmuskels unter krankhaften Bedingungen — nicht beim Sportherz! — wird heute als eigenständiger Risikofaktor unabhängig vom Hochdruck betrachtet. Aus dieser Sicht schneiden gerade die Diuretika in der Bewertung zunehmend ungünstig ab, da sie zwar den Blutdruck senken, jedoch keine Rückbildung einer einmal vorhandenen Hypertrophie bewirken. Wie bei den meisten anderen antihypertensiven Substanzen ist dagegen unter ACE-Hemmern eine Rückbildung der Hypertrophie zu beobachten.

**Zusammenfassung.** ACE-Hemmer sind gerade aus der Sicht der körperlichen Belastung besonders interessant, da sie praktisch keine Nebenwirkungen im Bereich der Energiefreisetzung mit sich bringen. Im Rahmen der ambulanten Herzgruppe werden sie sich zunehmend durchsetzen. Bevor sie allerdings in breitem Rahmen gerade auch bei jungen sporttreibenden Patienten eingesetzt werden können, müssen zunächst noch weitere Erfahrungen hinsichtlich der Nebenwirkungshäufigkeit bei niedriger Dosierung und ihrer Auswirkung auf die Langzeitprognose abgewartet werden.

# 10
# Diagnostische Methoden

Die Durchführung einer indivuellen Dosierung bei der Bewegungstherapie setzt nicht nur die Kenntnis der Krankheiten im Grundsatz voraus, sondern auch die Information des Bewegungstherapeuten über die Situation des Einzelpatienten. Diese erfährt er aufgrund der Ergebnisse diagnostischer Maßnahmen des Arztes. Zum Verständnis solcher Aussagen muß er über die wichtigsten der in Frage kommenden diagnostischen Verfahren informiert sein, um die für eine vernünftige Bewegungstherapie bedeutsamen Konsequenzen ableiten zu können. Die nachfolgenden Ausführungen sollen, wollen und können keineswegs aus einem Übungsleiter/Sportlehrer einen medizinischen Diagnostiker machen. Es sollen ihm aber die notwendigen Grundkenntnisse vermittelt werden. Darüber hinaus ist Diagnostik keineswegs ein ärztliches Monopol. Durch die Beobachtung des Patienten, die Pulsfrequenzzählung und möglicherweise die Blutdruckmessung trägt auch der Bewegungstherapeut ständig zur Beurteilung des Patienten bei.

## 10.1
## Allgemeine ärztliche Untersuchung

Die allgemeine ärztliche Untersuchung besteht aus der Erfragung der **Vorgeschichte (Anamnese)** sowie der körperlichen Untersuchung. Hierbei werden wichtige Einzelheiten über die zugrundeliegende Erkrankung sowie eventuelle Risikofaktoren festgestellt.

Eine gute Anamnese ergibt sehr wichtige Hinweise hinsichtlich Risiko und Belastbarkeit des Patienten. So ist für die Bewegungsthera-

pie beispielsweise die Frage wesentlich, ob nicht nur ein, sondern zwei oder gar drei Herzinfarkte durchgemacht wurden, ob ein Aneurysma vorliegt oder nicht. Wichtig ist auch die Frage nach zusätzlichen Begleiterkrankungen. Für die Bewegungstherapie ist es beispielsweise von Bedeutung, ob zusätzlich zum eventuellen Herzinfarkt eine insulinbehandelte Zuckerkrankheit vorhanden ist mit der Gefahr von Unterzuckerung beim Sport, ob Sehstörungen vorliegen, die etwa die Fähigkeit einschränken, an Ballspielen teilzunehmen, ob schwere Gelenkschäden (Arthrosen) bestehen, Anfallsleiden etc. Im gut eingespielten bewegungstherapeutischen Team wird der Arzt dem Übungsleiter entsprechende Informationen weitergeben. Der Übungsleiter sollte sich jedoch auch von sich aus mit dem Patienten unterhalten, um sich über die Schwere der Erkrankung und eventuelle Begleiterkrankungen zu informieren, also seine „eigene Anamnese" erheben.

Durch die **körperliche Untersuchung** werden die Ergebnisse der Anamneseerhebung ergänzt. Auch hierbei werden wichtige Einzelheiten festgestellt, etwa ein erhebliches Übergewicht, das Vorliegen schwerer Arthrosen, Zeichen eines beginnenden Herzversagens durch Wasseransammlungen in den Beinen (Ödeme) etc. Besonders wichtig ist die **Untersuchung der Herz-Kreislauf-Funktion,** vor allem die **Blutdruckmessung** (s. u.) und das **Abhören (Auskultation)** des Herzens. Da für die Notfallbehandlung (s. Abschn. 11.3.3) das Abhören auch für den Übungsleiter wichtig sein kann, sollte er sich hierüber informieren und dies gelegentlich üben. Die Auskultation wird mit Hilfe eines Hörrohres **(Stethoskop)** durchgeführt. Hierbei werden über dem Herzen normalerweise zwei **Herztöne** gehört, von denen der erste zu Beginn der Systole durch die Anspannung des Herzens entsteht, der zweite am Ende der Systole und zu Beginn der Diastole durch den Schluß der Aortenklappe (s. Abschn. 2.5.1). Der Untersucher stellt dabei die Regelmäßigkeit der Herztöne fest, besonders achtet er aber auf das Vorliegen sogenannter **Herzgeräusche.** Hierunter versteht man zusätzliche Geräuschphänomene, die auf einen Herzfehler hinweisen können (s. Abschn. 5.2.3).

Mit Hilfe der Auskultation kann besonders auch die **Lungenfunktion** beurteilt werden. Sind die Bronchien infolge eines asthmatischen Anfalls zu eng gestellt, entsteht beim Durchströmen der Luft ein typisches, pfeifendes Geräusch, das häufig auch ohne Stethoskop gehört werden kann (s. Abschn. 4.2).

## 10.2
## Pulszählen

Die Beurteilung der Pulsfrequenz löst teilweise in der Bewegungstherapie ideologische Gegensätze aus. Es gibt ausgesprochene „Pulsfetischisten" — und wir gehören dazu —, denen andere Autoren gegenüberstehen, die der Ansicht sind, durch das ständige Pulszählen werde der Patient neurotisiert. Zusätzlich führe die Pulsfrequenzmessung häufig zu fehlerhaften Beurteilungen und scheinbarer Sicherheit, da sie oft falsch durchgeführt werde, häufig erst länger nach Ende der Belastung. Zusätzlich seien die Ergebnisse durch frequenzbeeinflussende Medikamente oft nicht verwertbar.

Diese Einwände sind alle im Grundsatz zwar richtig, sie sollten jedoch nur dazu führen, sich der Einschränkungen der Methode bewußt zu bleiben. Trotzdem stellt die Beurteilung der Pulsfrequenz die einzig objektive Belastungskontrolle dar. Subjektive Kriterien (Hautrötung, Schweißneigung etc.) sind individuell sehr stark unterschiedlich und darüber hinaus schwer objektiv faßbar. Der Übungsleiter kann kaum ständig die Gesichtsfarbe und Schweißneigung seiner Patienten

beurteilen. Die regelmäßige Kontrolle der Pulsfrequenz in den Herzgruppen hat darüber hinaus einen psychologischen Effekt, da ständig daran erinnert wird, daß es sich hierbei um keine allgemeine Sportgruppe handelt, sondern um eine spezifische Therapiegruppe mit erhöhtem Risiko. Nach unserer Erfahrung fühlt sich der Patient durch eine Pulsüberwachung nicht verunsichert, sondern gesichert.

Die Beurteilung der Pulsfrequenz war über Jahrtausende bis zum Beginn dieses Jahrhunderts das wichtigste ärztliche Verfahren zur Kreislaufbeurteilung. Inzwischen stehen uns naturgemäß wesentlich bessere Möglichkeiten zur Verfügung. Deren Nachteil besteht nur darin, daß sie sich nicht regelmäßig unter den Bedingungen der Bewegungstherapie anwenden lassen.

Aus dieser Diskussion ergibt sich die Forderung, daß dann, wenn die Beurteilung des Pulses zur Bewertung des Patienten herangezogen wird, dies nur dann Sinn hat, wenn es korrekt und sorgfältig durchgeführt sowie sinnvoll interpretiert wird.

Unter dem Puls versteht man die Druckwelle in den Schlagadern, die durch das Pumpen des Herzens entsteht. Diese Druckwelle kann im Prinzip an jeder Schlagader getastet werden (s. Abb. 2-21). Im allgemeinen wird der Puls an der Daumenseite des Unterarmes über der Radialisarterie festgestellt (**Radialispuls**). Patienten, die ihn dort nicht finden können, fühlen ihn gelegentlich auch an der Halsschlagader neben dem Kehlkopf. Eine weitere Möglichkeit besteht im Auflegen der Hand auf den Brustkorb über dem Herzen, hier kann das Schlagen des Herzens direkt gefühlt werden. In besonderen Fällen, zur Beurteilung des Schweregrades von Durchblutungsstörungen an den Beinen (arterielle Verschlußkrankheit, s. Abschn. 5.5.2), wird der Arzt auch an den Füßen den Puls tasten.

Die Pulsbeurteilung gibt keineswegs nur Informationen über die Geschwindigkeit der Herzaktion (**Pulsfrequenz**). Vom Arzt werden auch eine Reihe weiterer Pulskriterien beachtet, von denen die wichtigsten die **Regelmäßigkeit** und die **Stärke** des Pulsschla-

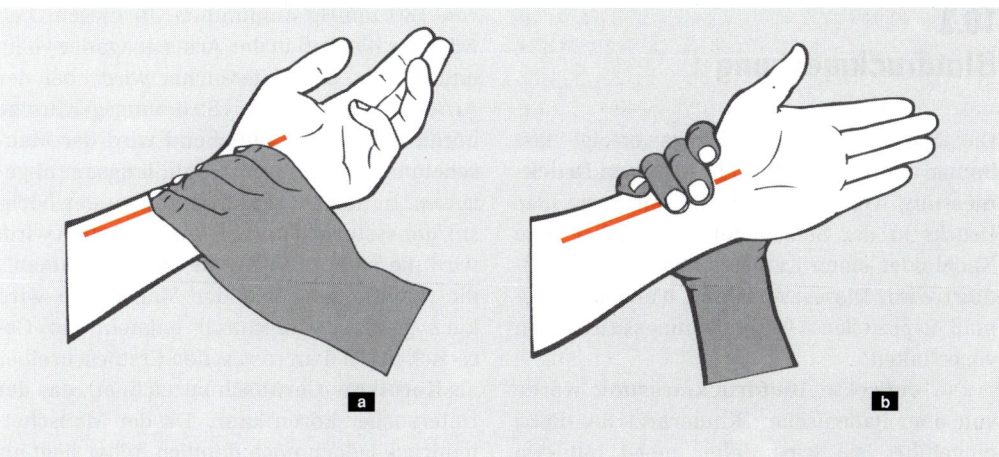

**Abbildung 10-1:**
Richtiges Pulszählen. Gefühlt wird an der Radialisarterie auf der Daumenseite mit drei Fingern. Der Zugang erfolgt, wenn man bei sich selbst zählt, von der Seite der Handfläche her **(a),** bei Kontrolle an anderen Personen fühlt man von der Seite des Handrückens aus **(b).**

ges sind. Die Beurteilung der Pulsfrequenz gibt also nicht nur Informationen über die Intensität der Kreislaufbelastung, sie läßt beispielsweise auch das Auftreten von Herzrhythmusstörungen feststellen. Nicht selten fallen Extrasystolen erstmals beim Pulsnehmen nach dem Sport auf. Die Stärke des Pulsschlages gibt ferner eine Information über das Blutdruckverhalten.

Um diese Vorteile ausnutzen zu können, muß das **Pulsnehmen** korrekt erfolgen. Häufig wird der Fehler beobachtet, daß der Radialispuls mit dem Daumen gefühlt wird. Der Daumen ist von der Natur als Gegenhalt für die übrigen Finger geschaffen und mit verhältnismäßig wenig Empfindungsnerven ausgestattet. Die korrekte Pulsregistrierung erfolgt, wie in Abbildung 10-1 dargestellt, mit jeweils drei Fingern, wobei bei der Beurteilung des eigenen Pulses der Arm von der Handflächenseite, bei der Beurteilung des Pulses anderer Menschen von der Rückseite gefaßt wird. Der Puls ist oberhalb der letzten Sehne der Unterarmbeugemuskulatur deutlich zu fühlen. Bei der Benutzung von drei Fingern verspürt man plastisch den Ablauf der Pulswelle.

Der Patient sollte lernen, die Pulsfrequenz bei sich selbst beurteilen zu können. Dies ergibt sich einmal aus der Durchführung der Bewegungstherapie als Gruppentherapie, bei der nach der Belastung nicht rechtzeitig bei allen Teilnehmern vom Arzt bzw. Übungsleiter der Puls gefühlt werden kann, zum anderen sollte er sich auch außerhalb des Sports selbst kontrollieren können. Wichtig ist hierzu, daß er lernt, die Pulsfrequenz sofort nach der Belastung festzustellen, da sonst zu niedrige Werte ermittelt werden. Das Pulszählen sollte innerhalb der ersten 10 Sekunden nach Belastung beginnen, es wird dann über 10–15 Sekunden durchgeführt und anschließend mit dem Faktor 4 bzw. 6 auf eine Minute umgerechnet. Dabei sollte der Patient nach der Belastung nicht stehenbleiben, da sonst das Blut in den Beinen versackt, es kommt nicht genug Blut zum Herzen zurück, und die Pulsfrequenz fällt rascher ab. Er sollte langsam weitergehen oder sich, falls er im Gehen nicht zählen kann, zumindest hinsetzen.

## 10.3
## Blutdruckmessung

Die Messung des Blutdrucks erfolgt fast immer indirekt. Unter einer **direkten Druckmessung** versteht man die Messung des Drucks in der Schlagader selbst über eine Nadel oder einen Katheter, der in sie eingeführt wird. Dieses Verfahren bleibt naturgemäß speziellen Untersuchungssituationen vorbehalten.

Die **indirekte Blutdruckmessung** wurde von dem italienischen Kinderarzt Riva-Rocci eingeführt, sie wird daher meist mit den Buchstaben „RR" abgekürzt. Bei dieser Methode wird eine Manschette um den Oberarm gelegt, in der mit Hilfe einer Handpumpe ein Druck erzeugt wird. Gleichzeitig wird die Blutströmung über ein Stethoskop im Bereich der Armbeuge beurteilt. Der in der Manschette herrschende Druck wird über ein Quecksilbersteigrohr gemessen, daher erfolgt die Angabe des Blutdrucks in mmHg. Ein Druck von 100 mmHg bedeutet, daß er in der Lage ist, einer Säule von 10 cm Quecksilber das Gleichgewicht zu halten. Quecksilber wird deshalb verwendet, weil es auf der einen Seite ein hohes spezifisches Gewicht hat, auf der anderen Seite flüssig ist. Würde man statt dessen Wasser verwenden, so müßten die Meßgeräte 13mal höher sein, da das spezifische Gewicht des Quecksilbers 13mal größer ist als dasjenige des Wassers. In modernen Geräten werden teilweise auch statt der Quecksilbersäule Federwiderstände zur Druckmessung verwandt, statt der Handpumpe gibt es solche, die den Druck mit Hilfe einer Motorpumpe erzeugen, statt des Abhörens über der Arterie durch den Untersucher werden Mikrophone benutzt. Das Prinzip bleibt jedoch jeweils das gleiche. Der Vorgang der Druckmessung wird im einzelnen in Abbildung 10-2 dargestellt.

Zunächst wird der Druck in der Manschette auf einen Wert gepumpt, der deutlich über dem zu erwartenden systolischen Druck liegt. Bei einem normalen Blutdruck wird man beispielsweise die Manschette auf einen Druck

von 180 mmHg aufpumpen. In diesem Fall wird der Blutfluß in der Armschlagader völlig unterdrückt, der Untersucher wird über der Armbeuge keinerlei Strömungsgeräusche hören können. Anschließend wird der Manschettendruck über ein Ventil langsam abgelassen. In dem Augenblick, in dem der höchste, der systolische Druck unterschritten wird, wird die nächste Pulswelle „durchkommen", die Arterie unterhalb der Manschette wird kurz geöffnet. Hierdurch entsteht ein Geräusch (nach dem russischen Erstbeschreiber als **Korotkow-Geräusch** bezeichnet), das der Untersucher hören kann. Da der Manschettendruck jedoch noch deutlich höher liegt als der niedrigste, der diastolische Wert, wird die Schlagader nach dieser Druckspitze wieder geschlossen und bei der nächsten Druckwelle wiederum eröffnet. Der Untersucher hört also bei jeder Herzaktion ein solches Geräusch. In dem Augenblick, in dem in der Manschette allerdings auch der diastolische Wert unterschritten wird, bleibt die Schlagader ständig geöffnet, die Geräusche, die durch die ruckartige Öffnung des Gefäßes entstehen, entfallen. Treten beim Ablassen des Drucks beispielsweise erstmals Geräusche ab einem Manschettendruck von 120 mmHg auf, die bei 80 mmHg wieder verschwinden, so wird der Untersucher diese beiden Werte mit 120/80 mmHg als **systolischen** bzw. **diastolischen Druck** notieren.

## 10.4
## Laborwerte

Zahlreiche, vor allem aus dem Blut bestimmte Laborwerte sind auch für die Rehabilitation von Interesse. Dies gilt besonders für Konzentrationsbestimmungen bestimmter Stoffe im Blut, die mit **Risikofaktoren** in Beziehung stehen, wie Blutzucker oder Blutfette. Dies gilt ferner für Laborwerte, die eine Aussage über den Ablauf von Krankheitsprozessen ermöglichen. Als Beispiel sei auf Enzyme hingewiesen, die dem Nachweis etwa eines akuten Herzinfarktes (s. Abschn. 5.5.5.2) oder von

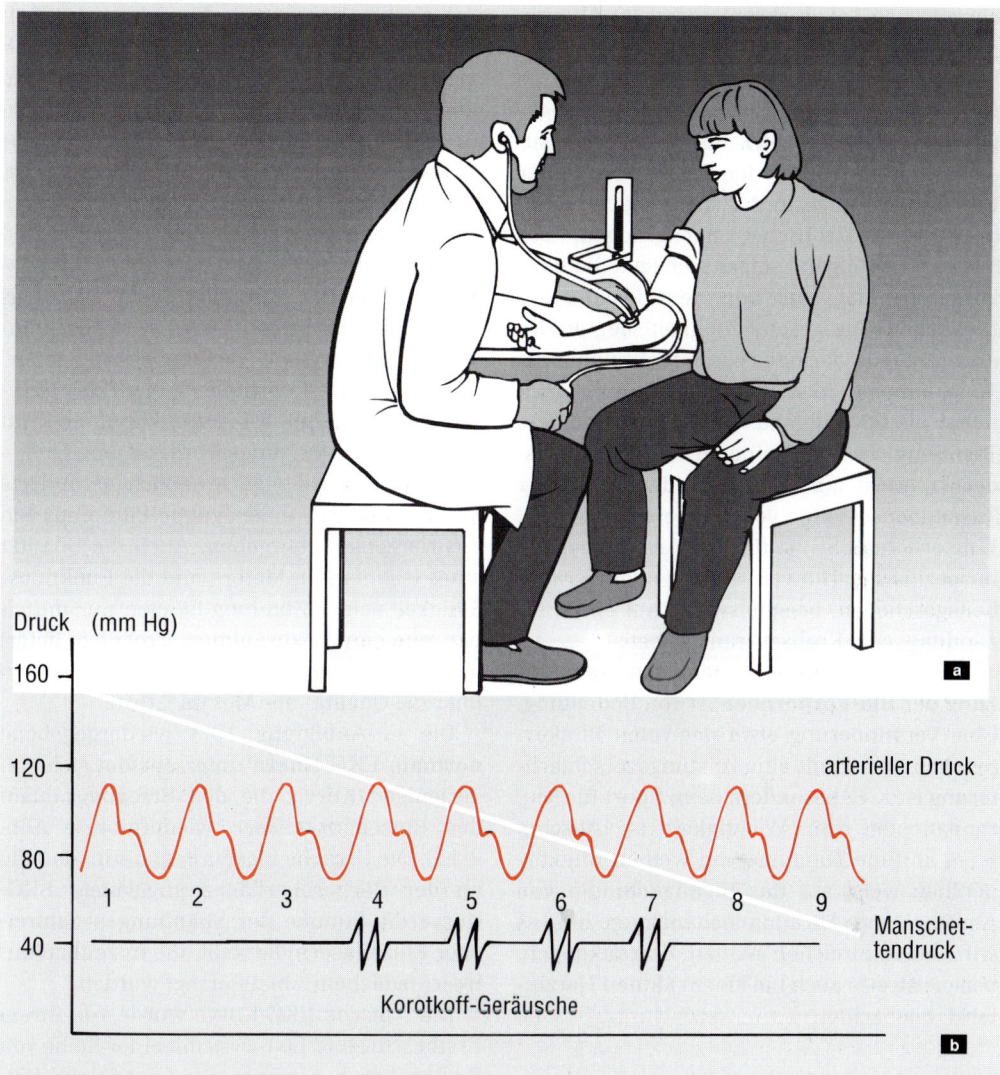

**Abbildung 10 2:**

Vorgang der Blutdruckmessung nach Riva Rocci (RR).

**a)** Der Untersucher legt eine Manschette um den rechten Oberarm. Gemessen wird im Sitzen. Über einen Ballon wird der Druck in der Manschette erhöht. Die Höhe des Drucks kann an einer Quecksilbersäule abgelesen werden. Der Untersucher setzt ein Stethoskop (Hörrohr) über der Armarterie in der Ellenbeuge unterhalb der Manschette auf.

**b)** Der Manschettendruck wird zunächst deutlich höher aufgeblasen, als dies für den höchsten (systolischen) Druck zu erwarten ist. Solange der Manschettendruck über dem systolischen Druck liegt, bleibt die Arterie ständig verschlossen, es sind keine Geräuschphänomene hörbar. Fällt der Manschettendruck kurzfristig unter den systolischen Wert ab (ab 4. Druckwelle), wird die Arterie kurz aufgeblasen, der Untersucher hört ein Geräuschphänomen. Dies ist so lange der Fall, bis der Manschettendruck auch unterhalb des diastolischen Druckwertes liegt (ab 8. Druckwelle in der Graphik). Das Gefäß ist jetzt ständig geöffnet, Korotkoff-Geräusche sind nicht mehr hörbar. Der Druck, bei dem das erste Geräusch gehört wird, wird als „oberer" (systolischer) Druck angegeben, der Druck, ab dem die Geräusche verschwinden, als „unterer" (diastolischer) Druck.

chronischen Lebererkrankungen (s. Abschn. 8) dienen.

Praktisch zu jeder Blutentnahme gehört die Bestimmung der **Blutkörperchen-Senkungs-geschwindigkeit (BSG).** Bei dieser Untersuchung wird Blut durch den Zusatz bestimmter Flüssigkeiten ungerinnbar gemacht und dann in einem Glasröhrchen hochgezogen. Der Schwerkraft folgend setzen sich jetzt die Blutkörperchen langsam von dem Plsama ab. Diese „Senkungsgeschwindigkeit" liegt in der ersten Stunde normalerweise nicht höher als 10 Millimeter, in der zweiten Stunde nicht höher als 20 Millimeter. Eine beschleunigte Trennung, die sich in einer erhöhten BSG ausdrückt, weist auf eine Veränderung in der Zusammensetzung von Bluteiweißen hin. Eine erhöhte BSG ist für den Arzt immer ein unspezifischer Hinweis auf irgendein Krankheitsgeschehen, beispielsweise auf eine Entzündung, eine Krebserkrankung etc.

Auch die **Bestimmung der Zusammensetzung der Blutkörperchen** ist von Bedeutung. Eine Verminderung etwa der roten Blutkörperchen und damit eine Leistungsverschlechterung ist z. B. besonders beim Sport für Nierenpatienten von Wichtigkeit (s. Abschn. 5.5.4.2). Eine Zunahme von weißen Blutkörperchen weist auf das Ingangkommen von Abwehr- und Abräummechanismen hin, es wird bei zahlreichen akuten Erkrankungen, beispielsweise auch bei einem akuten Herzinfarkt, beobachtet.

elektrischen Vorgängen, die sich an der Zellwand abspielen. Diese zahlreichen Einzelspannungen der Zellen summieren sich zu einer Gesamtspannung, die auch an der Körperoberfläche gemessen werden kann, da der menschliche Körper elektrisch leitfähig ist. Die Aufzeichnung dieser Spannungen in Form des EKGs ergibt somit ein gutes Bild über die Vorgänge der Herzerregung, also gewissermaßen der „Zündung", nicht allerdings direkt der Herzfunktion. Dies muß auseinandergehalten werden! Auch bei einem „guten" EKG, also einem normalen Ablauf der Herzstromkurve, kann die Herzfunktion, die Kraft des Herzschlages, eingeschränkt sein. Umgekehrt kann auch eine erheblich veränderte Stromkurve mit einer guten Pumpfunktion des Herzens einhergehen. Auch die Qualität eines technischen Motors und die Funktionsfähigkeit seiner Zündung hängen nur mittelbar miteinander zusammen. Trotzdem liefert natürlich das EKG wichtige Informationen über die Qualität des Motors „Herz".

Die in Abbildung 10-3 wiedergegebene **normale EKG-Kurve** unterscheidet sich von derjenigen Kurve, die den Erregungsablauf der Einzelmuskelfaser wiedergibt (s. Abb. 2-15). Die Ursache hierfür liegt darin, daß die an der Körperoberfläche abgeleitete EKG-Kurve die Summe der Spannungen zahlreicher Einzelfasern darstellt, die in zeitlich unterschiedlichem Ablauf erregt werden.

Die typische EKG-Kurve wurde von ihrem Erstbeschreiber EINTHOVEN mit einer Reihe von Buchstaben bezeichnet, die heute noch Gül-

# 10.5
# Elektrokardiogramm (EKG)

## 10.5.1
## Standard-EKG

Das EKG, die Herzstromkurve, stellt eine der wichtigsten Untersuchungsmethoden im Rahmen der Rehabilitation besonders des Herzpatienten dar, so daß es in seinen Grundzügen hier ausführlicher beschrieben werden soll. Wie in Abschnitt 2.4.2.4 geschildert, beruht die Erregung von Herzmuskelzellen auf

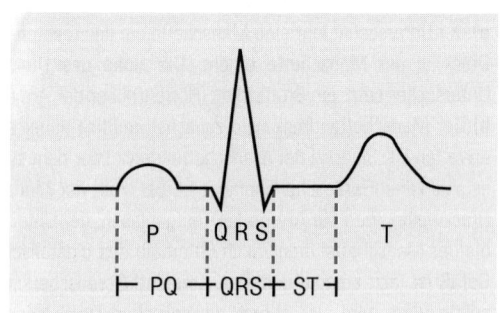

**Abbildung 10-3:**
Typische EKG-Kurve

tigkeit haben. Zunächst wird vom Sinusknoten ausgehend der Herzvorhof erregt. Diese Vorhoferregung drückt sich in der **P-Welle** aus. Die Überleitung vom Vorhof auf die Herzkammer wird durch den AV-Knoten etwa um 0,2 Sekunden verzögert (s. Abschn. 2.4.2.4).

Anschließend erfolgt die Erregung der Herzkammer, die mit der **Q-Zacke** beginnt. Die **Überleitungszeit** wird daher auch als PQ-Zeit bezeichnet. Die darauf folgende Erregung der Herzkammern zeigt sich in drei gegenläufigen Zacken, zunächst einer kleinen Zacke nach unten **(Q-Zacke),** dann einer großen Zacke nach oben **(R-Zacke),** anschließend wieder einer kleinen **S-Zacke** nach unten. In diesem gegensinnigen Verlauf drückt sich die unterschiedliche Ausbreitung der Erregung in den Herzkammern aus. Die Q-Zacke entsteht beispielsweise dadurch, daß die Erregung rückläufig die Papillarmuskeln erfaßt. Der Gesamtkomplex aus Q, R und S wird auch als **Kammerkomplex** bezeichnet.

Anschließend bildet sich die Erregung wieder zurück. Die Kurve verläuft zunächst eine kurze Zeit in der Null-Linie und wird dann nochmals nach oben zu einer **T-Welle** ausgelenkt. Die Ursache hierfür liegt in der Tatsache, daß ebenso wie die Erregung auch die Rückbildung in den einzelnen Herzabschnitten nicht gleichzeitig erfolgt. Die **Erregungsrückbildung** wird also durch die Strecke zwischen der S-Zacke und der T-Welle **(ST-Strecke)** sowie durch die **T-Welle** wiedergegeben.

Nach der T-Welle ist die Herzaktion abgeschlossen. Bis zur nächsten P-Welle ist das Herz nicht erregt, es befindet sich im Stadium der Diastole.

Ebenso wie ein Gebäude sehr unterschiedlich aussieht, je nachdem, ob man es von vorn, von der Seite oder von oben betrachtet, bietet auch die EKG-Kurve ein sehr unterschiedliches Bild, je nachdem, von welcher „elektrischen Seite" aus man das Herz betrachtet. Der Körper ist, physiologisch gesehen, eine Salzlösung und damit elektrisch leitfähig. Die bei der Herztätigkeit entstehenden Spannungen können somit von jedem Punkt des Körpers

aus abgeleitet werden. Sie werden jedoch, je nach Lage des Ableitungspunktes, immer ein anderes Kurvenbild ergeben. Aus diesem Grund hat man sich auf bestimmte, standardisierte Ableitungen geeinigt:

**Extremitätenableitungen.** Bei den bereits von Einthoven eingeführten Extremitätenableitungen werden drei Elektroden an den Armen und Beinen befestigt, und zwar jeweils eine rote Elektrode am rechten Arm, eine gelbe am linken Arm und eine grüne am linken Unterschenkel. Die zusätzliche schwarze Elektrode am rechten Unterschenkel dient der Entstörung gegenüber elektrischen Spannungen, die sich in zahlreichen Räumen finden. Das Prinzip wird in Abbildung 10-4 verdeutlicht. Dabei ist zu berücksichtigen, daß Messen immer den Vergleich von zwei Punkten miteinander bedeutet. Auch die Messung der Körpergröße beispielsweise bedeutet den Vergleich des Abstandes zwischen der Fußsohle und der Schädeldecke. Beim EKG wird der elektrische Spannungsunterschied zwischen zwei Ableitpunkten gemessen. Aus diesem Grund werden die Extremitätenableitungen auch als *bipolare Ableitungen* bezeichnet. Dabei sind folgende Möglichkeiten gegeben:
– Ableitung vom rechten Arm zum linken Arm (Ableitung I),
– Ableitung vom rechten Arm zum linken Bein (Ableitung II),
– Ableitung vom linken Arm zum linken Bein (Ableitung III).
Obwohl von den genannten Ableitlinien aus jeweils immer der gleiche elektrische Vorgang beobachtet wird, stellt sich dieser unterschiedlich dar, in Abhängigkeit von der Lage der Ableitlinie im elektrischen Feld bzw. von der Projektion des sogenannten elektrischen Vektors des Feldes, der es nach Größe und Richtung beschreibt, auf diese Ableitlinie.

Am besten kann man sich dies anhand einer Bergwanderung vorstellen. Den größten Höhenunterschied wird man überwinden, wenn man senkrecht in Richtung auf die Bergspitze marschiert. Geht man jedoch quer zum Berg, überwindet man keine Höhe. Im normalen EKG wird man die größte Span-

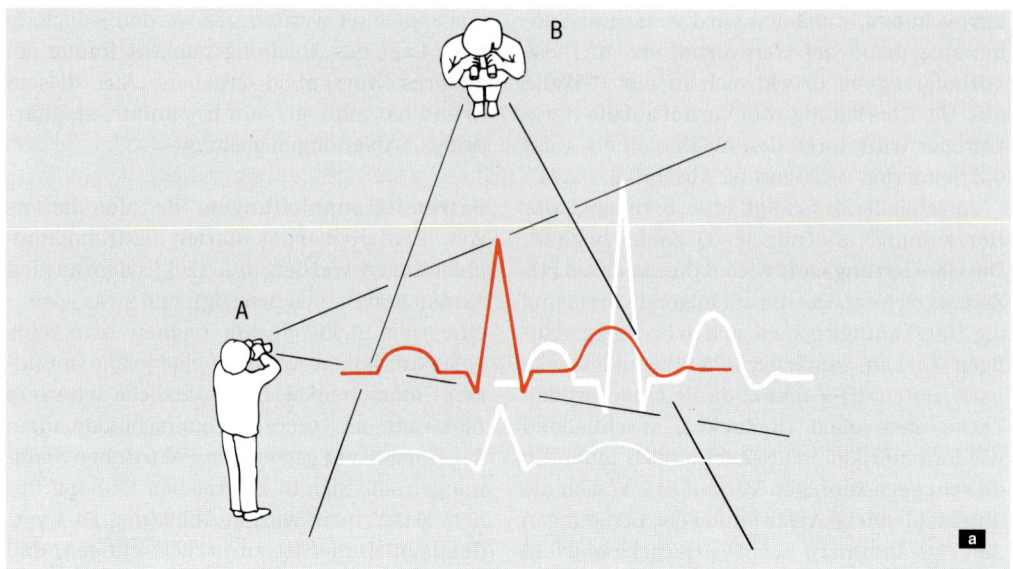

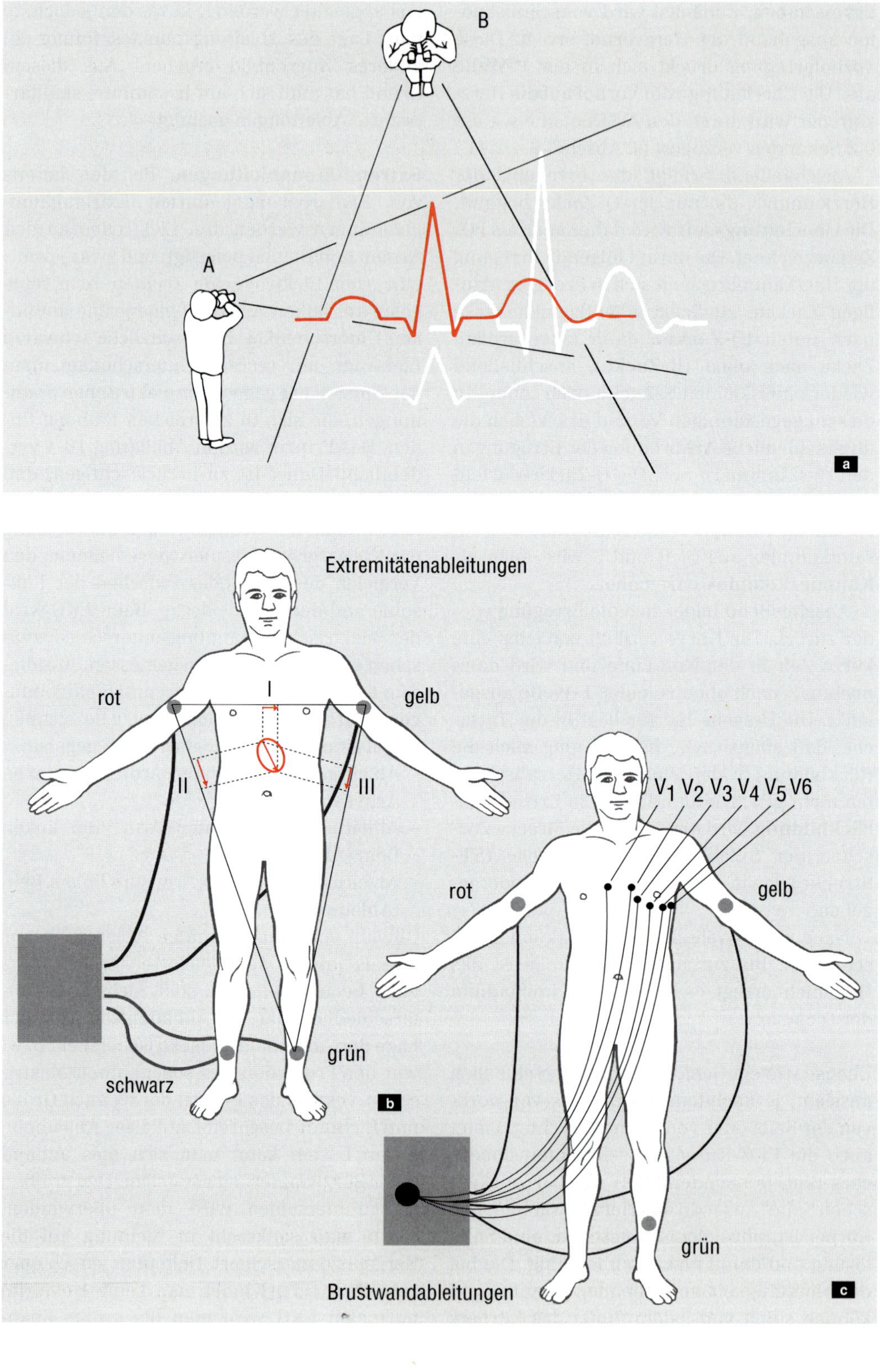

Extremitätenableitungen

rot          I          gelb

II          III

V₁ V₂ V₃ V₄ V₅ V6

rot          gelb

grün

schwarz                    b

grün

Brustwandableitungen                                      c

**Abbildung 10-4** (Seite 264):

Die Abbildung verdeutlicht, daß die in Abb. 10-3 gezeigte „typische" EKG-Kurve je nach elektrischer Betrachtungsweise sehr unterschiedlich aussehen kann. Der Untersucher sieht jeweils nur die senkrechte Projektion des sog. elektrischen Herzvektors, d. h., die Höhe der Projektion der R-Zacke auf die Ableitlinie.

**a)** Dem Untersucher A wird von seinem Standpunkt aus die Kurve sehr hoch erscheinen, dem Untersucher B von seinem Standpunkt sehr flach. Solche standardisierten unterschiedlichen Betrachtungspunkte sind besonders:

**b)** Extremitäten- oder Standardableitungen nach EINTHOVEN und

**c)** Brustwandableitungen.

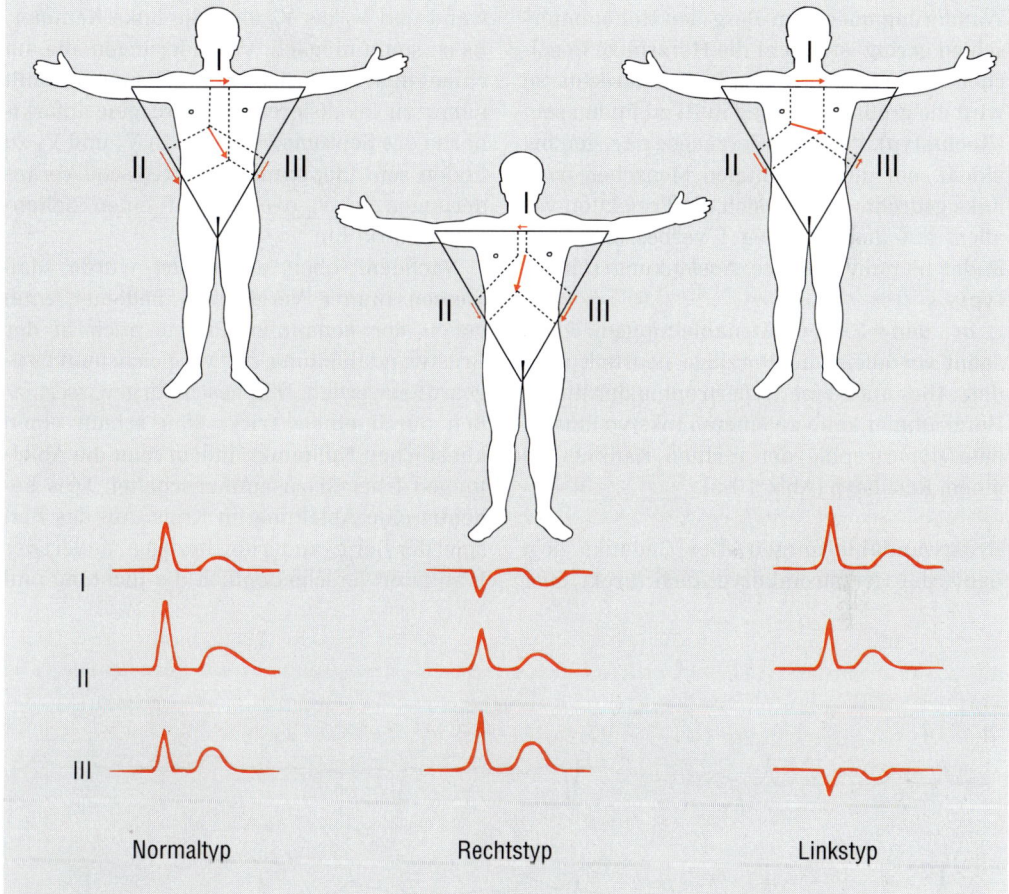

Normaltyp                    Rechtstyp                    Linkstyp

**Abbildung 10-5:**

Mit Hilfe der Extremitätenableitungen läßt sich die Lage des Herzens im Brustraum erkennen.

Beim Normaltyp projiziert sich der Herzvektor am ausgeprägtesten auf die Ableitung II, sie ist hier am höchsten, I und III sind etwa gleich hoch.

Bei sehr schlanken Menschen kann das Herz gewissermaßen „nach rechts durchhängen". Hier wird jetzt die Projektion auf die Ableitung III am größten, es entsteht ein Rechtstyp.

Umgekehrt wird bei kleinen untersetzten Personen das Herz nach links gedrängt, jetzt projiziert es sich am deutlichsten auf die Ableitung I, die am höchsten ausfällt (Linkstyp). Solche Typenänderungen lassen sich auch unter krankhaften Bedingungen feststellen. Kommt es beispielsweise bei der Aortenklappenstenose (s. Abb. 5-3a) zu einer Vergrößerung der linken Herzkammer, entsteht auch hier ein Linkstyp.

nung in der Ableitung II feststellen, da diese parallel zur Herzachse läuft, oder, um im Bild zu bleiben, in Richtung „zum Berg" **(Mittel- typ).** Stellt man sich vor, daß das Herz gewissermaßen senkrecht nach unten „durchhängt", wie dies häufig bei überschlanken jungen Menschen beobachtet wird, so mißt die Ableitung I quer zur Herzachse, man wird hier nur eine sehr niedrige Spannung registrieren können, so wie im Beispiel bei der Wanderung quer zum Berg der Höhenunterschied gering ist. Dreht die Herzspitze in solchen Fällen noch etwas weiter nach rechts, so wird die größte Ableitung in III zu finden sein **(Rechtstyp).** Wird die Herzachse dagegen bei einem sehr muskelkräftigen Menschen nach links gedreht, so wird sich die Projektion vor allem auf die Ableitung I verbessern, man findet hier die höchste Auslenkung **(Links- typ).**

In den Extremitätenableitungen kann somit vor allem die Herzlage beurteilt werden. Aber auch eine Hypertrophie der linken Herzkammer kann zu einem Linkstyp führen, eine Hypertrophie der rechten Kammer zu einem Rechtstyp (Abb. 10-5).

**Brustwandableitungen.** Der Gedanke liegt nahe, die Herzstromkurve auch direkt über dem Herzen zu registrieren, da dort die höchsten Spannungen zu erwarten sind. Dies geschieht in Form der **Brustwandableitungen.**

Man hat hier bestimmte Punkte definiert, die mit $V_1$ bis $V_6$ bezeichnet werden. $V_1$ liegt beispielsweise im 4. Zwischenrippenraum am rechten Rand des Brustbeines, $V_6$ im Bereich der mittleren linken Achsellinie. $V_1$ und $V_2$ geben somit vor allem Informationen über die rechte Kammer, $V_3$ über die Herzscheidewand und $V_4$ bis $V_6$ über die linke Kammer. Es ist somit möglich, Veränderungen, die auf einen Infarkt zurückzuführen sind, hiermit näher zu lokalisieren. So wird eine Infarktnarbe des Septums vor allem in $V_3$ und $V_4$ zu finden sein (Septuminfarkt), typische Veränderungen in $V_6$ weisen auf einen Seitenwandinfarkt hin.

Nachdem oben ausgeführt wurde, daß Messen immer Vergleichen bedeutet, muß jedem der genannten Punkte auch in der Brustwandableitung ein Vergleichspunkt zugeordnet werden. Dies geschieht gewissermaßen durch einen Trick. Man schafft einen künstlichen Nullpunkt, indem man die Ableitungen I bis III zusammenschaltet. Dies bedeutet eine Ableitung im Kreis. Auf das Beispiel der Bergwanderung bezogen, ändert der Wanderer verschiedentlich die Richtung und

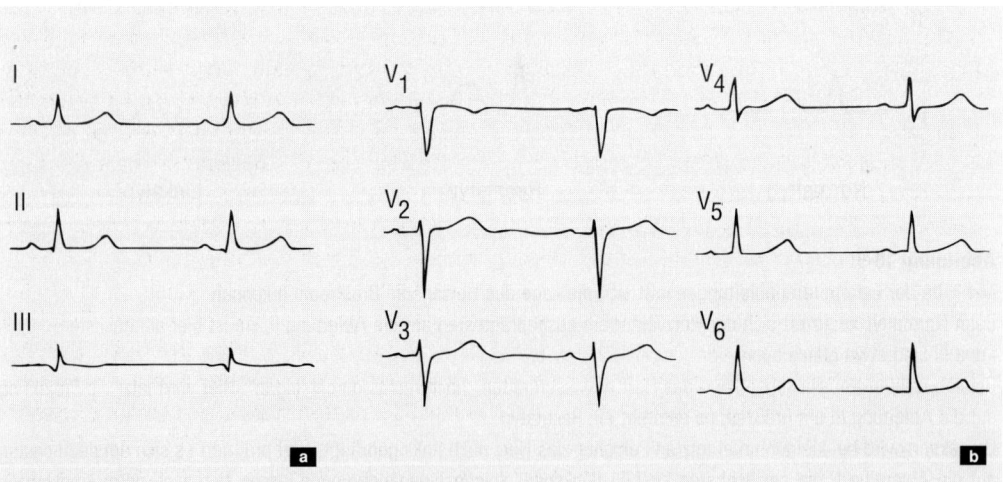

**Abbildung 10-6:**
Typisches Bild eines normalen EKGs in den Extremitäten- **(a)** und Brustwandableitungen **(b).**

kommt dann wieder am Ausgangspunkt an, er hat letztlich die Höhe Null überwunden. Mit diesem Nullpunkt wird jeder der definierten V-Punkte verglichen. Effektiv ändert sich die Spannung dabei nur unter dem Ableitungspunkt. Man spricht daher auch von **unipolaren Ableitungen.**

Abbildung 10-6 zeigt ein komplettes EKG einschließlich der Brustwandableitungen. Neben den bisher bereits genannten Informationen über Herzlage und die Lokalisation von Narben bringt das EKG weitere wichtige Informationen über das Vorliegen möglicher **Herzrhythmusstörungen** sowie Störungen der Ausbreitung der Erregung **(Erregungsleitungsstörungen).** Über die Entstehung dieser Phänomene und ihre klinische Wertung wird im einzelnen auf Kapitel 7 verwiesen. Hier sollen nur die wichtigsten dieser Veränderungen, soweit sie für die Bewegungstherapie von Bedeutung sind, in ihrem EKG-Bild dargestellt und damit besser verständlich gemacht werden.

**Herzrhythmusstörungen.** Die wichtigsten Herzrhythmusstörungen zeigt Abbildung 10-7. **Extrasystolen** (s. Abschn. 7.2.1) zeichnen sich durch einen vorzeitigen Einfall und durch eine anschließende Pause aus. Die **supraventrikulären Extrasystolen** sind durch eine normale Form des Kammerkomplexes gekennzeichnet, **ventrikuläre Extrasystolen** sind deutlich verbreitert. Sie können allein oder in Salven, einförmig (monomorph) oder in unterschiedlichen Formen (polymorph) beobachtet werden.

Beim **Vorhofflimmern** (7.2.2) flimmert der Vorhof in sich, kenntlich durch kleine „Flimmerwellen". Die einzelnen Herzkammeraktionen sind völlig ungeordnet eingestreut (absolute Arrhythmie).

Das **Vorhofflattern** zeigt sich in sehr schnellen (sägezahnartigen) Vorhofwellen. Mehr oder minder regelmäßig eingestreut finden sich die Kammerkomplexe.

Das **Kammerflimmern** (7.2.5) schließlich, als schwerste Form der Rhythmusstörung, zeigt sich in einer völlig unregelmäßigen EKG-Kurve.

Die wichtigsten **Leitungsstörungen** (Abschn. 7.4) zeigt Abbildung 10-8. Bei der Blockierung zwischen Vorhof und Kammer (**AV-Block**) werden verschiedene Grade unterschieden. Beim **AV-Block I. Grades** ist beispielsweise die Überleitungszeit über 0,2 Sekunden hinaus verlängert. Beim **AV-Block II. Grades** kommt es zu einer „Ermüdung" des AV-Knotens, die Überleitungszeit wird ständig länger, schließlich wird eine P-Welle überhaupt nicht mehr übergeleitet, danach hat sich der AV-Knoten wieder „erholt", die sogenannte **Wenckebach-Periodik** beginnt von neuem. Diese beiden Veränderungen können beim Leistungssportler als normale Folge des erhöhten Vagusantriebes beobachtet werden. Große Bedeutung kommt besonders dem **AV-Block III. Grades** zu. Hier arbeiten Vorhöfe und Kammern unabhängig voneinander, der Rhythmus der P-Wellen und Kammerkomplexe ist im EKG völlig getrennt (Abschn. 7.4.3).

Vergleichsweise harmloser ist dagegen meist das Bild des **Schenkelblocks.** Störungen im rechten Schenkel (**Rechtsschenkelblock**) bzw. im linken Schenkel (**Linksschenkelblock**) führen zu einer Verbreiterung des Kammerkomplexes, da die Erregung beim Linksschenkelblock erst verspätet über die rechte Kammer erfolgt und umgekehrt. Für die Herzfunktion hat dies keine größeren Auswirkungen. Die Zuordnung dieser Verbreiterung erfolgt in den Brustwandableitungen. Nach den obigen Ausführungen ist es logisch, daß sich der Rechtsschenkelblock vor allem in der Ableitung $V_1$, der Linksschenkelblock in der Ableitung $V_6$ erkennen läßt.

Wird der Einsatz eines **Schrittmachers** (Abschn. 7.5) notwendig, so erfolgt dies im Regelfall durch eine Sonde, die in die rechte Herzkammer vorgeschoben wird. Wie beim Linksschenkelblock wird die linke Kammer von rechts aus erregt. Das Bild des Schrittmacher-EKGs entspricht somit dem Linksschenkelblock, wobei sich die Schrittmachertätigkeit durch die typische elektrische Impulsspitze erkennen läßt.

Schließlich wird noch die schlimmste Form

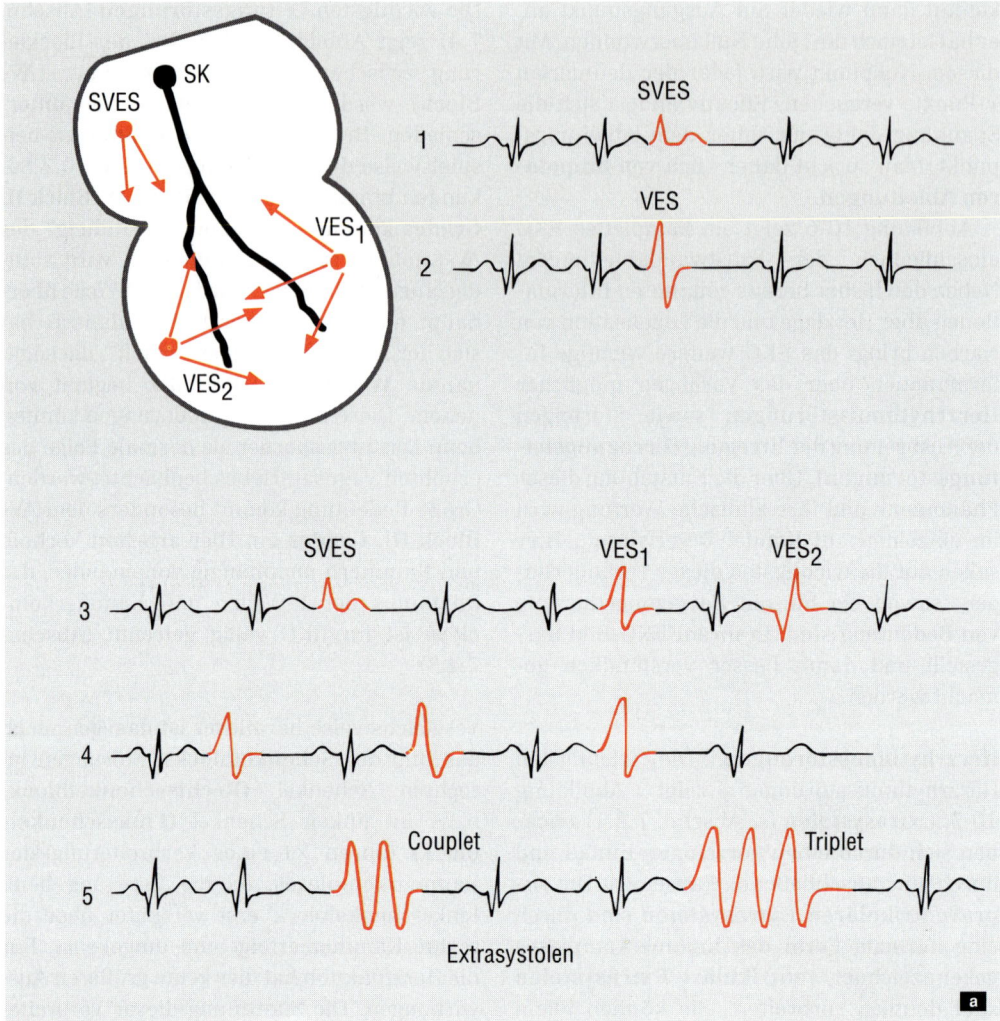

**Abbildung 10-7** (Seite 268/269):

Entstehung des elektrokardiographischen Bildes der häufigsten Herzrhythmusstörungen.

**a)** Extrasystolen gehen von Herden mit erhöhter Erregbarkeit außerhalb des Reizleitungssystems aus und überspielen gewissermaßen den Sinusknoten (SK). Sie können oberhalb der Kammern liegen und führen dann zu einer supraventrikulären Extrasystole (SVES, 1), sie können aber auch in der Kammer selbst liegen und führen dann zu ventrikulären bzw. Kammerextrasystolen (VES, 2). Es können auch Extrasystolen gleichzeitig von verschiedenen supraventrikulären und ventrikulären Herden stammen, sie werden dann als polytop oder aufgrund ihrer unterschiedlichen Form als polymorph bezeichnet (3). Folgt jedem Normalschlag ein Extraschlag, so spricht man von einem „Zwilling" (Bigeminus) (4). Treten zwei Extrasystolen hintereinander auf, spricht man von einem Couplet, ab drei Extrasystolen (Triplet) und mehr in direkter Folge wird von einer Salve gesprochen (5).

**b)** Unter einem „Herzjagen" (paroxysmale Tachykardie) versteht man eine sehr schnelle Herzfrequenz, die meist durch einen Erregungskreislauf entsteht: Die vom Sinusknoten kommende Erregung wird zum Vorhof zurückgeleitet und dann erneut auf die Kammer übergeleitet und so fort. Es entsteht das Bild der supraventrikulären Tachykardie (1). Ein solches Kreisen der Erregung kann auch innerhalb einer Herzkammer auftreten, es entwickelt sich das gefährliche Bild der ventrikulären oder Kammertachykardie (2). Sie unterscheidet sich im EKG-Bild dadurch, daß hier nicht die normalen Leitungsbahnen verwendet werden, der Erregungskomplex ist daher verbreitert.

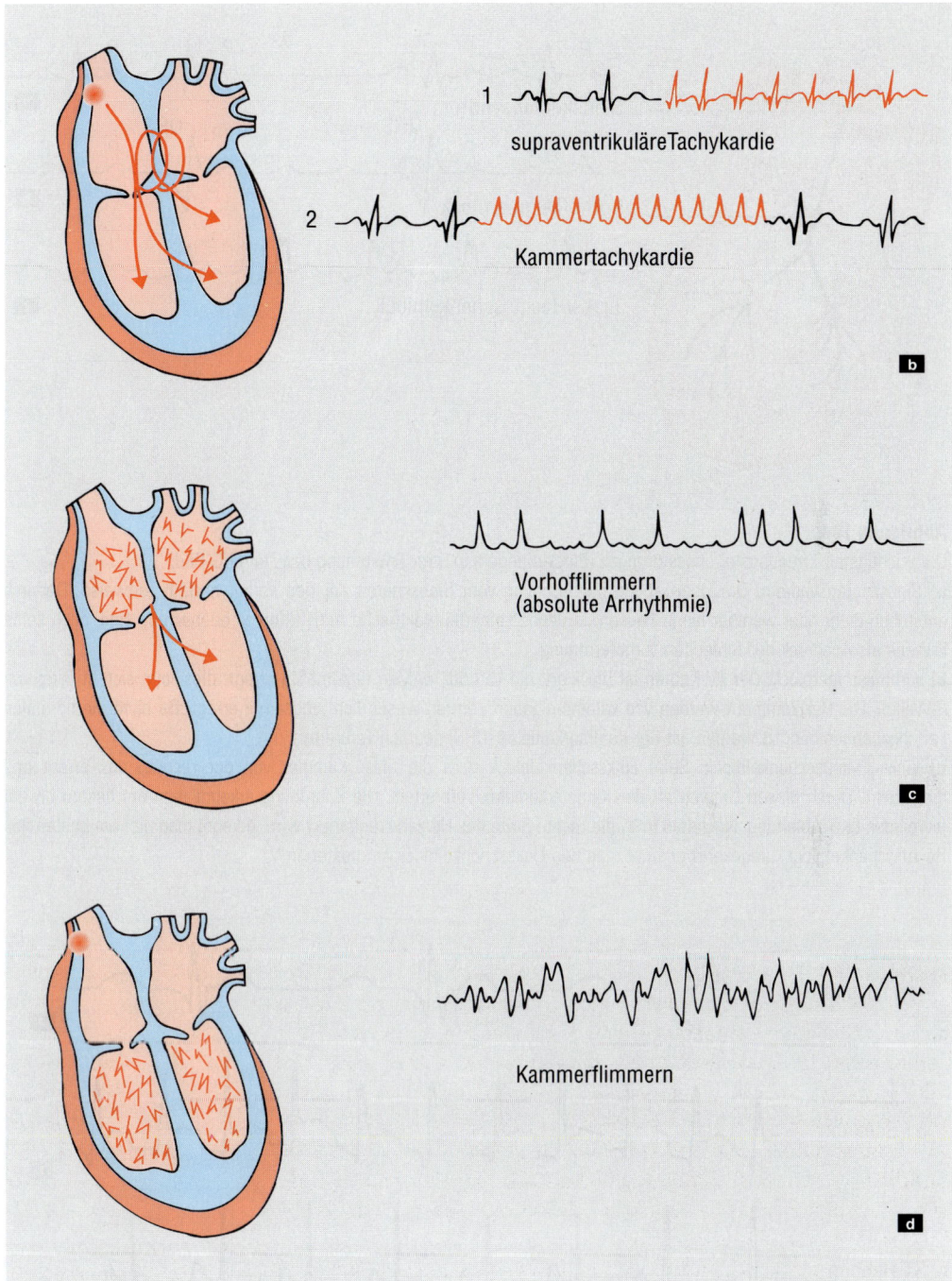

1 supraventrikuläreTachykardie

2 Kammertachykardie

b

Vorhofflimmern
(absolute Arrhythmie)

c

Kammerflimmern

d

**c)** Vorhofflimmern: Der Vorhof flimmert in sich. Die Flimmerwellen sind in der Grundlinie des EKGs erkennbar. Die Erregungen werden sehr unregelmäßig auf die Kammern übergeleitet, es entsteht eine völlige Unregelmäßigkeit (absolute Arrhythmie).

**b)** Kammerflimmern: Die Herzkammern flimmern in sich, es finden sich völlig unregelmäßige Zacken.

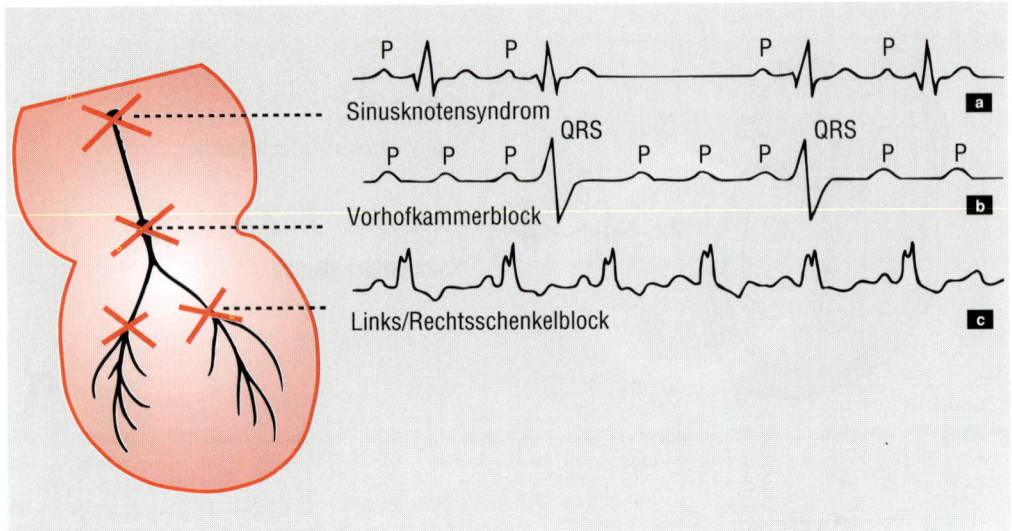

**Abbildung 10-8:**

Die wichtigsten Erregungsleitungsstörungen (Blockierungen) in ihrer Entstehung bzw. im EKG-Bild.

**a)** Sinusknotensyndrom: Die Übertragung der Erregung vom Sinusknoten auf den Vorhof entfällt zeitweise. Dadurch entstehen mehr oder weniger lange Pausen, in denen keinerlei elektrische Aktivitäten zu beobachten sind, auch keine P-Welle als Ausdruck der fehlenden Vorhoferregung.

**b)** Vorhofkammerblock: Der AV-Knoten ist blockiert, die Vorhöfe werden regelmäßig erregt, dies zeigt sich in Form von P-Wellen. Die Herzkammern werden von kammereigenen Zentren wesentlich langsamer erregt. Da nicht die normalen Leitungsbahnen benutzt werden, ist der Kammerkomplex (QRS) deutlich verbreitert.

**c)** Links-/Rechtsschenkelblock: Beim Linksschenkelblock wird die linke Kammer von der rechten aus erregt und umgekehrt. Durch diesen Umweg ist der Kammerkomplex verbreitert. Die Zuordnung erkennt man am besten an der jeweiligen EKG-Ableitung. Nachdem in $V_1$ die rechte Seite des Herzens registriert wird, erkennt man hier am besten den Rechtsschenkelblock, umgekehrt erkennt man den Linksschenkelblock am besten in $V_6$.

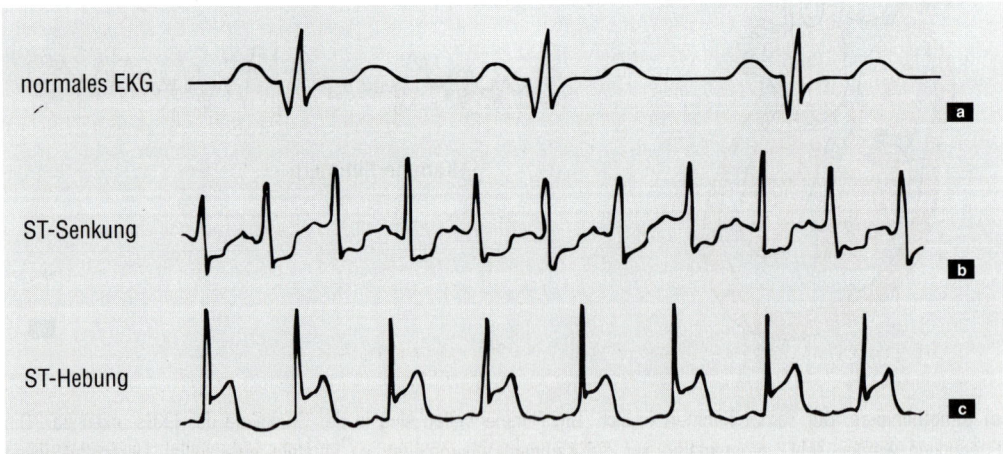

**Abbildung 10-9:**

Typische Rückbildungsstörungen.

**a)** Normales EKG; **b)** ST-Senkung; **c)** ST-Hebung.

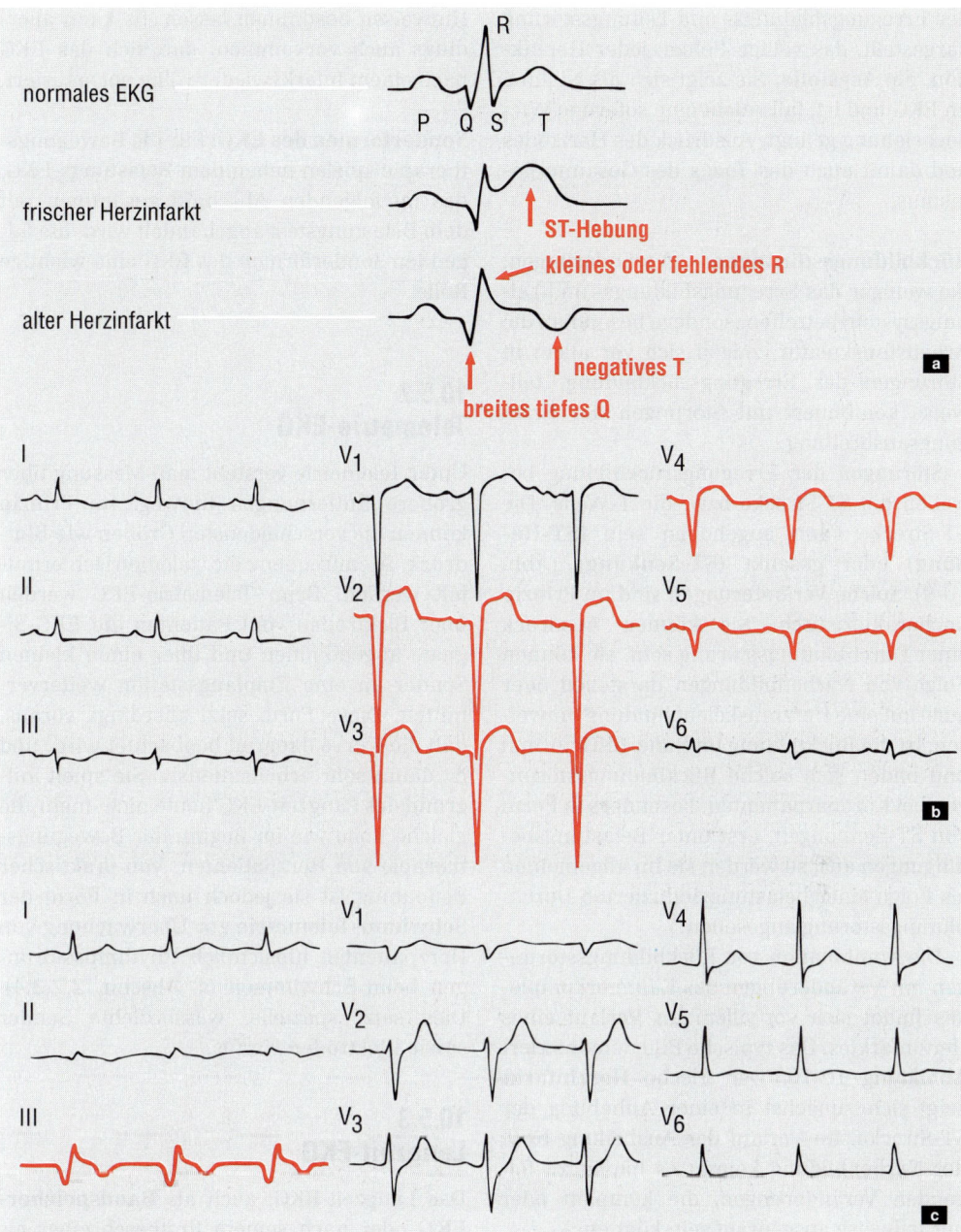

**Abildung 10-10:**

Darstellung des Herzinfarktes im EKG. Teil a zeigt die Entwicklung des Herzinfarkts.

**a)** Den frischen Herzinfarkt erkennt man an der Anhebung der ST-Strecke. Ein alter Herzinfarkt zeigt sich in einem verbreiterten Q, einem häufig verkleinerten R und einer negativen T-Welle. Diese Veränderungen können, müssen aber nicht, nach einem durchgemachten Herzinfarkt erhalten bleiben. Die Zuordnung erfolgt aufgrund der EKG-Ableitung.

**b)** Der ältere Vorderwandinfarkt ist gut erkennbar in den Brustwandableitungen. Durch Vergleich mit dem Normalbild (s. Abb. 10-6) läßt sich erkennen, daß an der Vorderwand die R-Zacken bis $V_5$ verschwunden sind.

**c)** Der durchgemachte Hinterwandinfarkt zeigt sich vor allem durch Veränderungen in der Ableitung III.

der Erregungsbildungs- und Leitungsstörung dargestellt, das völlige Fehlen jeder Herzaktion, die **Asystolie.** Sie zeigt sich als Nullinie im EKG und ist, falls nicht eine sofortige Wiederbelebung gelingt, Ausdruck des Herztodes und damit auch des Todes des Gesamtorganismus.

**Rückbildungsstörungen.** Veränderungen, die weniger das Erregungsbildungs- und Leitungssystem betreffen, sondern besonders die Arbeitsmuskulatur, zeigen sich vor allem in Störungen der Erregungsrückbildung, teilweise kombiniert mit Störungen der Erregungsausbreitung.

Störungen der Erregungsrückbildung betreffen die ST-Strecke bzw. die T-Welle. Die ST-Strecke kann angehoben sein **(ST-Hebung)** oder gesenkt **(ST-Senkung)** (Abb. 10-9). Solche Veränderungen sind im Prinzip uncharakteristisch. Sie können Ausdruck einer Durchblutungsstörung sein, sie können Folge von Narbenbildungen darstellen oder auch auf eine Herzmuskelentzündung hinweisen. Ist die Rückbildung im Ruhe-EKG normal und bilden sich solche Rückbildungsstörungen bei Koronarpatienten, besonders in Form von ST-Senkungen, erst unter Belastungsbedingungen aus, so werden sie im allgemeinen als Folge einer belastungsinduzierten Durchblutungsstörung angesehen.

Die Kombination von Rückbildungsstörungen mit Veränderungen des Kammerkomplexes findet sich vor allem im Verlauf eines Herzinfarktes. Das typische Bild demonstriert Abbildung 10-10. Der frische **Herzinfarkt** zeigt sich zunächst in einer Anhebung der ST-Strecke. Im Verlauf der Ausheilung bzw. der Narbenbildung kommt es häufig zu folgenden Veränderungen, die komplett oder nur teilweise ausgeprägt sein können:
– Der Kammerkomplex verändert sich durch eine Vertiefung der Q-Zacke **(Nekrose-Q),** oder es kommt sogar zu einem völligen Verschwinden der R-Zacke **(R-Verlust).**
– Die T-Welle wird negativ.
Diese Veränderungen können als Narbenzustand im EKG-Bild erhalten bleiben und die Lage des Infarktes nach den oben gegebenen Hinweisen bestimmen lassen. Es kann allerdings auch vorkommen, daß sich das EKG nach einem Infarkt wieder völlig normalisiert.

**Sonderformen des EKG:** Für die Bewegungstherapie spielen neben dem Belastungs-EKG, das im folgenden Abschnitt zusammen mit dem Belastungstest abgehandelt wird, die folgenden Sonderformen des EKG eine wichtige Rolle.

## 10.5.2
## Telemetrie-EKG

Unter Telemetrie versteht man Messung über größere Entfernungen hinweg. Im Prinzip können die verschiedensten Größen wie Blutdruck, Atemfrequenz etc. telemetrisch ermittelt werden. Beim Telemetrie-EKG werden über Elektroden vom Patienten die EKG-Signale abgenommen und über einen kleinen Sender an eine Empfangsstation weitervermittelt. Diese Form setzt allerdings voraus, daß die Kurve dauernd beobachtet wird, und ist damit sehr arbeitsintensiv. Sie spielt aufgrund des Langzeit-EKG heute nicht mehr die gleiche Rolle wie im Beginn der Bewegungstherapie von Herzpatienten. Von praktischer Bedeutung ist sie jedoch noch in Form der **Schwimm-Telemetrie** zur Überwachung von Herzpatienten hinsichtlich Rhythmusstörungen beim Schwimmen (s. Abschn. 2.7.2.4). Dies setzt spezielle, wasserdichte Sender sowie Elektroden voraus.

## 10.5.3
## Langzeit-EKG

Das Langzeit-EKG, auch als **Bandspeicher-EKG** oder nach seinem Erstbeschreiber als **Holter-EKG** bezeichnet, nimmt heute in der Untersuchung von Herzpatienten einen wichtigen Platz ein (Abb. 10-11). Dabei werden eine oder zwei EKG-Ableitungen ständig auf eine übliche Tonbandkassette aufgenommen. Die Speicherkapazität reicht bei den meisten Geräten für 24 Stunden aus. Es handelt sich um bipolare Ableitungen, wobei meist eine

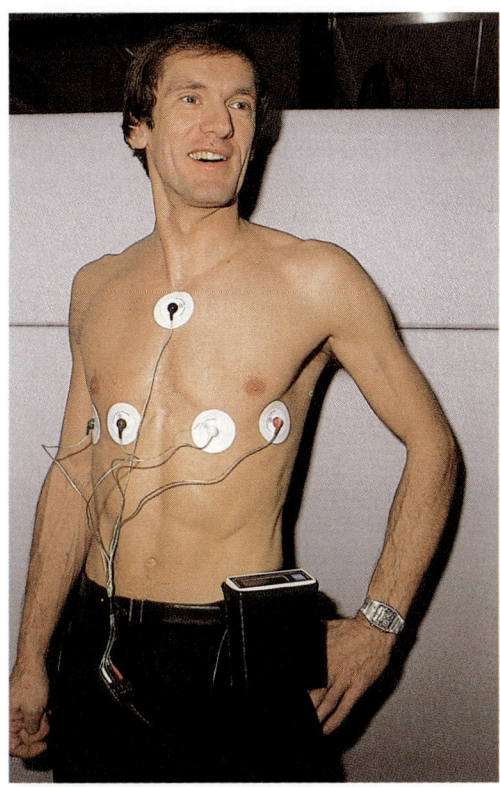

**Abbildung 10-11:**
Anlage eines Langzeit-EKGs. Es werden Elektroden an der Brustwand befestigt, die die EKG-Kurve aufnehmen und zu einem Bandspeicher führen. Hier wird die EKG-Kurve über 24 Stunden auf einem üblichen Tonband gespeichert, das hinterher mittels eines Computers ausgewertet wird.

Elektrode auf dem oberen Ende des Brustbeins, die andere über der Herzspitze befestigt wird.

Die Auswertung erfolgt über eine Computeranalyse. Die Ergebnisse liefern eine Ausschreibung der Herzfrequenz, die auch eine lückenlose Frequenzkurve während einer Übungsstunde zuläßt. Der Computer ist in der Lage, Rhythmusstörungen zu analysieren, Art und Häufigkeit der Arrhythmien werden ausgedruckt.

Eine Neuentwicklung sind Geräte, mit denen sich auch Rückbildungsstörungen feststellen lassen. Dies war durch die Verzerrung der EKG-Kurve bei der Bandspeicheraufzeichnung mit älteren Geräten nicht möglich.

Neuere Untersuchungen mit solchen modernen Geräten haben gezeigt, daß bei vielen Patienten im Laufe des Tages Durchblutungsstörungen auftreten, die von ihnen nicht bemerkt werden **(stumme Myokardischämie).** Untersuchungen mit der Bandspeichertechnik haben ferner ergeben, daß bei fast allen Herzpatienten irgendwann mehr oder minder schwere Rhythmusstörungen auftreten. Der Bewegungstherapeut, der die Gelegenheit hat, mit solchen Geräten zu arbeiten, erhält hierdurch optimale Informationen über die Belastung seines Patienten während der Sportstunde sowie über eventuelle Gefährdungen durch vom Patienten nicht bemerkte Rhythmus- bzw. Durchblutungsstörungen. Ein Beispiel für ein solches Bandspeicher-EKG zeigt Abbildung 10-12.

# 10.6 Belastungsuntersuchung

## 10.6.1 Belastungsformen

Eine sinnvolle Bewegungstherapie, die mit einem möglichst geringen, vertretbaren Risiko für den Patienten unter Berücksichtigung der krankheitsbedingten Einschränkungen der Belastbarkeit zu einem opitmalen Therapieerfolg führt, setzt eine sorgfältig durchgeführte Belastungsuntersuchung voraus. Die Belastungsuntersuchung ist daher das Rückgrat der Bewegungstherapie. Belastungsuntersuchungen werden in sehr unterschiedlicher Form durchgeführt, beispielsweise in Form von Kniebeugeuntersuchungen, Stufentests, Laufbanduntersuchungen etc. Hierzu muß auf die Spezialliteratur verwiesen werden.

Im Bereich der Bewegungstherapie hat sich in Deutschland, wie überhaupt in Europa, weitgehend die **Fahrradergometrie** durchgesetzt, auf die daher ausschließlich Bezug genommen werden soll.

In den USA wird dagegen vorwiegend die **Laufbanduntersuchung** ausgeführt. Hierfür

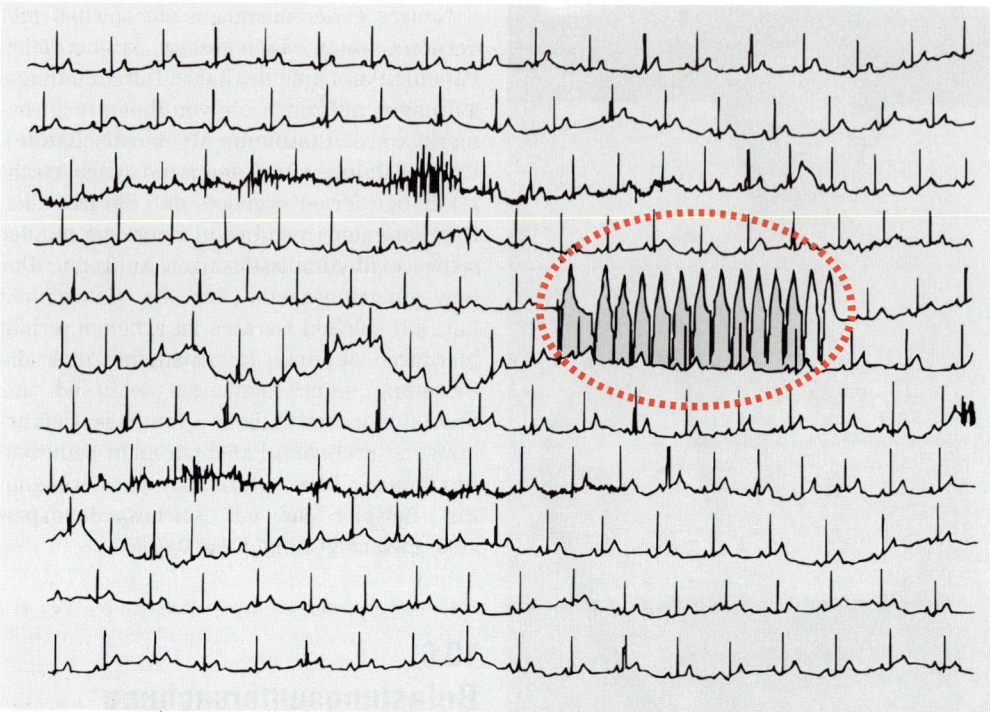

**Abbildung 10-12:**
Beispiel eines auffälligen Ereignisses in einem Langzeit-EKG. In der 5. Zeile findet sich eine Salve von 14 Kammerextrasystolen, die vom Patienten nicht bemerkt wurde.

werden vor allem physiologische Argumente angeführt. Das Laufen stellt eine natürlichere Belastungsform dar als Radfahren. Auf dem Laufband ist durch die größere eingesetzte Muskelmasse eine bessere Ausbelastung erreichbar. Die Bedingungen der Untersuchung im Rahmen der Bewegungstherapie werden jedoch überwiegend von pathologischen Gegebenheiten und erst in zweiter Linie aus physiologischen Gesichtspunkten heraus bestimmt.

Bei der Fahrradergometrie läßt sich ein qualitativ wesentlich besseres Belastungs-EKG erreichen. Die wichtige Messung des Blutdrucks ist während der Belastung am Laufband im Gegensatz zur Fahrradergometrie nicht möglich.

Die Fahrradergometrie kann **im Sitzen** (s. Abb. 10-13) oder **im Liegen** ausgeführt werden. Die Untersuchung im Liegen hat den Vorteil einer guten Stabilisierung des Ober-

körpers mit besseren Registrierbedingungen, insbesondere können invasive Untersuchungen, wie Einschwemmkatheter (Abschn. 10.10), besser ausgeführt werden. Aus diesem Grund wird die Untersuchung im Liegen häufig von Kardiologen bevorzugt. Auf der anderen Seite hat die Belastung im Liegen den Nachteil, daß die Pedalen nur mit der Muskelkraft getreten werden können, das Körpergewicht kann nicht zur Unterstützung eingesetzt werden. Es ist daher ein größerer Krafteinsatz erforderlich. Da gerade beim älteren Menschen oft die Muskelkraft den limitierenden Faktor in der Belastungsuntersuchung darstellt, verstärkt sich dieser Nachteil bei der Untersuchung im Liegen. Aus diesem Grund hat sich in der Praxis weitgehend die Untersuchung im Sitzen durchgesetzt.

Prinzipiell unterscheiden sich die Belastungsreaktionen im Liegen nur wenig von denen im Sitzen. Die Belastungspulsfrequenz

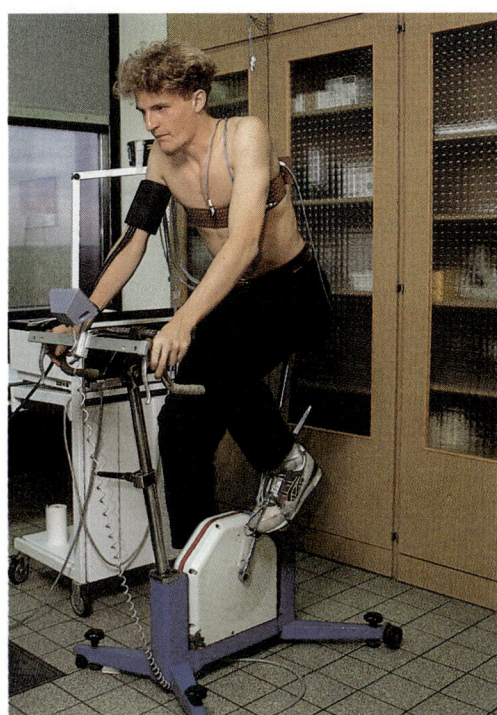

**Abbildung 10-13:**
Durchführung eines Belastungs-EKGs.

ist im Liegen einige Schläge tiefer, der Blutdruckanstieg ist höher. Wegen des größeren Krafteinsatzes entspricht jedoch eine gleiche objektive Leistung im Liegen einer höheren Belastung bei Fahrradergometrie im Sitzen. Der Unterschied kann für praktische Zwecke mit ca. 25 Watt angenommen werden.

## 10.6.2
## Technische Ausrüstung der Belastungsuntersuchung

Fahrradergometer, EKG-Gerät, Blutdruckmeßgerät und Notfallausrüstung sind die technischen Komponenten einer Belastungsuntersuchung. Bei den **Fahrradergometern** werden drehzahlabhängige und drehzahlunabhängige unterschieden. Die drehzahlabhängigen Geräte sind im Anschaffungspreis billiger. Bei ihnen ist der Widerstand einstellbar. Verschiedene Tretgeschwindigkeiten bedeuten unterschiedliche Leistungen. Bei den elektrisch gebremsten, drehzahlunabhängigen Geräten wird die Leistung eingestellt. Ähnlich wie beim „richtigen Fahrradfahren" sinkt der Widerstand, wenn man schneller tritt, und umgekehrt.

Als **EKG-Geräte** verwendet man heute meist Dreikanalgeräte, also Geräte, die die gleichzeitige Aufzeichnung von drei Ableitungen erlauben. Ausgewertet werden überwiegend die Ableitung $V_2$, $V_4$ und $V_6$. Die als Nullpunkt erforderlichen Extremitätenableitungen (s. Abschn. 10.5.1) werden am Rücken untergebracht (Abb. 10-13). Da es sich dabei um eine Ableitung im Kreis handelt, ergibt sich auch hier ein „künstlicher Nullpunkt". Vor allem in Kliniken werden teilweise aber auch mehr Ableitungen, die Ableitung $V_1$–$V_6$ oder Extremitätenableitungen, verwendet.

Der **Blutdruck** wird in der Belastungsuntersuchung indirekt nach dem Prinzip von RIVA-ROCCI gemessen (Abschn. 10.3). Da während einer Ergometrie zahlreiche Druckmessungen notwendig sind, verwendet man zur technischen Erleichterung meistens halbautomatische Meßsysteme, bei denen der Manschettendruck über eine Motorpumpe erzeugt wird und die Registrierung der Korotkow-Geräusche über ein in die Manschette eingelassenes Mikrophon erfolgt.

Ebenso wie bei der Bewegungstherapie können auch während der Belastungsuntersuchung **Zwischenfälle** auftreten. Da die Untersuchung unter direkter Überwachung des Patienten durch Blutdruckmessung und EKG geschieht, sind solche Zwischenfälle allerdings überaus selten. Trotzdem handelt es sich hierbei um eine Untersuchung mit einem gewissen Risiko, die unter der Verantwortung eines Arztes durchgeführt werden muß und nicht durch den Bewegungstherapeuten allein geschehen darf. Je nach Schwere des Krankheitsbildes und der Qualifikation des Untersuchungspersonals sollte daher stets ein Arzt anwesend oder zumindest augenblicklich erreichbar sein. Entsprechende **medizinische Notfallgeräte,** einschließlich eines Defibrillators, müssen verfügbar sein. Im einzelnen werden diese in Abschnitt 11.3.3 beschrieben. Nach der heutigen Rechtslage ist davon auszugehen, daß für einen tödlichen Zwischenfall während einer Belastungsuntersuchung, bei der die notwendigen Sicherheitsvoraussetzungen nicht erfüllt waren, aus juristischer Sicht ein Kunstfehler anzunehmen ist bzw. daß es zu einer Verurteilung wegen fahrlässiger Tötung kommen kann.

### 10.6.3
## Durchführung eines Belastungstests

Das **Belastungsschema** sollte möglichst einheitlich eingehalten werden. Dies ist aus der Sicht der Bewegungstherapie dringend zu fordern, um eine Vergleichbarkeit der Aussagen von Belastungsuntersuchungen zu erreichen. Leider wird gegen diese Forderung in der Praxis häufig verstoßen. Viele Untersucher verwenden unterschiedliche Belastungsprotokolle und variieren diese auch noch je nach einer vorher willkürlich angenommenen Belastbarkeit ihres Patienten. Da das Ergebnis einer Belastungsuntersuchung vom Belastungsverfahren abhängig ist, verlieren die Aussagen ihre Vergleichbarkeit, nicht nur die Ergebnisse der einzelnen Untersucher untereinander, sondern auch die Ergebnisse für den einzelnen Patienten im Längsschnittvergleich.

Die Bewegungstherapie wird häufig in Gruppen durchgeführt, denen Patienten von verschiedenen Untersuchern zugewiesen werden.

Der Bewegungstherapeut ist daher dringend auf eine korrekte und möglichst einheitliche Durchführung der Belastungsuntersuchung angewiesen.

In der Praxis findet es sich leider immer wieder, daß viele Untersucher mit variablen Eingangsstufen beginnen oder etwa bei der Leistung von 75 Watt den Test beenden, da dies „für die ambulante Herzgruppe ausreicht". Für die Bewegungstherapie ist es jedoch wichtig zu wissen, ob der Patient wirklich nur 75 Watt leisten kann oder etwa in der Lage ist, 200 Watt zu leisten. Um hier zu einer Vereinheitlichung zu kommen, wurden vom Deutschen Sportärztebund in Zusammenarbeit mit der Deutschen Arbeitsgemeinschaft für kardiale Prävention und Rehabilitation und anderen wichtigen medizinischen Organisationen Empfehlungen für ein Belastungsschema herausgegeben, die auf positiven praktischen Erfahrungen beruhen:

- Die Eingangsbelastung beträgt 25 oder 50 Watt.
- Sie wird alle 2 Minuten um weitere 25 Watt, bis zum Auftreten von Abbruchkriterien, gesteigert.
- In jeweils der zweiten Hälfte jeder zweiten Belastungsminute werden Herzfrequenz, Blutdruck und EKG registriert.

Die Abbruchkriterien sind:

**Subjektive Erschöpfung und Beschwerden,** speziell Angina pectoris, also Herzbeschwerden, und Atemnot. Die Angabe von Angina pectoris ist auch dann ernst zu nehmen, wenn sich nicht gleichzeitig im EKG Veränderungen nachweisen lassen. Die Angabe von Atemnot kann auf ein beginnendes Herzversagen hinweisen, sie kann aber auch ein wichtiger Hinweis für eine Durchblutungsstörung des Herzmuskels sein (Angina-pectoris-Äquivalent).

**Rückbildungsstörungen im Belastungs-EKG** (Abb. 10-14). Sie treten in Form von ST-Senkungen oder ST-Hebungen auf. Meistens weisen sie auf Durchblutungsstörungen des Herzmuskels hin. Sie sind jedoch im Prinzip unspezifisch und müssen vom Arzt interpretiert werden. Sie können auch bei gesunden Herzen oder unter dem Einfluß von Medikamenten, speziell Digitalis, auftreten und werden dann als **falsch positiv** bezeichnet.

Wenn eine koronare Herzkrankheit vorliegt, sind Rückbildungsstörungen im allgemeinen als Ausdruck einer unter Belastung zunehmenden Durchblutungsstörung anzusehen. Bei ST-Senkungen von 0,2 Millivolt (mV), bei üblicher Verstärkung also 2 Millimeter (mm), muß die Belastung im allgemeinen abgebrochen werden.

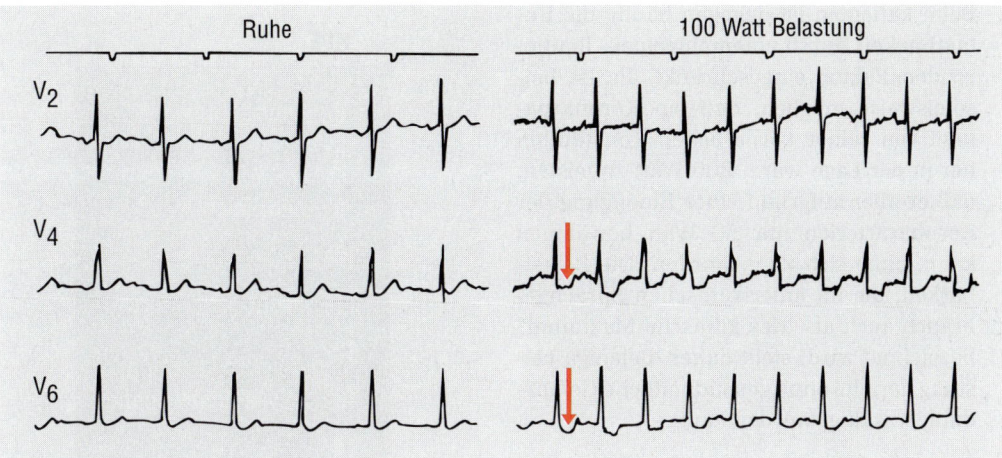

**Abbildung 10-14:**
Rückbildungsstörungen im Belastungs-EKG. Bei dem 54jährigen Patienten nach Herzinfarkt findet sich in Ruhe (links) ein normales EKG. Bei 100 Watt ist in $V_4$ und in $V_6$ eine deutliche ST-Senkung zu beobachten, die mit Pfeilen markiert wurde.

**Ernsthafte Rhythmusstörungen.** Rhythmusstörungen unter Belastung sind häufig. Bei einzelnen, gleichförmigen (monomorphen) Extrasystolen muß nicht abgebrochen werden. Treten verschiedenförmige (polymorphe) Extrasystolen auf, besonders auch solche in Form von Ketten, wie Couplets oder Salven (Abschn. 7.2.1), ist die Belastung abzubrechen.

**Atypisches Blutdruckverhalten.** Der Blutdruck kann unter Belastungsbedingungen zu hoch ansteigen. Die Bewertung ist hierbei von den klinischen Voraussetzungen abhängig. Für jugendliche Sportler mit Hochdruck, bei denen keine sekundären Gefäßveränderungen zu erwarten sind (s. Abschn. 6.4.1.4), stellen solche überhöhten Druckanstiege keinen Abbruchgrund dar. Bestehen jedoch bereits Herz-Kreislauf-Schädigungen, etwa ein Zustand nach Herzinfarkt oder Schlaganfall, so sollte die Belastung abgebrochen werden, wenn der systolische Blutdruck 230, der diastolische 120 mmHg überschreitet.

**Ein zu geringes Ansteigen des Belastungsblutdrucks** stellt ebenfalls einen wichtigen Abbruchgrund dar, besonders dann, wenn der Blutdruck trotz weiter steigender Belastungsintensität nicht mehr zunimmt, sondern sogar abfällt. Hierin drückt sich ein beginnendes Herzversagen aus.

## 10.6.4
## Leistungsfähigkeit/Belastbarkeit

Die Belastungsuntersuchung liefert die Voraussetzung für die Durchführung der Bewegungstherapie. Aus diesem Grund ist es für den Bewegungstherapeuten absolut notwendig, die Ergebnisse interpretieren zu können. Die Belastungsuntersuchung liefert wichtige Informationen über Belastbarkeit, Gesundheit bzw. gesundheitliche Gefährdungen des Patienten während sportlicher Aktivität. Um die durch den Test dokumentierte Belastbarkeit bewerten zu können, muß sie mit den **altersentsprechenden Normwerten** der Leistungsfähigkeit verglichen werden.

Die Begriffe Leistungsfähigkeit und Belastbarkeit dürfen in diesem Zusammenhang nicht synonym verwendet werden.

– Unter **Leistungsfähigkeit** versteht man die Leistungsfähigkeit des gesunden Menschen, die dadurch gekennzeichnet ist, daß die energiebereitstellenden Systeme, also Kreislauf und Stoffwechsel, harmonisch ihre Leistungsgrenze erreichen.

– Beim Patienten ist dagegen häufig die **Belastbarkeit** durch einen einzelnen, limitierenden Faktor eingeschränkt. Es ist beispielsweise möglich, daß ein Koronarpatient von seiner körperlichen Konstitution her in der Lage wäre, 200 Watt zu leisten, daß er aber aufgrund einer Einengung der Koronararterien nur 50 Watt bewältigen kann, ohne sich zu gefährden. Die Belastbarkeit, die im amerikanischen Sprachgebrauch auch als „das klinische Maximum" bezeichnet wird, stellt daher diejenige Leistung dar, die ohne gesundheitliche Gefährdung bewältigt werden kann.

Die Beurteilung der normalen **maximalen Leistungsfähigkeit** setzt voraus, daß ein Maximaltest durchgeführt wurde, bei dem der Patient bis an seine maximale Leistungsgrenze heran gefordert wird und nicht aus anderen Gründen (fehlender Leistungswille, mangelnde Muskelkraft, klinische Abbruchgründe wie ST-Senkungen im EKG) den Test vorzeitig beendet. Als Kriterium hierfür wird bei normaler Pulsfrequenzregulation im allgemeinen das Erreichen einer **Herzschlagzahl von mindestens 200 minus Lebensalter** angenommen.

Unter dieser Voraussetzung beträgt die normale Leistungfähigkeit des untrainierten Mannes im Alter von 20–30 Jahren 3 Watt/kg Körpergewicht. Sie verschlechtert sich mit jedem Lebensjahr oberhalb von 30 um etwa 1% oder 10% pro Lebensdekade.

Die Leistungsfähigkeit der Frau kann aufgrund ihres geringeren Muskelanteils mit 2,5 Watt/kg Körpergewicht angenommen werden. Der altersbedingte Leistungsabfall ist geringer ausgeprägt, er liegt bei 0,8% pro Lebensjahr oder 8% pro Dekade.

**Beispiele:** Die normale Leistungsfähigkeit eines 70 Kilogramm schweren Mannes im Alter von 50 Jahren liegt somit bei 3 x 70 = 210 Watt minus 20%, also bei ca. 170 Watt.

Eine Frau im Alter von 50 Jahren, die 60 Kilogramm wiegt, sollte 2,5 x 60 = 150 Watt abzüglich 16% (ca. 25 Watt), also 125 Watt leisten können.

An diesen Normwerten orientiert sich die

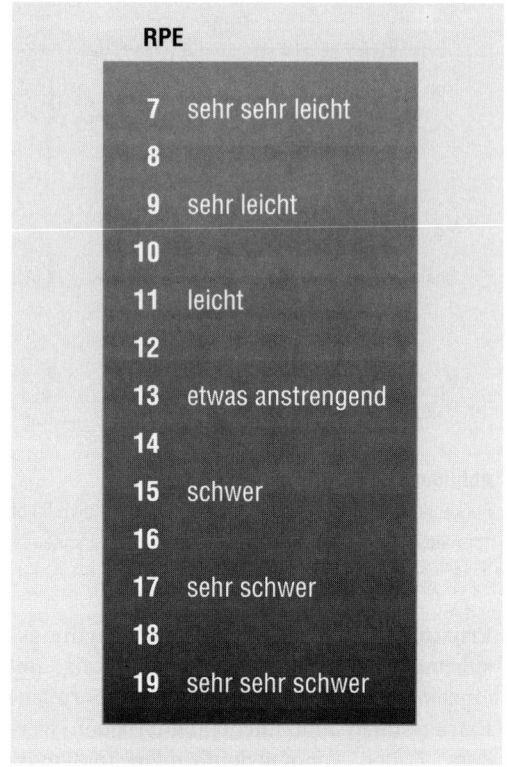

**Tabelle 10.1: Skala des subjektiven Belastungsempfindens nach Borg**

Beurteilung der Belastbarkeit des Patienten. Bei ihm ist das Erreichen eines maximalen Leistungswertes allerdings häufig nicht aufgrund der Herzfrequenz beurteilbar, da diese oft durch Medikamente (besonders Betablokker, Abschn. 9.2.3.3) oder durch eine krankheitsbedingte Störung der Sinusknotenfunktion verändert sein kann. Hier muß man auf andere Ausbelastungskriterien zurückgreifen. Als optimal haben sich hierzu Stoffwechselparameter erwiesen, beispielsweise die Bestimmung der Milchsäurekonzentration im Blut. Da diese in der Praxis im allgemeinen nicht zur Verfügung stehen, kann auch auf andere, davon abgeleitete Kriterien zurückgegriffen werden, wie die deutlich verstärkte Atmung (s. Abschn. 2.3.3).

Bewährt hat sich auch die subjektive Bewertung der Belastungsintensität durch den Patienten selbst nach der **Borg-Skala** (Tab. 10-1). Hierbei bewertet der Patient sein Belastungsempfinden (*Received Perception of Exertion,* RPE) mit RPE-Werten zwischen 7 und 19. Diesen Zahlen sind sprachliche Inhalte zugeordnet, von „sehr, sehr leicht" bis „sehr, sehr schwer". Der Patient kann das subjektive Belastungsempfinden verbal oder in Zahlen ausdrücken. Die Zahlen entsprechen der ungefähren Herzfrequenz dividiert durch 10, die dem subjektiven Belastungsempfinden im Durchschnitt zuzuordnen ist. Eine Belastung, die die Herzfrequenz nur auf 70 ansteigen läßt (RPE-Wert 7), wird im allgemeinen als „sehr, sehr leicht" empfunden; eine Belastung, die die Herzfrequenz auf 130 ansteigen läßt (RPE-Wert 13), als „etwas anstrengend" und eine Belastung, die die Herzfrequenz auf 190 pro Minute steigert (RPE-Wert 19) als „sehr, sehr schwer".

Ein Patient kann dann als ausreichend belastet gelten, wenn er die Belastung als schwer empfindet entsprechend RPE = 15. Es muß jedoch darauf hingewiesen werden, daß es sich hierbei um eine subjektive Bewertungsskala handelt. Eine Reihe von Patienten neigt aus Ängstlichkeit zu Übertreibungen oder umgekehrt aus übertriebenem Leistungsbewußtsein zu Untertreibungen. Die subjektive Bewertung ist daher gleichzeitig durch die Beobachtung des Patienten, speziell seiner Atmung, zu kontrollieren.

Aufgrund der ausgeführten normalen Leistungswerte kann die Belastbarkeit des Patienten eingeordnet werden. Die normale Leistungsfähigkeit eines 50- bis 60jährigen Mannes mit drei Dekaden über dem „Idealalter" von 20–30 Jahren liegt somit bei 3 Watt/kg Körpergewicht minus 30%, also bei ungefähr 2 Watt/kg. Für einen Herzinfarktpatienten im Alter von 55 Jahren, der 75 Kilogramm wiegt, kann eine „normale Leistungsfähigkeit" also dann angenommen werden, wenn er beispielsweise 150 Watt ohne Probleme bewältigen kann.

Im physiologischen Bereich werden häufig auch Bewertungskriterien verwendet, bei denen keine maximale Ausbelastung erforderlich ist, beispielsweise die **PWC** (*Physical Working Capacity*). $PWC_{130}$ bedeutet diejenige Leistungsfähigkeit, die bei einer Pulsschlagzahl von 130 besteht. Da die Pulsfrequenz selten genau auf einer Belastungsstufe erreicht wird, wird dieser Wert aus den Belastungsstufen mit der jeweils darüber bzw. darunter liegenden Herzfrequenz interpoliert. Die normale Leistungsfähigkeit bei einem Puls von 130 pro Minute beträgt für den Mann, unabhängig vom Lebensalter, 1,5, für die Frau 1,25 Watt/kg Körpergewicht. Dieses Verfahren setzt allerdings eine normale Pulsfrequenzregulation voraus. Da dies aus den oben genannten Gründen bei Herzpatienten oft nicht mehr der Fall ist, soll hierauf nicht weiter eingegangen werden. Wir verweisen auf die spezielle Literatur zur Ergometrie.

## 10.6.5
## Umsetzung der Leistungsdaten in die Praxis

Die Belastungsuntersuchung liefert die Grundlagen zur Verwirklichung des **Prinzips der dosierten und kontrollierten Belastung** im Rahmen der Bewegungstherapie.

Bei physiologischer Kreislaufregulation ist diese Festlegung verhältnismäßig einfach: Aus dem stufenförmig ansteigenden Belastungstest wird diejenige Belastungsintensität ermittelt, die einer **Herzfrequenz von 180 minus Lebensalter,** also dem Bereich der aerob-anaeroben Schwelle (Abschn. 2.1), entspricht. Da diese Herzfrequenz selten genau auf einer Stufe erreicht wird, kann entsprechend interpoliert werden. Ein 40jähriger sollte etwa bei einer Herzfrequenz von 140 pro Minute trainieren. Wird von ihm z. B. bei 150 Watt eine Herzfrequenz von 130 erreicht, bei 175 Watt eine Herzfrequenz von 155, so liegt die Trainingsbelastung bei ca. 160 Watt, die Kontrollfrequenz bei 140.

Bei den meisten Herz-Kreislauf-Patienten werden diese Verhältnisse dadurch kompliziert, daß in zahlreichen Fällen die Belastbarkeit krankheitsbedingt geringer ist als die Schwellenintensität und/oder weil die physiologische Frequenzregulation durch krankheitsbedingte Prozesse bzw. durch medikamentöse Behandlung verändert ist. In solchen Fällen muß die aerob-anaerobe Schwelle aus anderen, metabolischen, respiratorischen oder subjektiven Parametern ermittelt werden, die entsprechende Herzfrequenz wird dann zugeordnet. An objektiven Parametern könnte die Laktatbestimmung zur Anwendung kommen, oder es könnten im Rahmen einer Spiroergometrie respiratorische Größen wie der respiratorische Quotient, die Atemfrequenz oder das Atemäquivalent benutzt werden. In der Praxis wird dies selten der Fall sein. Hier muß und kann sich der Untersucher nach der Beobachtung der Atmung bzw. dem subjektiven Belastungsempfinden, quantifiziert beispielsweise in Form der Borg-Skala, richten.

**In der Praxis sieht dies wie folgt aus:** Der Patient wird einer stufenförmigen Belastung unterzogen. Der Untersucher unterhält sich im Verlauf des Tests mit dem Patienten und beobachtet dabei die Atmung. Wenn der Patient deutlicher zu hyperventilieren beginnt, sich mit dem Untersucher also nicht mehr frei unterhalten kann, und/oder wenn er angibt, daß die Belastung den Bereich „etwas anstrengend", d. h. 13 in der Borg-Skala, überschreitet, ist der Beginn der Übersäuerung erreicht. Die vom Patienten noch ohne allzu starke Hyperventilation und mit dem Empfinden „etwas anstrengend" absolvierte Belastung wird als **Trainingsdosis** festgelegt, die dabei erreichte Herzfrequenz als **Trainingsfrequenz.** Wenn bereits vor dieser Stufe Abbruchgründe auftreten, beispielsweise überhöhter Blutdruckanstieg, Rückbildungsstörungen oder schwerwiegende Rhythmusstörungen, so muß die Trainingsdosis entsprechend niedriger festgelegt werden. Treten beispielsweise bei einem Patienten bereits bei 125 Watt Rückbildungsstörungen im EKG als Zeichen von Durchblutungsstörungen auf, so kann die zumutbare Trainingsdosis nur 100 Watt betragen, auch dann, wenn dies für diesen Patienten noch keinen trainingswirksamen Bereich darstellen sollte. Häufig läßt sich

die Belastbarkeit jedoch medikamentös verbessern. Im aufgeführten Beispiel wäre es möglich, den Patienten unter einem geeigneten koronarwirksamen Medikament erneut zu belasten, falls er nicht bereits unter einer solchen Behandlung steht. Man wird dann häufig eine bessere Belastbarkeit feststellen, die der Bewegungstherapie zugrunde gelegt werden kann.

Die Aufgabe der Bewegungstherapie besteht darin, die im Belastungstest festgestellte Belastbarkeit sinnvoll in die Trainingspraxis umzusetzen. Eine genaue Dosierung ist hier für das Laufen möglich. Die Umrechnung der fahrradergometrischen Leistung in Laufgeschwindigkeit zeigt Tabelle 10-2. Diese Umrechnung geht vom Energieverbrauch, also dem Sauerstoffbedarf, bei fahrradergometrischer Belastung bzw. beim Laufen aus. Im einzelnen wird auf die in Abschnitt 2.2 gegebenen Gleichungen verwiesen.

Im Gegensatz zur Fahrradergometrie hängt beim **Laufen** der Energieverbrauch vom Körpergewicht ab. Anders als für die gleiche Wattzahl auf dem Standfahrrad wird für die gleiche Laufgeschwindigkeit der schwerere Patient mehr Energie verbrauchen als der leichtere oder umgekehrt, er wird bei gleicher Belastbarkeit nur langsamer laufen können. Wird beispielsweise ein Koronarpatient mit einem Betablocker behandelt, der bei 125 Watt Rückbildungsstörungen bekommt, so liegt seine Belastbarkeit bei 100 Watt und einer Herzfrequenz von beispielsweise 105. Diese Belastbarkeit bedeutet für sein Körpergewicht von 70 kg nach Tabelle 10-2 eine Laufgeschwindigkeit von 110 m/min. Wiegt der gleiche Patient beispielsweise 90 kg, so bedeutet dies nur eine Laufgeschwindigkeit von 90 m/min. Dies ist dann so langsam, daß im Regelfall Laufen nicht mehr möglich ist, sondern nur noch Gehen. Aus diesem Grund ist in der Tabelle eine entsprechende Absetzung der Bereiche „Gehen" und „Joggen" bzw. „Laufen" durchgeführt worden.

Dabei ist allerdings zu berücksichtigen, daß sich gleiche Geh- und Laufgeschwindigkeit für den Energieverbrauch unterschied-

**Tabelle 10-2: Umrechnung der Leistung am Fahrradergometer in Lauf- bzw. Gehgeschwindigkeit**
(n. LAGERSTRØM). Im oberen Teil der Tabelle werden die Angaben in m/min gemacht. Dies eignet sich besonders für Therapiegruppen. Im unteren Tabellenabschnitt sind die Laufzeiten pro km wiedergegeben. Diese Art der Berechnung eignet sich besonders für Aktivitäten im Breitensport. Die Bereiche Gehen, Joggen und Laufen sind voneinander abgesetzt. Sehr niedrige Geschwindigkeiten können nicht gelaufen werden, sie bedeuten mehr oder minder schnelles Gehen.

| Watt | kg | 50 | 55 | 60 | 65 | 70 | 75 | 80 | 85 | 90 | 95 | 100 | 105 | 110 | 115 |
|---|---|---|---|---|---|---|---|---|---|---|---|---|---|---|---|
| 50 | | 95 | 90 | 85 | 80 | 75 | 70 | 70 | | | | | | | |
| 60 | | 105 | 100 | 90 | 85 | 80 | 75 | 75 | 70 | | | | | | |
| 70 | | 115 | 110 | 100 | 95 | 90 | 85 | 80 | 75 | 75 | 70 | | | | |
| 80 | | 125 | 115 | 110 | 100 | 100 | 90 | 85 | 80 | 75 | 75 | 70 | 70 | | |
| 90 | | 135 | 125 | 115 | 110 | 105 | 95 | 90 | 90 | 85 | 80 | 75 | 75 | 70 | 70 |
| 100 | | 145 | 135 | 125 | 120 | 110 | 105 | 100 | 95 | 90 | 85 | 80 | 80 | 75 | 75 |
| 110 | | 155 | 145 | 135 | 125 | 115 | 110 | 105 | 100 | 95 | 90 | 85 | 85 | 80 | 75 |
| 120 | | 165 | 155 | 140 | 135 | 125 | 120 | 110 | 105 | 100 | 95 | 90 | 90 | 85 | 80 |
| 130 | | 175 | 165 | 150 | 140 | 130 | 125 | 120 | 110 | 105 | 100 | 95 | 95 | 90 | 85 |
| 140 | | 190 | 175 | 160 | 150 | 140 | 135 | 125 | 120 | 115 | 110 | 105 | 100 | 95 | 95 |
| 150 | | 200 | 185 | 170 | 160 | 150 | 140 | 130 | 125 | 120 | 115 | 110 | 105 | 100 | 95 |
| 160 | | 205 | 190 | 175 | 165 | 155 | 145 | 140 | 130 | 125 | 120 | 115 | 110 | 105 | 105 |
| 170 | | 215 | 200 | 185 | 170 | 160 | 150 | 145 | 135 | 130 | 125 | 120 | 115 | 110 | 105 |
| 180 | | 225 | 205 | 190 | 180 | 170 | 160 | 150 | 140 | 135 | 130 | 125 | 120 | 115 | 110 |
| 190 | | 235 | 215 | 200 | 185 | 175 | 165 | 155 | 150 | 140 | 135 | 130 | 125 | 120 | 115 |
| 200 | | 245 | 225 | 205 | 195 | 180 | 170 | 160 | 155 | 145 | 140 | 135 | 130 | 125 | 120 |

☐ Gehen    ☐ Jogging    ☐ Laufen

| Watt | kg | 50 | 60 | 70 | 80 | 90 | 100 |
|---|---|---|---|---|---|---|---|
| 75 | | 8 | 9 | 10 | | — | — |
| 100 | | 7 | 8 | 9 | 10 | — | — |
| 125 | | 6 | 7 | 8 | 9 | 10 | — |
| 150 | | 5 | 6 | 7 | 8 | 8,5 | 9 |
| 175 | | 4,5 | 5,5 | 6 | 7 | 7,5 | 8 |
| 200 | | 4 | 4,5 | 5 | 6 | 6,5 | 7 |

lich auswirken. Laufen bedeutet durch die größere eingesetzte Körpermasse, beispielsweise die Mitbewegung der Arme, einen höheren Energieverbrauch als Gehen mit gleicher Geschwindigkeit. Dies kann in der Praxis der Bewegungstherapie zur Feinabstufung durch den Wechsel von Lauf- und Gehrunden ausgenutzt werden. Tabelle 10-2 gibt nur einen Orientierungsrahmen, nicht zuletzt deshalb, weil in der Umsetzung von Fahrradergometrie in Laufgeschwindigkeit auch individuelle Momente, wie Lauftechnik, hinzukommen. Dem Patienten wird „seine" Laufgeschwindigkeit vorgegeben, er kontrolliert die korrekte „Dosierung" aufgrund seiner Soll-Pulsfrequenz. Liegt die Pulsfrequenz höher als nach der Fahrradergometrie zu erwarten, muß er entsprechend langsamer laufen, und umgekehrt.

Die Umsetzung der individuellen Laufgeschwindigkeit in die Praxis ist nicht zuletzt auch ein **pädagogisches Problem.** Der Patient muß erst lernen, seine vorgegebene Laufgeschwindigkeit einzuhalten. Dieses Problem wird in der Gruppentherapie noch schwieriger als in der Einzelbehandlung, da die Gruppe dazu verführt, sich auf einen Mittelwert einzustellen. In der Gruppe wird im allgemeinen der gut belastbare Patient für seine Verhältnisse zu langsam, der schlecht belastbare zu schnell laufen. Dieses Problem läßt sich mit pädagogischen Hilfsmitteln lösen.

Von LAGERSTRØM wurde dazu der „**Dreieckslauf**" entwickelt. Hierbei werden Dreiecke mit gleicher Basis und unterschiedlichen Spitzen ausgeflaggt, deren Umfang jeweils bekannt ist. Die Patienten laufen, je nach vorgebener Laufgeschwindigkeit, in der Minute unterschiedlich große Dreiecke und kommen gemeinsam zurück (Abb. 10-15). Auf diese Weise lernen sie sich individuell zu belasten, obwohl sie in einer Gruppe laufen. Haben die

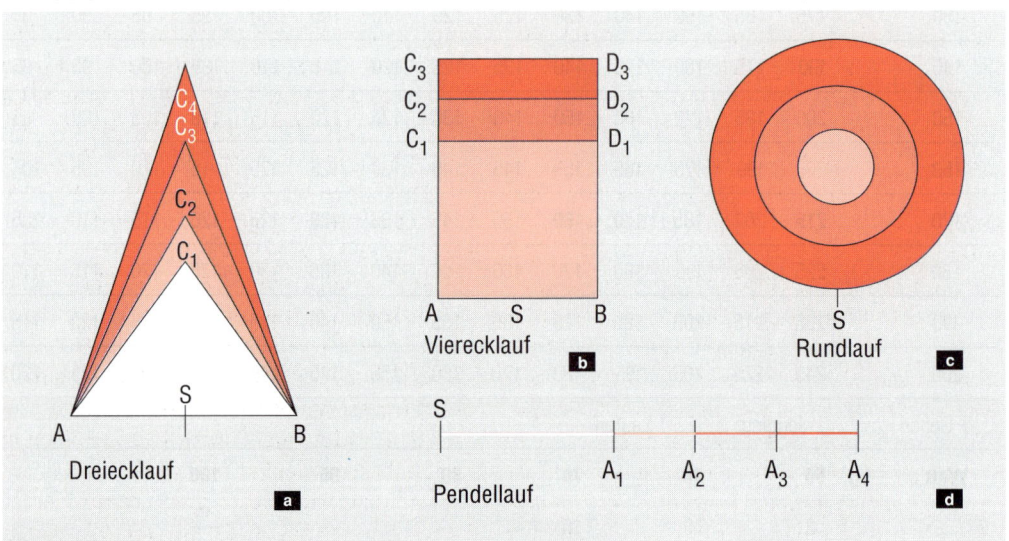

**Abbildung 10-15:**
Dreiecklauf nach LAGERSTRØM und mögliche Alternativen **(a).** Die gesamte Gruppe läuft am Startpunkt (S) los. Je nach Belastbarkeit wird ein vorgegebenes Dreieck mit unterschiedlicher Spitze ($C_1$ bis $C_4$) durchlaufen. Das Dreieck $ABC_1$ stellt beispielsweise eine Strecke von 80 m, $ABC_2$ von 90 m, $ABC_3$ von 100 m, $ABC_4$ von 110 m dar. Diese Dreiecke werden innerhalb einer Minute umrundet. Der Patient lernt auf diese Weise, in der Gruppe zu laufen und trotzdem ein indivuelles Tempo einzuhalten. Das gleiche kann auch in einem Viereck mit unterschiedlicher Kantenlänge **(b),** in Form von konzentrischen Kreisen **(c)** oder eines Pendellaufs, bei dem die Patienten unterschiedliche Strecken zwischen $A_1$ und $A_4$ laufen und auf ein Kommando gleichzeitig zurückkommen **(d),** durchgeführt werden, je nach räumlichen Gegebenheiten.

Patienten „ihr" Lauftempo erlernt, kann man auf solche Hilfsmittel verzichten.

Selbstverständlich kann dieses Dreieck auch durch andere geometrische Vorgaben ersetzt werden, je nach örtlichen Gegebenheiten, beispielsweise durch einen Pendellauf, bei dem die Patienten von einem gemeinsamen Startpunkt aus gleichzeitig loslaufen. Der gut Belastbare läuft weiter, der schlecht Belastbare kürzer. Auf ein akustisches Signal kehren sie um und kommen gemeinsam zum Ausgangspunkt zurück. Eine andere Möglichkeit wären konzentrische Kreise, wobei der schlecht belastbare Patient innen läuft, der gut belastbare außen etc. Auch ein Vierecklauf, der geometrischen Form der meisten Sporthallen angepaßt, ist selbstverständlich durchführbar (Abb. 10-15). Zur praktischen Umsetzung des Dretrecklaufs aus pädagogischer Sicht siehe auch Abschnitt 12.2.

In andere Bewegungsformen, wie beispielsweise Schwimmen, Radfahren, Skilanglauf, läßt sich die Fahrradergometrie sinnvollerweise nicht umrechnen. Hier sind nur allgemeine, durchschnittliche Vorgaben möglich. Entnimmt man beispielsweise der Tab. 2.3 einen Kalorienverbrauch von 11.3 pro Minute Brustschwimmen und geht von einer Leistung von 17 Watt pro Kalorie und Minute aus, so entsprechen 50 Meter Brustschwimmen pro Minute etwa 190 Watt. Solche Angaben hängen jedoch ungeheuer von der Bewegungstechnik und den Umwelt- bzw. apparativen Voraussetzungen ab. Ein schlechter Schwimmer kann für gleiche Schwimmgeschwindigkeit bis zum Dreifachen der Energie verbrauchen, die ein guter Schwimmer benötigt. Beim Radfahren oder Skilanglauf ist die Belastungsintensität erheblich von den Wind- bzw. Schneeverhältnissen, von der technischen Ausrüstung und dem Gelände abhängig. Hier ist eine Dosierung nur über die Herzfrequenz möglich, d. h., der Patient muß seine Belastungsintensität nach seiner Soll-Pulszahl steuern. Er sollte beispielsweise je nach Vorgabe nur so schnell schwimmen, daß die Herzfrequenz seinen Sollpuls von z. B. 110 pro Minute nicht übersteigt.

## 10.6.6
## Belastungsblutdruck

Der Messung des Blutdrucks unter Belastungsbedingungen kommt eine krankheitsdiagnostische Bedeutung zu, d. h., ein zu hohes bzw. zu niedriges Ansteigen des Blutdrucks ist für die Beurteilung krankhafter Zustände wichtig, auch für die Beurteilung krankhaft bedingter Einschränkungen der Belastbarkeit. Der Blutdruckmessung kommt jedoch grundsätzlich keine Bedeutung zur Beurteilung der physiologischen Leistungsfähigkeit zu. Der Blutdruck steigt für gleiche Belastung beim Trainierten und Untrainierten auf gleich hohe Werte an. Der Trainierte erreicht lediglich höhere Belastungsstufen und dann auch höhere Blutdruckwerte als der Untrainierte.

Bei der **Messung des Blutdrucks unter Belastungsbedingungen** kommt überwiegend der Beurteilung des systolischen Wertes Bedeutung zu. Die diastolische Druckmessung unter Belastung unterliegt leicht Fehlern. Wenn beispielsweise der Blutdruck direkt in der Arterie gemessen wird (Abb. 10-16), steigt der diastolische Wert an. Bei der indirekten Messung nach Riva-Rocci läßt sich häufig ein scheinbares Abfallen des Wertes feststellen, das jedoch nur ein Kunstprodukt darstellt. Aus diesem Grund wird im folgenden vor allem auf den systolischen Druck eingegangen. Wenn der diastolische Druck jedoch unter Belastung falsch gemessen wird, so betrifft dies vor allem einen falsch zu niedrigen Wert. Ein überhöhtes Ansteigen des diastolischen Blutdrucks über 120 mmHg muß ebenfalls als krankhaft bewertet werden.

Der **Blutdruckanstieg unter Belastung** kann zu hoch oder zu niedrig sein. Wie bereits in Abschnitt 10.6 aufgeführt, kann ein zu geringes Ansteigen des Blutdrucks auf ein beginnendes Versagen des linken Herzens hinweisen und sollte daher stets ernst genommen werden. Es muß allerdings auch Berücksichtigung finden, daß hier weitere Faktoren, etwa Medikamente, eine Rolle spielen können. Betablocker schränken z. B. den Blutdruckanstieg unter Belastung ein. Die Inter-

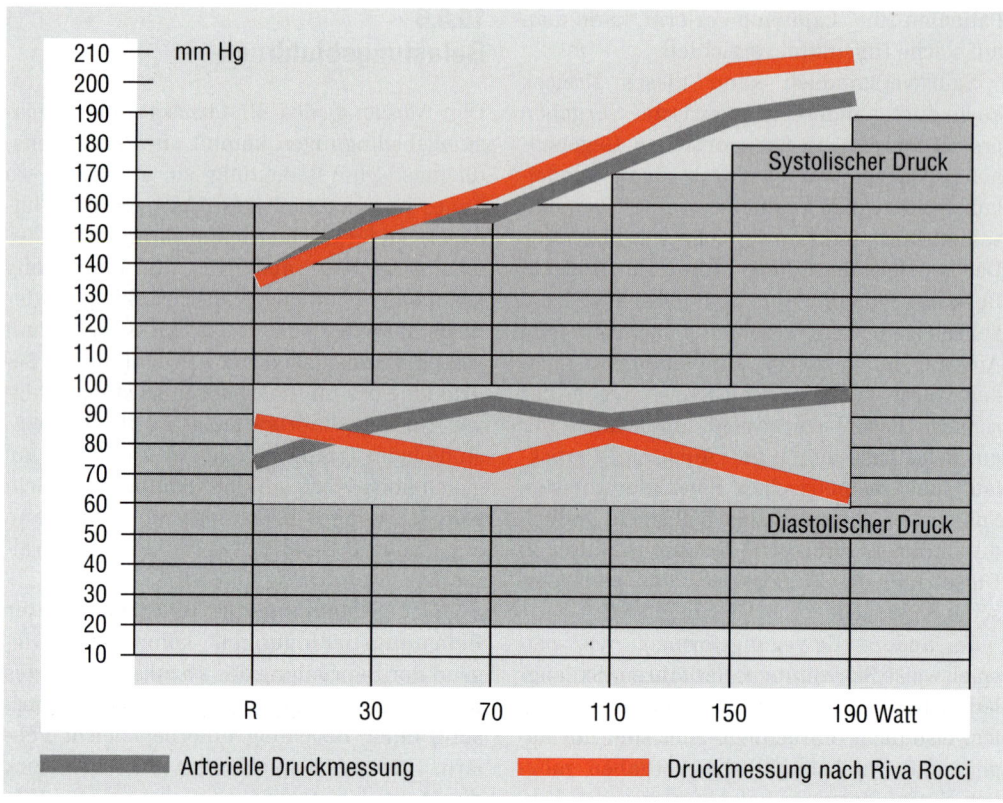

**Abbildung 10-16:**
Arterielles Druckverhalten unter fahrradergometrischer Belastung bei direkter Messung in der A. brachialis und indirekter Messung nach RIVA-ROCCI, Mittelwerte bei 12 Sportstudenten. Die indirekte Messung gibt den systolischen Druck gut, den diastolischen Wert dagegen nicht korrekt wieder. Bei direkter Messung steigt der diastolische Druck an, während er bei indirekter Messung abzufallen scheint.

pretation der Befunde kann also nur durch einen auf diesem Gebiet erfahrenen Untersucher erfolgen.

Von einem **„Belastungshochdruck"** spricht man, wenn der Blutdruckanstieg unter Belastungsbedingungen sehr ausgeprägt ist. Das normale Ausmaß des Blutdruckanstiegs ist abhängig von der Belastungintensität sowie vom Lebensalter. Die Obergrenzen des Blutdruckanstiegs in Abhängigkeit von Lebensalter und Geschlecht sind in Abbildung 10-17 gezeigt. In der Praxis wird häufig auch eine einfache Faustformel verwendet, die besagt, daß der Blutdruck bei 100 Watt den Wert von 200 mmHg nicht überschreiten sollte. Diese

Formel ist zumindest für den mittleren Lebensalterbereich (40–60 Jahre) brauchbar. Beim jungen gesunden Menschen weist ein „Belastungshochdruck" darauf hin, daß sich in den späteren Lebensjahren auch in Ruhe ein Hochdruck entwickeln wird. Der Betroffene sollte alles tun, um einer solchen Entwicklung vorzubeugen, also Ausdauersport betreiben, sein Gewicht normal halten bzw. normalisieren und sich kochsalzarm ernähren. Sonstige Konsequenzen ergeben sich hieraus nicht. Bestehen jedoch bereits Herz-Kreislauf-Schäden, etwa eine koronare Herzkrankheit, so kann ein überhöhter Belastungsblutdruck das Herz überfordern und Zwischenfälle hervorrufen. In solchen Fällen

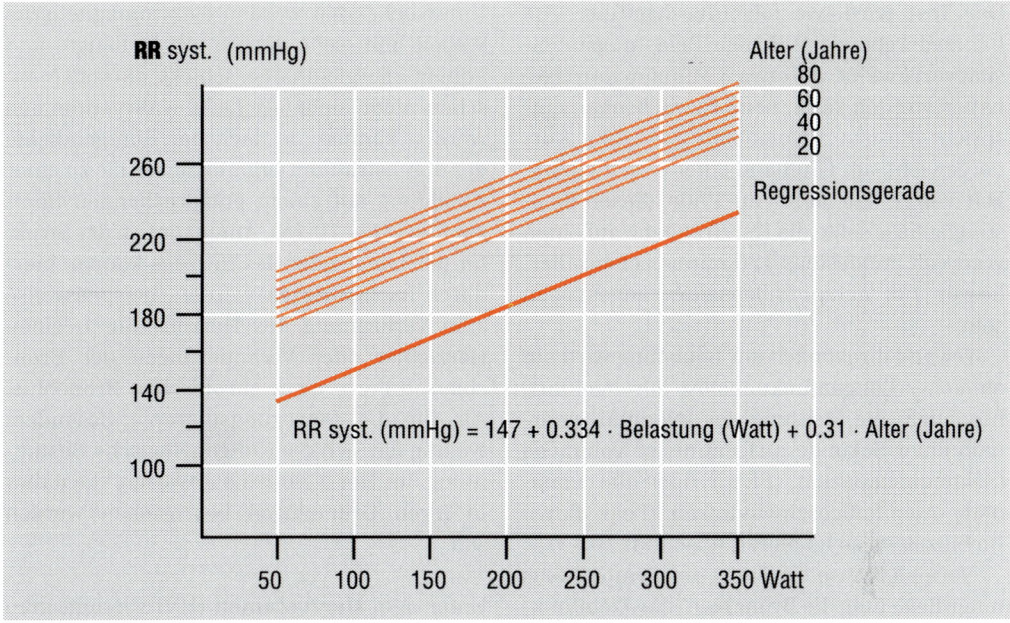

**Abbildung 10-17:**
Obergrenzen für den systolischen Blutdruck in Abhängigkeit von Lebensalter und Belastungsintensität (n. HECK). Die Regressionsgerade bezieht sich auf sämtliche Lebensalterstufen, die oben angegebenen Geraden geben jeweils die 2σ-Streuung in Abhängigkeit von der Lebensalterdekade an.

sollte der Blutdruck erst medikamentös gesenkt werden, bevor mit einem körperlichen Training begonnen wird.

## 10.6.7
## Belastungstest bei Asthma bronchiale

Während der oben ausgeführte stufenförmige fahrradergometrische Test für fast alle Patienten mit unterschiedlichen Herz-Kreislauf- und Stoffwechselerkrankungen benutzt werden kann, ergeben sich beim Asthma bronchiale Besonderheiten. Hier geht es im Belastungstest vor allem darum, ein mögliches Anstrengungsasthma nachzuweisen.

Aus den in Abschnitt 4.2 gegebenen Überlegungen ist die Stimulation des Anstrengungsasthma von einer hinreichenden Auskühlung der Bronchien abhängig. Der stufenförmige Test eignet sich hierfür wenig, da er dem Bronchialsystem Zeit für eine Anpassung an die Anforderung gibt. Geeignet sind submaximale Belastungen, die lange und intensiv genug durchgeführt werden, um eine solche Auskühlung zu bewirken. Unter „hinreichend lange" ist hierbei ein Zeitfaktor von 6–8 Minuten zu verstehen. Kürzere, also maximal durchgeführte Belastungen reichen zeitlich nicht für eine entsprechende Abkühlung aus. Bei längeren Belastungen fehlt die erforderliche Intensität, die Steigerung der Atmung ist zu gering. Die Belastung wird besser am Laufband durchgeführt als am Fahrradergometer, da die eingesetzte Muskelmasse und damit auch die Steigerung der Atmung beim Fahrradergometer oft nicht ausreichen. Wenn es bei der Angabe von Atemnot unter Belastung und entsprechendem Verdacht auf ein Anstrengungsasthma nicht gelingt, dieses im Laufbandtest nachzuweisen, ist sogar der freie Test noch günstiger, d. h., man läßt den Betroffenen auf dem Sportplatz laufen und überprüft die Atemfunktion beim Auftreten von Atemnot.

**Der Test** wird wie folgt durchgeführt: Am Fahrradergometer wird eine Belastungsintensität vorgewählt, die etwa 8 Minuten durchgehalten werden kann, beim Erwachsenen entspricht dies im allgemeinen 2 Watt/kg Körpergewicht, am Laufband einer Geschwindigkeit von 2–2,5 m/s. Am Ende dieser Belastungsphase sollte die Herzfrequenz auf einen Wert von mindestens 180 minus Lebensalter, besser 200 minus Lebensalter, angestiegen sein.

Vor und direkt nach der Belastung wird ein einfacher Lungenfunktionstest durchgeführt, besonders die Messung des maximal innerhalb einer Sekunde ausgeatmeten Volumens (Sekundenkapazität, $FEV_1$) oder die maximale Atemflußgeschwindigkeit (Peak flow). Im einzelnen siehe hierzu Abschnitt 10.11.

Normalerweise erweitert der Sympathikus unter Belastung die Bronchien, die Atemfunktionswerte verbessern sich. Als positiver Nachweis eines Anstrengungsasthmas gilt dagegen eine Einschränkung der genannten Funktionsgrößen um mindestens 20 % und mehr nach der Belastung.

Im Bedarfsfall können auch weitere Meßgrößen überprüft werden, insbesondere die **Blutgaszusammensetzung.** Hierbei wird aus dem Ohrläppchen oder einer Arterie Blut entnommen und hinsichtlich seiner Konzentration an Sauerstoff ($O_2$) und Kohlendioxid ($CO_2$) überprüft. Eine hochgradige Lungenfunktionsstörung zeigt sich in einer Abnahme der $O_2$- bzw. einer Zunahme der $CO_2$-Konzentration unter Belastungsbedingungen. In solchen Fällen ist körperliche Belastung nur unter großer Vorsicht möglich, da hierdurch Gefahren, insbesondere Herzrhythmusstörungen, ausgelöst werden können.

# 10.7
# Röntgenuntersuchung

Der Röntgenuntersuchung kommt besonders bei der Beurteilung von Herz- und Atemwegserkrankungen eine wichtige Rolle zu. Das Prinzip ist allgemein bekannt. Durch den zu

Untersuchenden werden elektromagnetische Wellen mit sehr kurzer Wellenlänge und hohem Energieinhalt geschickt, die vom Menschen nicht mehr als Licht wahrgenommen werden können. Je nach der Röntgendichte der durchstrahlten Organe führen sie zu einer Abbildung auf einem entsprechenden Röntgenfilm (Abb. 10-18). Anomalien in der Struktur der Lunge oder des Herzens können hierdurch nachgewiesen werden, beispielsweise eine Verformung des Herzens durch einen Herzfehler oder Veränderungen der Bronchien in Form einer chronischen Bronchitis. Als für die Bewegungstherapie besonders wichtig hat sich die röntgenologische Bestimmung des Herzvolumens erwiesen, die daher in ihren Grundzügen beschrieben werden soll.

Unter dem **Herzvolumen** (HV) versteht man das Raumvolumen, das vom Herzen eingenommen wird, also das Wasservolumen, das von ihm, in einen Wasserbehälter einge-

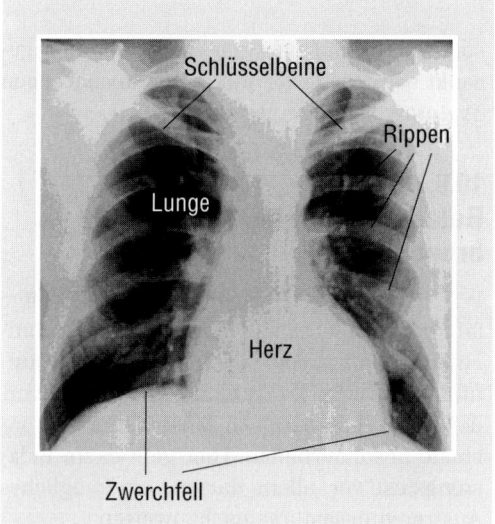

**Abbildung 10-18:**
Normale Röntgenaufnahme der Brustkorborgane. Die Lunge läßt aufgrund ihres hohen Luftgehaltes die Strahlen sehr gut durch, sie ist daher an der starken Schwärzung erkennbar. Das Herz sowie die Knochen lassen dagegen die Strahlen schlecht durch, hier ist die Röntgenplatte wenig geschwärzt, diese Strukturen stellen sich hell dar.

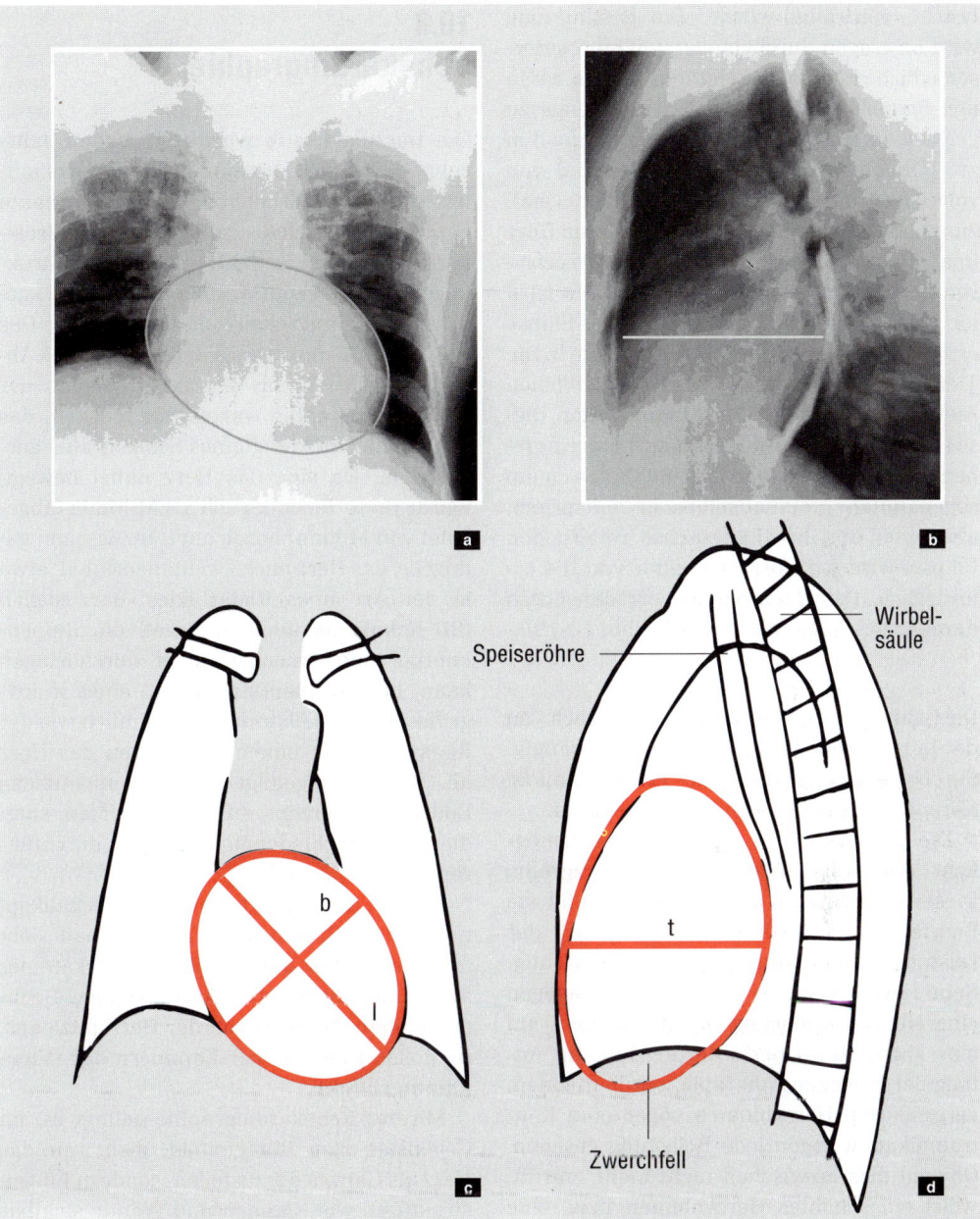

**Abbildung 10-19:**

Methode der röntgenologischen Bestimmung des Herzvolumens. Zu diesem Zweck erfolgt eine Aufnahme von vorne **(a)** und von der Seite **(b)**, um die Tiefe des Herzens ausmessen zu können. Im Vergleich zur Abb. 10-18, der Röntgenaufnahme im Stehen, stellt sich das Herz bei der Aufnahme im Liegen durch die stärkere Füllung größer dar. In der seitlichen Aufnahme wird die Speiseröhre durch einen Schluck röntgenschattengebenden Kontrastbreies sichtbar gemacht. Die Tiefe wird als Abstand des hinteren Brustbeinrandes zur Speiseröhre gemessen.

**c)** und **d)** Auswertung. In die Aufnahme von vorn wird eine Ellipse eingezeichnet, deren Länge l und Breite b ausgemessen werden. Sie werden dann mit dem Tiefendurchmesser t multipliziert. Da das Ganze ein Ellipsoid darstellt, ist eine Korrektur mit dem Faktor 0,4 erforderlich.

bracht, verdrängt würde. Die Bestimmung wird im Liegen durchgeführt, um eine unterschiedliche Füllung des Herzens je nach der in den Beinen zurückbleibenden Blutmenge zu vermeiden. Es werden Röntgenaufnahmen in zwei Richtungen durchgeführt, einmal von vorne nach hinten (posterior-anterior = pa), zum anderen von der Seite her, um das Herz in allen drei Dimensionen des Raumes erfassen zu können. Aus der pa-Aufnahme wird die Fläche des Herzens in Form einer Ellipse ermittelt, mit der Länge l und der Breite b. Die Tiefe des Herzens t wird aus der seitlichen Aufnahme bestimmt. Bei Multiplikation dieser drei Größen würde sich ein Quader ergeben. Da das Herz jedoch in seiner Form einem sogenannten Rotationsellipsoid entspricht, also einer um ihre Längsachse rotierenden Ellipse, wird ein Korrekturfaktor von 0,4 erforderlich. Das Herzvolumen errechnet sich daraus nach folgender Formel (Abb. 10-19):

$$HV = 0,4 \times l \times b \times t$$

Die Größe des Herzvolumens ist natürlich von der Körpergröße des Untersuchten abhängig. Sie beträgt normalerweise etwa 10 ml/kg Körpergewicht oder absolut 700–800 ml.

Die Ermittlung des Herzvolumens ermöglicht eine Objektivierung der Herzgröße. Diese Methode ist in der Sportmedizin für die Beurteilung der Größe und damit auch der Leistungsfähigkeit des Sportherzens wichtig. Beim Herz-Kreislauf-Patienten weist dagegen eine Herzvergrößerung im allgemeinen auf eine krankhafte Überforderung hin. Im Anfang der Bewegungstherapie wurde in einem vergrößerten Herzvolumen sogar eine Kontraindikation gegen jede Belastung gesehen. Obwohl dies inzwischen nicht mehr zutrifft, weist ein erhöhtes Herzvolumen bzw. eine Herzvergrößerung auf die Notwendigkeit besonderer Vorsicht bei der Bewegungstherapie hin. Durch die regelmäßige Kontrolle des Herzvolumens gelingt es, eventuelle Überforderungen im Rahmen eines Trainings festzustellen.

## 10.8 Echokardiographie

Die Herzdiagnostik wurde im letzten Jahrzehnt durch die Darstellung des Herzens mittels Ultraschall erheblich verbessert. Hierzu wird ein Ultraschallstrahl durch den Brustkorb geschickt. Von den verschiedenen Strukturen im Brustraum werden Echos zurückgesandt und vom Schallkopf aufgefangen. Das Prinzip der Echokardiographie zeigen die Abbildungen 10-20 bis 10-22. Im Beginn der Echokardiographie war es nur möglich, das Herz in der Richtung eines Schallstrahls darzustellen. Da sich das Herz dabei bewegt, wurde diese Technik auch als **M-Mode** (abgeleitet von Motion) bezeichnet. Inzwischen gelingt es, das Herz auch zweidimensional, etwa in der Art eines Radarbildes, darzustellen **(2D-Echo)**. Da der Ultraschall die Rippenknorpel und -knochen nicht durchdringen kann, bedient man sich hierzu eines Kunstgriffes. Der Schallstrahl fährt, ähnlich wie der Radarstrahl, in einem Kreisbogen das Herz ab. Hierdurch gelingt es, gut verständliche Bilder des Herzens zu erhalten. Man kann dies von verschiedenen Stellen aus durchführen.

Beim Längsschnitt wird der Schallkopf neben dem Brustbein aufgesetzt, man sieht hier besonders gut die linke Herzkammer sowie die Mitral- und Aortenklappe. Beobachtet man das Herz von der Herzspitze aus, so stellen sich alle vier Kammern dar **(Vierkammerblick)**.

Mit der Echokardiographie gelingt es, im Gegensatz zum Röntgenbild, nicht nur das Herz als Ganzes darzustellen, sondern Einzelstrukturen wie Klappen und Wände sichtbar zu machen. Herzklappenfehler lassen sich somit leicht nachweisen, ebenso Störungen in der Herzwand wie ein Herzwandaneurysma oder örtliche Bewegungsstörungen.

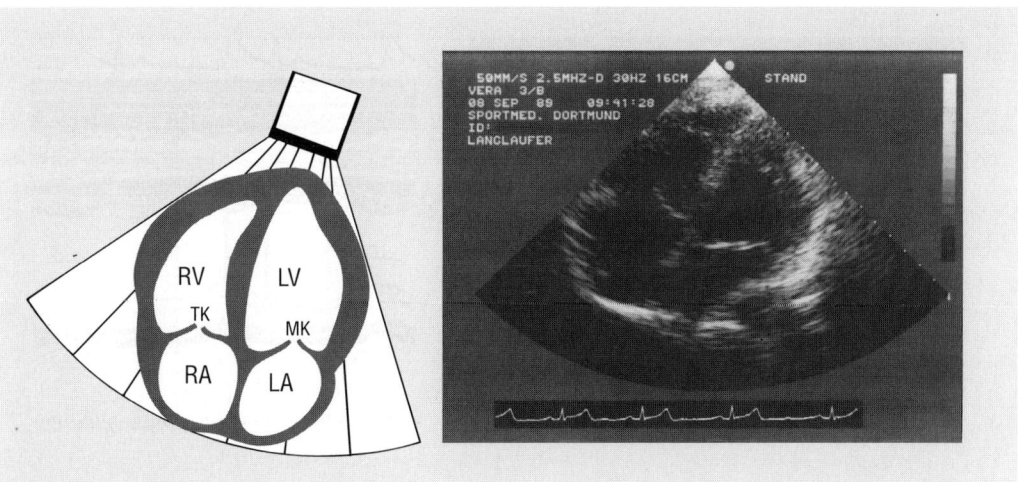

**Abbildung 10-20:**

Technik der Echokardiographie I. Die Darstellung erfolgt bei der zweidimensionalen Technik durch einen Ultraschallgeber, dessen Strahl ähnlich wie ein Radarstrahl halbmondförmig hin- und herschwenkt. Wird dieser Strahl im Bereich der Herzspitze aufgesetzt, so erfolgt von hieraus die Darstellung der vier Herzkammern. RV rechter Ventrikel; LV linker Ventrikel; RA rechter Vorhof; LA linker Vorhof; TK bzw. MK Trikuspidal- bzw. Mitralklappe.

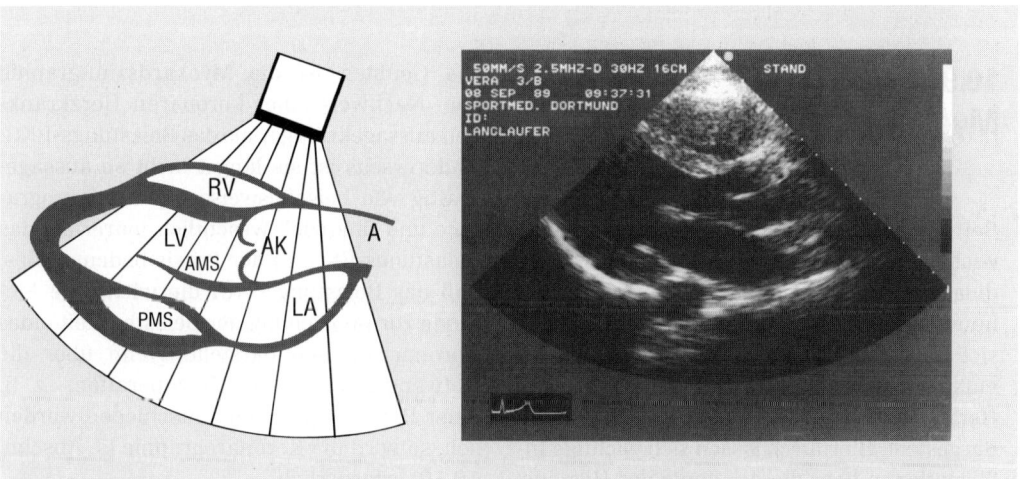

**Abbildung 10-21:**

Technik der Echokardiographie II. Die Darstellung des Herzens kann auch in der Längsrichtung erfolgen. Hier stellen sich die gleichen Strukturen aus einem anderen Blickwinkel dar. Die Spitze des Herzens wird allerdings abgeschnitten, da sie von Luft überlagert wird, die der Schall nicht durchdringen kann. Die Mitralklappe ist in der Abbildung offen, die Aortenklappe geschlossen, d. h., es wird die Phase der Diastole dargestellt.

RV rechter Ventrikel; LV linker Ventrikel; LA linker Vorhof; A Aorta; AK Aortenklappe; AMS vorderes Mitralsegel; PMS hinteres Mitralsegel.

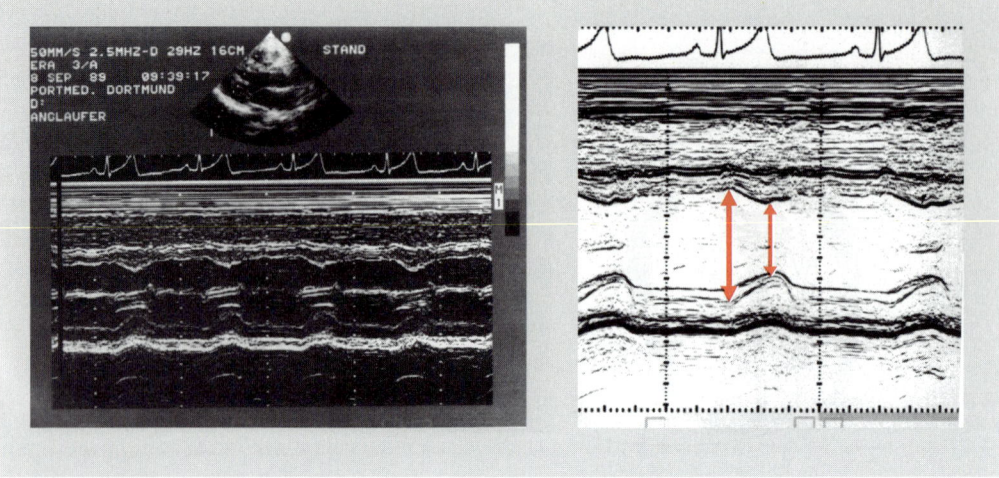

**Abbildung 10-22:**
Technik der Echokardiographie III; M-Bild. Aus der gleichen Abbildung wie Abb. 10-21, die oben klein dargestellt ist, kann ein eingezeichneter Strahl herausgeblendet werden. Dieser zeigt jetzt die Bewegungen der Herzwand. Dieses sog. M-Bild ist rechts noch einmal vergrößert wiedergegeben. Während der Diastole erschlafft das Herz, der Durchmesser der Herzkammer nimmt zu, während der Systole verkleinert sich durch die Verdickung der Herzwände dieser Durchmesser. Diastolischer und systolischer Durchmesser sind eingezeichnet. Das Verhältnis dieser beiden Größen zueinander gibt einen guten Eindruck von der Auswurfleistung des Herzens.

# 10.9
# Myokardszintigraphie

Bei dieser ebenfalls in der Kardiologie sehr wichtigen Technik werden Isotope, also radioaktive Atome wie Technetium oder Thallium, in die Vene eingespritzt. Diese reichern sich in der Herzmuskulatur an. Mit einem entsprechenden Meßgerät (Scanner) wird das Herz abgefahren und in seinen Strukturen dargestellt. Hierdurch lassen sich wichtige Informationen über die Anatomie des Herzens, aber auch über seine Beweglichkeit und seine Durchblutung erhalten. Die Myokardszintigraphie wird daher auch häufig im Zusammenhang mit körperlicher Belastung durchgeführt.

Liegen Durchblutungsstörungen vor, beispielsweise im Rahmen einer koronaren Herzkrankheit, so kommt es im durchblutungsgestörten Bereich zu einer verminderten Anreicherung der Testsubstanz. In der Hand des Geübten ist die Myokardszintigraphie zum Nachweis einer koronaren Herzkrankheit aussagekräftiger als das Belastungs-EKG. Andererseits ist sie längst nicht so aussagekräftig wie beispielsweise die Koronarographie und finanziell wesentlich teurer als das Belastungs-EKG. In der Praxis bedeutet dies, daß das Belastungs-EKG die wichtigste Methode zur Beurteilung der Belastbarkeit eines Koronarpatienten darstellt. Wenn über die Notwendigkeit einer Herzoperation, z. B. einer Bypass-Operation, entschieden werden soll, so wird die Koronarographie (s. Abschn. 10.10) erforderlich.

Die Myokardszintigraphie findet vor allem dann Anwendung, wenn es um unklare Fragen geht, bei denen das Belastungs-EKG nicht mehr aussagekräftig ist, bei denen aber eine Herzkatheteruntersuchung noch nicht vertretbar erscheint.

# 10.10 Herzkatheteruntersuchung

Diese Untersuchung ist nach wie vor die wichtigste diagnostische Maßnahme beim Herz- und Gefäßpatienten, wenn es um die Frage einer Operation geht, obwohl sie in Teilbereichen, besonders bei Herzklappenpatienten, durch die Echokardiographie nicht mehr notwendig ist.

Der Herzkatheter ist ein sehr langer, dünner und fester Schlauch, der in ein Blutgefäß (Vene oder Arterie) eingeführt und bis zum Herzen vorgeführt wird (Abb. 10-23). Dieses Verfahren schreckt zunächst den Patienten ab, der mit der Notwendigkeit einer solchen Untersuchung konfrontiert wird. In der Praxis ist es jedoch für den Betroffenen ein weitgehend schmerzfreies Verfahren. Die Einführung des Katheters in das Gefäß erfolgt unter örtlicher Betäubung. Die Blutgefäße sind innen schmerzfrei, so daß der Patient das Vorschieben des Katheters nicht spürt. Die erste Herzkatheteruntersuchung wurde von FORSSMANN, der hierfür später den Nobelpreis erhielt, bei sich selbst gewissermaßen nebenbei in der Mittagspause durchgeführt!

Mit der Herzkatheteruntersuchung können verschiedene Ziele verfolgt werden. Die wichtigsten sind die Messung von Drücken und Blutgaskonzentrationen in den Gefäßen sowie die Einbringung von Röntgenkontrastmitteln, mit denen es gelingt, Gefäße **(Angiographie)** bzw. die Herzkammern **(Ventrikulographie)** sichtbar zu machen.

In der Herzfehlerdiagnostik wird beispielsweise ein Katheter über eine Armvene bis zum rechten Herzen **(Rechtsherzkatheter)** oder von der Arm- bzw. Oberschenkelarterie bis zum linken Herzen **(Linksherzkatheter)** vorgeschoben.

Liegt beispielsweise eine **Aortenklappenstenose** vor, so wird man in der Aorta niedrige Blutdrucke messen. Passiert der Katheter das Strömungshindernis der eingeengten Klappe, so findet man in der linken Herzkammer sehr hohe Druckwerte und beweist hierdurch den Klappenfehler.

Liegt ein **Vorhofseptumdefekt** mit Links-Rechts-Shunt vor, fließt also aus dem linken Vorhof über ein Loch in der Herzscheidewand sauerstoffreiches Blut in den rechten Vorhof, so findet sich in den Venen vor dem Herzen eine niedrige Sauerstoffsättigung, während im rechten Herzen plötzlich hohe Sauerstoffkonzentrationen bestimmt werden (Sauerstoffsprung, im einzelnen siehe auch Abschn. 5.2.3).

Bei der Diagnostik der koronaren Herzkrankheit ist die wichtigste Form der Herzkatheteruntersuchung die **Koronarographie.** Hierzu wird die Katheterspitze in die Abgänge der linken bzw. rechten Herzkranzarterie eingebracht; über den Katheter wird dann dort Kontrastmittel injiziert. Man kann auf diese Weise die Herzkranzarterien mit ihren Verästelungen und eventuellen Einengungen darstellen (Abb. 10-24).

Bei dieser Gelegenheit kann man heute bereits den Katheter weiter in die Koronararterie vorführen und bei speziellen Kathetern einen außen befindlichen Ballon unter hohem Druck aufblasen, um eine eventuelle Engstelle zu beseitigen. Diese Technik wird als **Ballondilatation** oder auch **perkutane, transluminale Koronarangioplastie (PTCA)** bezeichnet, also eine von außen durch die Haut (perkutan) ausgeführte Aufdehnung der Koronargefäße (s. Abschn. 5.5.5.3). Der Eingriff geschieht allerdings, um Mißverständnisse zu vermeiden, keineswegs bei jeder Koronarographie, sondern nur in besonderen, dafür geeigneten Fällen. Anschließend wird der Katheter zurückgezogen und in die linke Herzkammer vorgeführt. Dort erfolgt eine erneute Injektion des Kontrastmittels zur Darstellung der Herzkammer. Auf diese Art und Weise gelingt es, eine eventuelle Aussackung (Aneurysma) zu finden.

Natürlich bleibt eine Herzkatheteruntersuchung trotz allem ein eingreifender Vorgang mit einem gewissen Risiko, der nur dann durchgeführt wird, wenn hiervon wichtige

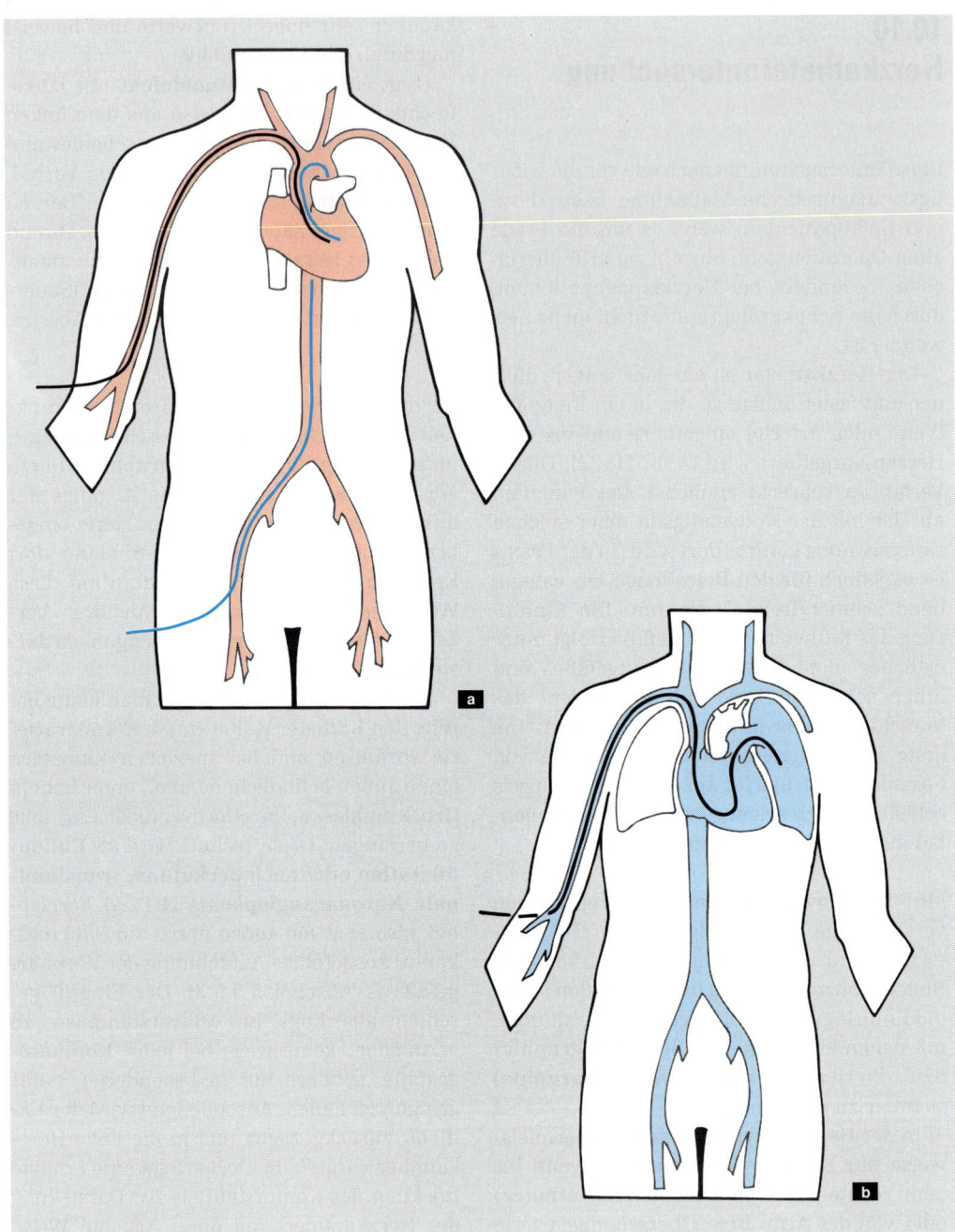

**Abbildung 10-23:**

Prinzip der Herzkatheteruntersuchung.

**a)** Linksherzkatheter. Der Katheter wird entweder über eine Arm- (schwarz) oder über eine Beinschlagader (blau) vorgeführt, gelangt in die Aorta und von dort in das linke Herz.

**b)** Rechtsherzkatheter, Herzkatheter über die Venen. Der Herzkatheter wird über eine Armvene eingeführt und dann bis zum rechten Herzen vorgeschoben, er dringt durch den rechten Vorhof und die rechte Herzkammer in die Lungenschlagader vor.

Konsequenzen zu erwarten sind, insbesondere bei der Abklärung einer eventuell notwendigen Operation oder Ballondilatation.

Nur zur Feststellung der Belastbarkeit für die Bewegungstherapie kann eine solche Untersuchung nicht durchgeführt werden. Trotzdem sollten natürlich solche Ergebnisse, wenn sie vorliegen, mit berücksichtigt werden.

Gefäßdarstellungen werden nicht nur bei Herzkatheteruntersuchungen durchgeführt, sondern auch im Rahmen der Beurteilung von peripheren Arterien, beispielsweise im Rahmen der arteriellen Verschlußkrankheit (s. Abschn. 5.5.2).

Weniger eingreifend als die Koronarographie ist der sogenannte **Einschwemmkatheter,** der vom Patienten im Gegensatz zur „großen Sonde" (Koronarographie) mit dem Begriff „kleine Sonde" bezeichnet wird. Hierbei wird ein sehr dünner Katheter in die Armvene eingeführt, der mit dem Blutstrom über das rechte Herz in die Lungenarterie „eingeschwemmt" wird. Er dient der Druckmessung im Lungenkreislauf, besonders auch unter körperlicher Belastung. Ein zu hohes Ansteigen des Druckes im kleinen Kreislauf, also des Druckes vor dem linken Herzen, ist das empfindlichste Zeichen zum Nachweis eines beginnenden Versagens des linken Herzanteils (Linksherzinsuffizienz, s. Abschn. 5.6.1).

# 10.11
# Lungenfunktionsprüfung

Die Lungenfunktionsprüfung ist eine für die Bewegungstherapie, speziell bei Lungenkranken, sehr wichtige Untersuchungsmethodik. Sie kann in ihrer einfachsten Form, der **Spirometrie,** auch während der Übungsstunde durchgeführt werden. Bei der Spirometrie wird gegen eine Stromuhr ausgeatmet. Dabei können verschiedene Lungenfunktionsgrößen bestimmt werden, unterteilt in statische Volumina, also reine Volumengrößen, und dynamische Volumina, zeitabhängige Volumina, die den Luftfluß pro Zeiteinheit ange-

ben. Es sollen hier nicht sämtliche dieser Größen aufgeführt werden, sondern nur diejenigen, die in der Praxis wichtig sind und die dem Bewegungstherapeuten angegeben werden.

**Vitalkapazität (VK).** Nach maximaler Einatmung maximal ausgeatmetes Luftvolumen. Es handelt sich um eine statische Lungenfunktionsgröße. Zur näheren Beschreibung siehe Abschnitt 2.3.2.

**Forzierte Vitalkapazität (FVC).** Im Gegensatz zur Vitalkapazität geht bei dieser Größe der Zeitfaktor ein. Es handelt sich um das nach maximaler Einatmung schnellstmöglich ausgeatmete Luftvolumen.

**Sekundenkapazität ($FEV_1$ = forciertes expiratorisches Volumen in 1 Sekunde).** Das Meßverfahren zur Bestimmung dieser Größe wird auch als **Tiffeneau-Test** oder Atemstoßwert bezeichnet. Dabei wird nach maximaler Einatmung das größtmögliche innerhalb einer Sekunde ausgeatmete Luftvolumen bestimmt.

**Relative Sekundenkapazität ($FEV_1$ %).** Hierbei wird die Sekundenkapazität als Prozentsatz der Vitalkapazität ausgedrückt.

**Maximale expiratorische Atemstromstärke (PEF = Peak flow):** Größte Atemstromstärke bei maximal möglicher Ausatmung aus dem Zustand einer möglichst vollständigen Einatmung heraus.

**Maximale willkürliche Ventilation (MVV),** auch als **Atemgrenzwert** bezeichnet: Die Menge an Luft, die innerhalb einer Minute maximal ein- und ausgeatmet werden kann.

Während die bisher genannten Werte relativ einfach gemessen werden können, gibt es zahlreiche komplizierter erfaßbare Größen, die den Luftfluß und den Widerstand der Atemwege miteinander in Beziehung setzen. Sie werden durch die **Bodyplethysmographie** bestimmt. Dabei wird der Patient in eine

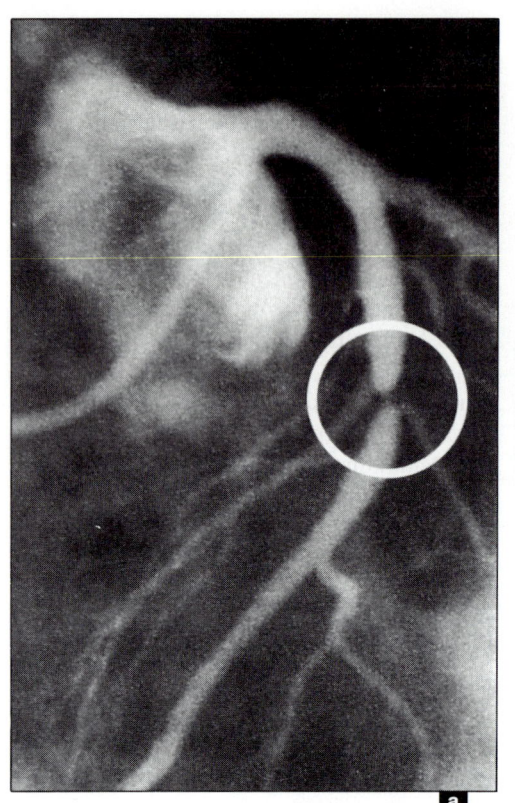
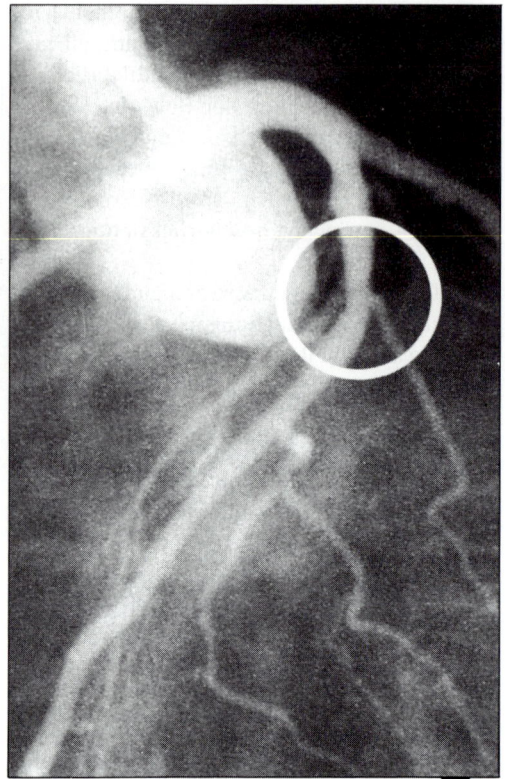

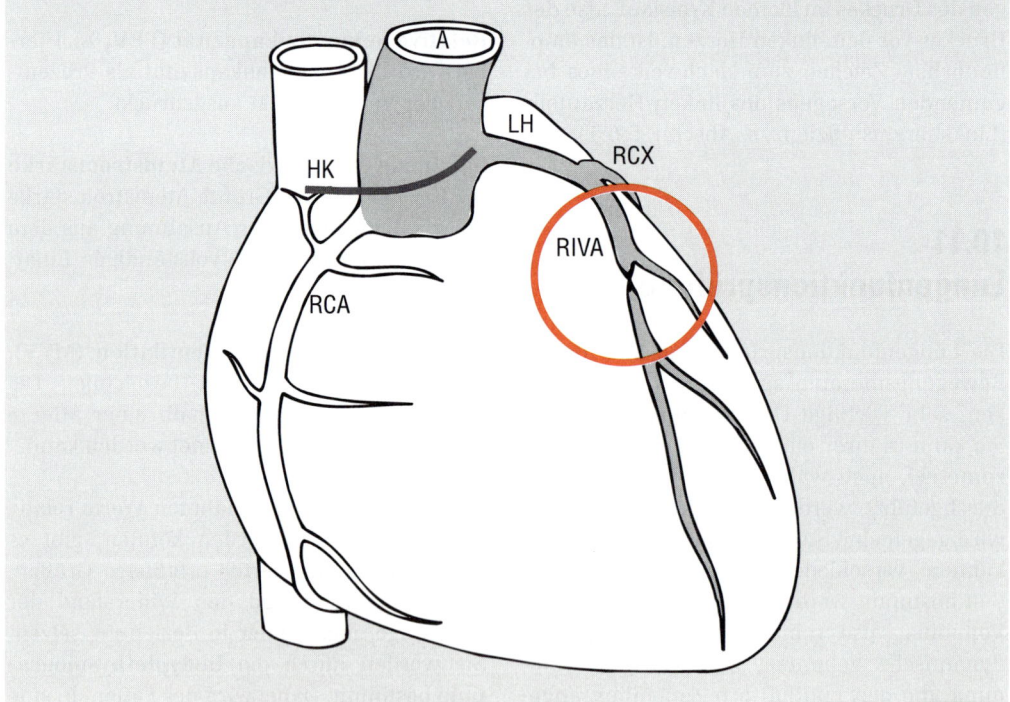

luftdicht abgeschlossene Kammer gesetzt. Die Verfahren sind aufwendig und stehen dem Bewegungstherapeuten meist nicht zur Verfügung.

Werden Atemwerte unter Belastungsbedingungen bestimmt, spricht man von der **Spiroergometrie.** Hierbei werden vor allem die Sauerstoffaufnahme (VO$_2$) und die Kohlendioxidabgabe (VCO$_2$) ermittelt und mit Hilfe des **respiratorischen Quotienten** in Beziehung zueinander gesetzt. Weitere Einzelheiten sind in Abschnitt 2.3.3 beschrieben.

Ein besonders exaktes Verfahren zur Beurteilung der Atemfunktion stellt schließlich die **Blutgasanalyse** dar. Dabei wird die Konzentration an Sauerstoff bzw. Kohlendioxid im arteriellen Blut bestimmt. Eine Störung des Übertritts der Gase von den Alveolen ins Blut oder umgekehrt (Diffusionsstörung) führt zu einer Störung der Blutgaszusammensetzung. Sie macht sich in einem Anstieg der Kohlendioxidkonzentration und/oder in einem Abfall der Sauerstoffkonzentration bemerkbar. Häufig werden diese Störungen erst unter Belastung deutlich, so daß die Blutgaszusammensetzung auch unter Belastungsbedingungen bestimmt wird. Wird nicht genug CO$_2$ abgegeben, kommt es im Blut zu einer Anreicherung von Kohlensäure und damit zu einer Übersäuerung. Aus diesem Grunde wird bei der Blutgasbestimmung immer auch der Säuregrad (pH) mitbestimmt. Die Entnahme des Blutes erfolgt im allgemeinen nicht direkt aus der Arterie, sondern aus dem Ohrläppchen. Durch entsprechende Salben wird die Durchblutung des Ohrläppchens so stark gesteigert, daß dieses Blut kaum ausgeschöpft wird und damit praktisch als arteriell gelten kann.

**Abbildung 10-24 (Seite 294):**
Prinzip der Koronarographie. Ein Katheter (HK) wird in die Koronararterien eingeführt. Dies erfolgt nach dem in Abb. 10-23 gezeigten Prinzip als Linksherzkatheter. Eine speziell vorgebogene Katheterspitze ermöglicht die Einführung in die Herzkranzarterien, hier in die linke Herzkranzarterie. Wie in den Röntgenaufnahmen (**a** und **b**) und nochmals schematisch (**c**) durch die Kreise hervorgehoben, lassen sich auf diese Art und Weise Verengungen, hier am Ramus interventricularis anterior, deutlich darstellen. Abbildung **a** zeigt das Gefäß vor, Abbildung **b** nach Aufdehnung durch eine Ballondilatation (siehe auch Abb. 5-10). Die Koronarographie stellt also auch ein hervorragendes Mittel zur Kontrolle eines Behandlungserfolgs dar.
A Aorta, RCA rechte Kranzarterie; LH linker Hauptstamm; RCX umschlingender Ast; RIVA absteigender Ast.

# 11
# Risiken der Bewegungstherapie und Sicherheitsmaßnahmen

## 11.1
## Häufigkeit von Zwischenfällen im Sport bzw.
## bei der Bewegungstherapie

Körperliche Belastung, Bewegungstherapie und Sport haben für den Patienten ambivalente Bedeutung. Auf der einen Seite soll ein therapeutischer Effekt, im Idealfall Lebensverlängerung erzielt werden, andererseits birgt die verstärkte Belastung einer vorgeschädigten Struktur auch ein gewisses Risiko von Versagenszuständen und Schädigungen in sich. Die Bewegungstherapie steht hier keinesfalls allein. Jede wirksame Therapie beinhaltet das Risiko von Nebenwirkungen. Daß der Sport an sich auch negative gesundheitliche Konsequenzen mit sich bringen kann wie eine gelegentliche Verstauchung oder eine ernsthafte Verletzung, wird allgemein akzeptiert. Beim internistischen Zwischenfall im Sport bis hin zum plötzlichen Herztod handelt es sich jedoch jedesmal um ein besonders dramatisches und bedrückendes Erlebnis. Der glücklicherweise seltene plötzliche Tod eines Patienten, der aus scheinbarem Wohlbefinden heraus während des Trainings, das er um seiner Gesundheit willen betreibt, plötzlich zusammenbricht, läßt eine Reihe von Fragen stellen, insbesondere die Frage, wie häufig solche Zwischenfälle sind und wie sie sich verhindern lassen.

Viele internistische Zwischenfälle beim Sport treten krankheitsspezifisch auf, wie das Anstrengungsasthma oder die Hypoglykämie beim Diabetiker. Hier kann auf die einzelnen Abschnitte verwiesen werden. Im folgenden soll besonders auf den schwersten Zwischenfall im Sport, den **akuten Herz-Kreislauf-Zwischenfall,** eingegangen werden, sei dies in Form eines plötzlich beim Sport aufgetretenen Infarkts, einer akuten schweren Herzrhythmusstörung bis hin zum Herzkammerflimmern, oder ganz besonders, des plötzlichen, internistisch bedingten Todesfalls im Sport.

Da solche Zwischenfälle in der Regel sehr engagiert diskutiert werden, je nach Standpunkt oft verharmlosend oder überdramatisierend, sollen einige Zahlen als Argumentationshilfe bei der Diskussion der häufigsten Fragestellungen gegeben werden.

Der plötzliche, nicht durch Unfall bedingte Todesfall im Sport ist, absolut gesehen, kein seltenes Ereignis. In der Bundesrepublik Deutschland verfügen wir über keine genauen Zahlen, da solche Todesfälle außerhalb der Sportvereine nicht speziell gezählt werden. Der breitensporttreibende Jogger oder der ältere Tennisspieler, der ohne Vereinsangehörigkeit im Tenniszentrum spielt, werden somit bei einem Zwischenfall statistisch nicht erfaßt. Aus entsprechenden Zahlen aus Finnland bzw. den Niederlanden läßt sich allerdings hochrechnen, daß in der Bundesrepublik Deutschland jährlich etwa 1000 Menschen plötzlich bei sportlicher Aktivität versterben. Diese Zahl muß allerdings an insgesamt 800 000 Todesfällen jährlich gemessen werden. Trotzdem ist der gelegentlich gehörte Satz: „Die meisten Menschen sterben im Bett, statistisch gesehen ist es für den Patienten gefährlicher, ins Bett zu gehen als auf den Sportplatz", in dieser Form nicht richtig. Alle hierzu verfügbaren wissenschaftlichen Untersuchungen kommen zu der Aussage, daß unter Berücksichtigung der Zeit, während der jeweils Sport betrieben bzw. nicht betrieben wird, Todesfälle bei körperlicher Aktivität wesentlich häufiger auftreten als in Ruhe (Tab. 11-1).

**Tabelle 11-1: Übersterblichkeit beim Sport nach verschiedenen Autoren** (n. Pool, 1986). Die Angaben beziehen sich auf die Häufigkeit der Todesfälle bei körperlicher Aktivität im Vergleich zu der erwarteten Zahl von Todesfällen in einem bestimmten Kollektiv nach den Statistiken der Lebenserwartungstabellen. Die Angabe „alles" bedeutet, daß die verschiedensten Sportarten zusammengefaßt wurden. Die Zahl 5 bei Siscovick bezieht sich auf gut trainierte Sportler, die Zahl 56 auf Untrainierte, die sich erheblich und ungewohnt körperlich belasteten.

| Autor | Jahr | Sportart | Alter | Übersterblichkeit |
|---|---|---|---|---|
| Pool | 1986 | „alles" | 12–73 | 1,8 |
| Thompson | 1982 | Laufen | 30–64 | 7 |
| Siscovick | 1984 | „alles" | 20–75 | 5–56 |

Wenn es also unter körperlicher Belastung zu einem plötzlichen Todesfall kommt, so kann sich der Bewegungstherapeut weder moralisch noch juristisch damit rechtfertigen, es handele sich um ein zufälliges Ereignis, das mit der gleichen Wahrscheinlichkeit auch außerhalb des Sports aufgetreten wäre. Daß Sporttreiben angesichts eines solchen Risikos für Patienten nicht verantwortbar sei, trifft allerdings ebenfalls nicht zu, da eine „**Kosten-Nutzen-Analyse**" durchgeführt werden muß. Wie bereits eingangs betont, ist jede Therapie, auch die Penicillin-Injektion bei der akuten Lungenentzündung, mit einem Risiko verbunden. Trotzdem hilft sie in der Summe, das Leben des Patienten zu verlängern. In diesem Zusammenhang ist eine Studie von Siscovick über die Häufigkeit des plötzlichen Herztodes beim Sport von großem Interesse.

Der Autor fand eine erhebliche „Übersterblichkeit" bei sportlicher Aktivität im Vergleich zu Körperruhe, die bei Trainierten das Fünffache, bei Untrainierten, die sich ungewöhnlich hoch belasteten, sogar das 56fache (!) betrug. Trotzdem lag die Zahl der plötzlichen Todesfälle bei körperlich Aktiven unter Einrechnung der Zeit, in der kein Sport betrieben wurde, nur bei 60% der Zahl an Zwischenfällen in der nicht sporttreibenden Bevölkerung. Es geht also nicht darum, körperliche Aktivität aus Angst vor dem Risiko zu vermeiden, sondern darum, sie möglichst risikofrei zu gestalten.

Die **Risiken einer Bewegungstherapie** sind bei vernünftiger Durchführung überaus gering. Eine Umfrage von Krasemann und Traenckner bei 1000 ambulanten Herzgruppen mit insgesamt 12 200 Patienten ergab innerhalb von 12 Monaten 26 ernsthafte Kreislaufzwischenfälle, darunter fünf schwere Rhythmusstörungen, die durch Defibrillation (s. Abschn. 11.3.3.2) behoben werden konnten, und vier Todesfälle. Alle vier Todesfälle traten zwar in zeitlichem Zusammenhang mit dem Sport, aber erst nach und nicht während der Sportstunde auf. Die Zahl von immerhin vier Todesfällen in den Herzgruppen in einem Jahr im Zusammenhang mit dem Sport ist zunächst beeindruckend und dürfte wahrscheinlich noch zu niedrig sein, da nur 612 der angeschriebenen Gruppen geantwortet hatten. Jedoch muß diese Zahl im Zusammenhang mit der Gesamtzahl der Teilnehmer und dem hohen Risiko von Herz-Kreislauf-Patienten gesehen werden. Die Autoren errechnen einen Todesfall auf 111 384 Patienten-Übungsstunden, d. h. ein Patient muß statistisch gesehen mehr als 100 000 Stunden Sport absolvieren, bevor er dabei verstirbt. Bei zwei Übungsstunden pro Woche entspricht dies einem Todesfall in 1000 Jahren! Ähnliche Zahlen ergeben sich aus anderen Untersuchungen. Das Risiko des einzelnen für einen Zwischenfall ist somit ungeheuer gering. Dieses Risiko erhöht sich allerdings durch die große Zahl. Wenn 20 Patienten in einer solchen Gruppe Sport betreiben, wird 20mal so viel, also alle 50 Jahre, etwas passieren. Wenn in einer Stadt wie Köln ca. 50 Gruppen Sport betreiben, muß statistisch davon ausgegangen werden, daß jedes Jahr einmal etwas passieren kann. Ein solcher Zwischenfall kann dann aus den oben genannten Gründen auch nicht als schicksalhaftes Ereignis, sondern muß als die mögliche Konsequenz der Bewegungstherapie betrachtet werden. Daher muß jede verantwortungsvolle Bewegungstherapie bestrebt sein, dieses Risiko so gering wie möglich zu halten. Daß dies möglich ist, zeigen ebenfalls die genannten Zahlen. Sämtliche 5 akuten Herz-Kreislauf-Zwischenfälle in Form eines Kammerflimmerns, die während des Sports auftraten, konnten durch die Anwesenheit eines mit den erforderlichen Notfallgeräten ausgerüsteten Arztes erfolgreich behandelt werden.

Natürlich werden Zwischenfälle um so seltener vorkommen, je besser die Belastung der Belastbarkeit angepaßt ist, d. h., je näher der Sport der Idealform einer optimal dosierten und kontrollierten Belastung kommt. Allerdings wäre es andererseits ein gefährliches Dogma zu glauben, daß sich jeder Zwischenfall bei entsprechender Kenntnis der Krankheit und exakter Dosierung der Bewegungstherapie mit absoluter Sicherheit verhindern ließe. Auch wenn beispielsweise bei der koronaren Herzkrankheit eine optimale Diagnostik durch eine Röntgendarstellung der Herzkranzgefäße (Koronarographie) erfolgt ist, handelt es sich immer nur um eine Momentaufnahme. Schon ein halbes Jahr später kann sich der Gefäßzustand erheblich geändert haben, ohne daß der Betroffene dies bemerkt haben muß. Auch das häufig gehörte Argument, es könne nichts passieren, solange sich der Patient beim Sport wohl fühle und nicht überanstrenge, trifft keineswegs zu. In diesem Zusammenhang sei auf die **stumme Myokardischämie** (s. Abschn. 5.5.5.1) verwiesen, bei der schwerste Durchblutungsstörungen bis hin zum Herzinfarkt auftreten können, ohne daß die Betroffenen dies bemerken müssen.

Auch der „richtig betriebene Sport" schützt also nicht absolut gegen einen Zwischenfall. Natürlich würden bei Herz-Kreislauf-Patienten bei unvernünftig betriebenem Sport, etwa Gewichtheben oder Marathonlauf für Herzin-

**Tabelle 11-2: Todesfälle im Sport in den Niederlanden** (n. POOL, 1986). Aus dieser und der in Tabelle 11-3 wiedergegebenen Untersuchung geht hervor, daß vorzugsweise Sportarten betroffen sind, in denen vor allem auch ältere Menschen engagiert sind.

| Sportart | Todesfälle (pro 100 000 Sportler) | Absolutzahl (> 35 Jahre) |
|---|---|---|
| Jogging | 4,3 | 27 (20) |
| Tennis | 3,2 | 17 (16) |
| Fußball | 2,6 | 49 (24) |
| Sonstige Ballspiele | 1,6 | 28 (14) |
| Freizeitsport | 0,4 | 25 (15) |

**Tabelle 11-3: Todesfälle im Breitensport 1975–1981 in Rhode Island** (RAGOSTA et al., 1984)

| Sportart | n | Mittleres Alter |
|---|---|---|
| Golf | 19 | 59 |
| Jogging | 16 | 48 |
| Schwimmen | 9 | 52 |
| Bowling | 5 | 50 |
| Tennis | 5 | 50 |
| Basketball | 4 | 36 |
| Handball | 3 | 50 |

farktpatienten, mehr Zwischenfälle zu erwarten sein. Andererseits hängt ein Zwischenfall im Sport verhältnismäßig wenig von der Sportart ab. Dies zeigen die Tabellen 11-2 und 11-3. In den Niederlanden werden die meisten Zwischenfälle bei Sporttreibenden überraschenderweise während des Joggens beobachtet. Am häufigsten treten Zwischenfälle in Sportarten auf, die vor allem auch von älteren Menschen betrieben werden wie Golf, Joggen, Schwimmen, Kegeln, Tennis etc. Demnach ist für den Zwischenfall weniger die Sportart entscheidend als das Ausmaß der Vorschädigung. Zwischenfälle beim Sport werden fast ausschließlich bei Menschen mit einer vorbestehenden Krankheit beobachtet. Zu 90 % handelt es sich dabei um Herz-Kreislauf-Schäden. Die häufigsten Zwischenfälle betreffen Menschen mit einer vorher meist nicht bekannten koronaren Herzkrankheit.

# 11.2
# Sicherheitsvoraussetzungen in der ambulanten Herzgruppe

Die Verhinderung von Zwischenfällen beim Sport setzt eine möglichst genaue Vordiagnostik zur Feststellung der vorhandenen Schädigungen sowie eine möglichst exakte Dosierung des Sports voraus. Zum anderen ist bei Risikogruppen dafür Sorge zu tragen, daß im Falle eines Herz-Kreislauf-Zwischenfalls eine möglichst rasche und effektive Behandlung gewährleistet ist, nachdem sich solche Zwischenfälle nicht mit Sicherheit verhindern lassen. Dies setzt voraus, daß der Bewegungstherapeut über die möglichen Zwischenfälle, ihre Symptomatik und die erforderlichen Notfallmaßnahmen genauestens informiert ist. Er kann dies keineswegs allein dem Arzt überlassen, da die Vielzahl der notwendigen Tätigkeiten eine Behandlung im Notfall nur dann effektiv werden läßt, wenn sie im Team erfolgt.

Für die Bewegungstherapie bei besonderen Risikogruppen ist deshalb stets die Anwesenheit eines in der Wiederbelebung hinreichend ausgebildeten und mit entsprechenden Notfallgeräten ausgerüsteten Arztes erforderlich. Hierzu bestehen zwar keine gesetzlichen Vorschriften; es ist jedoch davon auszugehen, daß ein Zwischenfall, bei dem diese Voraussetzungen nicht bestanden haben, abgesehen

von der ethischen Problematik, zu juristischen Konsequenzen für den verantwortlichen Bewegungstherapeuten führen kann.

Für die ambulante Herzgruppe müssen nach dem derzeitigen Standard folgende **Sicherheitsvoraussetzungen** erfüllt sein:

- Leitung durch einen entsprechend ausgebildeten **Übungsleiter bzw. Sportlehrer;**
- Anwesenheit eines in der Bewegungstherapie und der Behandlung von Notfallmaßnahmen erfahrenen **Arztes;**
- Vorhandensein eines **Defibrillators** und entsprechender **Notfallmedikamente** für die Wiederbelebung;
- **Optimale organisatorische Vorsorge** zur Behebung eines Notfalls wie Telefonverbindung, Offenhalten von Zufahrtswegen für Krankenwagen, Aufgabenverteilung innerhalb der Therapiegruppe für die Notfallsituation etc.;
- **Regelmäßiges Üben** des Verhaltens in der Notfallsituation unter Einbeziehung der Patienten, Üben von Wiederbelebungsmaßnahmen mit den Patienten etc.

Inwieweit diese Voraussetzungen auch auf andere Therapiegruppen wie beispielsweise Diabetiker- oder Atemtherapiegruppen übertragen werden können, ist bisher noch nicht hinreichend geklärt. Es gibt noch zu wenige derartige Gruppen; entsprechende Normen müssen sich erst noch aus der Erfahrung heraus bzw. aus Übereinkunft zwischen den Gruppen bilden.

In diesem Kapitel sollen die medizinischen Voraussetzungen besprochen werden, nicht die organisatorischen. Zu der Frage, was unter hinreichender Ausbildung von Übungsleiter, Arzt etc. zu verstehen ist, wird auf Abschnitt 14.4 verwiesen.

Im folgenden soll der dramatischste medizinische Notfall, der plötzliche Herz-Kreislauf-Stillstand und seine Behandlung besprochen werden.

## 11.3
## Der plötzliche Herz-Kreislauf-Stillstand

### 11.3.1
### Beschreibung

Der plötzliche Herz-Kreislauf-Stillstand (HKS) ist ein sehr häufiges, für eine große Zahl von Todesfällen verantwortliches Ereignis. Man schätzt, daß in der Bundesrepublik Deutschland jährlich 100 000 Menschen einen plötzlichen Herztod erleiden.

Der Herz-Kreislauf-Stillstand entsteht dadurch, daß das Herz plötzlich nicht mehr pumpt. Dies kann dadurch geschehen, daß es entweder

- völlig stillsteht **(Asystolie),**
- in sich flimmert **(Kammerflimmern)** oder
- die Impulse vom Vorhof nicht mehr auf die Kammer übergeleitet werden **(plötzlicher Vorhof-Kammer-Block).**

Hinsichtlich der Einzelheiten wird auf die Abschnitte 7.2.5 und 10.5.1 verwiesen.

Diese pathophysiologischen Unterschiede sind für die Aussichten des Patienten von erheblicher Bedeutung. Ein Kammerflimmern kann bei sofortigem Handeln im allgemeinen gut beherrscht werden. Wird innerhalb der ersten Minuten ein Defibrillator eingesetzt, so liegen die Überlebenschancen bei 90%.

Beim Herzstillstand (Asystolie) sind die Aussichten dagegen sehr schlecht.

Die Entscheidung, welche Rhythmusstörung zugrundeliegt, läßt sich nur mit Hilfe eines EKGs — meistens eines EKG-**Sichtgeräts** (Oszilloskop) — treffen. Das äußere Erscheinungsbild und die erforderlichen Notfallmaßnahmen unterscheiden sich nicht. Für den Bewegungstherapeuten ist somit die Einordnung der Rhythmusstörung zunächst nur von sekundärer Bedeutung. Entscheidend ist sein sofortiges Handeln, da das Gehirn unter üblichen Bedingungen nach 5 Minuten abzusterben beginnt. Setzen die Notfallmaßnahmen zu spät ein, so gelingt es zwar oft, den Kreislauf wieder in Gang zu bringen, hinter-

her zeigen sich aber nicht wiedergutzumachende Hirnschädigungen.

Der angegebene Zeitraum verlängert sich durch die Verlangsamung des Stoffwechsels in kalter Umgebung (z. B. beim Skilaufen oder bei Ertrinkungsfällen).

Die Ursache eines **Herz-Kreislauf-Stillstandes** kann sehr unterschiedlich sein. Häufig wird eine fatale Rhythmusstörung durch einen plötzlichen Herzinfarkt ausgelöst. Der Zwischenfall unter körperlicher Belastung ist aber meist nicht durch einen akuten Herzinfarkt bedingt, wenngleich dies vorkommen kann. Meist liegt ein Kammerflimmern zugrunde, verursacht durch Durchblutungsstörungen ohne Infarkt bzw. durch den hohen sympathischen Antrieb.

Wie oben ausgeführt, ist der plötzliche Herztod beim Sport fast immer auf eine Vorerkrankung zurückzuführen. Unabhängig von der Art dieser Erkrankung — koronare Herzkrankheit, Herzmuskelentzündung etc. — ist die auslösende Ursache meistens das Kammerflimmern (s. Abschn. 7.2.5). Beim plötzlichen Herz-Kreislauf-Stillstand während der Bewegungstherapie kann also in der überwiegenden Zahl der Fälle von einem Kammerflimmern ohne Infarkt ausgegangen werden.

Die **Anzeichen des plötzlichen Herz-Kreislauf-Stillstandes** sind auch für denjenigen leicht erkennbar, der einem solchen Zwischenfall zum ersten Mal gegenübersteht. Der Betroffene klagt kurzfristig über Übelkeit, Schwindel und wird bewußtlos, oder er fällt sofort schlagartig in Ohnmacht. Die Haut ist blaß, von kaltem Schweiß bedeckt, die Atmung kann im Anfang noch erhalten sein und geht durch die zunehmende Lähmung des Atemzentrums in eine schnappende Atmung und schließlich in einen Atemstillstand über. Die Pupillen sind zunächst enggestellt und weiten sich dann auf, sie reagieren nicht mehr auf Licht. Der Puls läßt sich nicht mehr fühlen. Ein Fehlen des Radialispulses kann allerdings auch bei Schockzuständen vorhanden sein, wenn das Herz zwar noch schlägt, aber nicht mehr genügend Blut pumpt. In solchen Fällen kommt es zu einer sogenannten **Zentralisation des Kreislaufs,** d. h. es werden nur noch die lebenswichtigen Organe durchblutet, die peripher gelegenen Arterien werden nicht mehr versorgt. Man sollte daher, um einen Herzstillstand nicht mit einem Schock zu verwechseln, versuchen, den Puls zentral, also an der Halsschlagader oder in der Leistengegend, zu überprüfen. Am besten kann man sich von dem Kreislaufstillstand durch das **Abhören des Herzens** überzeugen: Beim Auflegen des Ohres auf die Brust sind keine Herztöne mehr vernehmbar.

Ein Herz-Kreislauf-Stillstand muß unterschieden werden von **anderen Ohnmachtszuständen,** die auch im Verlaufe einer Übungsstunde auftreten können. Tut man dies nicht, so kann es durch fehlerhafte Notfallmaßnahmen zu fatalen, tödlichen Konsequenzen kommen. Die wichtigsten in der Praxis vorkommenden ähnlichen Zustände werden daher im folgenden Abschnitt kurz dargestellt.

## 11.3.2
## Differentialdiagnose

**Kreislaufkollaps.** Hierunter versteht man einen Zusammenbruch des Kreislaufs, bei dem das Herz zwar noch pumpt, bei dem ihm aber nicht mehr genug Blut angeboten wird. Ursache hierfür kann beispielsweise ein plötzlicher Schmerzreiz sein, durch den die Blutgefäße weitgestellt werden. Möglich ist auch ein „orthostatischer Kollaps" (s. Abschn. 2.4.2.6), bei dem im Stehen das Blut in den Beinen „versackt" und dem Herzen nicht mehr genug Blut angeboten wird. In solchen Fällen ist meist die Ursache erkennbar (z. B. Schmerzreiz, langes Stehen, Überwärmung etc.). Beim Hinlegen, vor allem beim **orthostatischen Kollaps,** fließt dem Herzen aus den Beinen wieder vermehrt Blut zu. Hierdurch behebt sich der Zustand. Der Puls ist häufig an den Armarterien zwar nicht tastbar, die Herztöne sind jedoch hörbar. Der Betroffene muß in eine **„Schocklage",** d. h. in Rückenlage, gebracht werden. Die Beine sind

erhöht zu lagern, um den Blutrückfluß zum Herzen zu steigern.

**Schlaganfall (Apoplexie).** Er ist meist die Folge einer plötzlichen Hirnblutung, ausgelöst beispielsweise durch Pressen beim Sport (s. Abschn. 5.5.3). Die Kreislauffunktion ist erhalten, der Puls läßt sich fühlen, die Herztöne sind zu hören. Häufig ist eine Körperseite gelähmt. Der Betroffene ist wie jeder Bewußtlose mit erhaltener Kreislauffunktion in die stabile Seitenlage zu bringen, um das Ersticken durch den Rückfall der Zunge bzw. durch Erbrochenes zu verhindern.

**Hypoglykämischer Schock** — meist eine Unterzuckerung bei Diabetikern, die unter Insulin Sport betreiben (s. Abschn. 6.4.3). Im allgemeinen sollte bei Herzgruppenmitgliedern ein Diabetes bekannt sein. Meist gehen Warnsymptome (Schwitzen, Hungergefühl etc.) voraus. Ein hypoglykämischer Schock ist häufig mit Krampfanfällen verbunden. Die Kreislauffunktion (Puls, Herztöne) ist erhalten.

Notfallmaßnahmen: Sofortige Verabreichung von Kohlenhydraten. Bei Bewußtlosigkeit wird vom Arzt Traubenzuckerlösung in die Vene injiziert.

**Epileptischer Anfall.** Bei einem plötzlichen Anfall von Bewußtlosigkeit muß immer auch an die Möglichkeit einer Epilepsie, also eines Anfallsleidens, gedacht werden. Meist sollte ein solches in den Therapiegruppen bekannt sein. Nicht selten wird das Vorliegen solcher Anfälle von den Betroffenen aber auch verschwiegen! Epileptische Anfälle können auch ohne Krampfzustände auftreten. Die Kreislauffunktion (Puls, Herztöne) ist erhalten.

Krampfzustände können aber auch beim Herz-Kreislauf-Stillstand eintreten, besonders dann, wenn die Hirndurchblutung nach Wiederbelebungsmaßnahmen wieder einsetzt. Auch Hypoglykämien können mit Krämpfen einhergehen.

Bei Anfällen ohne Krampfzustände wird der Patient in die Seitenlage gebracht. Bei

Krampfzuständen ist er so zu lagern bzw. zu halten, daß er sich nicht verletzt.

**Hirnerschütterung.** Eine Bewußtlosigkeit beim Sport kann auch durch eine Schädelverletzung eintreten. Hier ist die Diagnose durch den Zusammenhang mit der vorausgegangenen Verletzung meist eindeutig.

Neben den bisher genannten können auch zahlreiche weitere Ursachen für das Auftreten einer Bewußtlosigkeit verantwortlich sein, speziell etwa Vergiftung durch Alkohol und/ oder Medikamente. Sie spielen jedoch für die Bewegungstherapie keine praktische Rolle und werden daher hier nicht weiter dargestellt.

## 11.3.3
## Notfallmaßnahmen

### 11.3.3.1
### Herzmassage/Beatmung

Zur Beseitigung eines Herz-Kreislauf-Stillstandes bzw. zu seiner Überbrückung muß die Herz-Kreislauf- und gegebenenfalls die Atmungsfunktion künstlich aufrecht erhalten werden, bis effektive Hilfe möglich ist. Dies geschieht nach der sogenannten **ABC-Regel:**
– **A**temwege freihalten;
– **B**eatmung;
– **K**reislauffunktion (englisch: Circulation) aufrechterhalten.
Der Ablauf der folgenden Maßnahmen sollte regelmäßig mit der Therapiegruppe geübt werden, so daß im Notfall die nachstehend geschilderten Vorgänge automatisch ablaufen. Parallel zu den Wiederbelebungsmaßnahmen sollte der Notarztwagen mit Notarzt (!) angefordert werden (vorher Telefonmöglichkeiten, Telefonnummern etc. abklären!) Beim Anruf ist auf die Schwere des Notfalls hinzuweisen. Ein Gruppenmitglied sollte den Notarztwagen einweisen, um unnötiges Suchen zu vermeiden! Die notwendigen Aufgaben sollten auf die Gruppenmitglieder verteilt werden. Nur die erforderlichen Helfer sollten bei dem Betroffenen bleiben; die übrige

Gruppe sollte die Halle verlassen, um ein unnötiges Chaos zu vermeiden.

Beim **Erlernen der Erste-Hilfe-Maßnahmen** ist es wichtig, ihren Sinn zu kennen und sie so oft wie möglich zu üben, damit sie automatisch ablaufen. Maßnahmen, über die erst lange nachgedacht werden muß, sind im Notfall wenig hilfreich.

Die häufige Diskussion um optimale Schemata der Reanimation ist weniger wichtig als das Verständnis für deren Inhalt und ihre sinnvolle Anwendung im Einzelfall. Es ist wichtiger, überhaupt und sinnvoll zu handeln, als lange darüber zu debattieren, ob z. B. der Faustschlag auf die Brust zu Beginn wichtig ist oder nicht, ob 4:1 oder 5:1 beatmet werden sollte etc., wie dies oft geschieht (siehe unten).

Für den Notfall in der bewegungstherapeutischen Gruppe sollten möglichst viele Helfer ausgebildet sein. Am günstigsten ist es, wenn zwei Helfer, beispielsweise der Übungsleiter und ein weiterer Patient, Herzmassage und Beatmung durchführen, während sich der Arzt um sonstige Notfallmaßnahmen (Injektion, Defibrillation) kümmern kann. Hierzu ist es erforderlich, regelmäßige Übungseinheiten auch mit den Patienten selbst durchzuführen.

Besonders bewährt hat sich die Einbeziehung der Ehefrauen in die Ausbildung in den Notfallmaßnahmen, da Herzpatienten selbstverständlich auch außerhalb der Bewegungstherapie ein erhöhtes Risiko aufweisen. Unter den dann eventuell verfügbaren Helfern hat der Ehepartner den Vorteil der größten Chance der Anwesenheit im Falle eines solchen Falles. Darüber hinaus wird eine solche Ausbildung von den Patienten besonders gut akzeptiert, da sie ihnen hilft, die Unsicherheit und Angst vor einem solchen Notfall zu überwinden. Für den Partner hat sich das Gefühl als sehr hilfreich erwiesen, im Notfall nicht „hilflos herumstehen zu müssen", sondern etwas tun zu können, auch wenn es möglicherweise nicht zum Erfolg führt.

Folgende medizinische Maßnahmen sind zur **cardiopulmonalen Reanimation** (CPR), also zur Wiederbelebung bei Herz-Kreislauf- und gegebenenfalls Atemstillstand, erforderlich:

**Diagnose,** Feststellung, ob der Patient ansprechbar ist oder nicht, Überprüfung der Herz-Kreislauf-Funktion (Puls, Herztöne) sowie der Atmung durch Beobachtung bzw. Auflegen der Hände auf den Brustkorb.

**Richtige Lagerung des Patienten.** Liegt ein Herz-Kreislauf-Stilstand vor, ist der Patient mit dem Rücken auf einer festen Unterlage (Hallenboden) zu lagern, um eine effektive Herzmassage zu ermöglichen.

**Freimachen der Atemwege.** Gegebenenfalls den Mund von Erbrochenem reinigen, lose Gebißteile entfernen.

**Beatmung.** Nicht immer muß beim Herz-Kreislauf-Stilstand beatmet werden. Wenn sofort mit der Herzmassage begonnen wird, kann das Atemzentrum so viel Blut erhalten, daß die Atemfunktion erhalten bleibt. Ist dies nicht der Fall, wird wie folgt beatmet:

Der Kopf wird durch Anheben des Kinns nach hinten überstreckt, um den Verschluß des Kehlkopfs durch Kehldeckel und Zunge zu vermeiden (Abb. 11-1). Die Beatmung kann als **Mund-zu-Mund-Beatmung** oder **Mund-zu-Nase-Beatmung** durchgeführt werden. Welche Methode zur Anwendung kommt, ist dabei weniger wichtig als die Qualität, mit der sie angewendet wird. Bei der Mund-zu-Mund-Beatmung muß der Mund mit einer Hand geöffnet und mit der anderen Hand die Nase verschlossen werden, um ein Entweichen der Luft auf diesem Wege zu verhindern. Dies ist technisch im allgemeinen etwas schwieriger als die Mund-zu-Nase-Beatmung, die deshalb vorwiegend erlernt werden sollte. Durch die zunehmende Diskussion um die Möglichkeit einer Infektion des Helfers durch AIDS kann ein Doppeltubus (siehe unten) Verwendung finden, bei dem eine Öffnung in den Mund des Betroffenen eingeführt wird, während der Helfer die andere Öffnung benutzt. Dies macht den direkten Kontakt überflüssig. In der Herzgruppe ist mit Hinblick auf die Zusammensetzung der Gruppe die Infektionsge-

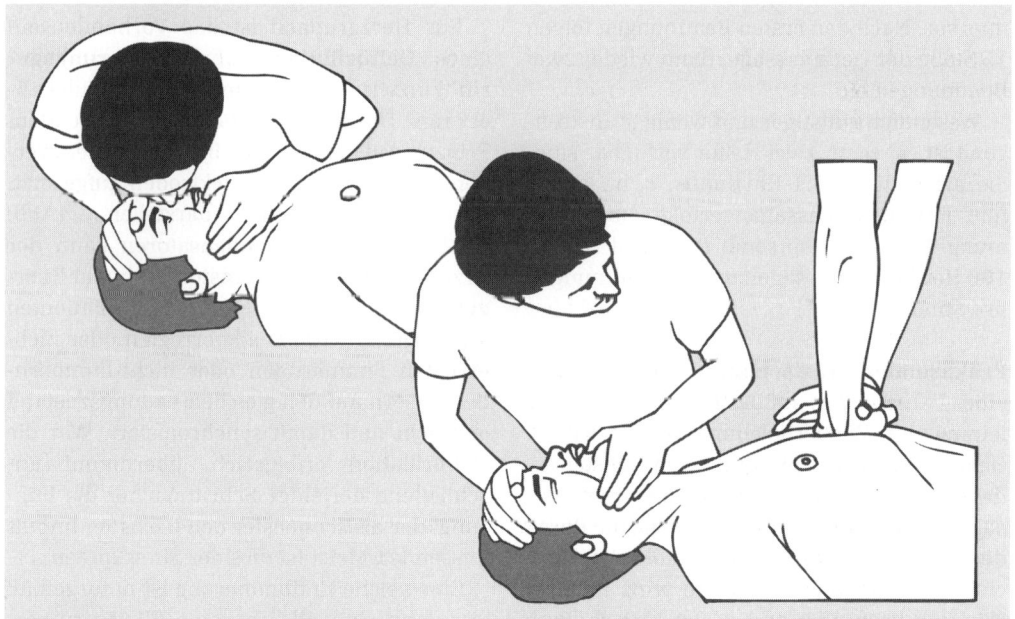

**Abbildung 11-1:**
Mund-zu-Nase-Beatmung bzw. Herzmassage

fährdung jedoch sehr gering! Der Helfer sollte sich davon überzeugen, daß die von ihm eingeblasene Luft auch tatsächlich die Lungen erreicht. Dies wird durch das Anheben der Brustwand deutlich.

**Herzmassage.** Durch die Herzmassage soll die Pumpfunktion des Herzens ersetzt werden. Der Helfer legt beide Hände übereinander auf die untere Hälfte des Brustbeins und drückt dieses rasch und kräftig, beim Erwachsenen etwa 4–5 Zentimeter, nach unten. Dies sollte im Herzrhythmus, also etwa ein- bis zweimal pro Sekunde, erfolgen, ca. 100mal pro Minute. Bei einer gut durchgeführten Herzmassage kann man im günstigen Fall an den peripheren Arterien eine Pulswelle tasten.

Die **Koordination zwischen Beatmung und Herzmassage** geschieht wie folgt: Zu Beginn der Wiederbelebung werden zunächst zwei Beatmungen hintereinander durchgeführt, um die Luft der Lungen mit Sauerstoff anzureichern. Der anschließende Rhythmus ist von der Zahl der Helfer abhängig. Ist nur ein Helfer vorhanden, so geht er im 15:2-Rhythmus vor. Nach den ersten Beatmungen folgen 15 Stöße der Herzmassage, dann wieder zwei Beatmungen etc.

Wesentlich günstiger und weniger anstrengend ist es, wenn zwei Helfer verfügbar sind. Sie arbeiten im 5:1-Rhythmus, d. h., auf je fünf Herzdruckmassagen erfolgt eine Beatmung. Es ergibt sich somit eine Zahl von ca. 100 Herzdruckmassagen und 20 Beatmungen pro Minute.

**Präkardialer Faustschlag.** Die Wirksamkeit eines Faustschlags auf das Brustbein zur Einleitung der Wiederbelebung ist umstritten. Gelegentlich kann hierdurch ein stillstehendes Herz wieder zum Schlagen angeregt oder sogar ein Kammerflimmern durch eine durch den Schlag ausgelöste Extrasystole unterbrochen werden. Diese Methode wird in ihrer Wirkung bezweifelt und wegen der dadurch möglicherweise bedingten Verzögerung des Einsetzens effektiver Maßnahmen und sogar

eventueller Gefährdungen heute nicht mehr generell gelehrt.

Bei der Herzmassage kann es zu **Verletzungen,** besonders zu Rippenbrüchen kommen. Aus diesem Grund ist zunächst die Diagnose eines Herzstillstandes genau zu stellen, da eine unnötige Reanimation für den Betroffenen gefährlich werden kann. Ein Rippenbruch ist angesichts der Schwere des Notfalls beim Herzstillstand allerdings in Kauf zu nehmen. Trotzdem trifft es keineswegs zu, wie dies gelegentlich behauptet wird, daß eine Herzmassage nur dann effektiv sei, „wenn Rippen brechen". Das Gegenteil ist der Fall. Eine gut durchgeführte Herzmassage geht in den meisten Fällen ohne solche Verletzungen ab. Hierzu ist es jedoch notwendig, daß sich der Ersthelfer die Erfahrung für den erforderlichen Druck durch Üben an einer entsprechenden Puppe (Phantom) erwirbt.

### 11.3.3.2
### Defibrillation

Dem Arzt stehen für den Notfall medikamentöse und elektrotherapeutische Hilfen zur Verfügung.

Für Herzgruppen ist das Vorhandensein eines **Defibrillators („Entflimmerungsgerät")** inzwischen allgemein als notwendig anerkannt. Dieses Gerät arbeitet nach folgendem Prinzip: Auf den Brustkorb des Patienten werden zwei breitflächige Elektroden aufgesetzt, die Kondensatoren darstellen (Abb. 11-2). Über diese Kondensatoren kann der Arzt plötzlich einen Stromstoß mit hoher Energie (250–300 Kilojoule) durch den Patienten schicken. So werden alle erregten oder nicht erregten flimmernden oder nicht-flimmernden Fasern auf den gleichen Ladungszustand gebracht und damit synchronisiert. War die Defibrillation erfolgreich, übernimmt anschließend derjenige Schrittmacher die Führung, der als schnellster den nächsten Impuls aussendet. Meist ist dies der Sinusknoten.

Eine solche Entflimmerung ist naturgemäß nur dann sinnvoll, wenn ein Flimmern vorliegt. Ist ein Herz-Kreislauf-Stillstand durch einen absoluten Herzstillstand (Asystolie) be-

**Abbildung 11-2:**
Prinzip der Defibrillation.
Bei der Defibrillation wird
eine Kondensatorplatte auf
das Brustbein aufgesetzt,
die andere liegt im Bereich
der Herzspitze. Der Arzt
entlädt durch Knopfdruck
die Spannung des Konden-
sators über das Herz. Man
sollte dies aber auf keinen
Fall bei normaler Herzak-
tion simulieren, da hier-
durch Kammerflimmern
ausgelöst werden kann!

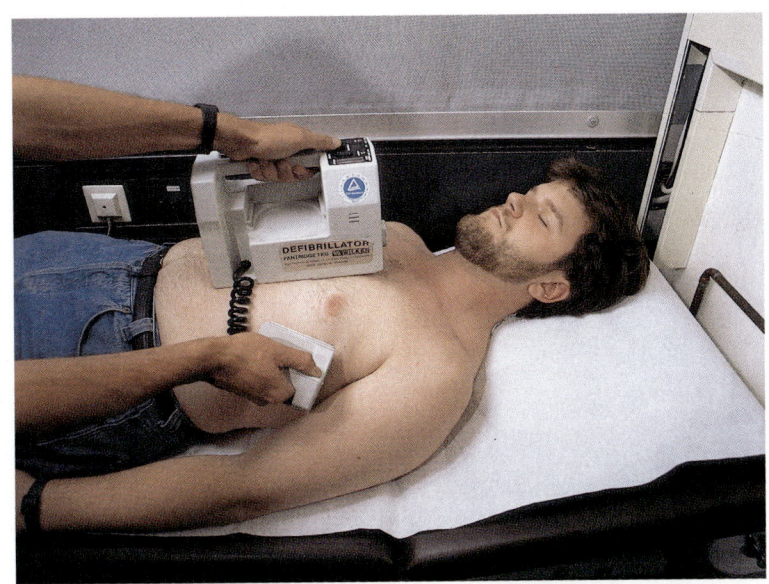

dingt, so ist diese Maßnahme selbstverständlich sinnlos. Schaden könnte ein Stromstoß in
diesem Fall zwar nicht, es sind jedoch auch
Situationen denkbar, in denen das Herz noch
einen Eigenrhythmus aufweist. Hier wäre ein
Stromstoß gefährlich, da er das Herz ins Flimmern bringen kann. Die Anwendung eines
Defibrillators setzt daher zunächst eine EKG-
Beobachtung voraus.

Wie oben ausgeführt, kann die **unsachge-
mäße Durchführung einer Defibrillation** gefährliche, möglicherweise sogar tödliche Konsequenzen haben. Sie darf daher nur vom
Arzt oder in seltenen Fällen von entsprechend
ausgebildetem, hochqualifiziertem medizinischen Personal (OP-Schwestern, Notfallsani-
täter) durchgeführt werden. **Auf keinen Fall
sollte der Übungsleiter/Sportlehrer ein solches Gerät einsetzen.** Trotzdem muß er über
seine Funktionsweise informiert sein, denn
Defibrillatoren haben nur dann Sinn, wenn
sie einsatzbereit sind. Es gehört mit zu den
Aufgaben des Bewegungstherapeuten, zu
prüfen, ob ein Defibrillator vorhanden ist und
funktioniert. Hierzu gehört die **Kontrolle des
elektrischen Ladungszustandes.** Die Elektroden dürfen ferner nicht direkt auf die
Brustwand aufgesetzt werden, da es sonst zu
Verbrennungen kommen kann. Hierzu ist ein
**Kontaktgel** erforderlich. Auch von dessen

Anwesenheit im Notfallkoffer muß sich der
Sportlehrer überzeugen.

Defibrillatoren bedürfen ferner gewisser
Wartungsvorgänge. So sollten in Abständen
von einigen Wochen die Akkumulatoren
„leergeschossen" werden, um Schädigungen
zu vermeiden. Über diese Maßnahmen sollten
sich Übungsleiter und Arzt absprechen.

## 11.3.4
## Notfallausrüstung

### 11.3.4.1
### Defibrillator

Auf dem Markt sind unterschiedliche **Defi-
brillator-Typen** (Abb. 11-3) verfügbar. Moderne Geräte sind so konstruiert, daß durch die
auf den Brustkorb aufgesetzten Elektroden
gleichzeitig ein EKG abgenommen wird und auf
einem Bildschirm erscheint. Der Arzt kann die
Art der Rhythmusstörung und gegebenenfalls
sofort den Erfolg einer Defibrilla-
tion beurteilen. Solche Geräte haben allerdings,
wenn sie batteriebetrieben sind, ein hohes Gewicht von 10–15 Kilogramm. Sie eignen sich
zwar sehr gut für die Therapie in der Halle, sind
jedoch für die mobile Bewegungstherapie
wenig geeignet. Hier bewähren sich eher kleinere Geräte ohne integriertes EKG, die jedoch

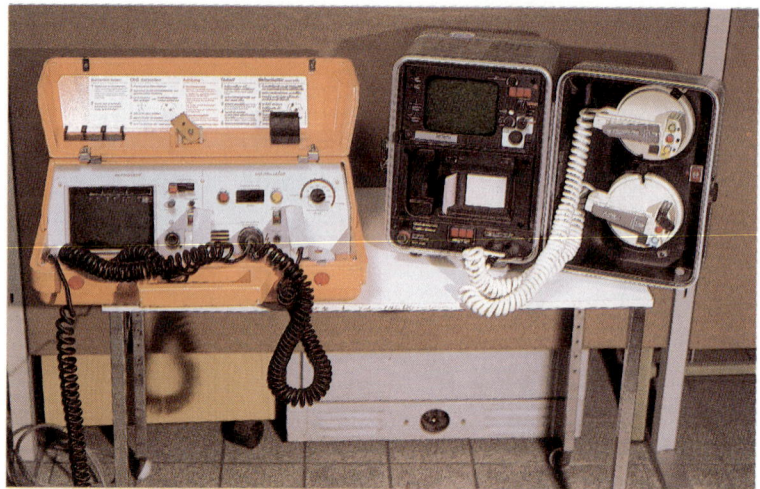

**Abbildung 11-3:**
Darstellung der Notfallgeräte. Hierbei sind verschiedene Kombinationen möglich. Notwendig ist auf jeden Fall ein Defibrillator. Hierbei kann es sich um ein Gerät handeln, in das gleichzeitig ein Sichtgerät eingebaut ist, bei dem also beim Aufsetzen der Abnahmeelektroden das EKG auf einem Schirm deutlich wird (**a,** links). Es kann sich auch um ein Gerät handeln, mit dem sich das EKG nicht nur sehen, sondern über einen Papierstreifen auch schreiben läßt (**a,** rechts). Daneben kann es sich aber auch um einen Defibrillator ohne Sichtgerät handeln. Hierbei ist ein zusätzliches kleines EKG-Gerät notwendig (**b**). Bei einem solchen Gerät kann nach Aufsetzen auf den Brustkorb das EKG geschrieben bzw. auf einem Schirm sichtbar gemacht werden (**c**).

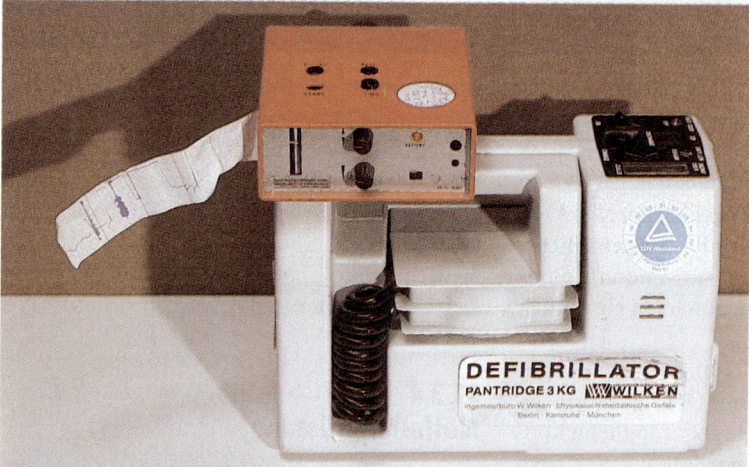

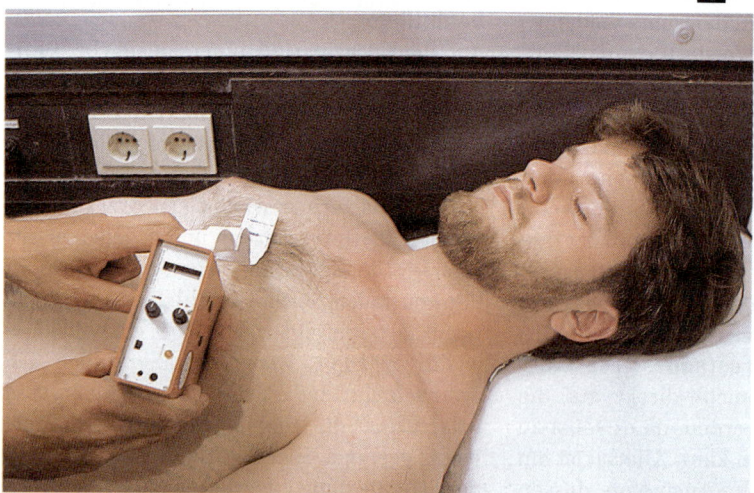

durch ein kleines EKG-Gerät ergänzt werden müssen. Eine solche Kombination hat zwar den Nachteil, daß zwischen Diagnose (EKG-Registrierung) und Defibrillation Zeit verloren geht, auf der anderen Seite kann sie z. B. außerhalb von Sporthallen mitgenommen werden. In den Anschaffungskosten bestehen zwischen beiden Lösungen keine großen Unterschiede.

### 11.3.4.2
### Notfallkoffer

Im Notfallkoffer (Abb. 11-4) sind im allgemeinen die nachfolgend genannten Notfallgeräte vorhanden oder zu fordern.

**Atembeutel, Atemmaske.** Durch einen Atembeutel kann die Mund-zu-Nase-Beatmung ersetzt werden. Sein Einsatz erfordert jedoch erhebliche Übung und sollte daher dem Arzt oder entsprechend ausgebildetem Personal vorbehalten bleiben. Da ein Atembeutel durch eine gute Mund-zu-Nase-Beatmung ersetzt werden kann, ist er im Notfallkoffer nicht unbedingt zu fordern.

**Guedel-Tubus, doppelläufiger Tubus nach SAFAR oder WENDEL-Tubus.** Unter einem Tubus versteht man ein starres, der Mundhöhle entsprechend geformtes Rohr, das in den Mund eingeführt wird. Es verhindert das Zurückfallen der Zunge. Durch einen doppelläufigen Tubus wird die Notwendigkeit eines direkten Mund-zu-Mund-Kontaktes vermieden.

**Intubationsbesteck.** Der Arzt kann unter Sicht einen entsprechend langen Tubus über Mund oder Nase bis in die Luftröhre vorführen. Dieser Vorgang wird als *Intubation* (Einführung eines Tubus) bezeichnet. Man kann auf diesem Wege die Lunge mit Hilfe eines Atembeutels direkt beatmen.

Zur Intubation ist neben den entsprechenden Tuben ein Sichtgerät **(Laryngoskop)** erforderlich. Ihre Durchführung erfordert ständige Übung, sie kann keineswegs durch einen Laienhelfer erfolgen. Da eine Beatmung im Notfall auch ohne Intubation möglich ist, hängt die Frage, ob ein solches Gerät im Not-

**Abbildung 11-4:**
Notfallkoffer mit den wichtigsten Geräten und Medikamenten (s. Text)

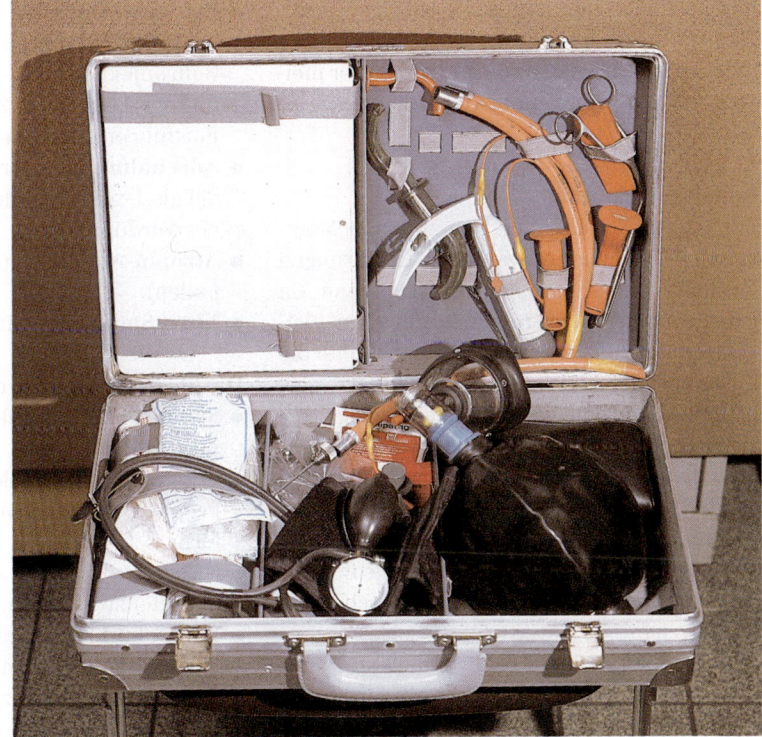

fallkoffer sein sollte, von der Erfahrung des Arztes mit dieser Technik ab.

Ein Laryngoskop ist überdies nur dann sinnvoll, wenn im Notfall auch seine Lichtquelle funktioniert. Der Bewegungstherapeut sollte daher gelegentlich die hierfür erforderlichen Batterien überprüfen.

**Blutdruckmeßgerät, Stethoskop.** Im Notfallkoffer sollten selbstverständlich ein Stethoskop zum Abhören sowie ein Blutdruckmeßgerät verfügbar sein. Mit diesen Geräten kann auch der Übungsleiter gelegentlich den Blutdruck seiner Patienten überprüfen oder im Notfall nach den Herztönen hören.

**Herzschrittmacher.** Gelegentlich wird die Forderung gestellt, daß im Notfallkoffer ein von außen anwendbarer, künstlicher Herzschrittmacher für die Behandlung eines Herzstillstandes vorhanden sein sollte. Dies bedarf jedoch erheblicher Erfahrung und Übung. Im allgemeinen wird es möglich sein, durch eine künstliche Herzmassage die Kreislauffunktion so lange in Gang zu halten, bis der Patient in eine Klinik gebracht wird, wo das Einsetzen eines Schrittmachers wesentlich besser möglich ist. Ein solches Gerät wird daher meistens nicht als notwendig angesehen.

### 11.3.4.3
### Notfallmedikamente

Für die im Notfallkoffer vorhandenen Medikamente sind die individuellen Erfahrungen des betreuenden Arztes mit entscheidend. Da jedoch häufig mehrere Ärzte mit dem gleichen Notfallkoffer arbeiten müssen, sollte die Zusammensetzung weitgehend standardisiert bleiben. Man sollte weiterhin keineswegs versuchen, allen erdenklichen Notfällen mit verschiedensten Medikamenten vorzubeugen, sondern sich auf wenige wichtige Präparate beschränken. Eine allzu große Vielzahl von Ampullen, aus denen man die richtige im Notfall erst heraussuchen muß, ist eher schädlich als hilfreich.

Selbstverständlich soll und kann der Übungsleiter die Medikamente weder aussuchen noch anwenden. Trotzdem sollte er ihr Vorhandensein an Hand einer Checkliste gelegentlich überprüfen. Für eine standardisierte Grundausstattung des Notfallkoffers werden daher im folgenden die wichtigsten Medikamente genannt. Sie sollten im Regelfall alle drei Jahre oder zum Verfallsdatum ausgetauscht werden. Es ist ferner zu berücksichtigen, daß die Ansichten über die optimalen Notfallmedikamente ständig im Fluß sind und diese Liste neuen wissenschaftlichen Entwicklungen angepaßt werden muß.

**Absolut erforderliche Medikamente:**
- **Infusionsflüssigkeiten:** Für den Notfall sollte ein Infusionsträger, beispielsweise 5%ige Traubenzucker- oder physiologische Kochsalzlösung einschließlich eines **Infusionsbestecks** und einer **Verweilkanüle** zur Verfügung stehen. Über diese Infusionen können dann im Bedarfsfall weitere Medikamente eingebracht werden. Die früher erhobene Forderung nach einer **Bikarbonatlösung** zur Beseitigung einer Übersäuerung (Azidose) wird heute nicht mehr aufrechterhalten.
- **Lidocain**-Ampullen zur Behandlung schneller Herzrhythmusstörungen, und zwar zur Bolusinjektion (50–100 mg) sowie als 20%ige Lösung als Zusatz zur Infusion zur Fortführung der Therapie.
- **Adrenalin**-Ampullen, neuerdings im Handel als 1-mg-Ampullen ohne Notwendigkeit der Verdünnung.
- **Atropin**-Ampullen (ersatzweise Itrop-Ampullen).
- **Nitro**-Spray oder Nitro-Kapseln.

**Darüber hinaus sind dringend erwünscht:**
- **Sympathikomimetika,** besonders **Dopamin**-Ampullen.
- Ein **Antiaarrhythmikum** der Klasse I, wie Propafenon oder Mexiletin in Ampullenform.
- **Nifedipin**-Kapseln zur Behandlung einer hypertensiven Krise.
- **Furosemid**-Ampullen zur Behandlung einer aktuten Herzinsuffizienz.
- **Analgetika:** Es ist zu beachten, daß Morphin-Derivate zwar wünschenswert sind,

im allgemein zugänglichen Notfallkoffer je-
doch nicht aufbewahrt werden dürfen. Zur
Zeit kann Tramal (Ampullen und Tropfen)
empfohlen werden.
- **Verapamil**-Ampullen
- **Betablocker**Ampullen.

**Möglich, aber nicht unbedingt erforderlich:**
- **Digoxin**-Ampullen zur Behandlung der
  schnellen Form der absoluten Arrhythmie,
  nicht zur Notfallbehandlung der akuten
  Herzinsuffizienz.
- **Antihypertensiva.**
- **Sedativa.**

# 11.4
# Sonstige internistische Notfälle

Im Rahmen der Bewegungstherapie innerer
Erkrankungen können sämtliche internistischen Notfälle eintreten, die u. U. bei Herz-
Kreislauf-Erkrankungen vorkommen. Ihre
detaillierte Darstellung ist in diesem Zusammenhang nicht möglich, jedoch sollen ihre
wichtigsten Erscheinungsformen erwähnt
werden. Im einzelnen wird auf die vorangegangenen Kapitel verwiesen.

## 11.4.1
## Akuter Herzinfarkt

Natürlich kann auch im Rahmen der Bewegungstherapie ein erneuter Herzinfarkt auftreten. Die Symptome sind in Abschnitt
5.5.5.2 beschrieben. Man sollte hieran bei
allen außergewöhnlich starken Angina-pec-
toris-Zuständen denken. Der Patient sollte lieber zweimal zuviel als einmal zuwenig zur
Beobachtung in ein Krankenhaus gebracht
werden. Bei eindeutigen schweren Schmerz-
zuständen sollte der Patient beruhigt werden,
bei Bedarf verordnet der Arzt ein Schmerz
mittel und legt eine Infusion an. Auf intramus-
kuläre Injektionen sollte verzichtet werden,
da diese die Serumfermente (speziell CK
[s. Abschn. 5.5.5.2]) erhöhen und damit die
Diagnosefindung erschweren können, ferner

wird heute meist eine Lysebehandlung durchgeführt (Abschn. 5.5.5.3), vorausgegangene
im. Injektionen erhöhen die Blutungsgefahr.
Damit eine solche Lysebehandlung, also die
Auflösung des Blutgerinnsels in der Herzkranzarterie, Sinn macht, muß der Patient
spätestens zwei Stunden nach Beginn der
Symptome im Krankenhaus sein. Der Arzt/
Übungsleiter sollte eine solche Einweisung im
Verdachtsfall also direkt aus der Sportstunde
heraus veranlassen und nicht etwa auf den
nächsten Morgen oder den Hausarzt vertrös-
ten!

## 11.4.2
## Akute Herzinsuffizienz

Besonders im Verlauf eines Herzinfarktes
kann es auch während der Übungsstunde zu
einem plötzlichen Herzversagen kommen,
das spezielle Maßnahmen erfordert. Die beiden wichtigsten Formen der akuten Herzinsuffizienz sind das Lungenödem und der kar-
diogene Schock. Der Übungsleiter sollte diese
Formen kennen (s. Abschn. 5.5.5.2 und 5.6).

**Lungenödem.** Ein Lungenödem kann durch
plötzliches Herzversagen bei einem Infarkt
auftreten, aber auch bei einer plötzlichen
Überbelastung des Herzens, beispielsweise
bei zu hohem Blutdruckanstieg. Die linke
Herzkammer kann das angebotene Blut nicht
mehr hinreichend weiterpumpen, es staut
sich in die Lunge zurück, aus den Lungenkapillaren tritt Flüssigkeit in die Lungenbläschen. Es kommt zu schwerer Atemnot, über
der Lunge und oft auch schon auf Entfernung
ist ein Rasseln zu hören. In solchen Fällen
wäre es völlig falsch, den Betroffenen, wie
dies öfters gesehen wird, fürsorglich flach zu
legen. Hierdurch wird das Blutangebot an das
Herz erhöht und damit der Zustand verschlimmert. Der Betroffene sollte beruhigt
werden, er sollte **aufrecht sitzen,** es können
Stauriemen an Armen und Beinen angelegt
werden, um den Blutrückfluß zu vermindern.
Besonders bei erhöhtem Blutdruck kommt die
Gabe einer Nifedipin-Kapsel zur Weitstellung
der Arterien und zur Drucksenkung in Frage.

Der Arzt wird ein Diuretikum zur Wasserausscheidung injizieren.

**Kardiogener Schock.** Unter einem Schock versteht man normalerweise ein Kreislaufversagen, bei dem zu wenig Blut vorhanden ist, etwa nach einem Blutverlust. Er zeigt sich in Blässe, schnellem Puls, Schweißausbruch und kalter Haut. Bei der speziellen Form des kardiogenen Schocks ist die Ursache ein Herzversagen, meist als Folge eines akuten Herzinfarkts. Während beim Kreislaufschock der Patient flach gelagert wird, mit angehobenen Beinen (Schocklage), wäre diese Lagerung beim kardiogenen Schock fatal, da hierdurch dem versagenden Herzen noch mehr Blut angeboten wird. Der Unterschied zeigt sich klinisch in den Zeichen des Blutrückstaus, besonders in den dick angeschwollenen Venen am Hals. Der Betroffene sollte nicht flach, sondern mit erhobenem Oberkörper gelagert werden. Eine sofortige Krankenhauseinweisung ist selbstverständlich.

### 11.4.3
### Hochdruckkrise

Hierunter versteht man den krisenhaften Anstieg des Blutdrucks bei Hochdruckpatienten. Die plötzliche Herzüberlastung führt zu Beschwerden wie Angina pectoris, Atemnot bis hin zum Lungenödem (s. o.). Die Behandlung besteht in Ruhigstellung und Beruhigung sowie der Gabe einer Kapsel Nifedipin zur Blutdrucksenkung.

### 11.4.4
### Akute Herzrhythmusstörungen

**Tachykarde      Herzrhythmusstörungen.** Neben den schwersten Formen der schnellen Herzrhythmusstörung (Kammerflimmern oder Kammerflattern, s. o.) können weitere schnelle Formen der Herzrhythmusstörung auftreten wie anfallsweises Herzjagen, das von der Kammer ausgeht (ventrikuläre Tachykardie), sowie eine absolute Arrhythmie mit schneller Herzschlagfolge (s. Abschn. 7.2.2). Der Puls ist in diesem Fall sehr flach

und rasch, gelegentlich kaum noch tastbar. Der Betroffene ist jedoch noch ansprechbar. Dies weist auf eine ausreichende Hirndurchblutung hin. Damit bleibt also Zeit, ihn sofort in ein Krankenhaus zu bringen. Eine Elektrobehandlung ist daher unter den Bedingungen der Übungshalle nicht angezeigt. Der Arzt kann je nach Lage ein Herzrhythmusmedikament, besonders Digitalis, injizieren.

**Bradykarde      Herzrhythmusstörungen.** Akute langsame Formen von Herzrhythmusstörungen können auftreten in Form einer plötzlichen Verlangsamung des Sinusrhythmus (Sinusbradykardie) oder einer Störung der Vorhof-Kammer-Überleitung (AV-Block III. Grades, s. Abschn. 7.4.3). Auch hier ist der Betroffene im allgemeinen ansprechbar, solange die Herzfrequenz über 20–30 Schlägen pro Minute bleibt. Der Puls ist tastbar. Es bleibt meist genügend Zeit zur Einlieferung in eine Klinik. Der Arzt kann im Bedarfsfall Atropin injizieren.

### 11.4.5
### Asthmaanfall

Während sich alle bisher behandelten Notfälle auf das Herz-Kreislauf-System bezogen, kann besonders in der Atemtherapiegruppe natürlich auch ein plötzlicher Krampf der Bronchialmuskeln mit einem schweren Asthmaanfall auftreten, der sich durch die typische pfeifende Atmung bemerkbar macht (s. Abschn. 4.2). Der Betroffene muß zur Verbesserung seiner Atmung die Atemhilfsmuskulatur einsetzen: Er steht und stützt sich mit den Armen auf. Auch hier wäre es falsch, ihn flach zu lagern. Die Behandlung besteht in Beruhigung sowie in der Gabe von Asthmamitteln als Inhalationsspray, bei Bedarf Injektion von Euphyllin, Kortison etc. durch den Arzt.

### 11.4.6
### Unterzuckerung, Hypoglykämischer Schock

Hierzu siehe Abschn. 6.4.3.7.

# D
# Pädagogisch-
# psychologische
# und organisatorische
# Grundlagen

D

Pädagogisch-
psychologische
und organisatorische
Grundlagen

# 12
# Pädagogische Grundlagen der Sport- und Bewegungstherapie

*D. Lagerstrøm*

## 12.1
## Allgemeine Gesichtspunkte

Aufgrund der qualitativ und quantitativ sehr unterschiedlichen Krankheitsbilder und der dadurch unterschiedlichen Zielsetzungen und Voraussetzungen muß die Bewegungstherapie, ganz besonders aber die Sporttherapie, als Bindeglied zwischen funktionell orientierter Therapie und Sport immer auf einem situationsorientierten Ansatz basieren. Dennoch lassen sich eine Reihe von Grundprinzipien für den Aufbau und die Durchführung einer gezielten Sport- bzw. Bewegungstherapie formulieren.

Unabhängig von den krankheitsbedingten Voraussetzungen und Schwerpunktsetzungen steht für jede Bewegungstherapie das Ziel der psychophysischen Stabilisierung und der Verhaltensmodifikation in Richtung auf einen gesundheitsorientierten, auf Gleichgewicht abzielenden Lebensstil im Vordergrund (Abb. 12-1). Um diesem übergeordneten Ziel gerecht zu werden, muß dieser Therapiebereich auf wissenschaftlichen Grundlagen beruhen, kontrolliert und überwacht werden. Eine entsprechende, für das jeweilige Bewegungsprogramm entscheidende Diagnose und Indikationsstellung sowie die adäquate Ausbildung des Bewegungstherapeuten sind daher unabdingbare Voraussetzungen.

Die im folgenden dargestellten Grundlagen sowie der im „Kölner Modell" gewählte Programmaufbau können also nur als Rahmenbedingung betrachtet werden. In der Praxis erfordert dies jeweils die Anpassung an die individuellen Voraussetzungen und Gegebenheiten. Da viele Herzpatienten großen individuellen Schwankungen des subjektiven Wohlbefindens (Wetterfühligkeit u. a.) unterliegen, müssen diese subjektiven Gegebenheiten berücksichtigt werden. Grundsätzlich dürfen sich Herzpatienten nie zu Leistungen zwingen, wenn sie einmal unter „Normalform" sind. Sie sollten bestrebt sein, dem subjektiven Empfinden gegenüber einem eventuellen falschen Ehrgeiz den Vorrang zu geben. Ein guter Trainingsleiter sollte solche Zustände auch von sich aus erkennen können und bei den Betroffenen für eine geringere Belastungsintensität sorgen.

Das gesamte Trainingsprogramm zielt von der ersten Stunde an darauf ab, eine Dauerhaftigkeit der Teilnahme zu erreichen. Wird dieses Ziel verfehlt, konnten also weder Spaß noch Freude an Sport und Bewegung vermittelt werden, hat der Sport in den Herzgruppen nur einen Teil der ihm zugedachten Aufgaben erfüllt. Ob sich dieser Erfolg in einer dauerhaften Gruppenzugehörigkeit oder in einem aktiven „selbstgestalteten" Lebensstil äußert, ist dabei von sekundärer Bedeutung.

## 12.2
## Pädagogisch-didaktische Aspekte

Vereinfacht betrachtet kann man die Zielsetzung des Sports aus pädagogischer Sicht als die **Erziehung zum und durch den Sport** betrachten. Diese auf Verhaltensmodifikation abzielenden pädagogischen Bemühungen lassen sich auch in der Bewegungs- und Sporttherapie grundsätzlich nach den übergeordneten Zielen des allgemeinen Sportes im af-

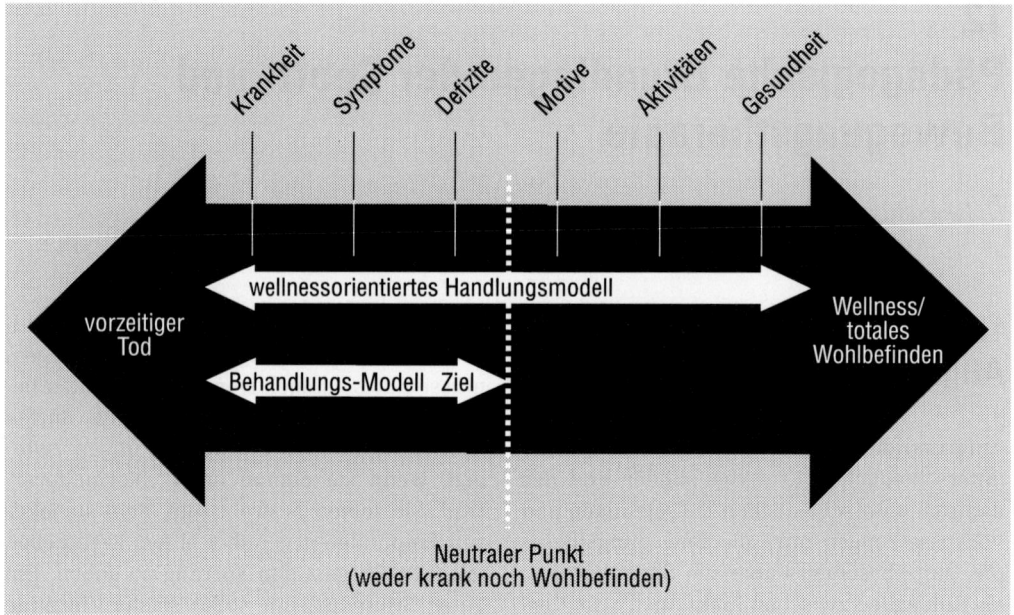

**Abbildung 12-1:**
Die unterschiedlichen Zielperspektiven von Behandlungs- (krankheits- oder sekundärpräventionsorientiert) und Handlungs-Modellen (Wellnessorientiert) im Gesundheits- und Fitnessbereich (LAGERSTRØM 1994).

fektiven, kognitiven, motorischen und sozialen Bereich ausrichten. Die hier erarbeiteten pädagogischen und sportdidaktischen Grundsätze (Tab. 12-1) aus dem Bereich von Erwachsenen- und Freizeitpädagogik haben für den Patienten unter den entsprechenden krankheitsbedingten Modifikationen gleichermaßen Gültigkeit. Die spezifischen Gegebenheiten beim Herzpatienten lassen demgegenüber allerdings deutliche Unterschiede nicht nur im Bereich von Zielsetzung und Motivation, sondern auch hinsichtlich des Prinzips der Individualität erkennen.

In der allgemeinen Pädagogik wird bekanntlich unter dem **Prinzip der Individualität** primär die Berücksichtigung der allgemeinen Fähigkeiten, Fertigkeiten und Wünsche des Sporttreibenden verstanden. Im Bereich von Bewegungs- und Sporttherapie, also bei der Behandlung von Kranken, fließen hier zusätzlich medizinische Überlegungen ein. Da jeder Krankheitsfall individuell unterschiedlich zu betrachten ist, führt dies zu einer wesentlich größeren Streuung der jeweiligen Möglichkeiten und Grenzen, die auch in der

Gestaltung des Sportunterrichts Berücksichtigung finden müssen. Diese Tatsachen zwingen zu einer sehr individuellen Trainingsgestaltung.

> Als Grundprinzip des Sports auch in der Gruppe gilt die individuell dosierte, kontrollierte und auch kontrollierbare Belastung.

Die höchste Belastung für das Herz-Kreislauf-System wird im Regelfall in der Ausdauerphase erreicht. Gymnastik und Spielformen lassen sich in bezug auf die Herz-Kreislauf-Belastung wesentlich schlechter individuell kontrollieren. Aus diesen Überlegungen gilt als zweiter Grundsatz:

> In der Bewegungs- und Sporttherapie bei Patienten mit inneren Krankheiten sollte die höchste Herz-Kreislauf-Belastung (individuell dosiert) nur während der Ausdauerphase erreicht werden.

**Tabelle 12-1: Allgemeine pädagogische Grundsätze der Sportlehre**

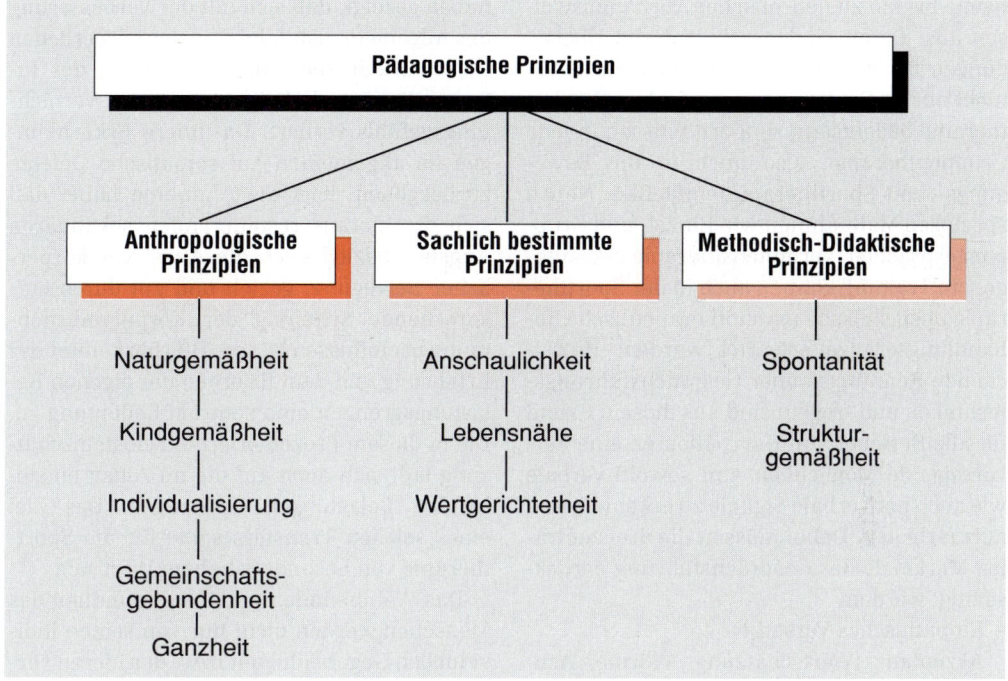

Bei der Durchführung der Bewegungsthera-pie mit solchen Patienten kann sich der The-rapeut an den folgenden grundsätzlichen di-daktischen Prinzipien orientieren:

● Vom Leichten zum Schweren
● Vom Einfachen zum Komplexen
● Vom Bekannten zum Unbekannten.

Aufgrund der geringen Bewegungserfahrung vieler Patienen, nicht zuletzt auch aufgrund des relativ langsamen motorischen Lernens erwachsener bzw. älterer Menschen muß der Berücksichtigung eines qualitativ und quanti-tativ adäquaten Übungsangebots größere Be-deutung eingeräumt werden als einer mög-lichst großen motorischen Vielfalt. Besonders effektiv und wichtig ist eine sofortige **Fehler-korrektur,** d. h. das Korrigieren während und unmittelbar nach der Übung. Ständiger Wechsel und immer neue Übungsinhalte sind weniger gefragt als korrekte Übungsausfüh-rung. Dies gilt bei allen funktionsorientierten, aber auch bei einem Großteil der motiva-tionsorientierten sporttherapeutischen Pro-gramminhalte.

Wegen der großen Bedeutung der Körper-wahrnehmung, sowohl für das motorische Lernen als auch für die adäquate Selbstein-schätzung unter körperlicher Belastung, soll-ten Wahrnehmungs- und Koordinationsübun-gen am Anfang der Sporttherapie einen zen-tralen Stellenwert einnehmen. Auch bei kon-ditions- und erlebnisorientierten Inhalten ist eine gut ausgebildete Körperwahrnehmung Voraussetzung für ein differenziertes und in-dividualisiertes Programm.

## 12.3 Psychosoziale Aspekte

Nach den Ergebnissen psychologisch-sozio-logischer Untersuchungen zeichnet sich ein Großteil der Patienten mit chronischen inne-ren Erkrankungen, speziell nach Herzinfarkt,

durch spezifische Persönlichkeitsstrukturen, teilweise auch durch Persönlichkeitsprobleme bis hin zu neurotischen Verhaltensweisen aus. Damit sind psychologische Überlegungen für die Betreuung solcher Patienten nicht nur im Sinne einer spezifischen Psychotherapie bedeutsam, sondern müssen in jede Gruppentherapie, also auch in die Bewegungs- und Sporttherapie einfließen. Neben speziellen Maßnahmen wie Einzel- und Gruppengesprächen, Verhaltenstherapie und autogenem Training können auch in der Sporttherapie unspezifische psychotherapeutische Behandlungserfolge erwartet werden. Hinreichende Kenntnisse über Gesprächsführungstechniken und -regeln sind aus diesem Grund für alle Betreuer von Herzpatienten eine hervorragende Möglichkeit, um sowohl verbale wie auch nonverbale Signale zu erkennen und aufzuarbeiten. Dabei müssen die drei zentralen Merkmale der Gesprächsführung berücksichtigt werden:
– Empathisches Verstehen
– Akzeptanz (Wertschätzung, Wärme, Achtung)
– Kongruenz (Echtheit — innere Übereinstimmung)
Darüber hinaus muß der Betreuer auch weitere gesprächsbeeinflussende Faktoren berücksichtigen wie beispielsweise das Verhältnis zwischen sich und dem Gesprächspartner sowie situative Merkmale. Die Kenntnis über Gesprächsführungstechniken mit ihren gesprächsfördernden oder -hemmenden Faktoren sollte daher zum Handwerkszeug eines jeden Betreuers solcher Therapiegruppen gehören.

Aufgrund der bekannten psychosomatischen Wechselwirkungen kann sowohl durch körperliche Aktivität Einfluß auf psychische Abläufe genommen werden wie umgekehrt Körperfunktionen durch psychologische und psychotherapeutische Maßnahmen beeinflußt werden. Qualität und Quantität dieser Rückwirkungen für den Patienten hängen im wesentlichen auch von seinem Vertrauensverhältnis zum Therapeuten ab. Dies gilt in ganz besonderem Maße für die Angstbewältigung nach akuten traumatisierenden Krankheitsereignissen wie beispielsweise einem Herzinfarkt. Entsprechende Untersuchungen haben gezeigt, daß sich mit der Verbesserung des Allgemeinzustandes und der körperlichen Belastbarkeit auch die Primärangst des Infarktpatienten als Folge des akuten Vernichtungsgefühls verliert. Da innere Erkrankungen im allgemeinen auf somatische Defekte zurückgehen, liegt die Annahme nahe, daß sich die hieraus resultierenden sekundären Ängste, speziell auch die Angst vor körperlicher Bewegung, gezielt und gut durch entsprechende Schulung der Körperwahrnehmung beeinflussen lassen. Hierbei kommt der Erfahrung und dem Erlernen der eigenen Belastungsgrenzen eine zentrale Bedeutung zu. Die in diesem Prozeß erlernte Selbsteinschätzung läßt sich auch auf die im Alltag entstehenden Belastungen übertragen. Das Ziel eines solchen Transfers sollte für die Sporttherapie von besonders hohem Wert sein.

Das Wohlbefinden und die Gesundheit des Menschen werden nicht nur von seinen individuellen Gegebenheiten bzw. der hierzu vorhandenen persönlichen Einstellung, sondern in hohem Maße auch von gesellschaftlichen, ökonomischen und ökologischen Faktoren mitbestimmt. Daher müssen auch diese in der Sporttherapie Berücksichtigung finden. Nicht wenige psychische Schwierigkeiten von Patienten können als Reaktion auf soziale Schwierigkeiten verstanden werden. Besondere Aufmerksamkeit muß aus diesem Grund der sozialen Stellung des Patienten bzw. seiner jeweiligen **Rollenproblematik** gewidmet sein. Die praktische Erfahrung in der Gruppentherapie hat gezeigt, daß sich hier häufig viel mehr Schwierigkeiten in der Bewältigung von Rollenkonflikten innerhalb der Gruppe ergeben als in der Einstellung und Durchführung eines interessanten und effektiven Programms. Das frühzeitige Erkennen und die erfolgreiche Bewältigung solcher Probleme stellt somit eine Grundvoraussetzung für ein erfolgversprechendes, auf Dauerhaftigkeit angelegtes Therapiekonzept dar.

Da gerade in der Sporttherapie Erfolge bzw. Mißerfolge nicht unwesentlich auch von der Einstellung und dem Verhalten des Partners beeinflußt werden, ist es ratsam, auch den jeweiligen Partner in eine Gruppentherapie zu integrieren.

Im Rahmen der Kölner Herzgruppen haben wir mit der **Einbeziehung der Ehefrauen** sehr gute Erfahrungen gemacht. Dies hat nicht nur psychosoziale, sondern auch medizinische Aspekte. Im psychosozialen Bereich wird die durch die Krankheit entstandene Angst nicht nur vom Patienten selbst, sondern von der Partnergemeinschaft getragen: **eine Erkrankung, zwei Patienten.** Es ist daher sinnvoll, auch den Partner in die Angstbewältigung miteinzubeziehen. Durch die Ehefrauen wird meist auch der „männliche Ehrgeiz" des Patienten im Sport entschärft und dieser zu einer regelmäßigen Teilnahme motiviert. Aus medizinischer Sicht ist die Einbeziehung des Partners wichtig zur Verminderung der Risikofaktoren. Es ist beispielsweise wenig hilfreich, nur dem Herzinfarktpatienten vernünftiges Ernährungsverhalten beizubringen, wenn der Partner zu Hause für die Zubereitung der Mahlzeiten zuständig ist. Das Rauchen aufzugeben gelingt dem Patienten viel leichter, wenn auch der Partner einbezogen ist, soweit er unter dem gleichen Fehlverhalten leidet.

Die Frage, inwieweit Ehepartner mit in die Gruppe einbezogen werden, ist in der Praxis allerdings oft ein Kapazitätsproblem und wird in einzelnen Gruppen unterschiedlich gehandhabt.

Die in der Sporttherapie gegebenen Wechselwirkungen zwischen verschiedenen Sozialfaktoren können zu einer Reihe psychosozialer Prozesse wie Interaktion, Gruppenbildung und Geselligkeit führen, welche ihrerseits wiederum das einzelne Individuum direkt beeinflussen. Andererseits darf man gerade in sogenannten geschlossenen Gruppen den häufig entstehenden Gruppendruck auch bezüglich ungewollter Wirkungen nicht unterschätzen. Dieser kann gerade bei Außenseitern negative Konsequenzen bis hin zur Aufgabe der Teilnahme nach sich ziehen. So läßt sich beispielsweise immer wieder beobachten, daß übergewichtige Patienten durch entsprechende anzügliche Bemerkungen aus Gruppen herausgedrängt werden. Hier muß der Therapeut gegensteuern. Zur Entschärfung der Problematik trägt die Schaffung möglichst homogener Gruppen bei, übergewichtige Patienten bleiben beispielsweise oft lieber unter sich.

# 12.4
# Allgemeine Trainingsgrundlagen

Aufbau und Durchführung von Sport- und Bewegungstherapie für Patienten mit inneren Erkrankungen müssen neben den krankheitsspezifischen Gegebenheiten natürlich auch biologische und physiologische Grundlagen einbeziehen. Diese besitzen für den Patienten unter Berücksichtigung der krankheitsbedingten Modifikation die gleiche grundsätzliche Bedeutung wie für den Gesunden.

**Training** stellt bei biologischer Betrachtung eine Störung der Homöostase dar. Der anzustrebende Trainingseffekt wird durch eine Superkompensation erreicht, d. h. in einer Anpassung zur besseren Bewältigung des jeweiligen Störfaktors (Abb. 12-2).

Dieser für alle funktionserhaltenden oder -verbessernden Aktivitäten gleichermaßen gültige Grundsatz erfährt seine Besonderheit im Bereich der Therapie von Patienten mit inneren Erkrankungen vor allem aus der Tatsache, daß es sich hierbei vorwiegend um ältere Menschen handelt. Bei ihnen sind Anpassungserscheinungen und Trainingseffekte langsamer zu erreichen, entsprechend verzögert muß der Trainingsaufbau erfolgen. Die schon beim jungen Menschen generell vorhandenen Unterschiede in der Anpassungsgeschwindigkeit verschiedener Organsysteme verstärken sich im Alter deutlich. Diese **altersbedingten Verzögerungen des Anpassungsprozesses** sind es, die das Training mit solchen Patienten oft zum Problem werden lassen.

Der limitierende Faktor für Trainingsbela-

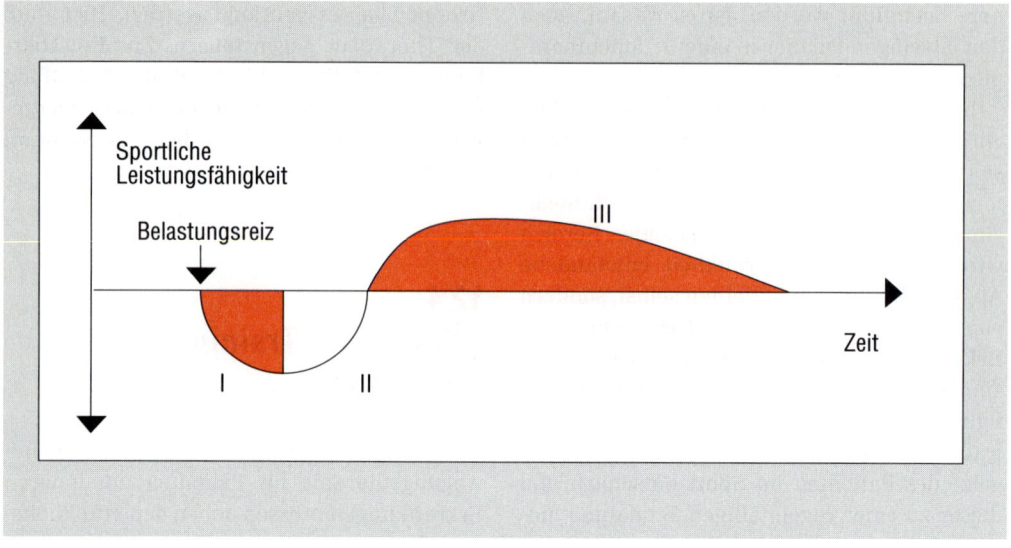

**Abbildung 12-2:**
Schematische Darstellung der Superkompensation. Normalerweise stehen die durch vielfältige, fein abgestimmte Reaktionsmechanismen gesteuerten körperlichen Abbau- (katabole) und Aufbau(anabole)-Vorgänge des Organismus im Gleichgewicht (Homöostase). Unter dem Einfluß einer äußeren, überschwelligen Belastung (Training) kommt es zu einer Störung dieses Gleichgewichts. Während der Belastung erfolgen zunächst Abbauvorgänge (katabole Reaktionen) mit einer vorübergehenden Funktionsbeeinträchtigung (Ermüdung). Auf diese Phase folgt ein durch Strukturaufbau (anabol) den Trainingsanforderungen angepaßtes höheres Leistungsniveau (Superkompensation).
I Trainingsbelastung — Energie und Substanzverlust (Abbauprozesse) — Ermüdung;
II Pause — Wiederaufbau — Erholung;
III Wiederaufbau von Energie und Substanzen über das Ausgangsniveau vor Belastungsbeginn — Superkompensation (n. LAGERSTRØM und BJARNASON).

stungen liegt auch für den Patienten mit einer inneren Erkrankung häufig viel weniger im Bereich der inneren Organe als in der nur langsam erfolgenden Anpassung des Bewegungsapparates. Obwohl grundsätzlich die Belastungskriterien des kardiovaskulären und metabolischen Bereichs Berücksichtigung finden müssen, wird zumindest am Anfang der Bewegungstherapie die Geschwindigkeit des allgemeinen Trainingsfortschritts vorwiegend von der Anpassungsgeschwindigkeit des Bewegungsapparates bestimmt. Die Verzögerung dieser Anpassung ebenso wie die nur langsam zu erreichenden Lernfortschritte für neue Bewegungstechniken erfordern in diesem Bereich eine möglichst langsame Einführung neuer Programminhalte, um Überforderungen zu vermeiden. Die ein-

zelnen Lernschritte dürfen deswegen nur langsam vorangetrieben werden.

Ein sehr abwechslungsreich gestaltetes Programm vermittelt dem Nichtfachmann häufig den Eindruck hoher Akzeptanz und Qualität. Belastungskontrollen, gezielte Langzeiteffekte und längerfristige Akzeptanz bleiben bei einer solchen, vor allem auf Animation abzielenden, Programmgestaltung dagegen meist auf der Strecke.

Ein nicht zu unterschätzendes Problem bei der Bewegungstherapie ist auch das **zeitabhängige Belastungsvermögen.** Auch der Untrainierte — und damit auch meist der Patient — ist im allgemeinen in der Lage, kurzfristig vergleichsweise hohe Leistungen zu erbringen. Hierdurch wird oft das Gefühl einer hohen Belastbarkeit vorgetäuscht. Die Gefahr einer Überbelastung darf dabei jedoch keineswegs unterschätzt werden. Nicht selten bemerkt der Patient subjektiv nicht, daß er sich überfordert, wenn er über längere Zeit höhere Leistungen erbringt. Besonders groß ist die Gefährdung bei Belastungszeiten im Bereich von 10–60 Sekunden, wie dies beispielsweise bei Volleyballvorübungen der Fall ist. Hier kann es teilweise zu erheblichen Überforderungen — meßbar durch deutlich überhöhte Laktatwerte — kommen, die mit einer entsprechenden Gefährdung einhergehen können.

# 12.5
# Belastungsdosierung

Die adäquate Belastungsdosierung zur Vermeidung von Überforderungen und Gefährdungen stellt ein zentrales Problem der Bewegungstherapie dar. Eine verantwortungsbewußte und erfolgversprechende Bewegungstherapie hängt nicht nur von einer guten Belastungsdosierung im Sinne eines optimalen Trainings, sondern noch mehr auch von einer gefahrlosen Trainingsgestaltung ab. Bezüglich der technischen Seite der Belastungsdosierung wird auf Abschnitt 10.6.5 verwiesen. Im folgenden sollen die pädagogischen Aspekte erörtert werden.

Die Belastung in der Bewegungstherapie wird, wie beim Gesunden auch (s. Abschn. 2.6.1), von folgenden Faktoren bestimmt:
– Trainingsumfang
– Trainingshäufigkeit
– Trainingsintensität
– Wiederholungszahl
Dabei sind die Faktoren Trainingsumfang und -häufigkeit zwar gegenüber den Voraussetzungen beim Gesunden meist quantitativ reduziert, qualitativ dagegen durchaus vergleichbar.

Besondere Bedeutung kommt der Frage der **Intensitätssteuerung** zu, zum einen hinsichtlich der Festlegung der optimalen Belastungsintensität, zum anderen aber auch hin-

sichtlich ihrer Kontrolle unter besonderer Berücksichtigung der Gruppe. Die Festlegung der individuellen Belastbarkeit des Herz-Kreislauf-Systems beruht auf den Ergebnissen einer adäquat ausgeführten Belastungsuntersuchung (s. Abschn. 10.6).

Zur Kontrolle der beim Sport auftretenden Belastungen stehen eine Reihe externer und interner Parameter zur Verfügung, denen für die einzelnen sportlichen Aktivitäten ein sehr unterschiedlicher Stellenwert zukommt (Tab. 12-2). Aufgrund der schadensspezifischen Gegebenheiten bei inneren Erkrankungen, die vor allem das Herz-Kreislauf-System und den Stoffwechsel betreffen, ist hier als Beurteilungskriterium die Puls- bzw. Herzfrequenz von zentraler Bedeutung, da sie Ausdruck der Belastung des Kreislaufsystem ist und in ihrem Verhalten von zahlreichen Stoffwechselgrößen mitbestimmt wird. In die Herzfrequenz gehen darüber hinaus noch eine Reihe weiterer Steuerungsparameter ein (Tab. 12-3).

Dem Verhalten der **Herzfrequenz** unter Belastung kommt aber nicht nur, wie beim Gesunden, Bedeutung als Kriterium der Beanspruchung dieser angesprochenen unterschiedlichen Funktionskreise zu. Ein Überschreiten bestimmter Herzfrequenzen hat für den Patienten darüber hinaus eine eigenständige Bedeutung, da sich hier lebensbedrohliche Gefahren ergeben können. Aus diesem Grund sollte die ergometrisch festgelegte **Trainingspulsfrequenz** nicht nur als Orientierungswert für das Ausdauertraining angesehen werden, sie sollte auch als Obergrenze bei anderen sportlichen Aktivitäten Geltung haben. Die Trainingspulsfrequenz ist also einerseits Sollgröße als anzustrebende Herzfrequenz im Ausdauertraining, sie ist andererseits Kontrollgröße als obere Grenzfrequenz, die nicht überschritten werden darf.

Bei der Bewertung des Belastungskriteriums „Herzfrequenz" sind allerdings auch die sportartspezifischen Besonderheiten zu berücksichtigen. Der Bewegungstherapeut muß bei der optimalen Trainingsgestaltung berücksichtigen, daß eine fahrradergometrisch festgelegte Trainingspulsfrequenz z. B. für ein

**Tabelle 12-2: Die wichtigsten objektiven und subjektiven Belastungskriterien bei bewegungs- und sporttherapeutischen Maßnahmen**

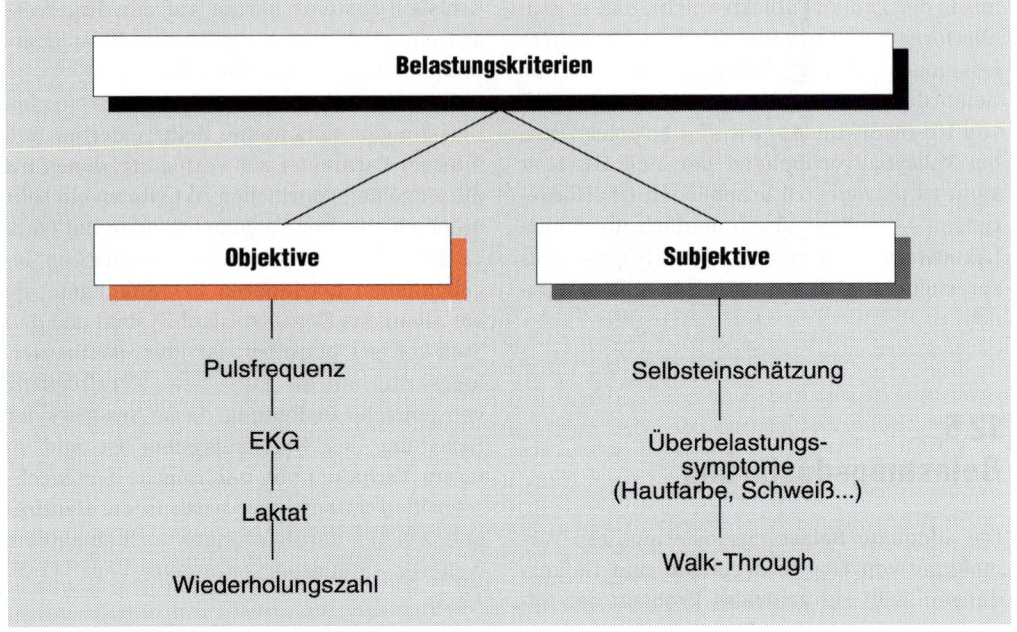

**Tabelle 12-3: Pulsfrequenzbeeinflussende Faktoren**

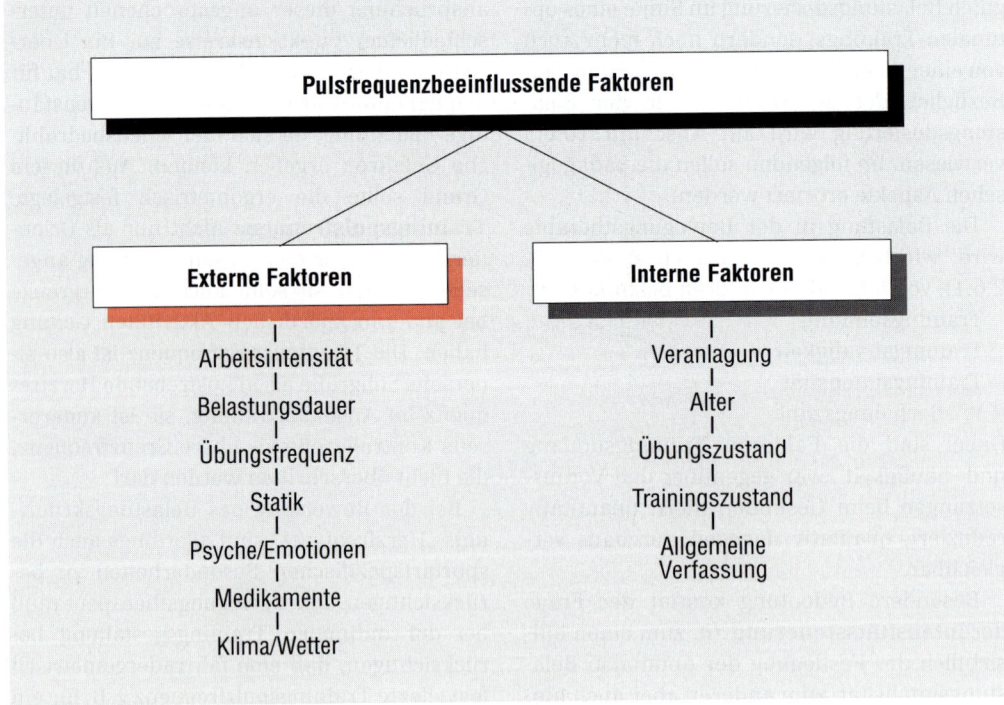

Schwimmtraining zu hoch liegt (s. Abschn. 2.7.2.4), dagegen für ein Lauftraining eher als niedrig anzusehen ist (gleiche Pulsfrequenz bedeutet beim Laufen einen geringeren Blutdruckanstieg als beim Ergometerfahren und somit eine geringere Kreislaufbelastung).

Dem **Pulszählen** kommt in der Bewegungstherapie jedoch nicht nur ein quantitativer Aspekt zu. Hierdurch können auch Veränderungen in der Pulsqualität erfaßt werden wie Herzrhythmusstörungen, die vom Bewegungstherapeuten zu berücksichtigen sind

(s. Abschn. 10.2). Darüber hinaus dient die Pulsfrequenzregistrierung durch den Patienten selbst als Mittel zur Schulung der Körperwahrnehmung. Im Sinne eines Biofeedback lernt der Patient über den Kontrollparameter „Herzfrequenz" seine individuelle Belastung zu beurteilen und dieses Belastungsempfinden auch auf den Alltag zu übertragen.

Während beim Ausdauertraining der Herzfrequenz eine große Bedeutung für die Trainingssteuerung zukommt, hat sie in der Gymnastik und im Spiel vor allem eine Kontrollfunktion im Sinne der Verhinderung von

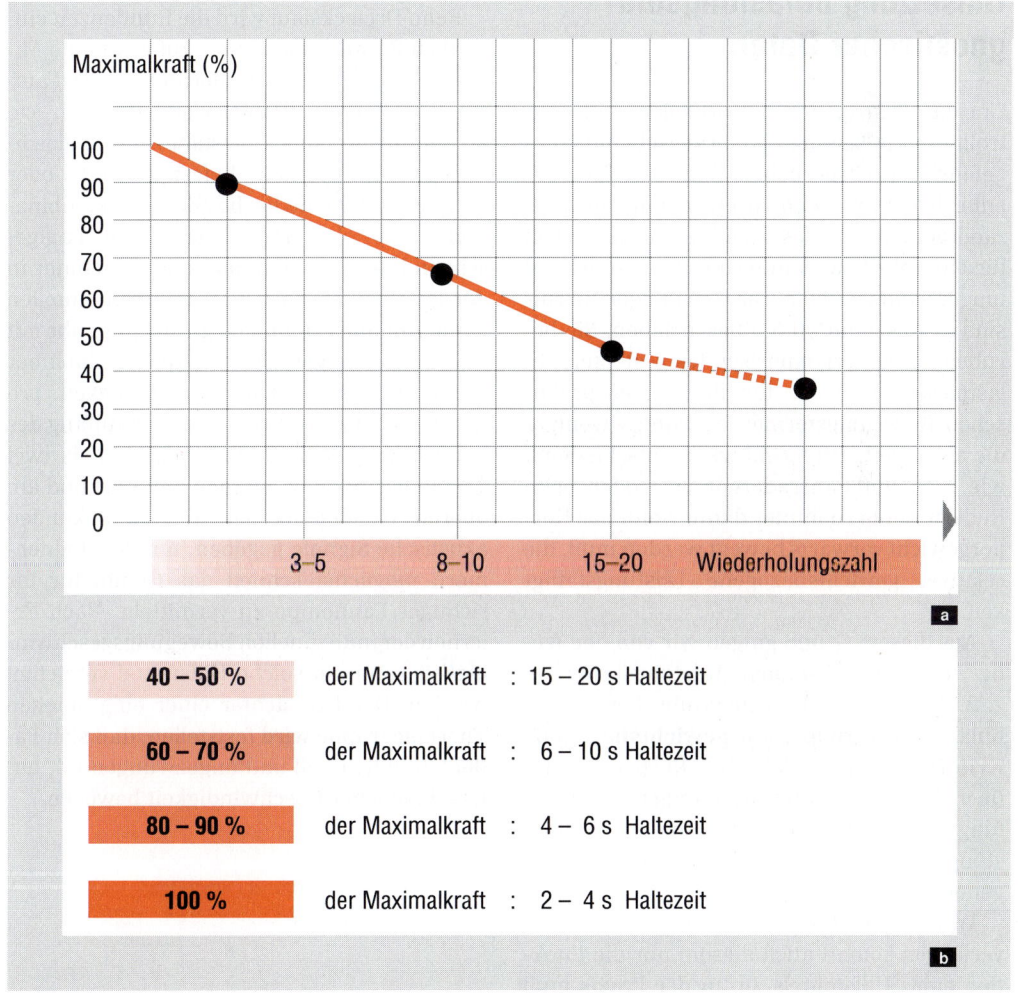

**Abbildung 12-3:**
Dosierung von Kraftbelastung: Beziehung zwischen Belastungshöhe und Wiederholungszahl (**a**) bzw. Haltezeit (**b**).

Herz-Kreislauf-Überlastungen. Dies gilt ganz besonders im Spielsektor. In der Gymnastik kann der Therapeut die Belastungsintensität verhältnismäßig gut über Wiederholungszahl bzw. bei statischen Übungen über die Haltezeit steuern (Abb. 12-3). Dagegen müssen im spielerischen Bereich Überbelastungen neben einer entsprechenden Übungsauswahl und Programmgestaltung vor allem durch intermittierende Pulskontrollen vermieden werden.

## 12.6
## Umsetzung belastungsdiagnostischer Daten

Um das Prinzip der individuellen und kontrollierten Belastung als Voraussetzung eines gefahrlosen körperlichen Trainings für Patienten in der Praxis umzusetzen, muß die fahrradergometrisch festgestellte Belastbarkeit für ein Geh- bzw. Lauftraining entsprechend umgerechnet werden. Die Grundlagen hierfür sind in Abschnitt 10.6.5 beschrieben. Sie beruhen auf der ergometrisch festgestellten Belastbarkeit. Dabei ist für die meisten praktischen Bewegungsformen allerdings weniger die absolute Leistungsfähigkeit entscheidend, wie z. B. am Fahrradergometer oder beim Rudern, sondern immer dann, wenn das Körpergewicht vorwärts bewegt werden muß, die relative, gewichtsbezogene Leistungsfähigkeit.

Aus diesem Grund gingen wir von den früher üblichen absoluten Leistungskriterien, z. B. 75 Watt als „Eintrittsgröße" für die ambulante Herzgruppe, auf **gewichtsbezogene Kriterien,** z. B. 1 Watt/kg Körpergewicht, über. Verglichen mit herkömmlichen Einstufungsverfahren nach der absoluten Wattleistung lassen sich dadurch wesentlich homogenere Gruppen bilden.

Wie bei jedem schematischen Einteilungsverfahren kommt auch diesem nur die Funktion eines Hilfsmittels zu. In der Praxis muß die Qualität der Einstufung stets individuell durch den Kontrollparameter „Herzfrequenz"

überprüft werden. Dies bedeutet, daß zunächst die Belastbarkeit ergometrisch ermittelt und dann hieraus die theoretische Laufgeschwindigkeit errechnet wird. In der Praxis wird dann diese Laufgeschwindigkeit an der gleichzeitig angegebenen Trainingsherzfrequenz überprüft und entsprechend nach oben bzw. nach unten korrigiert.

Ein spezielles Problem stellt die Realisierung des Gedankens der individuellen Belastungsintensität trotz einer Bewegungstherapie in der Gruppe dar. Hierzu bedarf es besonderer pädagogischer Hilfsmittel. Als Beispiel hierfür kann der **Dreieckslauf** dienen (s. Abb. 10-15 und Abschn. 10.6.5).

Beim Dreieckslauf wird die Rundenzeit einheitlich für alle Teilnehmer auf etwa eine Minute festgelegt. Als Markierung für die Laufrunden dienen beispielsweise farbige, ca. 40 Zentimeter lange Holzstäbe, die auf gleichfarbigen Holzplatten befestigt sind, oder Fähnchen etc. Jede Farbe oder Farbkombination entspricht einer bestimmten Laufgeschwindigkeit, so daß man die Teilnehmer in der Praxis auch nach Farbgruppen einteilen kann. Am Start steht eine große Stoppuhr mit Sekundenanzeiger, die es jedem Teilnehmer ermöglicht, seine Laufgeschwindigkeit pro Runde selbst zu kontrollieren. Am Anfang des Lauftrainings, d. h. in den ersten ein bis zwei Trainingseinheiten, werden am Start und am oberen Wendepunkt ca. alle 30 Sekunden akustische Signale gegeben, um den Teilnehmern möglichst schnell das Gefühl für ihr richtiges Lauftempo zu vermitteln. Nach Erlernen der individuellen Bewegungsgeschwindigkeit kann auf solche Hilfsmittel verzichtet werden. Der Beobachter einer eingespielten Therapiegruppe wird feststellen, daß sich Patienten individuell und ungezwungen mit unterschiedlicher Geschwindigkeit bewegen.

# 12.7
# Programmaufbau im „Kölner Modell"

Entsprechend den vorausgehend geschilderten allgemeinen Prinzipien muß der Aufbau der Bewegungstherapie langsam, den Bedingungen der meist älteren Patienten entsprechend erfolgen. Zu diesem Zweck hat sich im Rahmen des Kölner Modells das nachfolgend beschriebene Schema bewährt.

Im Kölner Modell wurde das Programm in drei Phasen unterteilt. Diese unterscheiden sich sowohl in bezug auf die Stundenelemente und Schwerpunktsetzung als auch in der Übungs- und Trainingszeit voneinander (Tab. 12-4).

Die in der Tabelle aufgeführten Phasen stellen kein starres Schema dar, sondern zeichnen sich durch zeitlich und inhaltlich fließende Übergänge aus. Die Tabelle gibt einen Überblick über den prozentualen Anteil der verschiedenen Stundenelemente (Durchschnittswerte).

## 12.7.1
## Trainingsaufbau

Das Training wurde, da die Teilnehmer sowohl in der Belastbarkeit, sportlichen Anamnese wie auch in den sonstigen Voraussetzungen für ein Gruppentraining eine relativ große Streuung aufweisen, derart aufgebaut, daß die ersten Trainingseinheiten ausschließlich der Adaptation dienen (Phase 1).

### 12.7.1.1
### Adaptationsphase

Sie dauert im Schnitt ca. 2–4 Wochen und stellt kein echtes Training dar, sondern zielt darauf ab, die Gruppe auf das eigentliche Trainingsprogramm vorzubereiten. Eine solche Adaptation bietet die beste Prophylaxe

---

**Tabelle 12-4: Prozentualer Anteil der Stundeninhalte am gesamten Trainingsprogramm in der Adaptations- und Aufbauphase im „Kölner Modell".**

**1 Aufwärmung 15%; 2 Koordination 7,4%; 3 Dehnung 11,4%; 4 Kraft 3%; 5 Ausdauer 15,2%; 6 Lockerung/Entspannung/aktive Erholung 27,4%; 7 Spiel 11,9%; 8 Standardbelastung 8,2%.**

| Phasen und Phasendauer | Stundenelemente |
|---|---|
| Phase I (Adaptationsphase, Wochen) | 1, 2, 3, 4, 5, 6, 9 |
| Phase II (Aufbauphase, Monate) | 1, 2, 3, 4, 5, 6, 7, 8.1, 9 |
| Phase III (Stabilisationsphase, Jahre) | 1, 2, 3, 4, 5, 6, 7, 8.2, 9 |

**Stundenelemente für den Stundenaufbau**

| | |
|---|---|
| 1. Aufwärmung | 7. Kraftübungen |
| 2. Ausdauertraining | 8. Spiel |
| 3. Dehnübungen | 8.1 Übungs- und Spielformen |
| 4. Lockerungsübungen | 8.2 Spiele |
| 5. Entspannungsübungen | 9. Standardbelastung |
| 6. Koordinationsübungen | |

der häufig am Anfang eines Trainings auftretenden Muskel- und Bänderverletzungen. Neben gymnastischen Übungen zur Verbesserung der Flexibilität bilden verschiedene Bewegungsformen, die vor allem Ansprüche an die Körperwahrnehmung und die neuromuskulären Funktionen stellen, den Schwerpunkt. Anstelle eines echten Ausdauertrainings werden Laufschulung sowie ein über das Gehen und Traben zum Laufen führendes Dauertraining absolviert.

Neben den physiologischen muß den **pädagogisch-psychologischen Aspekten** in dieser Phase eine besondere Gewichtung gegeben werden. Nur bei möglichst genauer subjektiver und objektiver Kenntnis der Belastbarkeit und Reaktionsweise der Teilnehmer kann der Sportlehrer ein individuell abgestimmtes und verantwortungsvoll durchgeführtes Übungs- und Trainingsprogramm aufbauen. Auch der Unterrichtsstil und die Art des Sportlehrers, die Gruppe anzusprechen und zu leiten (z. B. Ansagen), sind Faktoren, mit denen die Gruppe vertraut sein muß, bevor das eigentliche Training anfangen kann.

Den Abschluß jedes Trainings bildet eine 5- bis 8minütige sogenannte **Standardbelastung,** die aus Gehen, Lockern und zwei bis drei Dehnübungen für die unteren Extremitäten besteht. Die Trainingsdauer beträgt in dieser Phase 30–40 Minuten.

## 12.7.1.2
### Aufbauphase

Der Adaptationsphase schließt sich die Aufbauphase an, die schwerpunktmäßig auf eine Verbesserung der allgemeinen und der kardiopulmonalen Leistungsfähigkeit sowie auf eine verbesserte Bewegungsökonomie abzielt. Es muß in dieser Phase versucht werden, die physischen Grundlagen für das Training der darauffolgenden Monate und Jahre zu legen, um so eine wichtige Voraussetzung für die Dauerhaftigkeit eines abwechslungsreichen und auch mit spielerischen Elementen aufgebauten Trainings zu schaffen.

Weiter stehen in dieser Phase gruppendynamische Prozesse und die Erarbeitung einer guten Selbsteinschätzung der körperlichen Belastbarkeit im Vordergrund. Trainingsinhalte, die eine größere Anforderung an die kardiopulmonale Leistungsfähigkeit stellen, sind so zu wählen, daß sie eine individuelle Belastung im Gruppenverband zulassen. Elemente wie Gymnastik, Spiele, Wettkampfformen, die nicht vorwiegend auf eine Verbesserung der Ausdauer abzielen, sollten so gestaltet werden, daß keine größeren Kreislaufbelastungen entstehen.

Da Spiel und Wettkampf in der Natur des Menschen liegen, sollten auch in Herzgruppen diese Grundelemente nicht ausgeschlossen werden. Die Trainingsdauer wird in dieser Phase bis auf ca. 60 Minuten gesteigert.

## 12.7.1.3
### Stabilisationsphase

In dieser Phase muß in verstärktem Maße versucht werden, die Akzente für die Dauerhaftigkeit des Trainings zu setzen. Da die Trainingseinheiten nun auf 90 Minuten verlängert werden, kann mit der allmählichen Einführung der großen Mannschaftsspiele oder, wenn andere Schwerpunkte oder motivational orientierte Elemente wie etwa Entspannung, Rhythmik, Tanz etc. gewählt werden, mit diesen verstärkt begonnen werden.

Das **Ausdauertraining** nimmt weiter systematisch an Umfang zu, wobei der individuelle Belastungscharakter gewahrt bleibt. Je nach Trainingsverlauf und Beanspruchung in der übrigen Zeit der Trainingsstunde sollten die Dauerläufe auf 10–20 Minuten ausgedehnt werden.

Der **gymnastische Teil,** der in der Regel als Zweckgymnastik ohne Geräte durchgeführt wird, nimmt nun einen relativ geringeren Zeitraum ein (10–15 Minuten). Meist wird ein Standardprogramm mit dem Schwerpunkt in Dehnungsübungen und kräftigenden Übungen durchgeführt, das eine möglichst exakte Übungsausführung gewährleistet und so den Effekt der Übungen wesentlich erhöht. Um Eintönigkeit zu vermeiden, werden gelegentlich neue Übungen ins Programm eingebaut, oder es wird Gymnastik mit Handgeräten durchgeführt.

**Entspannung.** Auch der Entspannung, als einem sehr wichtigen Teilbereich des Sports, sollte in dieser Phase ein gebührender Platz eingeräumt werden. Wenn kein spezielles Entspannungsprogramm (s. Kap. 13) durchgeführt wird, sollte im Rahmen der Gymnastik auf jeden Fall Wert auf die Entwicklung und Verbesserung der Körperwahrnehmung gelegt werden und das Gymnastikprogramm entsprechend erweitert werden.

Das **Spiel** nimmt zeitlich gesehen in dieser Phase mit durchschnittlich 30–50% der Gesamtzeit einen breiten Raum ein.

## 12.7.2
## Die Stundenelemente

Das Gesamtkonzept des Trainings bleibt für alle Gruppen in allen Phasen gleich. Die **Stundenelemente** eines Trainings lassen sich vereinfacht wie folgt darstellen:
– Aufwärmung
– Ausdauertraining
– Gymnastik
– Spiel
– Stundenausklang.

### 12.7.2.1
### Aufwärmung

In allen Phasen des Sportprogramms dient die Aufwärmung der physischen und psychischen Einstellung auf das Training. Physiologisch wird durch die Aufwärmung ein Anstieg der Körpertemperatur angestrebt. Dies hat eine Steigerung des Muskelstoffwechsels, einen beschleunigten Sauerstoffaustausch sowie eine Zunahme der Nervenleitgeschwindigkeit zur Folge. Der letzte Faktor ist bei älteren Menschen besonders wichtig, weil er einer aktiven Verletzungsprophylaxe dient.

In den ersten Trainingseinheiten besteht die Aufwärmung vorwiegend aus Gehen in verschiedenen Varianten (mit Armschwung, Rückwärtsgehen u. a.) sowie leichten Dehnungs- und Lockerungsübungen (z. T. in der

Bewegung). Nach 1–2 Wochen werden einfache Kommunikations- und Reaktionsspiele ins Programm eingebaut, das Gehen kann teilweise durch Traben ersetzt werden.

Mit der Verbesserung des Trainingszustandes kann die Aufwärmung intensiver und spielerischer gestaltet werden, wobei das individuelle Belastungsmaß allerdings nicht überschritten werden darf.

### 12.7.2.2
### Ausdauertraining

Als Trainingsmittel bietet sich ein allgemeines, aerobes, dynamisches Ausdauertraining an, dessen Hauptbestandteil das Laufen ist.

In der **Adaptationsphase** wird noch kein echtes Ausdauertraining betrieben. So nehmen (zeitlich gesehen) in dieser Phase verschiedene Formen des Gehens den größten Raum ein, um die Teilnehmer langsam und ohne hohe Belastung an das Ausdauertraining zu gewöhnen.

Das über Traben zum Laufen hinführende Dauertraining ist schwerpunktmäßig auf das Erlernen der richtigen Lauftechnik ausgerichtet. Sie ist eine Voraussetzung für längeres Laufen oder Laufen im Gruppenverband, z. B. in Form des beschriebenen Dreieckslaufs oder beim Laufen in der Halle, das nach demselben Prinzip als Rundlauf durchgeführt wird (s. Abb. 10-15). Nach Möglichkeit sollte das Laufen sowohl im Sommer als auch im Winter im Freien ausgeführt werden, wenn die äußeren Bedingungen dies ermöglichen.

Um Überlastungen des Bewegungsapparates zu vermeiden, wird das Lauftraining in den ersten Monaten in **Intervallform** ausgeführt. Beginnend mit 2 x 2 Minuten wird die Gesamtlaufzeit jede Woche im Schnitt um $1/2$–$1^{1}/_{2}$ Minuten gesteigert (Tab. 12-5). Wenn eine Laufzeit von 2 x 8 Minuten erreicht ist, wird ein Dauerlauf von 10–12 Minuten begonnen, der im Laufe des Trainings auf 15–20 Minuten zunimmt.

In der **Stabilisationsphase** wird das Lauftraining nicht mehr als ein reproduzierbarer Lauf im Gruppenverband durchgeführt, sondern als individueller Dauerlauf. Im Winter

**Tabelle 12-5: Allmählicher Aufbau eines Laufprogramms**

| Trainings-einheit | Laufprogramm | Trainings-einheit | Laufprogramm |
|---|---|---|---|
| 1-4 | Gehen | 19 | 2x4,5 min. |
| 5 | 2x2 min. | 20 | 2x4,5 min. |
| 6 | 2x2 min. | 21 | 2x5 min. |
| 7 | 2x3,5 min. | 22 | 2x5 min. |
| 8 | 2x3,5 min. | 23 | 2x5 min. |
| 9 | 2x3,5 min. | 24 | 2x6 min. |
| 10 | 2x4 min. | 25 | 2x6 min. |
| 11 | 2x4 min. | 26 | 2x6 min. |
| 12 | 2x4 min. | 27 | 2x6,5 min. |
| 13 | 2x4,5 min. | 28 | 2x6,5 min. |
| 14 | 2x4,5 min. | 29 | 2x6,5 min. |
| 15 | 2x4,5 min. | 30 | 2x7 min. |
| 16 | 2x5 min. | 31 | 2x7 min. |
| 17 | 2x5 min. | 32 | 2x7 min. |
| 18 | 2x5 min. | | |

bietet sich der Lauf in der Halle, besser aber das Laufen draußen auf dem Hartplatz, im Sommer der Waldlauf an. Die Waldläufe werden so organisiert, daß nach der Hälfte einer vorgegebenen Laufzeit gewendet wird (Pendellauf) oder bei Rundläufen unterschiedliche Laufstrecken zurückgelegt werden (s. Abb. 10-15). Somit entstehen keine Zwangspausen, die ganze Gruppe kann zur selben Zeit am gleichen Ort das Lauftraining beenden. Das im Laufe der ersten Monate entwickelte Tempogefühl führt dazu, daß die Belastungsdosierung beim Laufen in der Ebene keine Schwierigkeiten bereitet.

Bei günstigen organisatorischen Voraussetzungen und verbessertem Trainingszustand bzw. zunehmender Belastbarkeit kann das Lauftraining mit Vorteil (zur Verbesserung des Anpassungsvermögens) auch in hügeligem Gelände stattfinden. Aufgrund der Abhängigkeiten von Geländeform und Energieverbrauch (Tab. 12-6) impliziert das Berganlaufen für gegebene Belastungen jedoch immer eine Temporeduktion.

Da auch die Bodenbeschaffenheit einen erheblichen Einfluß auf den Energieverbrauch hat (Tab. 12-6), muß beim Laufen im Freien auch diesem Faktor entsprechende Aufmerksamkeit gewidmet werden.

### 12.7.2.3
### Gymnastik

Sie besteht aus Dehnungs-, Koordinations-, Lockerungs-, Kräftigungs- und Entspannungsübungen und wird in der Gruppe durchgeführt. Dehnungsübungen dienen in allen Phasen der Flexibilitätsverbesserung. Um Muskel- und Bänderverletzungen möglichst zu vermeiden, werden in der Adaptations- und Aufbauphase primär langsam ausgeführte aktive Dehnungsübungen absolviert. In den ersten Trainingsstunden werden vorwie-

**Tabelle 12-6: Abhängigkeit der Sauerstoffaufnahme (VO₂) bzw. der Leistung (W) beim Gehen mit gleicher Geschwindigkeit von der Bodenbeschaffenheit.** Die Angaben beziehen sich auf eine 70 kg schwere Person bei einer Gehgeschwindigkeit von 4 km/h (n. MILZ und GRÜNEWALD, 1972).

| | $VO_2$ ml/min | Watt |
|---|---|---|
| Landstraße | 620 | 30 |
| Grasweg | 720 | 40 |
| Stoppelacker | 860 | 50 |
| Lehmboden | 1040 | 60 |

gend große Muskelgruppen und Muskeln beansprucht, die auch im Alltag häufig eingesetzt werden. Nach und nach werden neue Übungen ins Programm genommen, so daß mit der Zeit eine Auswahl verschiedener bekannter Übungen für alle großen Muskelgruppen zur Verfügung steht. Um die Effektivität der Übungen zu erhöhen, wird von der ersten Stunde an großer Wert auf genaue Übungsausführung gelegt.

**Dehnübungen** werden als Teil der Zweckgymnastik in der Regel, wie das ganze Gymnastikprogramm, ohne Gerät durchgeführt. In der Stabilisationsphase wird gelegentlich die Übungsauswahl um einige Übungen erweitert, es werden in geringerem Maße ausgewählte passive Dehnungsübungen, z. B. in Form von Partnerübungen, ins Programm eingebaut.

**Lockerungsübungen, aktive Erholung und Entspannungsübungen** nehmen zeitlich im gesamten Trainingsverlauf einen zentralen Platz ein. Diese Übungen haben zweierlei Funktion:
- Einer Verspannung der Muskulatur soll vorgebeugt werden.
- Die Belastung der Teilnehmer wird neben der Übungsintensität und dem Umfang der verschiedenen Trainingselemente von Art und Umfang der aktiven Erholung und Lockerungsübungen bestimmt.

Aus dem letztgenannten Grund nehmen diese Übungen während der ersten Trainingsstunden, in denen die Belastung und die Intensität des Programms bewußt niedrig gehalten wird, einen größeren Platz ein als im späteren Trainingsverlauf.

Von besonderer Bedeutung ist auch die Schulung der **Körperwahrnehmung.** Sie sollte von Anfang an einen zentralen Stellenwert einnehmen, da sie eine Voraussetzung für die richtige Selbsteinschätzung der bei körperlichen Aktivitäten entstehenden Belastungen darstellt. Da die Körperwahrnehmung auch ein wichtiges Element der Entspannung bildet, ist eine gezielte Körperwahrnehmungsschulung auch für diesen Bereich der Herzgruppenarbeit von großem Wert.

Körperwahrnehmungs- und Entspannungsübungen sind in jeder Herzgruppe auch deswegen so wichtig, weil sie unabhängig von den Schwerpunkten eines Programms wesentlich zur Schaffung des so bedeutsamen Wechsels zwischen Spannung und Entspannung beitragen.

Ein gewisses **Kraftminimum** stellt eine unabdingbare Voraussetzung für die Durchführung jeder Sportart dar. Dies gilt auch beim Sport mit Herzgeschädigten. Allein schon aus diesem Grunde sollten muskelkräftigende Übungen zur Erhaltung und Verbesserung der Muskelfunktion zum festen Inhalt eines sportorientierten Herzgruppenprogramms zählen. Kräftigende Übungen werden erst nach einigen Wochen ins Programm aufgenommen. Es wird vor allem eine spezifische Stärkung der Bauch-, Rücken- und Beinmuskulatur angestrebt. Die Durchführung dieser Übungen ist durch eine differenzierte

Übungsauswahl und eine individuelle, intensitätsdosierte Übungsausführung gekennzeichnet, d. h., es wird auf die Vorgabe absoluter Übungswiederholungen und bestimmter Übungstypen zugunsten einer individuell abgestimmten Übungsauswahl verzichtet.

Die Übungsauswahl sieht am Anfang des Trainings grundsätzlich nur einfache Übungen mit geringer Kraftbeanspruchung vor (Tab. 12-7). Erst mit Verbesserung des Trainingszustands werden Übungen, die eine größere Anforderung an die Kraft stellen, ins Programm eingebaut. Die individuelle Steigerung der Trainingsbelastung wird in der Stabilisationsphase in gleicher Weise fortgesetzt.

**Koordinationsübungen** werden von der ersten Übungsstunde an ins Programm inte-

griert, da sie bei gegebenen Belastungen durch Ökonomisierung des Bewegungsablaufs eine Verringerung der Beanspruchung des Herz-Kreislauf-Systems zur Folge haben. In den ersten Trainingseinheiten werden vorwiegend Übungen mit Einfachkoordination gewählt. Sie werden im Verlaufe der Aufbauphase zunehmend durch Übungen mit Mehrfachkoordination ersetzt. Übungs- und Spielformen mit dem Ball bilden bei spielorientierten Gruppen den Schwerpunkt. Ballübungen werden bevorzugt, da sie gleichzeitig eine gute und notwendige Voraussetzung für die später ins Programm integrierten Ballspiele bedeuten.

In der Stabilisationsphase werden aus zeitlichen Gründen die spezifischen Koordinationsübungen während der Gymnastik redu-

**Tabelle 12-7: Stufenmodell zum gesundheitsorientierten Krafttraining, wobei die Stufe 4 für die Herzgruppen entfällt** (FRÖBÖSE und LAGERSTRØM, 1991).

**Stufe 1**

| | |
|---|---|
| Bahnung, Aktivierung, und Verbesserung (max. 45 s) der Wahrnehmungsprozesse (Intermuskuläre Koordination) | Intensität: 10–30 % Wiederholungen: 5 Serien: 1–4 |

**Stufe 2**

| | |
|---|---|
| Lokales Muskelausdauertraining (u. m.) | Intensität: 30–40 % Wiederholungen: 12–15 Serien: 1–6 |

**Stufe 3**

| | |
|---|---|
| Muskelaufbaubereitung | Intensität: 40–70 % Wiederholungen: 15–8 Serien: 3–8 |

**Stufe 4**

| | |
|---|---|
| Steigerung der neuromuskulären Kraftqualitäten | Intensität: 50/60–100 % Wiederholungen: 6–2 (1) Serien: 3–8 |

**Stufe 5**

| | |
|---|---|
| Entwicklung vielfältiger unabhängiger Kraftqualitäten | Intensität: 30 %–> Wiederholungen: 5–> 8 Serien: 3–> |

ziert, da die Übungs- und Vorformen der kleinen und großen Spiele ein hohes Maß an allgemeiner Koordinationsschulung mit sich bringen.

### 12.7.2.4
### Spiele
allen voran das **Volleyballspiel,** wurden aus Gründen der Standardisierung im Rahmen des Kölner Modells von Anfang an als ein wichtiges Element im Herzgruppenpro-

gramm angesehen. Heute wird in den ersten Monaten, unabhängig von der späteren Ziel- und der Schwerpunktsetzung des Programms, ein möglichst breit angelegtes Spielangebot bevorzugt, wobei den sogenannten **kleinen Spielen** aus vielerlei Gründen der Vorzug vor anderen Spielformen gegeben wird. Auch wenn die Absicht besteht, ein „großes Wettkampfspiel", wie z. B. das Volleyballspiel, als Programmteil einzubauen, wird in dieser Anfangsphase nicht auf die

**Tabelle 12-8: Stufen der Hinführung zum Volleyballspiel**

|  | **Spiel** (im Volleyballfeld) | **Regeln/Technik** |
|---|---|---|
| Stufe I | Ball über die Schnur (Volleyballnetz oder Schnur) Spielgerät: Volleyball, Zeitlupenball, Soft-Ball Spielfeld: Volleyballfeld Spielerzahl: Alle Teilnehmer Spielziel: Der Ball, der über das Netz (Schnur) geworfen werden muß, soll in das Spielfeld des Gegners fallen, vom Gegner unter die Schnur oder ins Aus gespielt werden, damit die Mannschaft einen Punkt erhält | 1. Punktezählung wie beim Volleyball 2. Anstatt Volleyballaufschlag, werfen des Balls über die Schnur 3. Der Ball darf 3mal im eigenen Feld gespielt werden (Werfen und Fangen) 4. Netzberührung wie beim Volleyball |
| Stufe II | Wie I | Regelveränderungen im Vergleich zu I: Volleyballaufschlag |
| Stufe III | Vereinfachtes Volleyball-Spiel | Regelveränderungen im Vergleich zu II: Der zuletzt gespielte Ball darf nicht geworfen sondern muß hochgeworfen und nach Volleyballtechniken über das Netz gespielt werden |
| Stufe IV | Wie III | Regelveränderungen im Vergleich zu III: Bei der letzten Ballberührung muß direkt nach Volleyballtechniken über das Netz gespielt werden |
| Stufe V | Wie III | Regelveränderungen im Vergleich zu IV: Nur der Aufschlag darf gefangen werden |
| Stufe VI | Volleyball | Wie beim Volleyball, mit abgewandelten Regeln |

kleinen Spiele verzichtet. Als Begründung kann die gute Eignung der kleinen Spiele zur Erarbeitung einer Vielzahl von Gruppenaspekten, aber auch zur Vorbereitung von spieltechnischen und -taktischen Elementen hervorgehoben werden. Nicht zuletzt macht auch der hohe Erlebniswert und der schnelle Spielerfolg vieler kleiner Spiele deren Überlegenheit gegenüber den meisten großen Mannschaftsspielen für die Herzgruppe deutlich. Von den vielen geeigneten kleineren Mannschaftsspielen seien hier besonders **Prellball** und **Family Tennis** erwähnt.

Bei der Wahl des Volleyballspiels als eines der am besten geeigneten Mannschaftsspiele ist allerdings zu berücksichtigen, daß das Wettkampfspiel Volleyball aufgrund der hohen technischen Anforderungen (z. B. keine Doppelberührung des Balls) von den meisten Gruppenteilnehmern nicht perfekt und in vorschriftsmäßiger Form gespielt werden kann. Außerdem führt eine unterschiedliche Alterskonstellation und der fortschreitende Alterungsprozeß zu einem stark variierenden Spielniveau in den einzelnen Gruppen. Der Zeitpunkt der Einführung volleyballspezifischer Vorübungen hängt vom Leistungsstand der einzelnen Gruppen ab. Im Verlaufe der Aufbauphase wird durch das Spiel „Ball über die Schnur" nach vereinfachten Volleyballregeln mit der systematischen Einführung des Volleyballspiels begonnen (Tab. 12-8).

Es muß betont werden, daß es bei Herzgruppen weniger auf das Erreichen der Endstufe der Spielfertigkeit ankommt, d. h. der einseitigen Förderung der objektiven Spielleistung, als vielmehr auf das Gelingen von gekonnten Angriffs- und Abwehraktionen aller Spieler. Sie werden als Spielerlebnis erst dann empfunden, wenn das Spiel dem Anspruchsniveau der Teilnehmer entspricht und ein Höchstmaß an spielerischer Gleichwertigkeit der Mitglieder einer Mannschaft geschaffen werden kann. Um Verletzungen und Überforderungen zu vermeiden, sollten die Regeln des Wettkampfsports Volleyball im Endstadium modifiziert werden, um vom „Gegeneinander" integrativ zum „Miteinan-

der" zu kommen. Hierzu wird auf Abschn. 2.7.2.11 verwiesen.

In den Gruppen mit einem hohen Durchschnittsalter oder mit einem niedrigen sportmotorischen Niveau bzw. in typischen Übungsgruppen sollte besser auf das Volleyballspiel zugunsten anderer Spiele (z. B. Prellball, Ball über die Schnur) verzichtet werden.

### 12.7.2.5
### Stundenausklang

Den Abschluß jeder Trainingseinheit bildet eine sogenannte **Standardbelastung.** Sie soll die im Trainingsverlauf beanspruchten Muskeln dehnen und lockern und eine Normalisierung psychosomatischer „Überfunktionen" erreichen. Die Standardbelastung besteht aus 1–3 Minuten Gehen und Lockern, gefolgt von Dorsalflexion des Fußes und Strecken im Hüftgelenk. Sie wird mit nochmaligem ein- bis dreiminütigem Gehen, Lockern und Entspannen abgeschlossen.

Auch im Kölner Modell gehört das **Gruppengespräch** zum unverzichtbaren Kommunikations- und Interaktionsteil der Herzgruppentätigkeit. Es handelt sich hierbei jedoch nur zu einem geringen Teil um spezifische Gruppen- und Einzelgespräche, sondern vielmehr um eine intensive Kommunikation, die weit über funktionelle und sportliche Aspekte hinausgeht. Es ist schwierig, den Wert bzw. die Wertigkeit dieser Art von Gesprächen zwischen Patienten, Gruppenleiter und Arzt richtig einzustufen. Nach den vorliegenden Erfahrungen darf die Kommunikation für viele Gruppenteilnehmer jedoch als ein tragendes Motiv für die dauerhafte Teilnahme in der Herzgruppe angesehen werden.

Abschließend soll noch einmal betont werden, daß der Sport in der Herzgruppe aus pädagogischer Sicht so durchgeführt werden sollte, daß er nicht Selbstzweck wird, sondern zu einer vernünftigeren und aktiven Lebensführung beiträgt.

# 13
# Entspannungsmethoden

*E. Müller*

## 13.1
## Definition der Entspannung

Es ist relativ problematisch, Entspannung begrifflich einzugrenzen. Sie wird meist konträr bestimmt bzw. in Verbindung mit Spannung, Anspannung oder Belastung vieldimensional beschrieben. In ihrer relativen Bedingtheit sind **Spannung** und **Entspannung** als Ganzes anzusehen. Das eine existiert vor dem Hintergrund des anderen. Ohne Spannung kann Lebendiges nicht existieren. Das Leben, das Handeln, das Verhalten und die Bewegungen des Menschen laufen innerhalb von Spannungen ab, deren Niveau jedoch häufig variiert und oft Normen übersteigt, die physisch, psychisch, mental und sozial negativ wirken können. Dann wird Entspannung unter der Perspektive der **Spannungsregulation** bedeutsam.

Entspannung als Absolutwert gibt es nicht. Entspannung ist immer **Spannungsreduktion,** ist Abbau von Spannungen. Entspannung existiert jedoch als Begriff und als Zustand und gilt als erstrebenswertes Befinden physischer und psychischer Gelöstheit. Sie kann in belastungsfreier Situation auftreten und sich in Empfindungen wie Schwere, Wärme oder auch Leichtigkeit und in organismischen Ökonomisierungsprozessen (Atmung, Herzarbeit, Temperaturregulation u. a.) äußern. In Verbindung damit ist Entspannung gleichzeitig Wohlbefinden, Ruhe, Gelassenheit und Freude am Sein und kann positive Verhaltensweisen bewirken. Entspannung kann somit therapeutisch genutzt werden (Rehabilitation) oder vor anstehenden Belastungen (Prüfungen, Wettkämpfen, Operationen u. a. m.) zur Reduktion ungünstiger Effekte und Verhaltensweisen beitragen.

## 13.2
## Beziehung zwischen Entspannung und körperlicher Aktivität

Das **sportliche Training** insgesamt, vor allem aber das Spielen, Schwimmen, Laufen, Skilaufen, Radfahren, Rudern usw. bieten ideale Möglichkeiten für das Entstehen von Entspannungszuständen und Empfindungen des Wohlseins. Es muß hierzu optimal dosiert, differenziert und an den individuellen Fähigkeiten des einzelnen orientiert sein. Entspannung in körperlich-psychischer Hinsicht kann nur entstehen, wenn die Arbeit nicht erschöpft, sondern lediglich ermüdet und durch regenerative Pausen unterbrochen wird. Entspannungseffekte sind nicht möglich, wenn Belastungsumfang, -intensität, -dichte und -dauer zu hoch sind. Neben dem Abfall der allgemeinen Leistungsfähigkeit behindern Ermüdungsprozesse des Zentralnervensystems, die sich in erhöhter Reizbarkeit, Veränderungen des Verhaltens, Nachlassen der Konzentration und Koordinationsfähigkeit äußern und als die Folgen zentraler Hemmungsprozesse anzusehen sind, das Bemühen, Entspannung zu finden und jenes Wohlbefinden zu erreichen, das sich nach optimaler sportlicher Belastung einstellt.

Richtig betriebener Sport ist spannungsreduktiv.

Wir suchen Entspannung in der und durch die **Bewegung** und finden sie in Bewegungsabläufen und in diversen sportlichen Übungen, vor allem in fließenden und rhythmischen Bewegungen der Gymnastik. In ihnen kommt der Wechsel von Spannung und Entspannung optimal zum Ausdruck. Rhythmische Bewegungen, die durch die Wiederkehr von gleichen oder ähnlichen Grundteilen und durch das Einschwingungsstreben des Übenden, diesen Rhythmus aufzunehmen und zu gestalten, gekennzeichnet sind, wie Gehen, Laufen, Hüpfen, Federn, Pendeln, Schwingen, Tanzen, bauen Spannung ab. Auch aus diesem Grund und nicht nur wegen eventueller Trainingswirkungen sind sie therapeutisch nutzbar.

In den zyklischen Übungen wie dem Armpendeln oder -kreisen zeigen sich die entspannenden Effekte deutlich. Nach wenigen Versuchen „pendelt" sich die Entspannung ein, und der Übende kann sich „rauschhaft" in sie vertiefen, wenn die Bewegung in ihrer Dosierung seiner Belastbarkeit entspricht und die Atmung frei und ruhig ablaufen kann. Während in den zyklischen Bewegungen Auftakt und Abtakt ineinander verschmelzen können und dadurch die Gesamtbewegung zwei Akzente erhält und wiederholbar wird (hin und her, vor und zurück, rechts und links usw.), wird in den azyklischen Bewegungen die Entspannung durch den Wechsel von Belastung und Pause oder vor allem in der ausklingenden Phase der Bewegung erreicht, z. B. bei Wurf und Fang. Insgesamt jedoch besitzen wir mit Schwungbewegungen, Pendeln und Kreisen und ihren rhythmischen Abläufen (Wiederkehr) ideale Möglichkeiten, Spannungen zu lösen und körperliches Wohlbefinden zu entwickeln. Üben mit Musik kann die Effekte noch verstärken.

**Entspannend wirken** speziell:
- die „**runden**" Bewegungen (Kreisen, Pendeln, Schwingen, Federn);
- die **rhythmischen** Bewegungsabläufe, die in ihrer Struktur und in ihren Grundteilen wiederkehren;

- die **koordinierten** Bewegungen, die in ihren Grundteilen fein aufeinander abgestimmt sind und gesteuert ablaufen;
- die **leicht zu erlernenden** Bewegungen;
- die Bewegungen im **Spiel**;
- die **automatisierten** Bewegungen;
- Bewegungen, die **Energien freisetzen und abbauen** (physiologisch, psychisch), z. B. nach einem ruhigen Dauerlauf, Skilanglauf, Schwimmen, Basketball- oder Volleyballspiel usw.;
- Bewegungen, die dem **inneren Zustand** oder dem Streben nach Ruhe und Ausgeglichenheit gerecht werden (Gymnastik, Taichi, Qigong, Yoga u. a.).

In diesem letzten Ansatz finden sich Inhalte und lassen sich Bezüge herstellen zu den Möglichkeiten, die im wesentlichen durch die „**Nicht-Bewegung**" charakterisiert sind, zu den sog. **Entspannungsmethoden** (wie Autogenes Training oder Progressive Relaxation), die als eigenständige Verfahren im folgenden ausführlicher behandelt werden und sich von den hier nur kurz zu erwähnenden, als „naiv" zu bezeichnenden entspannenden Möglichkeiten und Verhaltensweisen im Alltag (wie Musikhören, Kaffeetrinken, Duschen, Schachspielen, Lesen, Sauna, Malen, Fernsehen usw.) abheben, aber durchaus in der Anwendungshäufigkeit von diesen übertroffen werden.

## 13.3
## Grundprinzipien der Entspannungsmethoden

Es haben sich in der Entwicklung der Entspannungsmethoden **allgemeine Prinzipien** herauskristallisiert, die als Leitsätze, Regeln oder grundlegende Aspekte das Entstehen von Entspannung optimieren und sowohl im individuellen Entspannen als auch im Lehren und Lernen von verschiedenen Entspannungstechniken oder -fertigkeiten übergreifend gültig und wirksam werden. Sie können als **integrative Elemente** aller Entspannungsmethoden angesehen werden.

## 13.3.1 Entspannungsinduktion

Entspannung im Rahmen der etablierten Entspannungsmethoden geht zumeist von spezifischen Einleitungsformen oder Verhaltensweisen aus, die den Entspannungsablauf eröffnen bzw. ihren Beginn andeuten. Sie tragen allgemeine und individuelle Züge und entwickeln sich im Verlauf des Übens zu entsprechenden Einleitungsgewohnheiten, die im überzogenen Sinne zu „Ritualen" ausufern können. Die Entspannungsinduktion wird auf verschiedenen Wegen erreicht.

**Entspannungshaltungen.** Geübt wird je nach Situation und persönlicher Präferenz
- in der **Rückenlage.** Sie wird allgemein bevorzugt, da die Auflageverteilung günstig ist, die Atmung optimal ablaufen kann und sie bei den meisten Entspannungsverfahren genutzt werden kann;
- in der **Sitzhaltung** (dem „Droschkenkutschersitz"). In Alltagssituationen ist die nach vorn gebeugte oder die aufrechte Sitzhaltung gebräuchlicher, da sie lediglich einer normalen Sitzgelegenheit bedarf und auch in einem engen Raum möglich ist;
- im **Stand.** Mit aufrechtem oder nach vorn gebeugtem Kopf führt das Üben an eine Wand gelehnt durchaus zu den gewünschten Entspannungseffekten. Eventuell sollten dabei die Augen geöffnet bleiben.

Entspannungshaltungen sind auch insofern entspannungsinduktiv, als ihre Einnahme bei Geübten schon automatisch spezifische Entspannungseffekte oder -empfindungen (Schwere, Wärme, Gelassenheit, Wohlbefinden) auslösen kann.

**Musik.** Entspannende Musik kann über ihre atmosphärische, sedierende Wirkung im Sinne von Beruhigung und Wohlbefinden den Einstieg in das Üben erleichtern. Anfangs kann das jeweils gleiche Musikstück als Auslöser dienen, später auch unterschiedliche, ruhige vagotone Musik (s. Abschn. 13.5.4).

**Vorheriges Spannen und Entspannen** wesentlicher Muskelpartien pendelt die Muskulatur gewissermaßen in Richtung Entspannung ein und provoziert die in den meisten Methoden bevorzugten Schwereempfindungen. Anspannen und Abspannen kann sukzessiv variabel in den Armen oder Beinen und in der Rumpf- und Gesichtsmuskulatur erfolgen oder simultan, komplex und relativ kurz, ca. 5–8 Sekunden (s. Abschn. 13.5.5) ablaufen.

Die **Konzentration auf einen Punkt** an der Decke oder an der Wand mit steter Fixierung führt dazu, daß die Augen sich bald von allein schließen. Diese „geführte" Wendung und Einengung nach innen ist besonders wirksam, wenn das Üben mit geschlossenen Augen beim Anfänger Schwierigkeiten bereitet.

Die fixierte Wahrnehmung sollte nicht im Sinne des Durchhaltenwollens zu Spannungen und Irritationen führen, sondern stets in allen Entspannungsverfahren das Geschehenlassen ausnutzen. Wenn sich die Augen schließen wollen, dann ist dem nicht entgegenzusteuern. Die Wahrnehmung des eigenen Körpers und die Innensicht werden dadurch stärker und begünstigen das Entstehen der nachfolgenden Entspannungseffekte und die Negierung belastender Umweltbeeinträchtigungen (Geräusche, Licht, Geruch).

Das **kurze innere „Durchwandern" des ganzen Körpers** von den Füßen bis zum Gesicht hat sich als besonders wirksame Entspannungsinduktion bewährt. Hierbei werden entsprechende kinästhetische Mechanismen (Propriozeptoren) aktiviert, die im weiteren Verlauf des Übens zur Gesamtentspannung beitragen.

**Vertiefende Atemzüge** sind zu Beginn üblich. Sie münden schließlich in ein ruhiges, natürliches Atmen mit verlängerter Ausatmungsphase ein. Die bewußte, aber passive Hinwendung zur Atmung ist Bestandteil und Einleitung der meisten Entspannungsmethoden.

Ähnliche Induktionseffekte wie durch Musik erreicht man durch **Bilder** (äußere und innere Bildschau) oder durch das **Einbeziehen eines Wortes** oder Tones in die Entspannungsvorbereitungsphase nach dem Einnehmen der Entspannungshaltung. Es ist dabei nicht sosehr der filmartige Ablauf von Bildsequenzen gemeint, wie dies u. a. in der Oberstufe des Autogenen Trainings der Fall ist, als vielmehr das reale Betrachten von stimmungsträchtigen Bildern (Fotos, Aquarellen) oder das gedankliche Vorstellen von Bildern aus der Erinnerungswelt des Übenden.

Auch Worte, Kurzsätze oder Klangsilben können — wie dies in fernöstlichen Methoden üblich ist (mantra) — als Auslöser allgemeine übergreifende Entspannungseffekte einleiten. Diese Ansätze sind relativ individuell und bedürfen der gemeinsamen Erörterung zwischen dem Kursleiter und dem Übenden.

## 13.3.2
## Zurücknehmen

Nach jedem Entspannen muß zurückgenommen werden. Durch Kontrahieren der Arm- und Beinmuskulatur, durch kurze Bewegungen, durch Rekeln und Strecken des gesamten Körpers muß sich der Übende reaktivieren und vitalisieren. Entspannungs- und Ermüdungsreste werden damit abgebaut. Das Zurücknehmen kann durch vertiefte Atemzüge eingeleitet oder z. B. durch aktivierende „beschleunigende" Musik unterstützt werden. Der Zeitpunkt des Zurücknehmens ergibt sich aus dem Ablauf der vorausgehenden Übungen einschließlich des „Leerraumes" (**Hypnoid**), in dem die Übungseffekte besonders nachschwingen oder die individuellen Formeln (formelhafte Vorsätze, z. B. im Autogenen Training) im inneren Sprechen wiederholt werden. Hypotoniker sollten sich stärker aktivieren als Hypertoniker. Bei letzteren können innere, aus der Vorstellung heraus aktivierende Formeln („Ich werde gleich zurücknehmen und wieder voll ‚da' sein.") das Zurücknehmen einleiten und bewirken. Wenn die Möglichkeit besteht, kann diese aktivierende Phase einmünden in eine schwungvolle und dehnende Gymnastik unter Einbeziehung von leichtem Laufen und Hüpfen von etwa 5 Minuten Dauer.

Der allgemeine Text für das Zurücknehmen könnte lauten: „Wir nehmen zurück. Wir rekeln und strecken uns, bewegen die Arme und die Beine. Anspannen und entspannen. Tief durchatmen, Augen öffnen, langsam aufrichten, langsam aufstehen. Gehen und bewegen. Arme pendeln und kreisen. Tief atmen. Wir sind erholt und erfrischt und fühlen uns wohl."

## 13.3.3
## Konditionieren

Zunächst wird ein kurzer Aussagesatz als Formel („Mein rechter Arm ist ganz schwer") im Sinne eines Auslösers (Reiz) benutzt, um z. B. die Empfindung der Schwere zu verstärken. Im Laufe des Übens kann sich der Reiz zum Einzelwort („Ruhe", „Schwere", „Wärme" u. a.) reduzieren. Bei Fortgeschrittenen genügt oft schon das Einnehmen der gewohnten Entspannungshaltung in ähnlicher oder gleicher Situation. Dabei ist dann nicht mehr die Langformel „Mein rechter Arm ist strömend warm" notwendig, sondern nur noch der Begriff „Wärme" oder lediglich die Entspannungshaltung Rückenlage. Gleiches gelingt auch durch die Vorstellung des Hängenlassens des Gesichts.

Einem ähnlichen Konditionierungsprozeß unterliegt die Nutzung von selbstsuggestiven Trainingsformeln in Verbindung mit Musik. Das „Air" von Bach oder Pink Floyds Musik „Wish you were here" als zusätzlicher Entspannungswirkmechanismus lösen später allein die gleichen Effekte (Schwere oder Wärme u. a.) aus wie die vorher von außen (Kursleiter) oder innerlich selbst gesprochenen Vorgaben.

In Zusammenhang damit steht das Phänomen des **Generalisierens.** Geht man z. B. von dem Übungsziel der Entspannung der gesamten Skelettmuskulatur aus, so ist dies wegen ihrer Komplexität schwer zu realisieren. Folglich verfährt man nach dem **Pars-pro-toto-Prinzip** und konzentriert sich nur auf einen engen Körperbereich (die rechte Hand, den rechten Arm, die Stirn usw.), um dort spürbare, sich entwickelnde Effekte zu erreichen. Diese übertragen sich durch die Einbeziehung der spezifischen kortikalen Zentren und Rindenfelder (Transfer) auf entsprechende kontralaterale Bereiche (Beine, Arme) und führen letztlich insgesamt zur komplexen Einbeziehung aller Extremitäten, ohne sie alle einzeln anzusprechen.

## 13.3.4
## Lernen

Lernen optimiert sich unter gleichen oder ähnlichen situativen, räumlichen und inhaltlichen Bedingungen. Ort, Zeit, Übungsraum und Entspannungshaltung sollten anfangs in etwa gleich bleiben, dadurch entwickeln sich die Möglichkeiten, Automatismen und Entspannungsfertigkeiten besser (Konditionierung). Im weiteren Verlauf, auf der Stufe der Fortgeschrittenen, ist **variables Üben** und die Veränderung der oben genannten Übungssituationen angezeigt. Es können sogar äußere Einflüsse (Geräusche, Licht, Temperaturveränderungen) bewußt als Belastung einbezogen werden, um die erworbenen Fertigkeiten variabel verfügbar zu haben und alltagsrelevant abzusichern. Gegenwärtig zeichnet sich z. B. ein relativ sorgloser Umgang mit dem Autogenen Training ab, nicht nur in der generellen Bewertung und Anwendung, sondern auch im methodischen Vorgehen. Das Einhalten methodischer Stufen hat sich hier wie in allen Entspannungsverfahren im allgemeinen bewährt, im besonderen jedoch ermöglicht das Festhalten an der Vorgabe von SCHULZ auch den Einstieg und die Teilnahme in anderen Gruppen (z. B. beim Übergang aus einer Übungsgruppe der Rehaklinik in eine Entspannungsgruppe der ambulanten Herzgruppe).

Im **methodisch-didaktischen Vorgehen** beim Erlernen einer Entspannungsmethode werden die folgenden Grundsätze beachtet:
- **Grundsatz der Planmäßigkeit.** Besonders bei Anfängern ist der methodisch geordnete Aufbau der Teilübungen und die stufenförmig aufgebaute Hinführung zur Entspannungsfertigkeit (z. B. des Autogenen Trainings) bedeutsam.
- **Grundsatz der Faßlichkeit.** Wissenschaftliche Grundlagen und Basisinformationen sollten für alle verständlich vorgetragen werden. Hier muß sich der Kursleiter nach dem Niveau der Teilnehmer richten.
- **Grundsatz der Selbständigkeit.** Trotz der anfänglichen Vorgabe durch den Kursleiter soll der Übende seine eigenen Möglichkeiten einbringen und selbstinitiativ bleiben. Nur so erlangt er die ihn befähigende Selbständigkeit der Entscheidung in der Anwendung der Entspannungsmethoden im Alltag. Das Individuelle bleibt letztlich dabei bedeutsam, auch bei der Auswahl der Methoden. Viele reagieren in unterschiedlicher Weise, z. B. bei der Musikentspannung.

Individuell ist auch die Umsetzung der in vielen Entspannungsmethoden vorgeschlagenen Nutzung von **Hilfsvorstellungen,** die das Entstehen und Vertiefen von Entspannungseffekten begünstigen können. So bewirkt beispielsweise die aus der Erfahrung stammende Vorstellung, der rechte Arm liege unter einem Heizstrahler, das Entstehen von Wärmeempfindungen in diesem Bereich, oder die Vorstellung, eine kühle Brise streiche über die Stirn, das Auftreten eines angenehmen Kühleempfindens dortselbst.

Entspannungsmethoden kann man relativ leicht lernen, aber lehren doch wohl erst dann, wenn man neben theoretischem Grundwissen auch Eigenerfahrung einbringen und sich als „Entspannter" betrachten kann, im Alltag und im Auftreten vor anderen Menschen Entspannung vorlebt und sich um den Ausgleich zwischen Spannung und Entspannung bemüht.

## 13.3.5
## Eigensteuerung

Wie oben angedeutet, wird Entspannung als individuelles Phänomen erfahren. Durch konzentrative Hinwendung auf bestimmte Körperbereiche (Arm, Hand, Finger, Gesicht u. a.) werden dort existierende und an sich vorhandene Zustände (der rechte Arm **ist** schwer, die rechte Hand **ist** warm) aufgespürt und verstärkt. Durch wiederholtes Üben optimieren sich spezifische bedingt-reflektorische Verbindungen und Engramme innerhalb der entsprechenden Zentren auf der Großhirnrinde und aktivieren damit die zunächst subjektiven peripheren Empfindungen (Schwere, Wärme), die schließlich objektiv meßbar werden. Die Hinwendung in den Körper erfolgt immer eigengesteuert, und der Übende kann in hohem Maße zur Entwicklung der Effekte beitragen. Er kann sich auf enge Bezirke konzentrieren oder großschrittig vorgehen. Er kann eine gesteuerte Wahrnehmung ausdehnen und abkürzen. Er kann versuchen, die Wirkungen zu verstärken, abklingen zu lassen oder auf Nachbarbereiche zu transferieren. Wichtig bleibt jedoch stets das **Passive im Wirkenlassen,** das **Sosein der Effekte:** „Es ist so" und nicht „ich will, daß es so ist". Wollen, Sollen, Müssen verhindern Entspannungszustände. Der Prozeß der eigengesteuerten Wahrnehmung kann optimal vorbereitet werden durch Übungen zur Gesichtswahrnehmung, durch Konzentration auf die Finger oder integrativ innerhalb einer „Wanderung durch den Körper", die außergewöhnlich gut sensibilisiert.

Insgesamt kann sich das Prinzip der **Eigensteuerung** beziehen auf:
– den Umfang der Hinwendungen auf den Körper (partiell, komplex simultan oder komplex sukzessiv),
– die Übungsdauer; eine Übungszeit von mehr als 8–10 Minuten ist anfangs kaum ergiebig, Länge ersetzt nicht Qualität!,
– die Einbeziehung von Entspannungsinduktionen (Einstieg über muskuläre Kontraktionen, Musik, Bildvorstellungen usw.),
– die Entspannungshaltung und
– die Gesamteinstellung des Geschehenlassens.
Hinwendungseffekte werden erschwert durch:
– Sich assoziierende **Gedanken** und Vorstellungen. Abhilfe: Gedanken hintergründig laufen lassen, nicht einsteigen und Probleme lösen wollen. Hinwenden auf die Aufgabe, z. B. die Wärme im rechten Fuß aufzuspüren.
– Zu **starke körperliche Empfindungen** oder störende Nervosität. Abhilfe: Kurzes Kontrahieren der Hand- (Faustballen) oder Beinmuskulatur.
– **Autogene Entladungen** (Zusammenzucken bzw. Kontraktionen in Armen, Beinen oder anderen Muskelbereichen). Abhilfe: Geschehenlassen; solche Entladungen sind Anzeichen muskulärer Entspannungszustände und als Eigenreflexe zu interpretieren, ausgelöst durch die Muskelspindeln, die eine Konstanz des natürlichen Biotonus der Skelettmuskulatur gewährleisten.
– **Juckreiz** und **Störungen auf der Haut.** Abhilfe: behutsames, langsames Nachgeben und Berühren der Stellen (Kratzen). Nicht zu heftig, da sonst Effekte des Zurücknehmens entstehen.
– **Schluckauf.** Abhilfe: aktiv schlucken, sooft es geht.
– **Veränderungen der Atmung.** Abhilfe: passiv bleiben, Atmung laufen lassen, Ausatmung betonen, Rhythmus nicht verändern, „in den Körper atmen" (s. Abschn. 13.5.3).
In die Überlegungen bzgl. der Eigensteuerung können die Möglichkeiten der **Kombination von Entspannungsmethoden** einfließen. Wie schon bei der Entspannungsinduktion angedeutet, können sich verschiedene Methoden ergänzen, obwohl grundsätzlich alle in sich als eigenständig und spezifisch gelten sollten. Obwohl Puristen dagegen opponieren, hat sich doch ergeben, daß Kombinationen z. B. von:
– Gesichtsentspannung und „Wanderung durch den Körper",
– Gesichtsentspannung und Autogenem Training,
– Musikentspannung und Autogenem Training,
– Atmungsentspannung und Autogenem Training,
– Progressiver Relaxation und Autogenem Training u. a.
durchaus sinn- und wirkungsvoll sein kön-

nen. Auch eine Kombination sollte in sich nicht länger als 10–15 Minuten dauern und gleichfalls in einer Leerphase (ausklingende Phase, Hypnoid) münden.

## 13.3.6
## Objektivierung von Wirkungen

Obwohl die Wirkungen von Entspannungsmethoden zunächst während und im Anschluß an das Üben schon subjektiv spürbar werden sowie sich ingesamt in Verhaltensänderungen und positiven körperlichen Reaktionen andeuten, sind wesentliche organismische Umschaltungen evident, objektiv überprüft und vor allem beim Autogenen Training wissenschaftlich bewiesen worden. Zu den bekanntesten physiologischen Veränderungen, die objektivierbar sind, zählen die nachfolgend genannten.

Die **Atemregulation** im Sinne einer Beruhigung der Atmung, einer Atmungsvertiefung und der Betonung der Bauch(Zwerchfell)-atmung.

**Tonusminderung der Skelettmuskulatur.** Vor allem durch Schwereübungen wird eine Senkung der Muskelspannung (Sensibilität der Muskelspindeln) erreicht. Der Grundtonus sinkt bis zu einer Mindestspannung (Biotonus), die nicht unterschritten wird. Im Fall des Unterschreitens regelt sich die Spannung autonom reflektorisch nach. Sogenannte autogene Entladungen (Zuckungen, Kontraktionen in entspannungswirksamen Muskelbereichen) gelten als einschlägige äußere Anzeichen.

**Periphere Gefäßerweiterung.** Bei wärme orientierten Übungen geht mit dem obengenannten Tonusverlust der Skelettmuskulatur eine Vasodilatation einher. Als erstes Anzeichen dafür wird ein Kribbeln spürbar, das sich als Wärmeempfindung erweitert. Diese Gefäßentspannung als Folge der Verminderung des sympathischen Antriebes in der Körperperipherie kann durch einen Temperaturanstieg von bis zu 2°C nachgewiesen werden.

Im Gegensatz dazu sinkt die Körperkerntemperatur geringfügig ab.

In Verbindung damit ist ein ansteigender Hautwiderstand zu registrieren, der auf den insgesamt niedrigen Aktivitätszustand hindeutet und in Biofeedbackverfahren auch zur Bestätigung von Entspannungszuständen genutzt werden kann.

**Kreislaufregulation.** Optimale Gefäßsituationen wirken positiv auf die Herzarbeit und führen u. a. zu einer Frequenzreduktion von 4–6 Schlägen pro Minute. Die insgesamt stabile Situation des Kreislaufs während des Entspannens und danach ist Folge und Ausdruck der relativen Bewegungslosigkeit, unter denen es abläuft, der Muskeltonusminderung sowie der Gefäßentspannung mit entsprechender Thermoregulation. Positive Wirkungen auf das Blutdruckverhalten sind möglich. Es muß betont werden, daß die Formel „Herz (Puls) schlägt ruhig und gleichmäßig" kein Mittel ist, um die Herzfrequenz bewußt zu verändern. Dieses könnte nur in Verbindung mit einem adäquaten Ausdauertraining geschehen.

**Grundumsatz.** Der Energieumsatz des absolut ruhenden und nüchternen Menschen kann sich im Entspannungszustand senken.

**Veränderungen in der Hirnstromaktivität.** Im Elektroenzephalogramm lassen sich Wirkungen von Entspannung auf das Zentralnervensystem nachweisen. Veränderungen von Hirnstromwellen (Frequenz und Amplitude), die in etwa dem Schlafzustand entsprechen und aus einer Reduktion afferenter und efferenter Reize und Impulse resultieren, zeigen in Abhängigkeit vom Übungszustand Anzeichen von Beruhigung und sind meßbar.

Insgesamt scheinen sich im Verhalten zahlreicher physiologischer Parameter bestimmte Reaktionen zu etablieren, die sich positiv auf die Gesamtsituation des Übenden auswirken und damit **therapeutisch relevant** werden. Dazu gehören naturgemäß weiterhin die im Gefolge von Entspannungszuständen auftretenden **psychischen Wirkungen** und Qualitäten, die als Ruhe, Gelassenheit, Wohlbefinden, geistige und körperliche Frische in ihrer Komplexität erstrebenswert sind.

Aus diesen durchweg komplexen physischen und psychischen Reaktionen resultiert die zunehmende Tendenz zur Berücksichtigung der **Entspannungsmethoden in Therapie und Rehabilitation.** Die verschiedenen Wirkrichtungen (Gefäße, Muskulatur, Atmung, Herz-Kreislauf-System, Vegetativum) erklären die positiven Erfahrungen von Entspannungstherapien im allgemeinen und besonderen. Allgemein ist die Auslenkung nach Beeinträchtigungen der Homöostase im Vegetativen. Spezifische Wirkungen finden sich sowohl bei Gefäßspasmen, Atemproblemen (Asthma), Magenbeschwerden, Verdauungs- und Stuhlgangsproblemen, manchen Formen von Kopfschmerzen, inadäquaten Muskelspasmen (Wirbelsäule, Nacken, Extremitäten), Hautreaktionen, im Bereich von Temperaturregulationen, Analgesien und anderen Problemen mehr.

Im Kontext der physischen Effekte sind die Wirkungen im **Psychischen** und **Psychosozialen** erwiesen. Verhaltensstörungen können reguliert, Ängste und Phobien abgebaut, Folgen von Streß reduziert, affektiv- und emotionsgeleitete Reaktionen gemildert werden. Suchtverhalten kann sich abbauen (Alkohol, Nikotin, unkontrolliertes Ernährungsverhalten). Stabilisierungen in psychisch belasteten Situationen in Richtung „Normalverhalten" sind möglich (z. B. sowohl in der Wettkampfvorbereitung des Leistungssportlers als auch beim Gang zum Zahnarzt oder zu einer bedeutsamen Prüfung). Hier ergeben sich Analogien zur Psychotherapie (z. B. Nutzung der Progessiven Relaxation im Anti-Angst-Training). Nicht zu vergessen sind Ruhe, Gelassenheit und **Entspannungsfähigkeit im Alltagsverhalten,** die sich bis zur regelrechten „Entspannungsmentalität" entwickeln können und das Bild und die Haltung des Entspannungsgeübten prägen. Hierzu kann die sogenannte Vorsatzbildung beitragen.

## 13.3.7
## Das Prinzip der Vorsatzbildung

„Wir sind das, wozu wir uns selber machen" (COUÉ, 1926). COUÉ deutete mit diesem Satz an, was SCHULZ und andere nach ihm im Autogenen Training weiterentwickelt haben. Die Vorsatzbildung wurde zum integrierenden Bestandteil des Autogenen Trainings und wird nach wie vor in die Tiefenentspannung (hypnoider Zustand, Leerraum, Hingabephase) eingebaut. Durch stetes Wiederholen der individuellen Formeln erreichen diese subkortikale Schichten und wirken von dort in das Verhalten, in Einstellungen und Beziehungen zum eigenen Körper, aber auch zu anderen Menschen. Es gibt Vorsätze für alle Lebensbereiche und -situationen, für Bedürfnisse, körperliche Befindlichkeiten und psychische Zustände.

Die Wirkungen der formelhaften Vorsätze verglich SCHULZ mit denjenigen von sog. posthypnotischen Aufträgen, die er aus der Hypnose kannte. Die im Hypnoid eingegebene Formel dringt bis in das „Unbewußte" und ist von da aus in der realen Situation automatisch beteiligt. Der Raucher, der sich in der Endphase seiner Entspannungsmethode die Formel „Rauchen völlig gleichgültig" eingelagert hat, ist durch sie insofern stabilisiert, als es ihm bei entsprechender Motivation gelingt, eine Zigarette abzulehnen. Es muß jedoch insgesamt das Bedürfnis zu einer Verhaltensänderung vorliegen. Der Übende muß über sich selbst und sein Verhalten reflektiert haben. Voraussetzung ist neben der positiven Einstellung das Beherrschen einer Entspannungsmethode.

Die sprachliche Ausformulierung ist subjektiv und individuell; die Teilnehmer entwikkeln von sich aus ihre eigenen Formeln. Häufig erscheinen diese dem Außenstehenden banal und gewöhnlich. Sie entstehen jedoch aus persönlichen Einstellungen und Vorstellungen und können deswegen nicht allzu kritisch gesehen werden. Die sprachliche Struktur ist nur für den Benutzer bedeutsam; er akzeptiert sie, da er sie selbst entwickelt hat.

Die Vorsätze sollten kurz und präzise sein

(„Ich schaffe es", „Alkohol gleichgültig"), sie können sich rhythmisieren oder reimen („Wo immer ich zu schlafen hätt', ich schlafe wie im eig'nen Bett") oder stabreimen („Ich laufe lebenslang", „Lerne lebenslang"). Sie können sich auch logisch aufbauen („Ich bin ruhig und entspannt → Ich rede ruhig und entspannt → Ich rede beim Vortrag ruhig und frei → Ich spreche immer ruhig und frei"), und sie können sich an bestimmten Situationen orientieren („Beim Chef verhalte — spreche — ich — mich — ruhig und entspannt", „In der Diskussion bleibe ich ruhig und konzentriert", „Ich lasse den anderen ausreden").

Die jeweiligen Vorsätze sollten nicht die Hilfs- oder Vollverben wollen, sollen, müssen enthalten. Auch Negationen sind zu vermeiden, wie z. B. „Ich darf nicht rauchen" oder „Ich muß ruhiger werden". Dies führt wiederum zu Zwängen. Sie sind statt dessen durch Indifferenzformeln zu ersetzen („... ist gleichgültig"); oder aber man geht von einem Ist-Zustand, vom Indikativ aus: Das und das ist so („Ich bin ruhig", „Meine Stirn ist angenehm kühl", „Ich spreche ruhig und langsam").

Die Anwendung hat natürlich auch ihre Grenzen. Fünf Formeln hintereinander aufgesagt bewirken gar nichts. Man sollte sich seine Möglichkeiten ordnen und mit einer leichten Formel beginnen, sie aber dann auch täglich in die Entspannungsmethode einbauen. Die Wirkung kann dann sowohl allgemein sein, z. B. bei einer Ruheformel, wie auch spezifisch bezogen sein auf aktuelle Probleme. Sie kann unbewußt greifen oder auch bewußt herbeigedacht werden. So kann der Geübte bei der Zahnbehandlung oder in der Besprechung beim Chef diese geübte Ruhe an sich spüren oder sich daran erinnern, daß er geübt ist, dieses und jenes zu tolerieren oder zu tun. Auch beim Autofahren kann der Vorsatz „Ich fahre ruhig und entspannt und lasse die anderen überholen" streßreduzierend wirken.

**Anwendungsmöglichkeiten und -beispiele.**
Es gibt Vorsatzbildungen, beispielsweise
– bei Hemmungen und Angstzuständen: „Ich

bin ruhig, gelassen und entspannt"; „Ich bin ganz ruhig und frei von ...": „Ich handle selbstbewußt",
– bei bestimmten Arbeitshaltungen und Einteilungsproblemen: „... Arbeit ist notwendig"; „... fällt mir leicht"; „Lernen fällt mir leicht"; „Ich arbeite konzentriert"; „Bewegung (Sport) ist angenehm"; „Ich schaffe es"; „Ich bin gut vorbereitet"; „Ich übe täglich"; „Bewegung hilft mir"; „Laufen stärkt mich",
– bei Störungen durch die Umwelt: „Geräusche völlig gleichgültig",
– bei Sprachhemmungen: „Ich rede ruhig, fließend und frei"; „Ich bin ruhig und gelassen",
– bei Handschweiß: „Handflächen kühl und trocken",
– bei Schlafstörungen: „Schlafen völlig gleichgültig. Ruhe angenehm".

Diese Beispiele geben einen kurzen, ersten Eindruck über die Möglichkeiten der Formelbildung: Im Verhältnis zum eigenen Körper, bei psychosozialen Problemen, im Verhalten zum/zur Partner/in, zum Übungsleiter, zum Nachbarn, zum Arbeitskollegen usw. gibt es individuelle Ansätze, spezifische Situationen oder Personen, die man einbauen und ansprechen kann.

Weitere Beispiele für formelhafte Vorsätze finden sich in Fülle bei Thomas.

Im Rahmen **therapeutischer Bemühungen** richtet sich die Vorsatzbildung nach dem Krankheitsbild und den damit auftretenden Problemen. Zunächst muß man davon ausgehen, daß über die durch das Entspannungsbemühen erreichte Ruhe und Gelassenheit und die Fähigkeit, über die Krankheit zu sprechen, zu reflektieren und sie zu relativieren, d. h. in den Rahmen der individuellen Entwicklung und Möglichkeiten einzuordnen, der Kranke zu begründeten und logischen Verhaltensweisen kommen kann und seine Compliance, seine Zusammenarbeit mit dem Arzt, sich optimal gestaltet. Beide werden gemeinsam die möglichen Formeln besprechen und zum Einbau in die Entspannungsmethode freigeben.

Vielen gelingt es, Veränderungen in der Ernährung, im Verhältnis zum Alkohol- und Zigarettenkonsum zu erreichen. A-Typ-Verhalten abzubauen ist schon schwieriger, weil hier Charakterstrukturen verändert werden müssen.

Bei psychogenen oder vegetativ bedingten Krankheitsursachen mit ihren Auswirkungen auf Herz, Magen- und Darm-Bereich, Nieren oder Hautbezirke ist der Arzt der erste Ansprechpartner. Dann wird beraten, ob man sich für eine Formel entscheidet, die Ruhe oder Wärme induziert, ob man „Kühle" anwendet (Haut), über das Sonnengeflecht in regulative Prozesse des Vegetativums eingreift und damit auf bestimmte innere Organe abzielt oder über bewußtes Atmen in Verbindung mit der Formel „Atmung ruhig und gleichmäßig" oder „Es atmet in mir" Spannungen und Funktionsstörungen abbaut.

Bei Problemen der oberen Atemwege hilft die Formel „Nase und Rachen angenehm kühl". Asthmatische Beschwerden können Linderung finden innerhalb der komplexen „Ruhetönung" und vor allem über die Beachtung des ruhigen, natürlichen Atmens mit Selbstbeobachtung und einer eventuellen Verlängerung der Ausatmungsphase.

Die **Herzübung** gilt insofern als problematisch, besonders bei Herzgruppenteilnehmern, als zu viele Erwartungen in das gesamte Entspannungstraining und speziell in die Herzübung („Herz schlägt ruhig und gleichmäßig") gesetzt werden. Mit Ruhe und Gelassenheit und der Einbeziehung von peripher wirkenden Schwere- und Wärmeübungen oder der Umformulierung „Puls ruhig und gleichmäßig" ergeben sich positive Erfahrungen. Auf keinen Fall sollte die Reduktion der Pulsfrequenz angesprochen werden.

Neben den spezifischen Orientierungen kommt in den persönlichen Vorsatzbildungen das allgemeine Verlangen nach Streßreduktion, Abschaltenkönnen, Wohlbefinden, Spannungsabbau, Schlafverbesserung, Angstbewältigung, Gedächtnisübung, Aggressionsabbau, Geduld, Erholung, Daseinsbewältigung u. v. a. m. zum Ausdruck.

## 13.4 Didaktisch-methodische Aspekte der Vermittlung von Entspannungsmethoden

Lernziele beschreiben im allgemeinen Inhalte, Verhaltensweisen, Fähigkeiten und Fertigkeiten, die durch Üben angestrebt werden sollen. Die Ausbildung von Entspannungsmethoden in der Gruppe orientiert sich an folgenden spezifisch therapeutisch und rehabilitativ begründeten, übergreifenden **Lernzielen**:

– Reduzierung gesundheitlicher Beeinträchtigungen durch die komplexe Wirkung von Entspannung
– Entwicklung eines bewußten Gesundheitsverhaltens
– Erleben des eigenen Körpers und Sensibilisierung für positive Empfindungen und Erfahrungen
– Stabilisierung im Psychischen
– Abbau von Ängsten
– Entwicklung von neuen Selbsteinschätzungen und Bewertungen der eigenen Möglichkeiten und Grenzen
– Entwicklung von Verhaltensweisen zur Bewältigung veränderter Lebenssituationen
– Schaffung von neuen Grundlagen für Wohlbefinden und Lebensfreude als umfassende Lebensqualitäten.

Allgemein sind dies Zielvorstellungen, die von der Erweiterung der Handlungskompetenzen im körperlichen, psychischen, geistigen und sozialen Bereich ausgehen. Unmittelbar jedoch reduzieren **therapeutische Vorhaben** diese Ziele zunächst auf die Kontrolle bzw. die Senkung des psychischen und physiologischen Erregungsniveaus und auf die Verbesserung der Anpassungsfähigkeit an Belastungen im Alltag durch Entspannung.

Die sich daraus ergebenden didaktischen Schwerpunkte liegen in der Arbeit in der **Gruppe,** in der Tätigkeit und in der Person des **Übungsleiters** und resultieren aus spezifischen Aspekten des **Übens,** die im folgenden besprochen werden.

## 13.4.1
## Gruppe

Das Lernen von Entspannungsmethoden erfolgt vorwiegend in der Gruppe und wird von einem Übungsleiter organisiert und durchgeführt. Der einzelne ist zwar Mitglied dieser Interessengemeinschaft, jedoch sind die Motivationen zur Teilnahme, die Vorerfahrungen und das persönliche Engagement zumeist sehr heterogen. Das subjektive Erleben von Entspannung in der Gruppe, unterschiedliche Gesundheitsgrundlagen und gegenwärtige Befindlichkeiten der Teilnehmer verlangen pädagogische und psychologische Kompetenz des Übungsleiters. Das Individuum und das Individuelle prägen die Gruppenarbeit und das soziale Klima. Jede Gruppe reagiert unterschiedlich, und dies erfordert differenziertes Vorgehen sowohl im Methodischen als auch in der Informationsaufarbeitung (Übungsleiter) und -verarbeitung (Gruppe). Eine Entspannungsstunde erscheint dem Außenstehenden harmonisch, ruhig, doch hinter dem äußeren Bild verbergen sich unterschiedliche Effekte und Reaktionen. Diese muß der Übungsleiter antizipieren und reflektieren. Entspannung kann in offenen und geschlossenen Gruppen stattfinden.

In die **offene Gruppe** kommen die Teilnehmer nach Bedarf und Orientierung an spezifischen Inhalten, um nach einer früheren Grundausbildung und längerem individuellen häuslichen Üben ihre Fertigkeiten wieder aufzufrischen und neue kennenzulernen oder aber spezifische Probleme angehen zu können. Gruppenbeziehungen entwickeln sich dabei kaum, Zweckhandeln dominiert. Der einzelne hält sich meistens zurück, und Gruppengespräche bleiben z. T. im Oberflächlichen stecken.

In der **geschlossenen Gruppe** läuft ein strukturierter, sinnvoller Kurs ab. Der einzelne wird in den methodisch aufbereiteten Unterrichtsstoff eingeführt und erlangt durch stete Teilnahme und systematisches Üben die Fähigkeit, sich mit verschiedenen Methoden zu

entspannen. Nach einer von Zurückhaltung geprägten Orientierungsphase entwickeln sich positive Verhaltensmuster zwischen den Teilnehmern und dem Übungsleiter. Sie lernen es, sich und andere mit ihren spezifischen Vorerfahrungen und Problemen zu akzeptieren. Es kommt zu Gruppengesprächen, in die zunehmend individuelle Meinungen und Wahrnehmungen eingestreut werden und die insgesamt dazu beitragen, das Lernniveau und Lernklima zu verbessern. Aus den persönlichen Problemen der anderen lernt jeder, sich damit selbst zu identifizieren und eigene Probleme zu bewältigen.

Die menschliche Begegnung rückt in den Vordergrund, die Gruppe wird zur Selbsthilfegruppe, zum psychotherapeutischen Instrument.

Befragungen zur optimalen Gruppengröße ergaben, daß 15 Teilnehmer als ideal angesehen werden. Diese Gruppe bleibt überschaubar und ermöglicht gruppendynamische Prozesse. Der einzelne kann sich dort einbringen und verliert schnell Kontaktschwierigkeiten. Insgesamt stellt die geschlossene Entspannungsgruppe insofern erhöhte Anforderungen an den Übungsleiter, als sich neben allgemeingültigen vor allem auch individuelle Probleme ergeben können, die Kompetenz und Auseinandersetzung mit dem Stoff, der Methode und den Belangen der Teilnehmer verlangen.

## 13.4.2
## Übungsleiter

Vor allem in den Rehabilitationsgruppen rekrutieren sich die Übungsleiter aus unterschiedlichen Berufen (Ärzte, Sporttherapeuten, Sportlehrer, Gymnastiklehrer, Psychologen, Pädagogen u. a.) und bringen aus ihrem jeweiligen Beruf spezifisches Handlungswissen und verschiedene Qualifikationsmerkmale mit ein. In Zusammenarbeit mit dem Arzt soll der Übungsleiter zur persönlichen Beratung fähig sein, neben den Entspannungsmethoden gesprächstherapeutische Verfahren kennen und erste Hilfe leisten können.

Seine Arbeit ist gekennzeichnet durch fachliche Kompetenz, Einfühlungsvermögen, Problembewußtsein, freundliches Auftreten und vorgelebte gesunde Lebensführung. Interaktionen werden zur Grundlage seiner therapeutischen Tätigkeit. Gegenüber den Gruppenmitgliedern nimmt er die Rolle des Psychotherapeuten, Gesprächstherapeuten, Sporttherapeuten, Pädagogen, Soziologen und Entspannungstrainers ein, vor allem aber die Rolle des „Gruppenbegleiters".

Obwohl er zunächst Entspannungsverfahren nur vorstellt und üben läßt, kann er sich schließlich psychotherapeutischen, psychologischen und rehabilitativen Wirkungen seiner Arbeit nicht verschließen. Ein Übungsleiter, der dabei nur theoretisiert und Inhalte sowie Methoden kennt, hat sicherlich mehr Schwierigkeiten mit der Gruppe als derjenige, der sich selbst einbringt, über seine Erfahrungen berichtet und Entspannung vorlebt. Häufig ist eine gesunde Portion „Common sense" z. B. in der Arbeit mit Rehabilitanden wichtiger als wissenschaftlich orientierte Begründungen.

Schon seine Stimme sollte er situationsspezifisch einsetzen. Entspannungstexte sollten ruhig und betont gesprochen werden, ohne allzu suggestiv zu wirken. Zu starke Suggestivitäten können im Ansatz peinlich sein und stören. Sie können auch zu Abhängigkeiten führen. Aus methodischen Gründen, um Texte, Pausen, Abfolgen und Inhalte aufzugreifen und für das häusliche Üben vorzubereiten, ist zunächst das Vorsprechen üblich. Später, ab der siebten bis achten Ausbildungsstunde, kann „autogen" mit der inneren Stimme des Übenden selbst trainiert werden. Vorsprechen und gleichzeitiges Mitüben kann der Übungsleiter versuchen, doch es ist schwierig. Man verliert dabei leicht den Zusammenhang der Abläufe. Im Vorsprechen sollte sich andeuten, daß man hinter der Formel steht, sie selbst in ihren Wirkungen kennt und mit den Übenden innerlich „mitschwingt". Bei Sprechtexten auf Kassetten fehlt entweder diese innere Beteiligung, oder aber sie wird oft übertrieben.

Da das Entspannungstraining vor allem in Rehagruppen sehr komplex abläuft und sich

immer wieder neue Aspekte und Anforderungen ergeben, auch aus den teilnehmertypischen, krankheitsbedingten Schwerpunkten und Entwicklungen, ist es für den Übungsleiter notwendig, Kontakt zum Arzt zu halten und mit ihm Einsicht in die Rehabilitationsunterlagen zu nehmen.

Die Stundenvorbereitung muß speziell anfangs sehr gründlich erfolgen. Aufzeichnungen und Protokolle sind anzufertigen und vor allem Nachbereitungen, aus denen der Übungsleiter sich in seiner Tätigkeit überprüfen kann. Weiterbildung anhand der Fachliteratur ist notwendig. Bestimmte Probleme kann er sicherlich auch in der Gruppe ansprechen und mit ihr gemeinsam Lösungen finden.

Wenn er auch seine Gefühle, Ansichten, Ängste und Probleme mitteilt, gewinnt er mehr Nähe als über Theorien und kluge Reden. Derjenige Übungsleiter wird voll akzeptiert, der nicht nur durch seine Fachkompetenz, sondern auch aufgrund seines Auftretens und seines verständnisvollen Verhaltens imponiert. Folgenden **Anforderungen** sollte der Übungsleiter entsprechen:

– Er muß die Entspannungsmethode, die er vermittelt, theoretisch begründen können.
– Er muß die Methode, die er lehrt, selbst an sich erfahren haben.
– Er muß die Grenzen und Wirkungen der Entspannungsmethode einschätzen können.
– Er muß seine Unterrichtsinhalte didaktisch-methodisch aufbereiten können.
– Er muß die Teilnehmer in ihren Problemen und Motivationen kennenlernen.
– Er muß anregend auf die Teilnehmer wirken, jedoch nicht dominieren.
– Er muß freundlich und höflich, tolerant und gelassen bleiben und in der Lage sein, auch seine Grenzen vor der Gruppe einzugestehen.

### 13.4.3
### Üben

Das Üben in der Gruppe ist dem Einzel-Lernen vorzuziehen und orientiert sich an den

Übungsinhalten, an den formalen und individuellen Übungsvoraussetzungen. Die Übungsvoraussetzungen und -vorerfahrungen sind zumeist sehr unterschiedlich. Eigene Befragungen von Teilnehmern an Herzgruppenaktivitäten ergaben ein sehr heterogenes Bild hinsichtlich der Eingangsvoraussetzungen. Bei einem Klinikaufenthalt von 4–6 Wochen (durchschnittlich 5,2 Wochen) gaben 27 % der Befragten an, das Autogene Training vollständig, und 36 % gaben an, es unvollständig kennengelernt zu haben. Die Progressive Relaxation nach JACOBSON wurde von 17 % vollständig und von 20 % unvollständig erlernt, 53 % der Befragten gaben an, dieses Verfahren nicht kennengelernt zu haben. Weitere Methoden wurden nach Aussage von 97 % der Rehabilitanden nicht vorgestellt. Die beiden genannten Entspannungstechniken wurden zu 87 % in der Gruppe trainiert, und zwar zu 43 % unter Leitung von Psychologen und zu 53 % beim Sporttherapeuten. Die Bewertung der Entspannungsausbildung mit Hilfe von Schulnoten lag zwischen den Noten 2 und 4 (Gesamtdurchschnitt 3,28, d. h., drei minus!). Ihre Entspannungsausbildung konnten 60 % in der Herzgruppe fortsetzen, 17 % der Patienten übten alleine weiter, der Rest blieb ohne Angabe.

Wo immer die Gründe für die noch unzureichende Einbeziehung und Ausbildung der Entspannungsmethoden in den Rehakliniken liegen mögen, es scheint, daß man sich dort ausschließlich auf die etablierten Methoden Autogenes Training oder Progressive Relaxation beschränkt. Doch hier entstehen Probleme beim Anfänger.

Lernmotivation und positive Erfahrungen werden vor allem durch spürbare, unmittelbar und schon in der ersten Stunde auftretende Effekte und Körperreaktionen gefördert. Deswegen sollten anfangs und vorbereitend die „Gesichtsentspannung", die „Wanderung durch den Körper" und die „Musikentspannung" stehen. Auf der Grundlage der dort durch Üben erworbenen Erfahrungen kann dann mit dem Autogenen Training oder der Progressiven Relaxation fortgesetzt bzw. mit ihnen parallel geübt werden: Autogenes Training als Hauptweg zur Entspannung, die anderen Methoden parallel verlaufend.

Das Üben erfolgt überwiegend einmal wöchentlich, der Abstand von ca. 8–14 Tagen reicht aus, um im individuellen häuslichen Üben das Gelernte zu festigen. Zumindest anfangs sollte täglich ein- bis zweimal zu Hause geübt werden, am besten jeweils in gleicher Weise, am gleichen Ort, zur gleichen Tageszeit. Das Lernen unter gleichen oder ähnlichen Bedingungen gilt als wichtiger Grundsatz. Es sollte nicht zwanghaft und bewußt gewollt oder erfolgsorientiert ablaufen, Geschehenlassen ist besser. Wie in der Gruppe, so kann auch das häusliche Üben durch entspannende Musik eingeleitet werden. Raumtemperatur und Frischluftzufuhr sind wesentlich; einengende Kleidung öffnen, Brillen ablegen, Schuhe ausziehen; Niesen, Husten, Jucken nicht unterdrücken; Darm und Blase vorher entleeren.

Beim Üben in der Gruppe kann das Übungstempo zum Problem werden. Dann richtet sich der Übungsleiter nach seiner Atmung oder nach der Atmung der Teilnehmer, deren Atemrhythmus immer langsamer und tiefer wird.

Tonbandarbeit im Entspannungstraining ist nicht unproblematisch. Beim Üben mit der eigenen „konservierten" Stimme findet man diese nicht immer sympathisch, und es können sich, auch wenn mit der Stimme des Übungsleiters geübt wird, Abhängigkeiten entwickeln. Vor der Nutzung von Schallplatten oder Kassetten sollte Rücksprache mit dem Arzt oder Übungsleiter erfolgen, denn die Konserve kann nicht die individuellen Voraussetzungen des Übenden berücksichtigen. Sie kann andererseits helfen, Ausbildungslücken nach Abwesenheit zu schließen und das Üben zu intensivieren.

Falls im Üben zu massive Empfindungen, z. B. der Schwere oder Wärme, auftreten, so kann der davon Betroffene versuchen, sie durch differenzierte muskuläre **Kontraktionen** (Hand) zu steuern. Er bekommt sich wieder in den Griff, auch durch sofortiges Zurücknehmen. Bei Unruhezuständen oder Unwohlsein sollte man sofort zurücknehmen und mit dem Übungsleiter darüber sprechen.

Insgesamt entwickelt sich durch systematisches Üben ein Spektrum von positiven Verhaltensweisen und eine grundlegende „Entspannungsmentalität", die sich im Alltag und in belastenden Situationen als positiv erweisen kann.

**Übungsablauf.** Im Rahmen einer Entspannungsübungsstunde kann sich folgender Ablauf ergeben:
- Einführung in die Stunde, Bekanntgabe der Unterrichtsinhalte und -abläufe
- Befragung von Problemen beim häuslichen Üben und entsprechende Hilfen von seiten des Übungsleiters
- Wiederholung (Üben) der Übungen mit den Inhalten der letzten Stunde
- Neueinführung und theoretische Begründung der nächsten Teilübung
- Üben des Neuen
- Befragung nach dem Ablauf und Hinweise für das Üben zu Hause
- Einbau bzw. Üben einer ergänzenden oder parallelen Methode (nur bei dafür ausreichend zur Verfügung stehender Zeit!).

# 13.5
# Entspannungsmethoden

Im allgemeinen werden die etablierten, wissenschaftlich begründeten und abgesicherten Verfahren wie Autogenes Training oder Progressive Relaxation als **Entspannungsmethoden** oder **-fertigkeiten** bezeichnet. Beide Begriffe scheinen insofern gerechtfertigt zu sein, als sich in dem didaktischen Begriff der Methode die Art des Vorgehens und im Terminus Fertigkeit das Abgeschlossene, durch wiederholtes Üben Erworbene und aus bestimmten Automatismen heraus Wirkende widerspiegeln. Da die Entspannungsverfahren sowohl im stetig wiederholten Üben wie im methodisch orientierten Prozeß der Vervollkommnung über längere Zeiträume hinweg Entspannungseffekte hervorrufen als auch als stabilisierte und relativ verfügbare Fertigkei-

ten sich situationsadäquat abrufen und anwenden lassen, werden die Ausdrücke „**Entspannungsmethode**" und „**Entspannungstechnik**" in gleicher, meist wertfreier Weise als Fachtermini angewendet, auch in den folgenden Erläuterungen.

Unter den objektivierbaren, althergebrachten, wissenschaftlich begründeten Entspannungsmethoden rangieren das **Autogene Training** und die **Progressive Relaxation** (Tiefmuskelentspannung) wegen ihrer Anwendungsvielfalt und ihrer komplexen physiologischen und psychischen Effekte an der vordersten Stelle. Sie sind international verbreitet und finden Anwendung in der Medizin, in der Psychologie und Psychotherapie, in der Soziologie und Pädagogik, in der Trainingswissenschaft zur Leistungsoptimierung. Gegenwärtig sind jeweils spezifische Weiterentwicklungen interessant geworden (z. B. die **Systematische Desensibilisierung** nach WOLPE in der Psychotherapie auf der Basis der Progressiven Relaxation, die **Aktivtherapie** nach FRESTER in der Wettkampfvorbereitung, die **Musikentspannung** in der Medizin, u. a.).

In all den zur Diskussion stehenden Entspannungsmethoden oder -techniken realisieren sich die schon genannten wesentlichen **übergreifenden Aspekte** oder Prinzipien, die sowohl in der Anwendung als vor allem im erarbeitenden Lernen wirksam werden.

Im **Mittelpunkt** unseres Entspannungstrainings steht zwar das Autogene Training, doch beginnen wir mit vorbereitenden Entspannungsbereichen, die in sich selbst schon als Entspannungsmethode wirken und jeweils ähnliche Effekte hervorrufen wie die etablierten Methoden. Wir öffnen damit auch das **Bewußtsein** für Entspannungsmöglichkeiten, das vorher in dem Maße nicht vorhanden war.

Viele der weniger systematisch und nur oberflächlich entwickelten Entspannungsverfahren versagen häufig. Nicht nur wegen ihres Ansatzes oder der Methode sind sie schwer einzubringen, sondern auch, weil anfangs der unmittelbare, spürbare Trainingseffekt kaum erreicht wird oder schwankt. Wenn keine Veränderungen im Sinne selbstinduzierter Effekte eintreten, können sich kaum Motivationen stabilisieren oder dauernde Wirkungen aus einer Entspannungsmethode erreicht werden.

Folglich sollte der Entspannungsunterricht einsetzen mit Übungen, die die **Wahrnehmung** von Spannung und Entspannung schulen, den Körper insgesamt oder seine Teile fühlend einbeziehen, die Atmung, Schwere und Wärme erleben lassen und zu Wohlbefindlichkeiten führen. Nach dem didaktischen Prinzip „Vom Leichten zum Schweren" versuchen wir es zuerst mit der Gesichtsentspannung.

## 13.5.1
## Gesichtsentspannung

Der Mensch ist gesichtsbewußt, im Gesicht spiegeln sich das Innere, auch Spannung oder Entspannung wider. Gesichtsentspannung wird induziert durch bewußte Hinwendung auf das eigene Gesicht. Es wird versucht, es als Ganzes oder in seinen Teilen zu spüren. Vor allem soll erreicht werden, das entspannungswirksame „Hängenlassen" des Gesichts zu fühlen oder eine angenehme Glätte zu finden. Für viele ist das „Gang-Rausnehmen" zunächst schwer zu realisieren, weil sie ihr Gesicht „aufsetzen", und zwar so, wie man glaubt, es für andere tun zu müssen. Der Ausdruck „relaxation mask", der in der amerikanischen Literatur auftaucht, soll hier nicht negative Assoziationen andeuten, meint aber in unserem Sinne dieses Anderssein des Gesichts, das sich auf innere psychische Zustände ausbreitet und sich physisch auf weitere Körperbereiche transferieren kann (Generalisierung).

In der Gesichtsentspannung bleibt der Mund leicht geöffnet und begünstigt dadurch das entspannungswirksame Gefühl des Hängens.

Der Übungsleiter oder auch der Übende mit seiner inneren Stimme kann die folgenden Formeln vorsprechen und inhaltlich zu realisieren versuchen: „Ich atme ruhig und gleichmäßig — mein Gesicht ist ruhig und entspannt — mein Gesicht ist angenehm entspannt — mein Gesicht ist glatt — die Stirn ist glatt und entspannt — die Kopfhaut ist warm und entspannt — die Stirn ist glatt — meine Augenlider sind schwer — meine Wangen hängen entspannt — der Mund ist entspannt — der Unterkiefer hängt herab und ist schwer — das ganze Gesicht ist angenehm entspannt — mein ganzer Körper ist angenehm entspannt — ich bin vollkommen ruhig und entspannt — ich atme ruhig und gleichmäßig. Zurücknehmen."

## 13.5.2
## Wanderung durch den Körper

Vorstellungen vom eigenen Körper, die mit Körpergefühl, Körperempfinden, Körperschema, Muskelsinn oder Tiefensensibilität benannt werden, können als Grundlage jedweder Entspannungsfähigkeit angesehen werden. In der konzentrativen Hinwendung auf bestimmte Körperbereiche werden wesentliche bewegungs- und haltungsempfindliche Analysatoren (Propriozeptoren) tangiert und über ihre afferenten Informationen entsprechende kortikale Areale und Engramme aktiviert, die auch in subkortikale „emotionale" Schichten reichen.

Das Sich-Orientieren im eigenen Körper ist durch Übung beeinflußbar und verbessert sich im Zusammenhang mit Erfahrung und Wissen. Aus dem Autogenen Training wissen wir, daß die Hinwendung und Konzentration Veränderungen im Spannungszustand der Muskulatur und Gefäße bewirkt, die subjektiv als Wärme oder Schwere erfahren werden.

Die Entspannungsmethode aus dem **Psychohygienetraining** nach LINDEMANN benutzt diese Wanderung durch den Körper und die daraus resultierenden Effekte. Durch solche Wahrnehmungsschulung werden die Übenden sensibilisiert, ihre Körperoberfläche zu fühlen sowie auch Teile des Körperinnenraumes mit Muskeln, Gelenken, Knochen oder auch innere Organe zu ahnen oder zu spüren. Auch die Haut wird als eines der größten Körperorgane konzentrativ gesucht.

Zunächst fühlt der Wahrnehmende das Gewicht und den Umfang des Körpers und dann die dort befindliche Wärme.

Das Ganze läuft ab unter Einbeziehung der Atmung, die ruhig und natürlich erfolgt. Von LINDEMANN wird sie als **PT-Atmung** bezeichnet (*P*sychohygiene-*T*rainings-Atmung).

Die Wanderung durch den Körper ist ein relativ vielseitiges und unproblematisches Verfahren, um Entspannung auszulösen. Sie ist vor allem einfach zu schulen bei Sportlern vom Ballet, bei Gymnastinnen, Turnerinnen und Turnern, die in ihrer Körperwahrnehmung durch den Sport geprägt wurden. Ohne körperliche Vorerfahrung ist die „Wanderung" anfangs mühevoller. Doch sie läßt sich so weit entwickeln, daß Geübte später z. B. ihre Zehen einzeln „abrufen" können, ein normalerweise diffiziles Unterfangen. Als besonders positiv muß die erworbene Fähigkeit angesehen werden, durch konzentrative Hinwendung besser zu „durchbluten" und damit aufzuwärmen, z. B. kalte Füße u. a. m.

Im Psychohygienetraining von LINDEMANN finden sich folgende Trainingsstufen:
– Entwicklung des Körperempfindens
– Entwicklung der PT-Atmung
– Entwicklung der PT-Atmung in Verbindung mit der Schwereempfindung
– PT-Atmung in Verbindung mit der Wärmeempfindung
– PT-Atmung und Entwicklung der Wärmeempfindung in der Körpermitte
– PT-Atmung und Entwicklung der Wärmeempfindung im Schulter-Nacken-Bereich
– PT-Atmung mit punktueller Entwicklung von Wärme und Schwere
– Formelhafte Vorsätze und Autosuggestion.

**Der einfachste Übungsweg** zum Finden und Fühlen wesentlicher Körperteile wäre die folgende Wanderung durch den Körper: „Konzentriere Dich mit Deinen Gedanken auf die rechte Hand — versuche, den rechten Daumen zu spüren, den Zeigefinger, den Mittelfinger, den Ringfinger, den kleinen Finger, und verweile jeweils dort — lenke Deine Aufmerksamkeit auf den Handrücken, den Unterarm, den Ellenbogen, verweile dort — atme ruhig und gleichmäßig — wandere weiter zum Oberarm, zur rechten Schulter, am

Schlüsselbein entlang nach innen zum Brustbein und verweile dort — ruhig atmen — schicke Deine Gedanken am linken Schlüsselbein entlang in die linke Schulter und verweile, wo immer Du möchtest — wandere abwärts am linken Oberarm, Unterarm bis zum einzelnen Finger — der ganze übrige Körper ist ebenfalls ruhig und entspannt — Atmung ruhig und gleichmäßig — richte Deine Aufmerksamkeit auf die Körpermitte — auf die Bauchdecke, dort hebt und senkt sich der Leib im Rhythmus des Atmens — in der Tiefe spürst Du die Wärme des Bauchraumes — gehe abwärts in das rechte Bein — Oberschenkel — Unterschenkel — Fuß — verweile, solange Du möchtest — konzentriere Dich auf den linken Fuß — auf die linke Wade, Knie, Oberschenkel, Leiste — kehre zurück zur Leibesmitte."

### 13.5.3
### Atemübungen zur Entspannung

Atemtherapie wird allenthalben empfohlen, die Atmung steht im Mittelpunkt von atemgymnastischen Schulen, psychotherapeutischen Maßnahmen, Krankengymnastik und anderen therapeutischen Konzepten. Auch Entspannungsverfahren, wie z. B. das Autogene Training, Psychohygienetraining, Yoga u. a. nutzen sie. Eine einheitliche Lehrmeinung oder ein genormtes Verfahren existieren jedoch nicht. Man orientiert sich an der Verbesserung oder Herstellung einer grundlegenden Atemökonomie (s. Abb. 13.1).

Sicherlich sind die Bedingungsfaktoren oder das körperliche Umfeld der Atmung durch Gymnastik oder spezifische sportliche Belastungen zu optimieren, zumeist durch Dehnung, Lockerung und Kräftigung der Atemhilfsmuskulatur. Der Ansatz liegt jedoch beim **bewußten Erleben des Atmens** in der Bewegung, aber auch in Ruhe, im Stand, im Sitz und im Liegen, also in den bekannten Entspannungshaltungen. Das Augenmerk ist dabei nicht unbedingt auf die Atemtechnik (Brust-, Bauch-, Flankenatmung oder kombinierte Atmung) zu legen, sondern auf das individuelle, mir gegebene Atmen. Entspan-

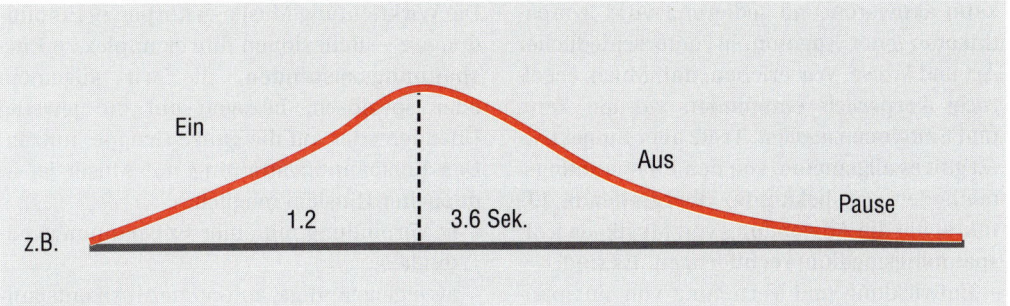

**Abbildung 13-1:**
Atemschema bei Entspannungstechniken.
Einatmung = geschehen lassen; Ausatmung = verlängern, verzögern; Pause muß eingehalten werden.

nungseffekte und damit positive Auswirkungen auf die Psyche und auf physiologische Prozesse werden vor allem durch die bloße Hinwendung auf das Atmen induziert. Dabei wird versucht, die Atmung nicht zu beeinflussen, sondern sie „laufen zu lassen" und eigentlich nur zu beobachten oder zu empfinden, daß „mich etwas atmet". Die Formel „Es atmet mich" nach Schulz drückt dieses **Passivverhalten** aus. So wie die Lunge „beatmet" wird, so werde ich beatmet. Sobald die Aufmerksamkeit zu stark auf den eigenen Atem gelenkt wird, verändert sich der Ablauf. Als Geübter jedoch bin ich mit der passiven Hinwendung durchaus in der Lage, nach psychischen Belastungen und Emotionen (Angst, Wut, Ärger, Erregung usw.) wieder besser meine Norm zu erreichen. Atementspannung bedeutet auch Psychoregulation. Es ist offensichtlich, daß auch entsprechende physiologische, vegetative Parameter affektiver Reaktionen sich optimieren (Blutdruck, Herzfrequenz, Kopfschmerzen, Hautreaktionen).

Das passive Üben im Sinne des Geschehenlassens entwickelt Sensibilitäten für den **Alltag,** und auch Rehabilitanden mit unterschiedlicher Grunderkrankung sind dadurch in der Lage, belastenden und atmungsbeeinträchtigenden Situationen in der richtigen Weise zu begegnen.

Natürlich muß ihnen bewußt gemacht werden, daß Atmung und Herzfrequenzerhöhungen bei körperlichen Belastungen als Ausdruck und Reaktion physiologischer Anpassungen zu verstehen sind und durch Entspannung kaum reguliert werden können.

Insgesamt reichen im normalen Üben etwa 5–8 Minuten aus, um sich über die Atmung zu entspannen, am besten im Liegen. Häufig ist sie eingebettet in die Abläufe komplexer Entspannungstechniken, besitzt jedoch auch autonomen Wert. Ihre Möglichkeiten liegen
– in der Resonanzdämpfung von Affekten,
– in der Reduzierung vegetativ bedingter Reaktionen,
– in der Minderung von Angstzuständen,
– ihrem Einsatz bei kleineren Schockzuständen oder nervösen Reaktionen,
– in der Vorbereitung auf psychische Belastungen sowie
– in der Korrektur veränderter Verhaltensweisen (z. B. beim Autofahren auf natürliches Atmen achten und „den Gang rausnehmen", auch aus der Gesichtsmuskulatur).
Zu vermeiden sind Preßatmung, Hyperventilation und Flachatmung.

## 13.5.4
## Entspannung mit Musik

Es gibt keinen Menschen, der sich den Wirkungen der Musik entziehen könnte. Musik begegnet dem Menschen in vielen Lebenssituationen. Musik-Erleben ist individuell; individuell ist auch die Einstellung gegenüber der Musik, doch übergreifend ist ihre Wirkung auf die Psyche und das Vegetativum. Sie kann aktivieren und sedieren, wirkt sympathikoton oder vagoton in unterschiedlicher Art und Weise. Wir erleben, daß Musik regelrecht körperlich empfunden werden kann und Emotionen auslöst. Trotz aller Subjektivität gibt es allgemeine, von den Entspannungsmethoden her bekannte, übergreifende **Effekte,** die die Anwendung von Musik als Entspannungsmedium rechtfertigen. Es sind:

– Entwicklung und Vertiefung von Entspannungszuständen (Abbau von Spannungen und Unruhe, Milderung von Reizzuständen, Lösung von Verkrampfungen).
– Entwicklung von Gefühlen, die das allgemeine Wohlbefinden verbessern.
– Anregen und Entwickeln der Phantasie (auch meditative Wirkungen).

Die Wirkrichtung Musik — Körper — Empfindungen — Reflexionen führt komplex zu **Entspannungszuständen,** die wir allgemein oder spezifisch, bezogen auf die jeweilig Übenden oder auf die ganze Gruppe, nutzen. Das Entspannungstraining mit Musik ist in doppelter Hinsicht möglich:

– in Verbindung mit einer Entspannungsmethode,
– als eigenständige, autonome Musikentspannung.

Musik im Kontext einer Entspannungsmethode kann ihre Wirkungen verstärken. Sie kann der Entspannungsinduktion dienen, kann von Anfang bis Ende ablaufen und wirken oder am Ende die Empfindungen im Hypnoid verstärken. Musik ist in der Lage, die

**Tabelle 13-1: Musikbeispiele für Entspannungstraining aus dem Bereich der klassischen Musik**

| Komponist | Werk |
|---|---|
| *Vivaldi* | – Konzert für Pikkoloflöte und Orchester, C-Dur |
| *Teleman* | – Konzert G-Dur, Bratsche und Orchester, Largo |
| *Bach* | – Air aus der Orchestersuite Nr. 3 |
| | – Rondo aus der Orchestersuite Nr. 2 |
| *Händel* | – Concerto grosso B-Dur, Nr. 1, 2. Satz, Largo |
| | – Concerto grosso B-Dur, Nr. 2, 2. Satz |
| | – Concerto grosso G-Dur, Nr. 3, 3. Satz |
| | – Flötensonate „Hallenser" Nr. 3, Largo |
| *Beethoven* | – Klaviersonate Nr. 14, op. 27, „Mondscheinsonate" Adagio sostenuto |
| | – Klaviersonate Nr. 8, op. 13, „Pathetique" 2. Satz, Adagio sostenuto |
| | – Violinromanzen Nr. 2, F-Dur und G-Dur |
| *Mozart* | – Klavierkonzert A-Dur, KV 488, Adagio, Largo |
| | – „Eine kleine Nachtmusik", Andante |
| | – Klavierkonzert A-Dur, KV 622, Adagio |
| *Brahms* | – Konzert für Violine und Orchester, D-Dur, op. 72, 2. Satz |
| | – Konzert für Violine, Cello und Orchester, a-Moll, 2. Satz |
| *Schubert* | – Impromptus |
| | – Moment musical |
| | – Sinfonie Nr. 5, B-Dur, 2. Satz |
| *Chopin* | – Preludes, z. B. „Regentropfenprelude", op. 28, Nr. 15 |
| *Debussy* | – Clair de lune |
| *Massenet* | – Meditation aus „Thais" |
| *Schmidt, Fr.* | – Zwischenspiel aus der Oper „Notre Dame" |

**Tabelle 13-2: Musikbeispiele für Entspannungstraining aus dem Bereich der Unterhaltungsmusik**

| Interpret/Gruppe | Titel |
| --- | --- |
| *Pink Floyd* | Wish you were here |
| *Michael Jarre* | Oxygene |
| *Deuter* | Cicada |
| *Eberhard Schöner* | Meditation |
| *Simon and Garfunkel* | Bridge over troubled Water |
| *Cat Stevens* | Moonshadow u. a. |
| *Michael Rother* | Flammende Herzen, Erlkönig, Fernwärme |
| *Elton John* | Friends, Tonight, Song for Guy |
| *Robert Schröder* | Floating Music |
| *Richard Schneider* | Silent Cry |
| *Tangerine Dream* | Hyperborea |
| *Vangelis* | Chariots of Fire |
| *Peter Hamel* | Beyond the Wall of Sleep |
| *Who* | Tommy |
| *Between* | Contemplation, Orphikon |
| *Joan Baez* | On the Banks of Ohio, Any day now u. a. |
| *Harry Belafonte* | Scarlett Ribbons u. a. |
| *Gheorge Zamfir* | Auswahl u. a. Konzert B-Dur von Vivaldi oder Bach „Jesus bleibt meine Freude" |
| *Leonard Cohen* | Susanne u. a. |
| *Richard Claydermann* | Lyphard Melody, A Comme Amour, Bianconi Melody u. a. |
| *Moody Blues* | Day of Future passed |
| *J. Chr. Michel* | Requiem, Aria, Bach Aria, Oratorio de Noel u. a. |
| *Flackus/Wiesenhütter* | Meditationsmusik |
| *Toni Scott* | Music for Zen Meditation and other joys |
|  | Music for Yoga Meditation |
| *Ash Ra* | Tempel — Schwingungen |
| *Paul Horn* | Inside the Great Pyramid: Meditation, Psalms, Kings Chamber u. a. |

konzentrative Hinwendung auf den Körper und die jeweilig spezifischen Übungen oder Aufgabenbereiche zu unterstützen. In der Medizin wird sie zur Schmerzreduktion oder -ausschaltung (Analgesie) benutzt. Die ausschließliche Musikrezeption, das einfache Hören und Zuhören ohne jegliche Entspannungsmethode kann ebenfalls die genannten Effekte hervorrufen. Ohne diese Hintergründe in Betracht zu ziehen, wird Musik oft völlig unbewußt angewendet. Viele kennen „ihre" Musik, mit der sie entspannen können und sich damit umhüllen und gegenüber Außenreizen abschirmen.

Die Art der Musik ist wesentlich für die angestrebten Effekte. Vokalmusik wird allgemein als störend empfunden (inhaltsbezogen, Stimme). Orchestermusik ist neutraler. Positiv sind Holzblasinstrumente und tiefe Saiteninstrumente bis zur Synthezisermusik. Genutzt wird ruhige Musik vom Barock über Klassik bis zu moderner oder fernöstlicher Musik.

Nach allen Formen der Musikanwendung muß wie üblich **zurückgenommen** werden. Ideal ist es, wenn dabei die Musik einmündet in anregende, rhythmische Passagen, die animieren zur Aktivierung und Bewegung (kreisende, lockernde Arm- und Beinbewegungen im Stehen und im Gehen bis hin zum Tanzen). Der Beginn des Zurücknehmens sollte regelrecht genossen und ausgekostet werden, genießerisch ablaufen mit Rekeln, Strecken und Dehnen, mit Ein- und Aufrollen, mit Gähnen und tiefem Atmen und mit positiven Empfindungen, die in den Alltag übernommen werden. Zu hartes „Einsteigen" am Ende kann vieles zerstören, deswegen ist dem Übungsleiter zu raten, sowohl in der Wortwahl als auch im Ansprechen der Übenden mit dem nötigen Fingerspitzengefühl vorzugehen. Wichtig ist die Wiedergewinnung der vorherigen Kontrolle wesentlicher körperlicher Funktionen. Erfolgt andererseits das Zurücknehmen zu weich und oberflächlich, bleiben Entspannungsreste übrig und wirken sich als Benommenheit und eingeschränkte Reaktivität nachteilig aus.

Obwohl die Wirkung von Musik immer subjektiv bleibt, so gibt es doch entsprechende Musik, die bei allen „ankommt". Der Übungsleiter sollte in der Gruppe zunächst die Musik einspielen, die er selbst gern hört und zur Entspannung benutzt und dann im weiteren Verlauf die Vorschläge seiner Teilnehmer aufgreifen. Positive Erfahrungen ergaben sich für uns mit der in den Tabellen 13-1 und 13-2 genannten Musik.

## 13.5.5
## Progressive Relaxation

Die Progressive Relaxation, von EDMUND JACOBSON in den USA entwickelt, ist etwa so alt wie das Autogene Training von SCHULZ und im deutschsprachigen Raum auch unter dem Namen **Tiefmuskelentspannung** (TME) oder Muskeltiefenentspannung bekannt geworden, vor allem durch die Einbeziehung in bekannte psychotherapeutische Maßnahmen (z. B. systematische Desensibilisierung). Spannung und Entspannung sind die wesentlichen Komponenten der Tiefmuskelentspannung; über Kontraktion und Dekontraktion wird das Entspannungsempfinden und damit partiell und im weiteren Verlauf progressiv die Entspannung entwickelt. Physiologische Grundlage dieser Methode ist die sogenannte

postisometrische Relaxationsphase, in der es nach der Kontraktion über autonome, selbstregulatorische Denervationen zu einem Abfall der vorher angelegten muskulären Spannung kommt.

Spannung ist bei JACOBSON zunächst Kontraktion von Muskelfasern, ist aber auch das, was uns als solche und als Anstrengung bewußt wird, sowohl die notwendige als auch die übermäßige Anstrengung. Er weist darauf hin, daß Spannungen existentielle Bedeutung besitzen, sie jedoch auch der Regulation bedürfen. Entspannungen bieten u. a. die Möglichkeit einer Kontrolle. Vor allem wirken sie korrigierend, wenn bestimmte Toleranzen überschritten werden und es zu damit verbundenen Störungen im Organismus kommt, von Nervosität und Angst bis zu organischen Krankheiten.

JACOBSON meint mit Entspannung nicht ausschließlich Ruhe. Der Ruhende kann trotz seiner Ruhe nervös oder psychisch und körperlich verspannt sein. Es können in ihm noch Restspannungen eingelagert sein und ihn daran hindern, Entspannung zu finden. So trennt JACOBSON Entspannung (relaxation) von Ruhe (rest) und beschreibt Entspannung als das Gegenteil von nervöser Anspannung und Erregung bzw. als die Abwesenheit von Nerv-Muskel-Impulsen. Entspannung ist **Spannungsreduktion,** bezogen auf dynamische und statische Zustände der Muskulatur, die progressiv über verschiedene Muskelbereiche Schritt für Schritt ablaufen kann. Ziel der zunächst ausschließlich an der Muskulatur orientierten Vorgehensweise ist die Selbstbeherrschung der Muskulatur, die natürlich über aktive Bewegungen (Koordinationstraining) ebenso oder besser verfügbar wäre, sowie die Fähigkeit, mit Muskelspannungen umzugehen, sie adäquat einzusetzen.

Zunächst finden psychologische Faktoren dabei keine Beachtung. Es geht nicht um die Stärkung psychischer Faktoren und Funktionen, wie sie z. B. in der Rehabilitation stets notwendig wären, doch leib-seelische Zusammenhänge führen im Rahmen der Progression von Wirkungen durch die Optimierung der Gesamtentspannung zu positiven Einflüssen auf die Psyche.

Neben **komplexen Entspannungen** beabsichtigt dieses Verfahren auch **Teilentspannungen** in verkrampften Muskelregionen, z. B. im Schulter-Nacken-Bereich.

Entspannungsabsichten, die auf eine spezifische Muskelgruppe gerichtet sind, werden **lokal** genannt; werden sie auf den ganzen Körper bezogen, sind sie **allgemein.**

**Methodische Abfolge.** Am Anfang stehen lokal wirkende Übungen, z. B. das Ballen einer Faust und das anschließende Auflösen der Spannung. JACOBSON nennt zwar Reihenfolgen des weiteren Ablaufs. Sie variieren jedoch. Sinnvoll ist immer, das jeweilige Nacheinander der Übungen an den strukturellen und anatomischen Vorgaben zu orientieren (rechte Hand, linke Hand, rechter Arm, linker Arm, rechte Schulter, linke Schulter usw.). Das Kontrahieren und Dekontrahieren sollte stets mit einer bewußten Wahrnehmung dieser Prozesse verbunden sein. Zunächst ist dies relativ einfach, es wird aber diffiziler, wenn der Übende dazu angeleitet wird, die gleichen Empfindungen zu spüren, ohne aktiv zu kontrahieren oder zu bewegen oder aktives Spannen und „passives" Spannen abzuwechseln und Unterschiede zu beachten. Die **bewußte Wahrnehmung** von unterschiedlichen muskulären Zuständen wird im weiteren zur Grundlage **intendierter Entspannung**.

Das Vorgehen über die sogenannte **schwindende Spannung** führt am ehesten zu diesem Ziel. Dabei wird der Arm oder ein Bein gebeugt bis zur Spannungswahrnehmung, dann wird die Beugung wiederholt, jedoch in einem geringeren Umfang, dann wiederum weniger, bis eine Phase erreicht ist, in der nach außen hin eine Beugung mit Kontraktion nicht mehr wahrgenommen werden kann. Nur der Übende kann sich vorstellen, den Arm noch zu beugen, und die Spannung realisieren. Sie wird dann schwächer, bis sie ganz schwindet.

Mit der Fertigkeit der Spannungsreduktion entwickelt sich die Fähigkeit, durch bewußte Hinwendung Spannungen, Verkrampfungen,

Spasmen zu regulieren und vor allem auch im Alltagsverhalten abzubauen.

Das Vorgehen ist formal nicht so klar konzipiert wie z. B. das Autogene Training. Es existieren keine einheitlichen Vorgaben. Wesentlich ist das ruhige und gleichmäßige Atmen trotz der Muskelspannungen. Positiv ist es, wenn auch das Gesicht (mit Stirn, Augenlidern, Nase, Mund, Unterkiefer) in das Üben einbezogen wird. Von hier gehen angenehme Effekte aus (siehe Gesichtsentspannung). Pressungen sind zu meiden. Deswegen sollten bei **kreislauflabilen Teilnehmern**

– die Übungen kurz gehalten werden (etwa 5 Sekunden anspannen und danach eine Minute und mehr entspannen und das Herausfließen der Spannung beobachten),
– die Intensität nicht höher als bei 50–60% der Maximalspannung liegen,
– individuelle Vorgehensweisen und Intensitäten möglich sein (vor allem bei Koronarpatienten die Rumpfmuskulatur aussparen).

Die Progressive Relaxation wurde ursprünglich für den Einzelunterricht konzipiert, doch heute dominiert das Lehren und Üben in der Gruppe mit anschließendem, individuellem häuslichen Training. Sie ist relativ leicht zu erlernen und nach grundlegender Einführung in 8 Unterrichtsstunden vom Teilnehmer individuell in eigene Entspannungsbedürfnisse einzubauen.

Die Progressive Relaxation kann im Sinne einer **Ganzheitsmethode** den ganzen Körper einbeziehen oder als Teillernmethode bzw. **als gestuftes Übungsprogramm** in Teilen geübt werden. Im ganzheitlichen Vorgehen empfiehlt sich z. B. der folgende Text von BUCHMANN:

„Sie ballen bitte die Finger der rechten Hand zu einer Faust. Langsam, aber stetig verstärken Sie den Druck. Die Faust wird immer härter, so, als ob Sie einen Stein auspressen wollen. Der Druck wird immer härter, die Spannung geht über den Ellenbogen bis zum Oberarm, ganz intensiv ist die Spannung — und jetzt entspannen Sie. Sie merken, wie die Spannung aus dem Arm herausgeht. Ruhig und entspannt atmen Sie ein und aus. Ruhig ein- und ausatmen. Die Augen sind geschlossen. Die Beine liegen locker. Sie atmen ruhig ein und aus.

Jetzt nehmen Sie die Finger der linken Hand und pressen sie langsam, aber stetig zu einer Faust zusammen, pressen, immer stärker werden, die Faust wird immer härter, drücken Sie immer fester, der Druck geht über den Unterarm und über das Ellenbogengelenk in den Oberarm, ganz hart ist die Muskulatur, und jetzt entspannen Sie. Sie merken, wie der Druck aus den Armen entweicht. Sie atmen ruhig und entspannt ein und aus. Nun ballen Sie beide Hände zu Fäusten. Sie fangen ruhig, aber immer stärker werdend, an und drücken, pressen die Finger zusammen. Die Faust wird immer härter. Der Druck steigt über den Unterarm in den Ellenbogen, bis in den Oberarm, bis in die Schultern. Sie pressen, Sie drücken und Sie entspannen wieder. Sie atmen ruhig und entspannt ein und aus, ruhig ein- und ausatmen. Sie merken, wie die Spannung aus dem Oberarm herausgeht, aus dem Unterarm, die Hände sind locker, die Finger sind locker und entspannt. Sie atmen ruhig ein und aus, ruhig und entspannt atmen. Jetzt drehen Sie die Handflächen auf den Boden und pressen mit beiden Händen gleichzeitig in den Boden hinein, immer stärker werden, der Oberkörper hebt sich nicht vom Boden ab. Sie drücken, immer stärker werden, der Druck geht bis in die Oberarme hinein, ganz intensiv drücken und weiteratmen und wieder entspannen, ruhig und entspannt ein- und ausatmen, ruhig und entspannt atmen Sie ein und aus."

In ähnlicher Weise durchläuft der Text die weiteren Körperbereiche und führt zu völliger Entspannung. Möglich ist die Unterstützung durch geeignete Meditationsmusik. BUCHMANN verwendet diese Methode u. a. bei jugendlichen Patienten einer Kurklinik. Auf das **Gesicht** bezogen könnte der Text wie folgt lauten:

„Sie atmen ruhig und entspannt ein und aus und fühlen, daß Ihr ganzer Körper entspannt ist. Die Nackenmuskulatur ist entspannt. Die Muskeln in den Armen sind entspannt. Die Arme fühlen sich schwer an, warm und schwer, auch die Beine sind warm und schwer. Sie atmen ruhig und entspannt ein und aus. Und nun konzentrieren Sie sich bitte auf Ihre Gesichtsmuskulatur. Spannen Sie nacheinander alle Muskelgruppen an: Augenbrauen, Stirn, Kopfhaut, runzeln Sie die Nase, kneifen Sie die Augen zusammen, beißen Sie die Zähne aufeinander, spüren Sie die Spannung im Kiefer, pressen Sie Ihre Zunge gegen den Gaumen, pressen Sie die Lippen zusammen und entspannen Sie, entspannen, tief, ruhig, atmen Sie ein und aus, ruhig atmen Sie ein und aus, Sie fühlen, wie die Spannung aus dem Gesicht herausgeht. Sie fühlen sich entspannt.

Sie sind ruhig. Atmen Sie ein, und konzentrieren Sie sich erneut auf die Muskeln Ihres Gesichtes, die Augenbrauen, die Stirn, die Kopfhaut. Machen Sie Falten auf Ihrer Nase, kneifen Sie die Augen zusammen, beißen Sie die Zähne fest aufeinander, fühlen Sie die Spannung im Kiefer, pressen Sie die Zunge gegen den Gaumen, und pressen Sie die Lippen aufeinander, entspannen Sie.

Sie sind jetzt ruhig und entspannt. Alle Muskelgruppen sind entspannt. Sie atmen ruhig ein und aus, ruhig und entspannt ein- und ausatmen. Sie sind jetzt tief entspannt. Ihre Muskeln sind entspannt. Sie spüren und horchen nur in Ihren Körper hinein. Sie sind ruhig und entspannt."

## 13.5.6
## Autogenes Training

Das Autogene Training (AT) oder die Methode der **konzentrativen Selbstentspannung** wurde von I. H. SCHULZ vor etwa 60 Jahren entwickelt und hat seitdem nichts an Gültigkeit, Wirkung und Verbreitung verloren, obwohl integrative Modifikationen und weiterführende autogene Trainingsmethoden in zunehmendem Maße in Konkurrenz auftreten und weitere Möglichkeiten der Selbstentspannung bieten.

Konzentrative Selbstentspannung (autogen) versteht sich als eine Form der passiven Konzentration, die interpretiert wird als „Zustand besonders gezielter Aufmerksamkeit ohne subjektive Anstrengung. Diesen Zustand können wir kaum willkürlich herbeiführen. Er stößt uns normalerweise eher zu, z. B. wenn man von einer Lektüre, einer Musik oder ähnlichem gefesselt ist und alles ringsum versinkt".

Ein vorgegebenes Übungsprogramm führt auf der Grundlage bestimmter Formeln, die der Übende sich selbst eingibt, d. h., innerlich vorspricht, schrittweise über Teilentspannungen zur Gesamtentspannung.

Auf höherem Übungs- und Fertigkeitsniveau stellt sich diese ein als ein **hypnoider Zustand** mit
– tiefer Entspannung der Muskulatur (Schwereempfindung) und der entsprechenden Gefäße (Wärme),
– Entspannung vegetativ gesteuerter Funktionen im Sinne vagotoner Umstellungen,

– Einengung des Bewußtseins durch Ausschaltung von Außenreizen und
– Empfindungen von Passivität, Ruhe, Gelassenheit und Wohlbefinden.

Es kann damit zu einer autosuggestiven Steuerung von normalerweise unwillkürlichen vegetativen Abläufen kommen. Aus physiologischer Sicht sind es bedingt-reflektorische Verbindungen spezifischer Vorstellungen mit entsprechenden Wirkungen im Organismus. Sie werden als organismische Umschaltungen spürbar und nachweisbar.

**Voraussetzungen.** Zur Erreichung dieses geschilderten Entspannungszustandes sind erforderlich:

– Entspannungshaltung und adäquate Kleidung,
– Reduzierung der Außenreize — geschlossene Augen
– Konzentration nach innen
– Orientierung an vorgegebenen Formeln
– konsequentes Üben.

Für die Anwendung im therapeutischen Rahmen sind erforderlich:

– die Einwilligung des Arztes und
– die Einwilligung des Patienten sowie
– ein entsprechendes geistiges Niveau des Übenden, um die Wirkung des AT und eigene krankheitsbedingte Voraussetzungen einordnen zu können.

## 13.5.6.1
### Durchführung des Autogenen Trainings

Sie folgt zunächst den Vorgaben, die in Abschnitt 13.3 beschrieben worden sind.

Folgender **Ablauf** ist unter Berücksichtigung geringer Abweichungen möglich:

– Ruhe: Ich bin vollkommen ruhig und entspannt (mehrere Male)
● **Schwere:** Mein rechter Arm ist ganz schwer (6 Wiederholungen)
– Ruhe: Ich bin vollkommen ruhig und entspannt (2 mal)
● **Wärme:** Mein rechter Arm ist strömend warm (6 mal)
– Ruhe: Ich bin vollkommen ruhig und entspannt (2 mal)

● **Atmung:** Atmung ruhig und gleichmäßig (6 mal)
– Ruhe: Ich bin vollkommen ruhig und entspannt (2 mal)
● **Herz:** Herz schlägt ruhig und gleichmäßig (6 mal)
– Ruhe: Ich bin vollkommen ruhig und entspannt (2 mal)
● **Sonnengeflecht:** Sonnengeflecht strömend warm (6 mal)
– Ruhe: Ich bin vollkommen ruhig und entspannt (2 mal)
● **Stirn:** Meine Stirn ist angenehm kühl (6 mal) oder:
● **Schulter-Nacken:** Schulter-Nacken strömend warm (6 mal)
– Ruhe: Ich bin vollkommen ruhig und entspannt (6 mal)
● **Leerraum:** Individuelle Formeln (6 mal)
**Zurücknehmen:** Ich nehme zurück, Arme fest, Arme und Beine bewegen, rekeln und strecken, tief durchatmen, Augen öffnen, langsam aufrichten. (Umfang und Intensität sind individuell.)

Dieser Aufbau ist verbindlich und sollte anfangs nicht geändert werden, später können sich individuelle Schwerpunkte herausbilden.

Die **Ruheübung** (Ruhetönung) mit der Formel „Ich bin vollkommen ruhig und entspannt" gilt als Leitmotiv des gesamten ATs. Damit beginnt und endet das Üben; sie dient auch als Überleitung. Im Alltag kann sie ebenso genutzt werden und sich im Sinne von Ruhe und Gelassenheit positiv auswirken. „Ich bin vollkommen ruhig und gelassen" kann viele Probleme relativieren und Einstellungen ändern. Vor und in belastenden Situationen gehen von dieser Formel stabilisierende und sedierende Wirkungen aus.

Die **Schwereübung** zielt auf die Skelettmuskulatur. In passiver Hinwendung stellt man sich den rechten (linken) Arm vor, fühlt ihn, wiederholt die Formel „Mein rechter (linker) Arm ist ganz schwer" und spürt allmählich diese Armschwere. Im steten Üben überträgt sie sich auf die andere Seite oder in die Beine (Generalisierung). Von besonderer Ansprechbarkeit sind die Finger wegen ihrer starken kortikalen Repräsentanz, d. h., in der Großhirnrinde existieren mehr Zentren für die Finger als für andere an der Entspannung beteiligte Muskelbereiche. Manche Teilnehmer haben Probleme mit der Entstehung von Schwere. Sie scheinen häufig zu aktiv und zu bewußt zu üben und können nicht geschehen lassen. Jedoch können die Vorstellungen und die Empfindungen von Entspannung oder sogar Leichtigkeit durchaus adäquat sein.

Die **Wärmeübung** bezieht sich mit der Formel „Mein rechter Arm ist strömend warm" auf die Gefäße, bewirkt eine leichte Gefäßdilatation und damit eine Verbesserung der Thermoregulation. Der Übende spürt subjektiv Wärme im angesprochenen Bereich, die auch objektiv nachweisbar ist. Infolge der Generalisierungseffekte kann die verbesserte Kapillarisierung auch im anderen Arm oder in den Beinen (Formel „Arme und Beine strömend warm") oder auch im Brustraum auftreten. Wärme ist zumeist kombiniert mit den vorhergehenden Empfindungen der Schwere und kündigt sich durch ein Kribbeln an, am ehesten in den Fingern. Da beide Übungen physiologisch gesehen dieselben Wirkrichtungen haben und Entspannung der Skelettmuskulatur kombiniert ist mit der von Gefäßen — wenn die Gefäße entspannt sind, kann die Muskulatur nicht verspannt sein —, reicht zumeist entweder nur Wärme oder nur Schwere aus, um die Gesamtentspannung beider anzuzeigen. Subjektive Empfindungen können auch hier sehr unterschiedlich sein. Sind sie zu dominant oder auch unangenehm, kann man sie durch Kontraktion (Faust ballen) steuern und korrigieren.

Auch das Empfinden des Angefülltseins in den Armen oder Fingern bzw. ein allgemeines Schwindelgefühl (Schwanken und seitliches Abkippen), das u. U. als Angstphänomen gedeutet werden kann, läßt sich damit beheben. Allgemein hilft auch immer die innere Haltung des Geschehenlassens. Das Einschlafen während der Übung weist zunächst auf ein Schlafdefizit hin, kann aber auch ein Anzeichen des unbewußten Widerstandes gegenüber dem AT sein, über das gesprochen werden sollte. Abhilfe schafft dabei auch die Selbstruhigstellung über die Ruheübung.

Die **Atemübung** ist z. T. schwierig, da die Atmung sowohl willkürlich gesteuert als auch unbewußt ablaufen kann. Die Atemübung mit der Formel „Atmung ruhig und gleichmäßig" oder „Es atmet in mir" spricht ein zentrales, übergreifendes Geschehen an und läuft passiv im Sinne des Geschehenlassens ab. Mit ihr findet weniger eine direkte autogene Beeinflussung statt, sondern über Hinwendung, Konzentration und Beobachtung wird bewußt erlebt, daß Atmung in uns und auf uns wirkt, ohne daß wir eingreifen und lenken. Die Atmung kann flach oder tief sein, sie muß nicht immer gleichmäßig ablaufen. Man sollte sie so „geschehen lassen", wie sie ist. Spürbare Tendenzen, die Atmung bewußt zu gestalten und aktiv zu atmen, stören die gesamte autogene Entwicklung. Die beobachtete Hinwendung auf das „Laufenlassen" der Atmung führt zu entspannenden Effekten und nicht nur zu körperlichem, sondern auch zu psychischem Wohlbefinden. Die Übereinstimmung von Atmung und Formel (vor allem in Verbindung mit Schwere und Wärme) entwickelt ein ruhiges Entspannungserlebnis und verstärkt das Körperempfinden. Das entspannte Atmen hat nicht nur Bedeutung für therapeutische Intentionen, sondern kann im Alltag gesucht werden, um nach emotional aufgeladenen Erlebnissen oder psychisch belastenden Situationen in die ruhige „Norm" zurückzuführen.

Die **Herzübung** lautet: „Das Herz schlägt ruhig und gleichmäßig"; die gelegentlich vorgeschlagene Version „... ruhig und kräftig" ist meistens zu stark. Bei Herzlabilen bietet es sich an, den Puls anzusprechen: „Puls ruhig und gleichmäßig". Auch dies ergänzt über monoton rhythmische Empfindungen die Gesamtentspannung. Diese Übung wirkt vor allem über das Unbewußte und führt in Verbindung mit den anderen vorgeübten Formeln (Wärme, Schwere, Atmung) zu positiven Entspannungserweiterungen.

Im Gegensatz zu Schwere und Wärme zeigen sich keine unmittelbaren Effekte durch das AT mit der Herzübung. Es kann zwar zu Frequenzreduktionen von etwa 4 Schlägen pro Minute kommen. Doch insgesamt ist das Herz durch eigene Mechanismen besser beeinflußbar als über Entspannungsmethoden. Wie bei der Atmung wird das Herz lediglich beobachtet, ohne es beeinflussen zu wollen. Dies ist nicht einfach, doch wenn vorher Schwere und Wärme auftreten, läßt sich das Aufspüren des Herzschlages üben, in der Herzgegend, an der Halsschlagader oder in der Bauchregion. Auch das unruhig schlagende Herz sollte man tolerieren und keine Erwartungen einbringen, die u. U. angstinduzierte Tachykardien entstehen lassen. Der Übende kann versuchen, sich von negativen Herzempfindungen abzulenken. Besser ist es jedoch, sie aufzugreifen, sie zu beobachten und sich bewußt zu machen, daß Entspannungssituationen (-haltungen) keine Belastungen für das Herz darstellen. Es geht insgesamt um die Erarbeitung und Verarbeitung des „Herzerlebnisses" (nach Schulz), um das Spüren des Herzens innerhalb der Entspannungsabläufe.

Herzbeschwerden treten in den Kursen kaum auf. Ist dies jedoch der Fall, so kann dies durchaus mit ambivalenten Einstellungen zum Kursleiter, zur Übungsumgebung oder zu den Mitübenden zusammenhängen und muß nicht physiologisch bedingt sein. Bei Anfängern können in den ersten Versuchen Pulsfrequenzerhöhungen oder Palpitationen (*Initialangst*) auftreten, die sich abbauen. Bei zu hohem Erwartungsdruck können sie persistieren. AT ist auch bei Arrhythmien möglich; dann hilft die Formel „Herz schlägt wie immer ruhig und gleichmäßig". König et al. haben AT mit der Herzübung auch bei organischen Herzkrankheiten ohne Probleme durchgeführt und sich um die Erarbeitung des Herzerlebnisses bemüht. Sie haben „nie beobachtet, daß bei der Herzübung ernstere Herzbeschwerden eingetreten sind".

In einer eigenen Befragung von Teilnehmern aus Herzgruppen äußerten sich 86 % positiv über die Herzübung. Immer wieder erweist sich diese Übung als eine Möglichkeit, Negativempfindungen aus spannungsgeladenen Situationen auch im Alltag abzuschwächen.

Die **Bauchübung** mit der Formel „Bauch strömend warm" oder **„Sonnengeflecht strömend warm"** versucht, das vegetative Nervensystem in die Gesamtentspannung einzubauen und zu homöostatischen Effekten, d. h., zu einem Ausgleich von sympathikotonen und vagotonen Wirkungen, hinzuführen und damit innere Organe und Funktionen zu tangieren. Auch hier stehen zunächst Wärmeempfindungen im Vordergrund. Die konzentrative Hinwendung orientiert sich auf den Leibraum, auf das Geflecht vegetativer Nerven, das sogenannte Sonnengeflecht (Plexus solaris) in der Nähe, über oder hinter dem Magen. Von dort strahlt die Wärme aus und führt zu einem innerkörperlichen Wohlgefühl. Da jeder über individuelle Erfahrungen aus dem Bereich der Verdauung verfügt, entstehen die ersten Effekte der Bauchübung im Oberbauch und in der Magengegend. Der Unterleib ist zunächst weniger sensibel. Doch auch ohne Wärmeempfindungen können subjektive Entspannungszustände wie Lockerheit und Gelöstheit im Bauchraum auftreten, gelegentlich begleitet von motorischen Reaktionen in den Bauchorganen. Obwohl es im Leib keine Wärmerezeptoren gibt, wird auch Wärme gespürt. Insgesamt wird angenommen, daß durch die trophotrope Umstellung eine vermehrte Durchblutung einsetzt.

Zu starke Erwartungen bremsen auch hier anfangs diese Effekte. Narben können spürbar werden, nicht immer im negativen Sinne, sondern häufig in Verbindung mit Wärme. Anfangsbeschwerden bauen sich immer ab, vor allem auch Sensibilitäten, die aus Operationserfahrungen mit dem Magen oder der Gallenblase stammen.

Da das Sonnengeflecht mit einer Vielzahl innerer Funktionen gekoppelt ist, kann der Übende **unterschiedliche positive Wirkungen** in sich spüren, von Wärme entlang der Wirbelsäule oder in der Nierengegend bzw. im Brustraum bis zu Empfindungen im

Magen-Darm-Bereich, die darauf hindeuten, daß sich die inneren Organe durch ausgeglichene Regelungs- und Steuerungsprozesse homöostatisch einpendeln. Dystonien können sich damit abbauen.

Die sich ausbreitenden Wärmeempfindungen können sogar bis in die **Schulter- und Nackenregionen** reichen und dort Spannungen oder damit verbundene schmerzhafte Zustände mildern. Die ergänzende Formel „Schultern und Nacken strömend (oder angenehm) warm" erleichtert die Hinwendung in diesen Bereich und vervollständigt die Gesamtwirkung der Bauch- oder Sonnengeflechtsübung.

Die **Kopfübung** beendet die körperbezogenen Übungen mit der Formel „Stirn angenehm kühl". Die Gesamtschwere und -wärme des Körpers werden gewissermaßen abgedeckt durch wohltuende Kühle (nicht Kälte). Zwar kann es auch hier wie bei den Empfindungen im Bauchraum zu Verzögerungen kommen. Die objektive Wirkung tritt zwar ein, wird jedoch manchmal erst nach längerem Üben gespürt. Da man jedoch im Alltag an Temperaturwahrnehmungen auf der Stirn gewöhnt ist, gibt es kaum Schwierigkeiten, sie auch in dieser Übung zu realisieren. Auch für Migränepatienten ist die Stirnübung geeignet und wird als angenehm empfunden. Tauchen Schwierigkeiten auf, sind sie der Grund von Übersensibilitäten oder zu hohen Erwartungen, die sich im Üben abbauen; u. U. kann jedoch auch die Formel „Kopf — leicht und klar" milder wirken. Sie ist vor allem für temperatursensible Teilnehmer geeignet. Das Vorstellen dessen, was hilft, ist dabei wichtig. Das angenehme Empfinden ist entscheidend und oft wichtiger als die reine Kühle. Selbst die Formel „Stirn ein wenig warm" kann richtig sein, wenn dabei der Unterschied zum Körperwärmeerlebnis gewahrt bleibt.

In jedem Fall provoziert die Kopf- oder Stirnübung ein Wohlbefinden, das bis in die Bereiche eines kühlen und klaren Bewußtseins und Denkens hineinreicht und jenen Zustand im gesamten autogenen Üben stimuliert, in dem der Übende stets und durchweg mit seinen eigenen Möglichkeiten übt bzw. voll und autonom handlungs- und denkfähig bleibt.

Diese Klarheit des Bewußtseins optimiert vor allem auch die Wirkungen der autosuggestiven Vorsätze, die nach der Stirnübung im sogenannten Leerraum eingegeben werden.

Für das Autogene Training insgesamt sind folgende **Überlegungen und Erkenntnisse** nach wie vor gültig:
– Das Üben ist freiwillig und führt allmählich zu einem Übungsbedürfnis. Zwänge sind unvereinbar mit dem AT.
– Jeder sollte wissen, warum er übt.
– Vor allem anfangs ist tägliches Üben von 8–10 Minuten Dauer notwendig.
– Das eigene Üben sollte von der häuslichen und beruflichen Umwelt akzeptiert werden und ungestört ablaufen können.
– Bei Nichtgelingen unter ungünstigen Bedingungen, vor allem im Anfängerstadium, sollte man abbrechen und verlagern.
– Andere Methoden können dann ersatzweise oder in Ergänzung gleiche oder ähnliche Effekte hervorrufen.
– Zu jedem Üben gehören die formelhaften Vorsätze.
– Nach jedem Üben zurücknehmen.

### 13.5.6.2
### Indikationen und Kontraindikationen
Auf die Fülle der Indikationen des Autogenen Trainings ist bereits indirekt hingewiesen worden. Obwohl SCHULZ schreibt, daß es ihm nicht gelungen sei, absolute Kontraindikationen zu finden, „wenn der Versuchsleiter im Auge behält, daß die Dosierung, besonders für die selbsttätige Verfügung über die Vasomotoren, vorsichtig und individuell erfolgen muß", bietet die Literatur doch einige Hinweise auf **Kontraindikationen.**

Bei MENSEN, der das Schrifttum gewissenhaft auswertete und eigene Erfahrungen einbaute, beziehen sich diese jedoch vornehmlich auf Bereiche, welche die internistischen Probleme nicht oder nur indirekt tangieren, wie z. B. Angst- und Schmerzzustände, Verhaltensstörungen, Psychosen, Debilität, De-

**Tabelle 13-3: Auswahl aus MENSENs „ABC spezieller Indikationen" für das Autogene Training**

- Asthma bronchiale
- Angina pectoris
- Bluthochdruck
- Bronchitis spastica
- Colitis
- Diabetes mellitus
- Dialysebehandlung
- Durchblutungsstörungen
- Erbrechen (nervöses)
- Extrasystolie
- Fettsucht
- Herzinfarkt (Prävention und Rehabilitation)
- Herzrhythmusstörungen
- Hyperthyreose
- Koronarspasmen
- Kreislauflabilität
- Migräne
- Neuralgien
- Nierenkoliken
- Paroxysmale Tachykardien
- Rheumatischer Formenkreis
- Unterleibsbeschwerden
- Vegetative Dystonie
- Wetterfühligkeit

pressionen, Zwänge, aber auch ungesunde Streberei und Versagenszustände (MENSEN).

In MENSENS „ABC spezieller Indikationen" findet sich eine Vielzahl innerer Krankheiten und Beschwerden, die mit dem Autogenen Training therapiert werden könnten. Ein Auszug daraus in Tabelle 13-3 demonstriert die Vielfalt der Möglichkeiten.

Obwohl die Unterstufe des AT insgesamt zur Muskelentspannung (Schwere), Gefäßentspannung (Wärme) oder auch Gefäßengstellung (Kühle) und zur Optimierung innerer Funktionen beitragen kann, sind spezifische Wirkungen in den oben genannten Bereichen durchaus möglich.

Dafür werden vor allem auch spezielle **Organübungen** vorgeschlagen, und zwar für diejenigen körperlichen Störungen, die gewissermaßen die Unterstufe überdauert haben. Solche Organübungen mit speziellen **Organformulierungen** erfordern genaues Wissen um die pathophysiologischen Vorgänge und Störungen. So empfiehlt z. B. SCHAEFFER in Anlehnung an LUTHE u. a. die in Tabelle 13-4 genannten zusätzlichen Formeln.

Auf der Suche nach den Möglichkeiten der Verkürzung von Abläufen, jedoch mit ähnlichen und gleichen Wirkungen wie das AT, kann man sowohl individuelle Schwerpunkte setzen, vorzugsweise auf Schwere und Wärme in den Extremitäten und u. U. die Herzübung oder die Schulter-Nacken-Partie auslassen, als auch vor allem nach der *komparativen Methode* (Tab. 13-5) üben. Dabei werden nur vier Hinwendungsbereiche angesprochen, und zwar der rechte Arm (mit Schwere), der rechte Arm (mit Wärme), der Bauchraum bzw. das Sonnengeflecht (mit Wärme) und die Schulter-Nacken-Region (mit Wärme). Ein Vorsprechen ist hierbei nicht möglich, da der individuelle Ablauf der Atmung das Üben determiniert.

**Tabelle 13-4: Erkrankungsbezogene Formulierungen nach SCHAEFFER in Anlehnung an LUTHE**

| Erkrankungen | Formel |
| --- | --- |
| Asthma bronchiale | - „Meine Luftröhre ist kühl"<br>- „Mein Brustraum ist warm"<br>- „Es atmet ruhig und gleichmäßig" |
| Hypertonie | - „Meine Stirn ist angenehm kühl, mein Kopf ist klar und leicht"<br>- „Herzschlag ruhig und leicht" |
| Angina pectoris | - „Herzschlag ruhig und leicht" |
| Claudicatio intermittens | - „Meine Unterschenkel sind warm" |

**Tabelle 13-5: Schematische Darstellung des Ablaufes der komparativen Methode**

| Einatmung | Ausatmung |
|---|---|
| Hinwendung auf: | Hinwendung auf: |
| Ruhe | Arm: Schwer, schwer (3- bis 5mal) |
| Ruhe | Arm: Schwerer, schwerer (3- bis 5mal) |
| Ruhe | Arm: Ganz schwer (3- bis 5mal) |
| Ruhe | Arm: Warm, warm, warm (3- bis 5mal) |
| Ruhe | Arm: Wärmer, wärmer (3- bis 5mal) |
| Ruhe | Arm: Strömend warm |
|  | auch: angenehm warm (3- bis 5mal) |
| Ruhe | Sonnengeflecht: Warm, warm, warm (3- bis 5mal) |
| Ruhe | Sonnengeflecht: Wärmer, wärmer (3- bis 5mal) |
| Ruhe | Sonnengeflecht: Strömend warm |
|  | auch: angenehm warm (3- bis 5mal) |
| Ruhe | Schulter-Nacken: Warm, warm, warm (3- bis 5mal) |
| Ruhe | Schulter-Nacken: Wärmer, wärmer (3- bis 5mal) |
| Ruhe | Schulter-Nacken: Strömend warm |
|  | auch: angehem warm (3- bis 5mal) |

Im Einatmen wird jeweils der Begriff „Ruhe" innerlich angesprochen und im verlängerten Ausatmen die Hinwendung auf den Arm, das Sonnengeflecht oder die Schultern gerichtet. Die Empfindungen steigern sich über schwer — schwerer — ganz schwer oder warm — wärmer — angenehm warm. Anfangs ist es auch möglich, ohne Anpassungsorientierung an die Atmung zu üben; im steten Üben jedoch führt die „Leitlinie Atmung" zu tieferen Entspannungszuständen. Insgesamt wirken sich die steigernden Abläufe besonders intensiv aus.

Die Zahl der Wiederholungen ist variabel. Zwänge durch Zählen oder Ungeduld beim Erwarten der Steigerungsformen mit ihren Effekten sind dem Üben abträglich. Formelhafte Vorsätze können eingebaut, und am Ende muß wie üblich zurückgenommen werden.

Für viele Teilnehmer ist dieses Entspannen relativ einfach, wenn man die Atmung laufen läßt, sich suggestiv auf die angesprochenen Bereiche konzentriert und die Steigerungen gelassen erwartet. Folgende Merkmale kennzeichnen die Methode:

– Reduktion auf vier Bereiche
– Kein Vorsprechen durch den Übungsleiter
– Individuelle Gestaltung ist möglich
– Intensivierung der autogenen Empfindungen durch Steigerungsformen
– Möglichkeit des Abbrechens an jeder Stelle des Übens
– Kombinationen mit anderen Methoden sind erwägenswert (z. B. im Anschluß an die Progressive Relaxation).

# 14
# Organisatorische Probleme

*H. Rösch*

Die Bewegungstherapie der inneren Erkrankungen bringt, wie in den vorausgegangenen Kapiteln gezeigt, zahlreiche neue Entwicklungen und Probleme, deren Lösungen sicher auch im medizinisch-ärztlichen, im sportpädagogischen, gruppendynamischen, soziologischen und psychologischen Bereich liegen. In der Praxis erweisen sich aber gerade die organisatorischen Fragestellungen von besonders großer Relevanz. An ihnen scheitern häufig die besten Ansätze. Ein kompletter Überblick über die verfügbaren Möglichkeiten und Lösungswege kann hier nicht gegeben werden, da diese regional teilweise sehr unterschiedlich sind und die Entwicklung ständig im Fluß ist. Im einzelnen muß auf die spezielle Literatur verwiesen werden (FLÖTHNER). Da auch diese Angaben naturgemäß durch Neuentwicklungen ständig überholt sind, muß derjenige, der nach speziellen, lokal gültigen Informationen sucht, an die zuständigen Organisationen, speziell Landesarbeitsgemeinschaften bzw. die Deutsche Arbeitsgemeinschaft für Prävention und Rehabilitation von Herz-Kreislaufkrankheiten, Sportbünde, Sportärztebünde, Stadtsportämter etc. verwiesen werden.

In diesem Kapitel sollen die grundsätzlichen organisatorischen Fragestellungen am Beispiel des Kölner Modells sowie der Entwicklung in Nordrhein-Westfalen dargestellt werden, da hier neben dem Hamburger Modell die meisten Erfahrungen verfügbar sind. Die Frage, inwieweit sich diese auch auf andere Therapiegruppen übertragen lassen, ist jeweils im Einzelfall zu prüfen.

## 14.1 Organisatorische Träger

### 14.1.1 Der Sportverein

Als natürlicher Träger für die ambulanten Herzgruppen (AHG) bietet sich in Deutschland der Sportverein an. Das in der Welt wohl einzigartige deutsche Sportvereinswesen mit der Organisation des Deutschen Sportbundes und seinen nunmehr 25 Millionen Mitgliedern hat auch in der Bewegungstherapie und Rehabilitation zu einer völlig anderen Entwicklung geführt, als dies in Ländern ohne eine solche Infrastruktur, wie etwa in den USA, zu beobachten ist. Dort erfolgt die Durchführung der Bewegungstherapie im wesentlichen auf einer kommerziellen Ebene.

Die Zusammenarbeit mit Sportvereinen als organisatorischen Trägern ambulanter Herzgruppen wurde anfangs im wesentlichen von folgenden Überlegungen geleitet:
- Sportvereine verfügen in aller Regel über die erforderliche Infrastruktur an Sportstätten, an Geräten und an Sportpädagogen bzw. Übungsleitern. Dies wird zum Teil von der Öffentlichkeit bezahlt, also auch aus Steuermitteln des Patienten sowie aus Vereinsbeiträgen. Es muß also nicht der „Sport" bezahlt werden, sondern nur die Mehrkosten, die aus medizinischen Gründen entstehen.
- Sportvereine zählen zu den „normalen" (nicht medizinischen) Einrichtungen einer pluralistischen Gesellschaft. Der aktiv am Sport beteiligte Arzt ist in diesem Fall anders als in seiner Praxis Partner und nicht nur Autorität.

– Die ambulante Herzgruppe kann überall dort eingerichtet werden, wo ein Sportverein und ein interessierter Arzt vorhanden sind, also auch in kleinen Gemeinden.

Gerade diese „optimale Infrastruktur" bringt allerdings auch Probleme mit sich. Ein Sportverein ist von seiner Zielsetzung und seinen Fähigkeiten her natürlich keine medizinische Einrichtung. Trotz aller Bemühungen der Sportorganisationen um eine qualifizierte Ausbildung von Übungsleitern in diesem Bereich wird sich dieses Problem nie beseitigen lassen. Hinzu kommt, daß gerade weil der Sportverein sich in dieser Form wie keine andere verfügbare Infrastruktur anbietet, die Gefahr der Einengung des Begriffs der Rehabilitation als theoretisch umfassende Nachsorge auf praktisch „nur Sport" entsteht. In einem Sportverein müssen naturgemäß andere wichtige Aspekte der Rehabilitation im psychologischen, soziologischen und pädagogischen Bereich zu kurz kommen. Hierdurch und durch die hohe Akzeptanz des Sports wird die häufig bei Patienten gefundene Gleichsetzung von Rehabilitation und Volley-ball gefördert. Hinzu kommt, daß durch das Prinzip der Ehrenamtlichkeit im Sport die Entwicklung eines qualifizierten, professionalisierten bewegungstherapeutischen Systems gehemmt wird, da ja eine alternative Lösung vorhanden ist, wenngleich diese häufig den zu fordernden Standards nicht genügt. Diese Vor- und Nachteile der Durchführung von Bewegungstherapie unter Nutzung der Infrastruktur des Sports müssen klar erkannt werden.

Doch nicht nur Sportvereine, sondern auch andere, z. B. karitative und kommunale Institutionen, die sich von ihrer Aufgabenstellung her entweder mit dem Sport oder der Gesundheit befassen, haben sich zwischenzeitlich als kompetente Träger ambulanter Herzgruppen am Wohnort bewährt.

Einen Überblick potentieller Träger ambulanter Herzgruppen vermittelt Abbildung 14-1.

Für die Ärzteschaft richtet sich die Eignung des organisatorischen Trägers im wesentlichen nach den Voraussetzungen des zu betreuenden Patientengutes, den Zielen und Inhalten der Therapie und letzten Endes auch

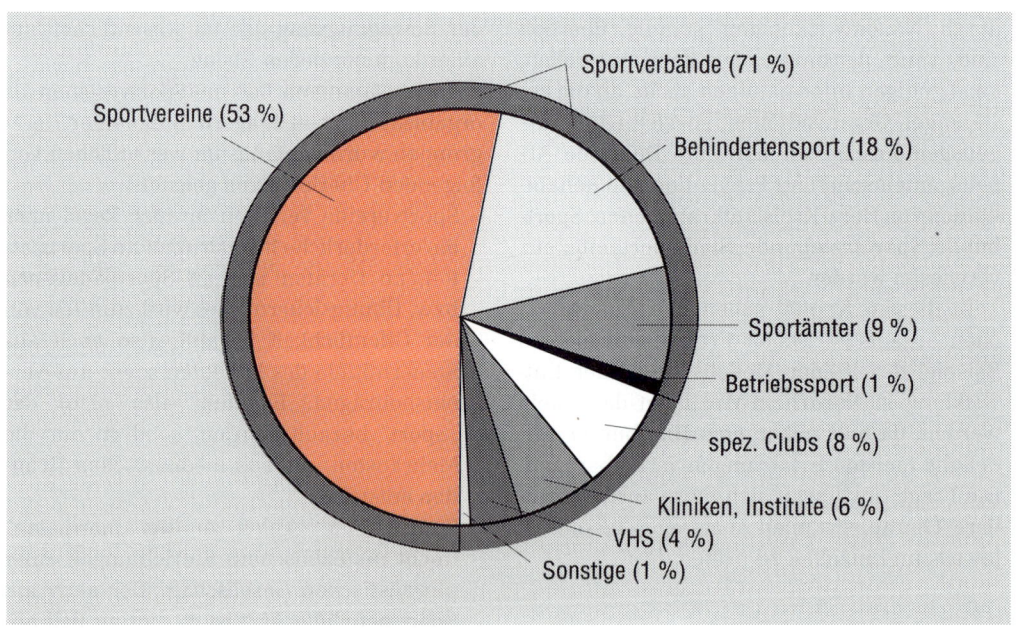

**Abbildung 14-1:**
Organisatorische Träger in den ambulanten Herzgruppen (n. KRASEMANN).

nach verwaltungstechnischen Möglichkeiten der verschiedenen Träger.

## 14.1.2
## Kliniken, wissenschaftliche Institute

Für sogenannte **Bad-risk-Gruppen,** d. h. Gruppen mit höherem Risiko, speziell auch Übungsgruppen, eignen sich naturgemäß eher **Krankenhäuser, Rehabilitationskliniken** und **medizinisch-wissenschaftliche Einrichtungen,** weil dort angesichts der rein statistisch zu erwartenden höheren Quote von Zwischenfällen eine umfangreichere und schnellere medizinische Erstversorgung gewährleistet ist als in nichtmedizinischen Einrichtungen.

Für gut belastbare Patienten kommen die übrigen in Abbildung 14-1 aufgeführten Träger in Frage.

## 14.1.3
## Kommunale Einrichtungen

Eine Sonderrolle nehmen die Bildungswerke, die Volkshochschulen und die kommunalen Einrichtungen, wie Gesundheits- und Sportämter, oder die in kommunaler Trägerschaft befindlichen Sportgesundheitszentren ein.

Satzungsgemäß arbeiten die **Bildungswerke,** die einzigen anerkannten Weiterbildungsträger aus dem Bereich des Sportes, und die **Volkshochschulen** auf der Grundlage von Weiterbildungsgesetzen und übernehmen damit eine **zeitlich befristete** Aufgabe. Sie genießen aufgrund ihrer besonderen Aufgabenstellung gesetzlichen Förderungsanspruch, wodurch sie sich insbesondere für die **Startphase ambulanter Herzgruppen** empfehlen. Unter der zum gegenwärtigen Zeitpunkt immer noch kontrovers diskutierten Prämisse einer lebenslangen Betreuung von Herzkranken in ambulanten Herzgruppen können Bildungswerke und Volkshochschulen daher **nicht als Dauerlösung** angesehen werden. Unter dem Gesichtspunkt zeitlich begrenzter Teilnahme im Sinne von Kennenlernkursen als Hilfe zur Selbsthilfe kommt den beiden Trägern jedoch eine wichtige Be-

deutung zu, da diese Institutionen im Regelfall über einen gut funktionierenden Verwaltungsapparat verfügen und sich die Betreuer der ambulanten Herzgruppen auf ihre eigentlichen Aufgaben konzentrieren können.

Nach dem Selbstverständnis öffentlicher Sportförderung werden **Sportämter** mit eigenen Sportangeboten immer nur dort aktiv und tragen zur Bedarfsdeckung bei, wo andere Träger nicht oder noch nicht tätig wurden. Sobald erkennbar ist, daß im zuständigen regionalen Einzugsbereich andere Träger in adäquater Weise die vormals von der Kommune wahrgenommenen Aufgaben übernehmen, ist diese nach dem Subsidiaritätsprinzip gehalten, auf diesem Gebiet keine neuen Aktivitäten zu entwickeln.

Somit bietet sich die **Zusammenarbeit mit kommunalen Einrichtungen** analog zu der mit Volkshochschulen und Bildungswerken gerade in der **Gründungs-** und **Aufbauphase** besonders an.

Als **Entscheidungshilfe für die Zusammenarbeit** mit den verschiedenen in Frage kommenden Trägern können im wesentlichen folgende Gesichtspunkte herangezogen werden:
- Bereitstellung geeigneter Übungsstätten (einschließlich Telefon und nach Möglichkeit parallel nutzbarer gedeckter und ungedeckter Sportanlagen);
- Bereitstellung der erforderlichen medizinischen Notfallgeräte;
- Vorhandensein entsprechend qualifizierter Sportpädagogen bzw. Übungsleiter;
- Vorhandensein einer Gruppe von Ärzten (4–5 pro Gruppe), die eine dauerhafte Betreuung der Übungsabende sicherstellen können;
- Vorhandensein einer funktionsfähigen Geschäftsstelle, die den erforderlichen Verwaltungsaufwand zu leisten imstande ist und nach Möglichkeit an allen Wochenarbeitstagen besetzt sein sollte.

Die unterschiedlichen Möglichkeiten werden in den einzelnen Bundesländern entsprechend realisiert, was z. T. auf erheblich voneinander abweichende Möglichkeiten einer zusätzlichen Förderung aus staatlichen Mit-

**Tabelle 14-1: Verteilung von Trainings- und Übungsgruppen sowie gemischten Gruppen und Präventivgruppen in den einzelnen Bundesländern zum 1.4.1987** (n. Traenckner).

| Bundesland | Trainings-gruppen | Übungs-gruppen | Gemischte Gruppen | Gesamt | Präventiv-gruppen |
|---|---|---|---|---|---|
| Baden-Württemberg | 122 | 61 | 53 | 236 | 27 |
| Bayern | 125 | 69 | 8 | 229 | 3 |
| Berlin | 20 | 3 | 28 | 51 | 4 |
| Bremen | 16 | 1 | 3 | 20 | – |
| Hamburg | 33 | 14 | 2 | 49 | 4 |
| Hessen | 70 | 24 | 52 | 146 | 8 |
| Niedersachsen | 112 | 41 | 21 | 174 | 1 |
| Nordrhein-Westfalen | 274 | 94 | 83 | 451 | – |
| Rheinland-Pfalz | 44 | 20 | 36 | 100 | 1 |
| Saarland | 29 | 10 | 7 | 46 | 1 |
| Schleswig-Holstein | 34 | 27 | – | 61 | 10 |
| Summen | 906 (58 %) | 364 (23,3 %) | 293 (18,7 %) | 1563 (100 %) | 59 |

teln und Zuschüssen des Sports, aber auch auf regionale Unterschiede in der Förderungsbereitschaft der Krankenkassen zurückzuführen ist.

Einen nach Bundesländern aufgeschlüsselten Überblick über die Verteilung der 1987 in der Bundesrepublik Deutschland bekannten Herzgruppen vermittelt die Zusammenstellung von Traenckner (Tab. 14-1).

Zusammenfassend läßt sich festhalten, daß sich gegenwärtig die überwiegende Anzahl der Herzgruppen in der Trägerschaft von Sportvereinen und Behindertensportvereinen befindet (ca. 70 %) und die restlichen Gruppen den übrigen in Abbildung 14-1 aufgeführten Trägern zuzuordnen sind.

## 14.2 Kosten und Finanzierung

Die im Rahmen der Gründung und Unterhaltung von ambulanten Herzgruppen anfallenden Kosten werden zum einen maßgeblich von der Form der Trägerschaft und zum anderen von regional unterschiedlichen unterstützenden Finanzierungsmöglichkeiten bestimmt.

Eine Übersicht möglicher kostenverursachender Faktoren gibt, ohne Anspruch auf Vollständigkeit, die folgende Aufstellung:

## 14.2.1
## Kostenübersicht

- Anmietung der Übungsstätten (Sportfreianlagen mit Trainingsbeleuchtung für ganzjährigen Sportbetrieb, gedeckte Sportanlagen, Schwimmbäder, Aulen, Gemeindesäle etc.)
- Bereitstellung geeigneter Sportgeräte (Softbälle, Matten, Schwungtücher, Seile, mobile Beschallungsanlagen, Skilanglaufausrüstungen etc.)
- Bereitstellung der Notfallgeräte (Defibrillator, Notfallkoffer incl. Ersatzbeschaffung für Medikamente, Pflaster, Wärmefolien, Batterien etc.)
- Regelmäßige Prüfungen der Notfallgeräte durch Technische Überwachungsvereine (TÜV)
- Ärztliche Eingangsuntersuchungen (sofern entsprechend ausführliche und für die ambulante Herzgruppenarbeit unverzichtbare Untersuchungsbefunde nicht bereits von Rehabilitationskliniken oder anderen medizinischen Einrichtungen vorliegen) und Kontrolluntersuchungen
- Honorare für betreuende Mediziner
- Honorare für Sportpädagogen/Übungsleiter mit Zusatzqualifikation
- Betriebskosten für Geschäftsstelle (Materialkosten für Rundschreiben, Porto, Zahlungsverkehr, Telefongebühren für Vertretungskoordinierung zwischen Ärzten und Sportpädagogen etc.)
- Finanzierung von zusätzlichen Rahmenprogrammen (z. B. Vorträge zu medizinischen, sportpädagogischen, psychologischen und diätetischen Interventionsmaßnahmen, Schulungsmaßnahmen in Erster Hilfe und Herz-Lungen-Wiederbelebung etc.).

Handelt es sich beim organisatorischen Träger um einen Sport- oder Behindertensportverein, so entfallen in aller Regel die Kosten für die Anmietung der Sportstätten, es sei denn, die jeweilige Kommune ist aus Gründen der Haushaltskonsolidierung gezwungen, auch die gemeinnützigen Sportvereine in Form einer Umlage an den sehr kostenintensiven Betriebs- und Unterhaltungskosten zu beteiligen.

Den **Zugang zu den gemeindeeigenen Sportstätten** haben die Kommunen fast ausnahmslos durch Vergaberichtlinien und Benutzungsordnungen festgelegt, in denen im Sinne der Sportförderung **eingetragene Sport- und Behindertensportvereine** gegenüber anderen Sportgruppen und sonstigen Trägern wie beispielsweise Volkshochschulen, Bildungswerken, Betriebssportgemeinschaften oder auch kommerziellen Sportanbietern Priorität genießen. Allein dieser Sachverhalt ist mit ein Grund dafür, daß die überwiegende Anzahl der ambulanten Herzgruppen in der Bundesrepublik Deutschland in der Trägerschaft der freien Sportselbstverwaltung geführt werden.

Die zur ambulanten Herzgruppenarbeit notwendigen Sportgeräte werden normalerweise vom Träger der Gruppe gestellt, wobei im Einzelfall die Möglichkeit besteht, daß die Erstanschaffung unter anderem aus Mitteln der Pharma- und Sportartikelindustrie oder der öffentlichen Hand gefördert werden kann oder auch durch Umlage auf alle Gruppenmitglieder angeschafft wird. Allen Trägern ist zu empfehlen, beizeiten für eventuelle Ersatzbeschaffungen ausreichende finanzielle Rücklagen zu bilden.

Die Anschaffung der erforderlichen medizinischen Notfallgeräte, Defibrillator und Notfallkoffer, ist von Bundesland zu Bundesland unterschiedlich geregelt. Vor allen Dingen besteht auf die Zuweisung von Zuschüssen aus Mitteln der öffentlichen Hand kein Rechtsanspruch.

Vorbildlich waren zumindest im Beginn die Regelungen in Nordrhein-Westfalen, Hessen und Rheinland-Pfalz, wo die Anschaffung von Defibrillatoren voll oder anteilig aus Mitteln des Landes geschehen konnte. In NRW wurden bis zu 50% der Kosten, jedoch im Regelfall nur bis zu einem Maximalbetrag von 7 500 DM, bei der Neugründung einer Gruppe bezuschußt. Diese Mittel wurden immer nach Maßgabe der zur Verfügung stehenden Haushaltsmittel bereitgestellt und so verteilt, daß pro Träger nur eine Ausrüstung finanziell gefördert wurde, unabhängig davon, ob dieser eine oder zehn Herzgruppen anbot. Inzwischen sind diese Möglichkeiten weitgehend der allgemeinen Finanzknappheit der öffentlichen Hände zum Opfer gefallen.

Wünschenswert wäre es, wenn sich im Interesse einer bedarfsgerechten Versorgung an ambulanten Herzgruppen alle Bundesländer auf einheitliche Förderungsmaßstäbe einigen könnten.

Akkubetriebene, transportable Defibrillatoren verfügen oftmals nur über eine begrenzte Lebensdauer, vor allem dann, wenn man dem weit verbreiteten Fehler unterliegt und die Geräte trotz Ausbleiben kardialer Notfälle zwischenzeitlich nicht entlädt und so vermeintlich schont.

Da auch andere Bedienungsfehler nicht ausgeschlossen werden können, sind organisatorische Träger mit einer großen Anzahl an Gruppen gut beraten, zur Überbrückung von Reparaturarbeiten an den normalerweise im Einsatz befindlichen Geräten zumindest eine komplette Ersatzanlage in Reserve zu halten und/oder mit den Hersteller- und Vertriebsfirmen entsprechende Konditionen für das Stellen von Ersatzanlagen auszuhandeln. Auf jeden Fall sind in einer mittel- und langfristigen Finanzplanung entsprechende Mittel für Ersatzbeschaffungen der Notfallgeräte vorzusehen.

Dort, wo die Defibrillatoren grundsätzlich nur standortgebunden benötigt werden und beispielsweise nicht für einen Einsatz im Gelände, wie z. B. bei Wanderungen oder Skilanglaufmaßnahmen, vorgesehen sind, empfiehlt sich trotz des relativ hohen Gewichtes und der oftmals unhandlichen Abmessungen der Gesamtapparatur die Anschaffung eines Gerätes mit integriertem Scope (s. Abb. 11-3).

Seit 1987 fordert der Gesetzgeber verbindlich die regelmäßige betriebstechnische Kontrolle der Defibrillatoren. Hier entstehen je nach Gerätetyp Kosten bis zu 200 DM. Um den Gesamtkostenrahmen möglichst niedrig zu halten, empfiehlt es sich, nach vorheriger Absprache mit dem zuständigen Technischen Überwachungsverein die Prüfung mehrerer Geräte aus einem regional überschaubaren Einzugsbereich an einem gemeinsamen Sammelpunkt durchzuführen, damit zumindest das Wegegeld für die Prüfer nur einmal anfällt.

## 14.2.2
## Ärztliche Untersuchungskosten

Die Finanzierung der Eingangs- und Kontrolluntersuchungen mit ihren für die Bewegungstherapie unverzichtbaren Daten über die medizinische Vorgeschichte und die Belastungsdosierung ist geregelt in der Gesamtvereinbarung über den ambulanten Behindertensport vom 1.7.1981.

Die für die Herzgruppen wichtigen Passagen aus der Gesamtvereinbarung können wie folgt zusammengefaßt werden:

– Behindertensport ist als ergänzende Leistung zur Rehabilitation gemäß § 193 Nr. 1 RVO ... anerkannt.

– Zweck des Behindertensports ist es, durch Übungen, die auf die Art und Schwere der Behinderung und den gesundheitlichen Allgemeinzustand des Behinderten abgestimmt sind, das Ziel der Rehabilitation zu erreichen oder zu sichern.

– Behindertensport liegt solange vor, wie der Behinderte während der sportlichen Übungen der Überwachung durch den Arzt und der Anleitung durch den Übungsleiter bedarf.

– Die Fähigkeit, sportliche Übungen selbständig durchzuführen, kann bei schweren Krankheitsbildern dauerhaft fehlen, z. B.bei ... chronischen Krankheiten, die einen höheren Grad an Aufsicht notwendig machen (z. B. schwerer chronischer Herzkrankheit).

– Die Durchführung des Behindertensports obliegt in der Regel den dem Deutschen Behindertensportverband angehörenden Behindertensportgemeinschaften.

– An einer Behindertensportgruppe sollen nicht mehr als 15 Behinderte je Übungsleiter teilnehmen; bei Herzgruppen bestimmt der betreuende Arzt die Anzahl der Teilnehmer je Übungsveranstaltung.

- Mit der ärztlichen Betreuung/Überwachung sind auf dem Gebiet des Behindertensports erfahrene Ärzte zu beauftragen.
- Aufgabe der ärztlichen Betreuung ist es vor allem, durch Erst- und Kontrolluntersuchungen die auf die Behinderung sowie auf den Allgemeinzustand des Behinderten abgestimmten Übungen festzulegen, die jeweilige Belastbarkeit des Behinderten festzustellen und zu berücksichtigen, dem Übungsleiter entsprechende Anweisungen zu erteilen und den Behinderten zu beraten. Die Untersuchungsbefunde sind schriftlich niederzulegen.
- Die ärztliche Betreuung/Überwachung erfordert grundsätzlich die persönliche Anwesenheit des Arztes während der Übungsveranstaltung.
- Die Übungen müssen von Übungsleitern geleitet werden, die aufgrund eines besonderen Qualifikationsnachweises die Gewähr für eine fachkundige Anleitung und Überwachung der Übungen bieten.
- Behindertensport ist im allgemeinen zu verordnen; die Verordnung erstreckt sich auf bis zu zwei, höchstens drei Übungsveranstaltungen je Woche; sie gilt nur für den vom behandelnden Arzt für notwendig erachteten Zeitraum, längstens für sechs Monate, in Ausnahmefällen längstens für 12 Monate; der Behindertensport kann wiederholt verordnet werden.
- Für die Teilnahme am Behindertensport werden den Behindertensportgemeinschaften Vergütungen gezahlt (z. Z. DM 6,20 pro Übungsabend).
- Mitgliedsbeiträge für Behindertensportgemeinschaften werden nicht übernommen.

## 14.2.3
## Personalkosten

Für die Honorierung der betreuenden Ärzte und Sportpädagogen gibt es keine einheitlichen Regelsätze. Sie erfolgt über die Träger der Gruppen. Die Höhe der Vergütung für die nebenberufliche Tätigkeit von Arzt und Sportpädagogen sollte in etwa ihrer speziellen Verantwortung in der Gruppenbetreuung Rech-

nung tragen. Sie richtet sich grundsätzlich nach den finanziellen Möglichkeiten der Träger.

Erfahrungen aus den letzten 20 Jahren haben nachdrücklich unter Beweis gestellt, daß die Finanzierung der Herzgruppenarbeit sowohl über angemessene Eigenbeiträge der Betroffenen als auch über finanzielle Zuwendungen aus Mitteln der öffentlichen Hand und aus Mitteln der Kostenträger wie Bundes- und Landesversicherungsanstalten bzw. über die Krankenkassen sicherzustellen ist.

Die Förderungsdauer durch die genannten Kostenträger sollte dabei nach Möglichkeit mit der Teilnahmedauer an der Herzgruppe in Einklang stehen.

## 14.3
## Rechtliche Probleme

Von zentraler Bedeutung vor der Aufnahme eines Patienten in eine ambulante Herzgruppe ist die **umfassende medizinische Aufklärung** des Betroffenen.

„Der Patient soll sich als Teilnehmer und nicht nur als Objekt der Therapie empfinden und soll als Subjekt und Partner des Behandlungsvertrags mitentscheiden können, ob er sich der Behandlung bzw. Betreuung in einer ambulanten Herzgruppe überhaupt unterziehen, dabei gewisse Risiken eingehen, einer anderen Behandlungsalternative den Vorzug geben oder insoweit unbehandelt bleiben will" (TRAENCKNER, 1986).

Da es sich bei der in ambulanten Herzgruppen üblicherweise durchgeführten Bewegungstherapie um eine medizinische Verordnung handelt, bedarf sie vor ihrer „Einwirkung" auf den Betroffenen nach juristischer Auslegung der vorherigen Einwilligung des Patienten, die nur dann rechtswirksam erteilt werden kann, wenn vor der ersten Übungsstunde eine entsprechend umfangreiche Aufklärung erfolgt ist.

Der Grad der Aufklärung hängt dabei im wesentlichen von der Entscheidung des Betroffenen ab, wieviel er über Art, Inhalte, Ziele und mögliche Risiken der Behandlung bzw. Betreuung, wie etwa auch der Bewegungstherapie bezogen auf seinen individuellen Fall, erfahren möchte.

Bezüglich der medizinischen Gesichtspunkte der Herzgruppenarbeit kann die **Aufklärung nur durch den Hausarzt und/oder den betreuenden Gruppenarzt** erfolgen und nicht an die sonstigen in der Herzgruppenarbeit beteiligten Personen oder Institutionen delegiert werden.

Der Gruppenarzt hat sich vor der ersten Herzgruppenteilnahme des oder der Betroffenen durch ein persönliches Gespräch davon zu überzeugen, daß die Aufklärung in ausreichendem Umfang erfolgt ist.

Bisher liegen Erfahrungen hinsichtlich der Beweissicherung über die Aufklärung nicht vor. Um eventuellen Haftungsprozessen vorzubeugen, ist eine schriftliche Bestätigung über den Umfang und die wesentlichen Inhalte des Aufklärungsgespräches anzuraten, da z. B. Merkblätter oder Broschüren über die Ziele und Inhalte der Herzgruppenarbeit, die in ihren Empfehlungen zwangsläufig nur allgemein gehalten sein können, für sich allein gesehen dem Anspruch nach der geforderten individuellen Beratung nicht gerecht werden.

Über das auf medizinische Fragen abgestellte Aufklärungsgespräch hinaus ist eine umfassende Information über die sportpädagogischen Ziele und Inhalte der Herzgruppen und vor allem über die vom Teilnehmer selbst zu tragenden Kosten unerläßlich. Gerade im Hinblick auf die Zuschußgewährung durch die Rentenversicherungsträger oder die Krankenkassen und die Förderungsdauer und -voraussetzungen besteht bei vielen Patienten ein großes Informationsdefizit.

Für eine vertrauensvolle Zusammenarbeit zwischen Patient, Haus- und Gruppenarzt und organisatorischem Träger ist die gegenseitige Information über die wichtigen Daten der Grunderkrankung und den Verlauf der ersten Interventionsmaßnahmen im Akutkrankenhaus bzw. in der Rehabilitationsklinik und später vor allem über zwischenzeitlich eingetretene Änderungen im Krankheitsbild oder in der medikamentösen Behandlung unverzichtbar.

Im Regelfall überprüft der Träger im Zusammenwirken mit den in seinem Auftrag tätigen Ärzten die Eignung der für die Bewegungstherapie überwiesenen Patienten.

Dabei dürfen die Gruppenärzte ihre Entscheidung grundsätzlich auf der Basis der ihnen von den zuweisenden Ärzten übermittelten Daten treffen, da der Arzt, der die Bewegungstherapie in einer ambulanten Herzgruppe verordnet, die Verantwortung für die ordnungsgemäße Eingangs- und später auch für die regelmäßigen Kontrolluntersuchungen trägt.

Die Bewertung über die Eignung bzw. Nichteignung eines Patienten z. B. im Hinblick auf die Zuordnung in eine Trainings- oder Übungsgruppe obliegt in letzter Konsequenz jedoch dem betreuenden Gruppenarzt und ist nicht delegierbar.

In vielen Herzgruppen, vorrangig in denen des Bundeslandes Nordrhein-Westfalen, hat sich die Weitergabe der zur Steuerung der Bewegungstherapie unverzichtbaren Daten, wie z. B. Körpergewicht, zumutbare Trainingsbelastung in Watt und die empfohlene Trainingspulsfrequenz für das Ausdauertraining — sofern dies aus medizinischen Erwägungen vertretbar ist — und die verabreichten Medikamente anhand eines normierten Untersuchungsbogens, bewährt (Abb. 14-2).

Wenngleich die letzte und **entscheidende Verantwortung** für alle im Rahmen der Übungsabende auftretenden Probleme, sofern sie nicht die Verantwortung des Betreibers der Sportanlage tangieren, grundsätzlich **beim betreuenden Gruppenarzt** liegt, handelt der für das Bewegungsprogramm zuständige Sportpädagoge, nachdem er die Programmgestaltung mit dem Gruppenarzt abgestimmt hat, eigenverantwortlich.

**Abbildung 14-2** (Seite 367):
Beispielhaft ausgefüllter Vordruck eines „Herzgruppenbogens", wie er in vielen Herzgruppen Verwendung findet.

LANDESARBEITSGEMEINSCHAFT FÜR
KARDIOLOGISCHE PRÄVENTION UND
REHABILITATION NW

Träger der Koronargruppe
(Stempel)

## Vom Patienten auszufüllen

| | | | |
|---|---|---|---|
| *Müller* | *Karl Eduard* | *4. 2. 40* | *5/3* |
| Name des Patienten | Vorname | Geb.-Datum | Sportgruppe |
| *5 Köln 27* | *Amalienburgstr. 23 a* | | *443322* |
| PLZ, Wohnort | Straße, Haus-Nr. | | Telefon |

wenn nicht selbst versichert: Name des Versicherten — Vorname — Geb.-Datum

*AOK Köln*

Name der Krankenkasse — Mitgl.-Nr. der Krankenkasse (wenn vorhanden)

*Dr. Ferdinand Ohnsorge* — *5 Köln 1 Krummedr. 3*

Hausarzt (Name, Anschrift)

## Vom Arzt auszufüllen

Untersuchung am: *2.5.89*   Größe: *172* cm   Gewicht: *76* kg

**Diagnose**   Datum des Infarktes: *Hinterwandinfarkt 5.9.87*

Kurze Anmerkungen zum Verlauf: *Reinfarkt 6.7.1988, Belastungsindu-zierte Rhythmusstörung, kleines Aneurysma*

Sonstige sportrelevante Befunde (wie Hypertonie, Diabetes, Arthrose, Sinnesbehinderungen ect.): *Kniegelenksarthrose rechts*

Medikamente:
(einschließlich)
Dosierung)

Betablocker: *Metoprolol 100 mg*

Antikoagulantien: *ASS 100 mg*

sonstige Herz-Kreislaufpräperate: *Nifedipin 3 x 5 mg,*
*ISDN 3 x 20 mg*

Röntgen-Befunde   (falls vorhanden): ___

Herz vergrößert?  ☒ ja  ☐ nein

## Belastungsuntersuchung auf dem Fahrrad-Ergometer

| | | Pulsfrequenz | Blutdruck (RR) |
|---|---|---|---|
| Ruhe | | *58* | *110/80* |
| 2 Minuten | 25 Watt | *72* | *120/80* |
| 2 Minuten | 50 Watt | *78* | *135/75* |
| 2 Minuten | 75 Watt | *94* | *150/70* |
| 2 Minuten | 100 Watt | *108* | *165/80* |
| 2 Minuten | 125 Watt | | |
| 2 Minuten | 150 Watt | | |
| 2 Minuten | 175 Watt | | |
| 1 Min. nach Belastung | | | |
| 3 Min. nach Belastung | | | |

Grund des Belastungsabbruches: *ST-Senkung bei 100 Watt*

Der Patient
kann im Training belastet werden bis *75* Watt

Pulssprequenz
beim Training bis *95* Schläge pro Minute

**Belastbarkeit in Watt
pro Kilogramm Körpergewicht** *1,0*

**Besondere Hinweise zum Training**
*Eingeschränkte Belastbarkeit,
gerade noch ausreichend für
Trainingsgruppe
Gehen und Laufen im Wechsel*

**Die Teilnahme am Behindertentransport (Koronarsportgruppe)
ist aufgrund der obigen Befunde für meinen Patienten für
mindestens 12 Monate zu empfehlen.**

Datum *2.5.89*

Unterschrift, Stempel (Arzt)

## Von der Krankenkasse auszufüllen

Es wird die Kostenübernahme für die Betreuung in einer ambulanten Koronarsportgruppe gemäß der derzeit gültigen Vereinbarung beantragt.
Die Kosten werden im Rahmen der Vereinbarung übernommen.
Beim Ende der Leistungspflicht werden wir den Träger unver-
züglich unterrichten

Datum ___

Unterschrift, Stempel

So läuft er insbesondere dann Gefahr, sich einer Verletzung der Sorgfaltspflicht schuldig zu machen, wenn er nachweisbar den momentanen Belastungssituationen der ihm anvertrauten Herzgruppenteilnehmern offenkundig nicht Rechnung trägt oder bewußt die Anweisungen des betreuenden Gruppenarztes ignoriert.

Wegen möglicher Komplikationen und Zwischenfälle und der durch die Rechtssprechung erhärteten Haftungsgrundsätze des Arztes muß bei jeder Übungsstunde einer ambulanten Herzgruppe ein intakter Defibrillator und ein für kardiologische Notfälle entsprechend ausgerüsteter Notfallkoffer vor Ort einsatzbereit sein. Die betriebstechnische Überprüfung vor jeder Übungsstunde obliegt dem betreuenden Arzt ebenso wie die Kontrolle der Medikamente im Hinblick auf deren Verfallsdaten.

Durch den Träger der Herzgruppe ist die regelmäßige Ersatzbestückung der Notfallmedikamente und, falls erforderlich, der Ersatz defekter Defibrillatoren sicherzustellen.

Spätestens alle 2 Jahre ist zudem eine Überprüfung der Defibrillatoren durch den Technischen Überwachungsverein zu veranlassen; die Prüfergebnisse sind in ein am Einsatzort zu hinterlegendes Gerätebuch einzutragen.

Bisher sind in der einschlägigen Fachliteratur weder zivil- noch strafrechtlich anhängige Verfahren gegenüber Ärzten, Sportpädagogen oder Trägern ambulanter Herzgruppen bekannt geworden. Zur Vermeidung derartiger Verfahren scheint die kooperative Zusammenarbeit aller an der Herzgruppenarbeit beteiligter Personen unverzichtbar, damit das Ziel einer bedarfsgerechten und möglichst flächendeckenden Versorgung an ambulanten Herzgruppen in der Bundesrepublik Deutschland möglichst bald erreicht werden kann.

## 14.4
## Aus- und Weiterbildung von Übungsleitern/Sportlehrern und Ärzten

Die Beschäftigung im interdisziplinären Team bei der Bewegungstherapie, das zumindest aus zwei Teilnehmern, Arzt und Sportlehrer bzw. Übungsleiter, besteht, macht eine Ergänzung des jeweiligen Wissensstandes auf den verschiedenen Ebenen erforderlich. Eine gesetzliche Regelung besteht bisher nicht. Es ist jedoch davon auszugehen, daß bei Prozessen aufgrund von Zwischenfällen an die Durchführung der Bewegungstherapie als ärztlich indizierte und überwachte Maßnahme besonders strenge Maßstäbe hinsichtlich der Sorgfaltspflicht gelegt werden (s. Abschn. 14.4). Hierzu gehört auch der Nachweis einer entsprechenden Fachkunde. In manchen Bundesländern wird zumindest für die Übungsleiter bzw. Sportlehrer von den Krankenkassen ein Nachweis über eine adäquate Ausbildung verlangt, bevor der organisatorische Träger die Therapiemaßnahme abrechnen kann. Unabhängig von der selbstverständlichen inhaltlichen Voraussetzung, daß derjenige, der Bewegungstherapie betreibt, auch über die notwendigen Kenntnisse verfügen muß, ergibt sich somit also auch aus rechtlichen und organisatorischen Gründen die dringende Forderung nach dem Erwerb einer adäquaten Qualifikation. Entsprechende Curricula wurden von den jeweils zuständigen Verbänden erarbeitet, die auch die notwendigen Kurse anbieten.

In der Terminologie wird zwischen Ausbildung, Fortbildung und Weiterbildung unterschieden. Um hier Mißverständnisse zu vermeiden, sollte der Inhalt dieser Termini bekannt sein.

**Ausbildung** bedeutet der Erwerb von Grundlagenkenntnissen in bestimmten Bereichen. Für die Übungsleiter bzw. Sportlehrer stellt die Beschäftigung mit der Bewegungstherapie somit stets zunächst Ausbildung dar, da die Behandlung von Patienten durch körperliche

Bewegung nicht zu den klassischen Inhalten des Sports zählt.

**Weiterbildung** bezeichnet den Erwerb von Kenntnissen, die bestimmte Ausbildungen im Rahmen eines amtlich anerkannten Weiterbildungsweges ergänzt. In diesen Bereich gehört die Wissensvermittlung an Ärzte. Während der Sportlehrer primär in einem fachfremden Bereich arbeitet und damit einen wesentlich höheren Informationsbedarf hat, muß der Arzt seinen Kenntnisbereich lediglich in bestimmten Richtungen erweitern. Der Bereich der ärztlichen Weiterbildung wird von den jeweils zuständigen Ärztekammern geregelt. Die Weiterbildung für die Bewegungstherapie wird, zumindest teilweise, im Bereich der anerkannten sportärztlichen Weiterbildung durchgeführt, also im Rahmen des Erwerbs der Zusatzbezeichnung „Sportmedizin".

**Fortbildung** bezeichnet die notwendige ständige Auffrischung und Erweiterung eines einmal erworbenen Wissensstandes. Fortbildung ist für Ärzte, Übungsleiter und Sportlehrer gleichermaßen notwendig.

Diese einzelnen Aus-, Weiter- und Fortbildungsvorgänge werden auf den unterschiedlichen Ebenen von den hierfür zuständigen Organisationen angeboten.

**Ausbildung für Übungsleiter.** Sie geschieht im allgemeinen durch die zuständigen Landessportbünde oder Behindertensportbünde. Sie basiert auf der Grundausbildung für den Übungsleiter (Übungsleiterschein A). Hierzu muß eine Sonderqualifikation (S-Lizenz) für die Leitung von ambulanten Herzgruppen erworben werden. Während die Grundausbildung für den Übungsleiterschein A 100 Stunden umfaßt, wird, in den jeweiligen Bundesländern unterschiedlich, im allgemeinen von 120 Stunden Zusatzausbildung ausgegangen. Dies ist in Form von Rahmenrichtlinien des Deutschen Sportbundes geregelt. Eine Fortbildung wird zum Aufrechterhalt der Übungsleiterlizenz S mindestens alle 2 Jahre notwendig und sollte mindestens 15 Stunden umfassen.

Der **Begriff des Sportlehrers** umschreibt, wenngleich auch nicht gesetzlich geschützt, im Regelfall eine universitäre Ausbildung. Zahlreiche Universitäten bieten inzwischen im Rahmen des Studiums der Sportlehre qualifizierte Ausbildungsgänge für Prävention, Rehabilitation und Bewegungstherapie an. Diese Ausbildungsgänge werden im Normalfall von den Sportbünden gleichzeitig als Übungsleiterlizenz S anerkannt. Leider existieren allerdings bisher trotz eines effektiv sehr großen Bedarfs an gut ausgebildeten Sportlehrern zu wenige Stellen, in denen eine vollberufliche Tätigkeit als akademisch ausgebildeter Sportlehrer finanziell abgesichert ist. Soweit sie vorhanden sind, betrifft dies vorwiegend eine Reihe von Rehabilitationszentren.

**Krankengymnasten/Physiotherapeuten.** Auch im Rahmen der Krankengymnastik spielt die Bewegungstherapie eine wachsende Rolle. Vom Deutschen Zentralverband für Physiotherapie und Krankengymnastik werden daher entsprechende Weiterbildungskurse angeboten.

**Ärzte.** Eine obligatorische Ausbildung für Ärzte im Rahmen der Bewegungstherapie besteht bisher nicht. Sie wird jedoch dringend empfohlen, da die Sportmedizin bisher nicht zwingender Gegenstand der universitären ärztlichen Ausbildung ist. Die Sportmedizin stellt ein sogenanntes Weiterbildungsfach dar, d. h., der Arzt kann sich sein Wissen in diesem Bereich erst nach Abschluß des Studiums formal anerkannt erwerben.

Grundsätzlich ist jeder Arzt verpflichtet, dafür zu sorgen, daß sein Wissensstand seinem ärztlichen Handeln adäquat angepaßt ist. In der Rehabilitation ist es ihm im Gegensatz zu anderen Bereichen bisher freigestellt, auf welchem Wege er sich diesen Wissensstand erwirbt. Von der hierfür zuständigen Deutschen Gesellschaft für Prävention und Rehabilitation von Herz-Kreislauferkran-

kungen (DGPR) wurde ein Curriculum von
insgesamt 60 Stunden Weiterbildung erstellt,
das inhaltlich von verschiedenen Sportärzte-
bünden oder auch Rehabilitationskliniken
realisiert wird.

# Literaturverzeichnis

## A

**Wichtige und weiterführende Lehrbücher und Monographien**

1) BAR-OR: Die Praxis der Sportmedizin in der Kinderheilkunde. Springer-Verlag, Berlin—Heidelberg—New York—Tokyo, 1981
2) BRUSIS, O., H. WEBER-FALKENSAMMER: Handbuch der Herzgruppenbetreuung. Perimed-Verlag, 3. Auflage, 1990
3) DONAT, K.: Kardiologische Prävention und Rehabilitation am Wohnort. Perimed-Verlag, Erlangen, 1974
4) FLÖTHNER, R., R. ROST, K. TRAENCKNER: Koronargruppen in Deutschland — eine Organisationshilfe. Perimed-Verlag, Erlangen, 1981
5) HALHUBER, C.: Ambulante Koronargruppen. Perimed-Verlag, Erlangen, 1981
6) HALHUBER, M., H. MILZ: Praktische Präventiv-Kardiologie. Höhenrieder Seminarbuch. Urban & Schwarzenberg, München—Berlin—Wien, 1976
7) HALHUBER, M., E. KRASEMANN, F. MÜCKE: Ratgeber zur Betreuung von Herzgruppen. Echo-Verlag, Köln, 1989
8) HEYDEN, S.: Präventive Kardiologie, Boehringer Mannheim, 1981
9) HOLLMANN, W., T. HETTINGER: Sportmedizin — Arbeits- und Trainingsgrundlagen. Schattauer-Verlag, Stuttgart, 1976
10) HOLLMANN, W., R. ROST, B. DUFAUX, H. LIESEN: Prävention und Rehabilitation von Herz-Kreislaufkrankheiten durch körperliches Training. Hippokrates-Verlag, Stuttgart, 1983
11) HOPF, R., M. KALTENBACH: Bewegungstherapie für Herzkranke. Urban & Schwarzenberg, München—Wien—Baltimore, 1981
12) HOPF, R., J. BECKER, M. KALTENBACH: Bewegungstherapie für Herzkranke. PMJ, Frankfurt, 1989
13) KLEPZIG, H., P. FRISCH: Belastungsprüfungen von Herz und Kreislauf. Perimed-Verlag, Erlangen, 1981
14) LAGERSTRÖM, D.: Grundlagen der Sporttherapie bei koronarer Herzkrankheit. Echo-Verlag, Köln, 1987
15) LAGERSTRÖM, D., B. BJARNASON: Fit durch gezielte Gymnastik. Perimed-Verlag, Erlangen, 1985
16) MATZDORF, F.: Herzinfarkt, Prävention und Rehabilitation. Urban & Schwarzenberg, München—Berlin, 1975
17) MELLEROWICZ, H., J. WEIDENER, E. JOKL: Rehabilitative Kardiologie. Karger, Basel, 1974
18) MILZ, H., B. GRÜNEWALD: Theorie und Praxis der Bewegungstherapie. In: HALHUBER, M., A. MILZ: Praktische Präventiv-Kardiologie. Urban & Schwarzenberg, München—Berlin—Wien, 1972, p 111
19) MÜLLER, E.: Entspannungsmethoden in der Rehabilitation. Perimed-Verlag, Erlangen, 1987
20) REINDELL, H., H. KLEPZIG, H. STEIM, K. MUSSHOFF, H. ROSKAMM, E. SCHILDGE: Herz-Kreislaufkrankheiten und Sport. Barth, München, 1960
21) ROSKAMM, H., H. REINDELL, K. KÖNIG: Körperliche Aktivität und Herz- und Kreislaufkrankheiten. Barth, München, 1966
22) ROST, R.: Herz und Sport. Perimed-Verlag, Erlangen, 2. Auflage, 1990
23) ROST, R., W. HOLLMANN: Belastungsuntersuchungen in der Praxis. Thieme Verlag, Stuttgart—New York, 1982
24) SCHULZ, J. H.: Das autogene Training. Thieme Verlag, 15. Aufl., Stuttgart, 1976
25) SKINNER, J.: Rezepte für Sport und Bewegungstherapie. Deutscher Ärzte-Verlag, Köln, 1989
26) STIPPIG, J., A. BERG, J. KEUL: Bewegungstherapie bei koronarer Herzkrankheit. Thieme-Verlag, Stuttgart—New York, 1984
27) TRAENCKNER, K.: Herzgruppen in der Bundesrepublik Deutschland. Schwarz Pharma, Monheim, 1987
28) WEIDEMANN, H., K. MEYER: Lehrbuch der Bewegungstherapie mit Herzkranken — Pathophysiologie sowie Trainingslehre und Praxis. Steinkopff-Verlag, 1991

## B

**Sonstige benutzte Literatur**

1) ARNDT, R.: Lehrbuch der Psychiatrie. Wien, Leipzig, 1883
2) BASSLER, T.: Marathon running and immunity to atherosclerosis. Ann. NY Acad. Sci. 301, 579—592, 1977
3) BAUM, K.: Das Biologische Grundgesetz. (Arndt Schulzsches Gesetz). Sportarzt 1963, 209, 235, 257
4) BECKMANN, P.: Vorbeugungskuren für Kreislaufgeschädigte. Ärztl. Praxis 6, 1954
5) BLAIR, S., H. KOHL, R. PAFFENBARGER, D. CLARK, K. COOPER, L. GIBBONS: Physical fitness and all cause

mortality. A prospective study of healthy men and women. J. A. M. A. **262**, 2395, 1989

6) BLÜMCHEN, G., H. KIEFER, H. ROSKAMM, H. REINDELL: Coronary angiography and exercise electrocardiogramm. In: KALTENBACH, M., P. LICHTLEN (eds.): Coronary Heart Disease. Thieme Verlag, Stuttgart, 1971

7) BOCK, W., H. ILKER: Die Infarktrehabilitation am Wohnort in Sportgruppen und Sportvereinen. Herz/Kreislauf **8**, 7, 369 (1976)

8) BORCHARD, U.: Conversions-Enzym-Hemmer. Zeit-Verlag, Steinen, 1989

9) BRUNNER, D., K. LOEBEL, S. ALTMAN: Influence of manual labor on lipid values and their relation to the incidence of coronary artery disease. Circulation **26**, 693, 1962

10) BUCHMANN, K.: Tiefmuskelentspannung (TME) — ein Verfahren für die Selbstentspannung. Sportunterricht **8**, 85, 1974

11) CLAUSEN, J., O. LARSEN, J. TRAP-JENSEN: Physical training in the management of coronary artery disease. Circulation **40**, 143 (1969)

12) COUÉ, E.: Die Selbstbemeisterung durch bewußte Autosuggestion, Benno Schwabe, Basel, 1926

13) DREWS, A.: Heilsport im Rahmen der Rekonditionsmedizin. In: KIRCHOFF, H., P. BECKMANN (Hrsg.): Kardiologische Rekondition. Banaschewski, München—Gräfelfing, 1972

14) ERE: Über das intermittierende Hinken und andere nervöse Störungen infolge von Gefäßerkrankungen. Dtsch. Z. Nervenheilkunde **13**, 1, 1898

15) FRESTER, R.: Aktivtherapie im Sport. In: DOIL, W. et al. (Hrsg.): Beiträge zur Sportpsychologie, 194, Sportverlag, Berlin 1972

16) FRICK, H., A. KONTTINEN, S. SARAJAS: Effects of physical training on circulation at rest and during exercise. Am. J. Cardiol. **12**, 142, 1963

17) GOTTHEINER, V.: Long-range strenuous sports training for cardiac reconditioning and rehabilitation. Am. J. Cardiol. **22**, 426, 1968

18) GRÜNEWALD, B.: Indikationen und Kontraindikationen dosierten Trainings in der rehabilitativen Kardiologie. In: MELLEROWICZ, H., J. WEIDENER, E. JOKL (Hrsg.): Rehabilitative Kardiologie. Karger, Basel, 1974

19) HARTMANN, K.: Das „Schorndorfer Modell" der Infarktrehabilitation. In: DONAT, K. (Hrsg.): Kardiologische Prävention und Rehabilitation am Wohnort. Perimed-Verlag, Erlangen, 70, 1974

20) HARVEY, W.: Exercitatio anatomica de motu cordis et sanguinis in animalibus. Frankfurt am Main, 1628

21) HEBERDEN, W.: Some account of a disorder of the breast. M. tr. Roy. Coll. Physicians **2**, 59, 1772

22) HECK, H., R. ROST, W. HOLLMANN: Normwerte des Blutdrucks bei Fahrradergometrie. Dtsch. Z. Sportmed. **35**, 243, 1984

23) HELLERSTEIN, H. K.: Exercise therapy in coronary disease. Bull. N. Y. Acad. Med. **44**, 1028, 1968

24) HÜLLEMANN, K.: Das „Heidelberger Modell" der Infarktrehabilitation. In: DONAT, K. (Hrsg.): Kardiologische Prävention und Rehabilitation am Wohnort. Perimed-Verlag, Erlangen, 63, 1974

25) ILKER, H.: Einrichtung von Herzinfarktsportgruppen am Wohnort. Ärztl. Praxis **25**, 3708, 1973

26) JACOBSON, E.: Progressive relaxation. Univ. of Chicago, Chicago Press, Chicago—London, 1968

27) JEZER, A.: Rehabilitation of the cardiac. A report on the findings made during a three year observation period the Altro work shops. Vortrag Columbia Univ., New York, 1951

28) JUNGMANN, H.: Psychogene Herzrhythmusstörungen bei Koronarkranken. Therapiewoche **31**, 907, 1981

29) KALLIO, V., H. HAMALAINEN, V. HAKKILA, O. LUURILLA: Reduction in sudden death by a multifactorial intervention programme after acute myocardial infarction. Lancet **2**, 1091, 1979

30) KALTENBACH, M., W. BUSSMANN, W. GIEBELER: Ziele und zukünftige Entwicklung der Bewegungstherapie für Herzkranke. In: R. HOPF, M. KALTENBACH (Hrsg.): Bewegungstherapie für Herzkranke, 2. Auflage, Urban & Schwarzenberg, München—Wien—Baltimore, 241, 1984

31) KANNEL, W., T. GORDON: The Framingham Study. N. Engl. J. Med. **287**, 781, 1972

32) KELLERMANN, J. M.: Comprehensive Cardiac Rehabilitation. Karger, Basel—München—Paris—London—New York—Sydney, 1982

33) KENTALA, E.: Physical fitness and feasibility of physical rehabilitation after myocardial infarction in men of working age. Ann. Clin. Res. **4** (Suppl. 9), 1972

34) KNIPPING, H. W., W. BOLT, H. VALENTIN, H. VENRATH: Untersuchung und Beurteilung des Herzkranken. Enke-Verlag, 2. Auflage, Stuttgart, 1961

35) KNIG, K.: Physiologische Auswirkungen des Trainings bei Infarktpatienten. Schweiz. med. Wschr. **103**, 46, 1973

36) KNIG, DI POL, SCHAEFFER: Fibel für autogenes Training. Gustav-Fischer-Verlag, Jena, 1982

37) KRASEMANN, E., K. TRAENCKNER: Bilanz der Entwicklung der ambulanten Herzgruppen — eine Herausforderung an Gesellschaft und Politik. (Hrsg. C. Halhuber, K. Traenckner) Perimed-Verlag, Erlangen, 312—317, 1986

38) KRASEMANN, E., K. TRAENCKNER: Herz-Kreislauf-Komplikationen und Verletzungen in Herzgruppen. Herz-Kreisl. **21**, 421, 1989

39) LINDEMANN, H.: Was ist Psychohygiene? Jugendrotkreuz und Erzieher **9**, 1—4, 1975

40) LOWER, R.: Tractatus de corde item de motu et colore sanguinis et chyli in eum transiti. Über-

setzung von K. J. Franklin. In: Early Science in Oxford. Ed. R. T. Gunther, 1932

41) Luthe, W.: Autogenic therapy. Grune and Shetton, Vol. I—VI, New York—London, 1969—1973

42) May, G., K. Eberlein, C. Furberg, E. Passamani, D. Demets: Secondary prevention after myocardial infarction: review of longterm trials. Prog. Cardiovasc. Dis. 4, 331, 1882

43) Mensen, H.: Autogenes Training in Prävention und Rehabilitation. Rowohlt Sachbuch 7233, Reinbek bei Hamburg, 1979

44) Morris, J., M. Everitt, R. Pollard, S. Clave: Vigorous exercise in leisure-time protection against coronary heart disease. Lancet 2, 1207, 1980

45) Morris, J., J. Heady: Mortality in relation to the physical activity of work. A preliminary note on experience in middle age. Br. J. Int. Med. 10, 245, 1953

46) O'Connor, G., J. Buring, S. Yusuf et al.: An overview of randomiced trials of rehabilitation with exercise after myocardial infarction. Circulation 80, 234, 1989

47) Oertel, M.: Therapie der Kreislaufstörungen. In: Ziemmsen (Hrsg.): Handbuch der allgemeinen Therapie, Bd. IV, Vogel, Leipzig, 1884

48) Ornish, D., S. Brown, L. Scherwitz, J. Billings, W. Armstrong, T. Ports, S. McLanahan, R. Kirkeeide, R. Brand, K. Lange-Gould: Can lifestyle change reverse coronary heart disease? The Lancet 336, 129, 1990

49) Paffenbarger, R., M. Laughlin, A. Gima: Work activity of longshoremen as related to death from coronary heart disease and stroke. N. Engl. J. Med. 282, 1109, 1970

50) Paffenbarger, R., A. Wing, R. Hyde: Physical activity as an index of heart attack risk in college alumni. Am. J. Epidemiol. 108, 161, 1978

51) Palatsi, I.: Feasibility of physical training after myocardial infarction and its effect on return to work, morbidity and mortality. Acta Med. Scand. Suppl. 599, 1976

52) Pfisterer, M., W. Schweizer, F. Burart: Früh-Mobilisation nach Myokardinfarkt — eine prospektive kontrollierte Studie. Z. Kardiol. 66, 15, 1977

53) Pool, J.: Sudden death and sports. In: Fagard, R., D. Bekaert (Hrsg.), Sports cardiology, Nijhoff, Dordrecht—Boston—Lancaster, 223, 1986

54) Powell, K., P. Thompson, C. Caspersen, J. Kendrick: Physical activity and the incidence of coronary heart disease. Ann. Rev. Publ. Health 8, 253, 1987

55) Punsar, M., J. Karvonen: Physical activity and coronary heart disease in populations from East and West Finland. Adv. Cardiol. 18, 196, 1976

56) Ragosta, M., J. Crabtree, W. Sturner, P. Thompson: Death during recreational exercise in the state of Rhode Island. Med. Sci. Sports 16, 339, 1984

57) Reavan, G.: Role of insulin resistance in human disease. Diabetes 37, 1595, 1988

58) Rechnitzer, P., D. Cunningham, G. Andrew, C. Buck, N. Jones, T. Kavanagh, N. Oldridge, J. Parker, R. Shephard, J. Sutton, A. Donner: Relation of exercise to the recurrence rate of myocardial infarction in men. Am. J. Cardiol. 51, 65, 1983

59) Rokitansky, C. v.: In: A Manual of Pathological Anatomy. Sydenham Society, Vol. 4, London, 1852

60) Rosenmann, R., M. Friedman: Neurogenic factors in pathogenesis of coronary heart disease. Med. Clin. North Am. 58, 269, 1974

61) Roux, W.: Anpassungslehre, Histomechanik und Histochemie. Virchows Arch. path. Anat. 209, 168, 1912

62) Samek, L., B. Ritter, H. Roskamm, P. Sturzen-Hofecker, J. Prokop: Herzrhythmusstörungen nach Herzinfarkt. Herz/Kreislauf 9, 641, 1978

63) Sanne, H.: Physical training after myocardial infarction. In: Critical evaluation of cardiac rehabilitation. Bibl. Cardiol. 36, 164, 1977

64) Schuler, G., R. Hambrecht, M. Grunze, E. Hoberg, J. Neumann, G. Schlierf, W. Kübler: Intensives körperliches Training: ein wichtiges, ergänzendes therapeutisches Prinzip. Dtsch. Ärztebl. 88, A-3734, 1991

65) Schulz, H.: Zur Lehre von der Arzneiwirkung. In: Arch. f. path. Ann. und Phys. und klin. Med. 108, 423, 1887

66) Shaw, L.: Effects of prescribed supervised exercise program on mortality and cardiovascular morbidity in patients after myocardial infarction. The international exercise and heart disease project. Am. J. Cardiol 48, 39, 1981

67) Sheppard: zitiert nach Jezer (s. 26)

68) Siscovick, D., N. Weiss, P. Fletcher, T. Lasky: The incidence of primary cardiac arrest during vigorous exercise. N. Engl. J. Med. 311, 874, 1984

69) Stein, G., H. Jungmann: Vergleichende Untersuchungen über Einflüsse körperlicher und psychischer Belastung auf das EKG des Koronarkranken. Z. Kardiol. 65, 417, 1976

70) Thomas, K.: Praxis der Selbsthypnose des Autogenen Trainings. Thieme Verlag, Stuttgart—New York, 1983

71) Thompson, P., M. Stern, P. Williams, K. Duncan, W. Haskell, P. Wood: Death during jogging or running. J. Am. Med. Ass. 242, 1265, 1979

72) Traenckner, K.: Herzgruppen heute — eine Bestandsaufnahme. Herz, Sport & Gesundheit, Echo-Verlag, Köln, 59–61, 1988

73) Varnauskas, E., H. Bergman, B. Houk, B. Bjorntorp: Hemodynamic effects of physical training in coronary patients. Lancet 2, 43, 1966

74) Virchow, R. V.: Phlugose und Thrombose im Gefäßsystem. In: Hirsch, M. (Hrsg.): Gesammelte Abhandlungen zur wissenschaftlichen Medizin, Berlin, 1862

75) Wolpe, J.: Praxis der Verhaltenstherapie. Hans Huber, Stuttgart—Bern—Wien, 1977

# Sachverzeichnis

Hinweise zum Gebrauch: Das Stichwortverzeichnis ist primär nach den Bedürfnissen des Nichtmediziners erstellt worden. Soweit als möglich und sinnvoll werden deutsche Begriffe in den Vordergrund gestellt. Der Benutzer sollte erst unter dem entsprechenden deutschen Ausdruck suchen (z. B. EKG unter „Herzstromkurve"). Bei *fremdsprachigen Fachausdrücken* wird jeweils auf die deutsche Übersetzung verwiesen. Hierdurch wird das Verzeichnis gleichzeitig zu einem kleinen Fachlexikon. Entsprechend wird bei Abkürzungen verfahren, der Benutzer findet zu den Abkürzungen jeweils die vollständige Bedeutung angegeben, auf die dann verwiesen wird.